全国中医药行业高等教育"十四五"规划教材

全国高等中医药院校规划教材（第十一版）

制药工艺学

（新世纪第三版）

（供药学、中药制药、制药工程、生物制药、药物制剂等专业用）

主 编 王 沛 赵 鹏

U0289442

中国中医药出版社

·北 京·

图书在版编目（CIP）数据

制药工艺学/王沛，赵鹏主编 . —3 版 . —北京：中国中医药
出版社，2023.11（2024.3重印）
全国中医药行业高等教育"十四五"规划教材
ISBN 978-7-5132-8341-0

Ⅰ.①制… Ⅱ.①王… ②赵… Ⅲ.①制药工业-工艺学-
高等学校-教材 Ⅳ.①TQ460.1

中国国家版本馆 CIP 数据核字（2023）第 153569 号

中国中医药出版社出版

北京经济技术开发区科创十三街 31 号院二区 8 号楼
邮政编码 100176
传真 010-64405721
山东华立印务有限公司印刷
各地新华书店经销

开本 889×1194 1/16 印张 24.25 字数 645 千字
2023 年 11 月第 3 版 2024 年 3 月第 2 次印刷
书号 ISBN 978-7-5132-8341-0

定价 89.00 元
网址 www.cptcm.com

服务热线 010-64405510 微信服务号 zgzyycbs
购书热线 010-89535836 微商城网址 https://kdt.im/LIdUGr
维权打假 010-64405753 天猫旗舰店网址 https://zgzyycbs.tmall.com

如有印装质量问题请与本社出版部联系（010-64405510）

全国中医药行业高等教育"十四五"规划教材
全国高等中医药院校规划教材（第十一版）

《制药工艺学》
编 委 会

《制药工艺学》
融合出版数字化资源编创委员会

全国中医药行业高等教育"十四五"规划教材
全国高等中医药院校规划教材（第十一版）

主 编

王 沛（长春中医药大学）　　　　　赵 鹏（陕西中医药大学）

副主编

王知斌（黑龙江中医药大学）　　　　周志旭（贵州大学）

张宝徽（湖北中医药大学）　　　　　吕 侠（大连医科大学）

刘永忠（江西中医药大学）　　　　　王永彬（吉林敖东延边药业股份有限公司）

编 委（以姓氏笔画为序）

于 波（长春中医药大学）　　　　　王冰瑶（天津中医药大学）

礼 彤（沈阳药科大学）　　　　　　朱周静（陕西国际商贸学院）

刘 娜（云南中医药大学）　　　　　祁永华（黑龙江中医药大学佳木斯学院）

苏占辉（承德医学院）　　　　　　　张兴德（南京中医药大学）

张振伟（广西中医药大学）　　　　　罗 佳（成都中医药大学）

周 瑞（北京中医药大学）　　　　　胡海霞（安徽中医药大学）

郭 莹（浙江中医药大学）　　　　　常明明（北京农学院）

鲁曼霞（湖南中医药大学）　　　　　臧 娟（辽宁中医药大学）

学术秘书

国 坤（长春中医药大学）

匡海学（黑龙江中医药大学教授、教育部高等学校中药学类专业教学指导委员会主任委员）

吕志平（南方医科大学教授、全国名中医）

吕晓东（辽宁中医药大学党委书记）

朱卫丰（江西中医药大学校长）

朱兆云（云南中医药大学教授、中国工程院院士）

刘　良（广州中医药大学教授、中国工程院院士）

刘松林（湖北中医药大学校长）

刘叔文（南方医科大学副校长）

刘清泉（首都医科大学附属北京中医医院院长）

李可建（山东中医药大学校长）

李灿东（福建中医药大学校长）

杨　柱（贵州中医药大学党委书记）

杨晓航（陕西中医药大学校长）

肖　伟（南京中医药大学教授、中国工程院院士）

吴以岭（河北中医药大学名誉校长、中国工程院院士）

余曙光（成都中医药大学校长）

谷晓红（北京中医药大学教授、教育部高等学校中医学类专业教学指导委员会主任委员）

冷向阳（长春中医药大学校长）

张忠德（广东省中医院院长）

陆付耳（华中科技大学同济医学院教授）

阿吉艾克拜尔·艾萨（新疆医科大学校长）

陈　忠（浙江中医药大学校长）

陈凯先（中国科学院上海药物研究所研究员、中国科学院院士）

陈香美（解放军总医院教授、中国工程院院士）

易刚强（湖南中医药大学校长）

季　光（上海中医药大学校长）

周建军（重庆中医药学院院长）

赵继荣（甘肃中医药大学校长）

郝慧琴（山西中医药大学党委书记）

胡　刚（江苏省政协副主席、南京中医药大学教授）

侯卫伟（中国中医药出版社有限公司董事长）

姚　春（广西中医药大学校长）

徐安龙（北京中医药大学校长、教育部高等学校中西医结合类专业教学指导委员会主任委员）

高秀梅（天津中医药大学校长）

高维娟（河北中医药大学校长）

郭宏伟（黑龙江中医药大学校长）

唐志书（中国中医科学院副院长、研究生院院长）

彭代银（安徽中医药大学校长）

董竞成（复旦大学中西医结合研究院院长）

韩晶岩（北京大学医学部基础医学院中西医结合教研室主任）

程海波（南京中医药大学校长）

鲁海文（内蒙古医科大学副校长）

翟理祥（广东药科大学校长）

秘书长（兼）

陆建伟（国家中医药管理局人事教育司司长）

侯卫伟（中国中医药出版社有限公司董事长）

办公室主任

周景玉（国家中医药管理局人事教育司副司长）

李秀明（中国中医药出版社有限公司总编辑）

办公室成员

陈令轩（国家中医药管理局人事教育司综合协调处处长）

李占永（中国中医药出版社有限公司副总编辑）

张岠宇（中国中医药出版社有限公司副总经理）

芮立新（中国中医药出版社有限公司副总编辑）

沈承玲（中国中医药出版社有限公司教材中心主任）

前　言

为全面贯彻《中共中央 国务院关于促进中医药传承创新发展的意见》和全国中医药大会精神，落实《国务院办公厅关于加快医学教育创新发展的指导意见》《教育部 国家卫生健康委 国家中医药管理局关于深化医教协同进一步推动中医药教育改革与高质量发展的实施意见》，紧密对接新医科建设对中医药教育改革的新要求和中医药传承创新发展对人才培养的新需求，国家中医药管理局教材办公室（以下简称"教材办"）、中国中医药出版社在国家中医药管理局领导下，在教育部高等学校中医学类、中药学类、中西医结合类专业教学指导委员会及全国中医药行业高等教育规划教材专家指导委员会指导下，对全国中医药行业高等教育"十三五"规划教材进行综合评价，研究制定《全国中医药行业高等教育"十四五"规划教材建设方案》，并全面组织实施。鉴于全国中医药行业主管部门主持编写的全国高等中医药院校规划教材目前已出版十版，为体现其系统性和传承性，本套教材称为第十一版。

本套教材建设，坚持问题导向、目标导向、需求导向，结合"十三五"规划教材综合评价中发现的问题和收集的意见建议，对教材建设知识体系、结构安排等进行系统整体优化，进一步加强顶层设计和组织管理，坚持立德树人根本任务，力求构建适应中医药教育教学改革需求的教材体系，更好地服务院校人才培养和学科专业建设，促进中医药教育创新发展。

本套教材建设过程中，教材办聘请中医学、中药学、针灸推拿学三个专业的权威专家组成编审专家组，参与主编确定，提出指导意见，审查编写质量。特别是对核心示范教材建设加强了组织管理，成立了专门评价专家组，全程指导教材建设，确保教材质量。

本套教材具有以下特点：

1.坚持立德树人，融入课程思政内容

将党的二十大精神进教材，把立德树人贯穿教材建设全过程、各方面，体现课程思政建设新要求，发挥中医药文化育人优势，促进中医药人文教育与专业教育有机融合，指导学生树立正确世界观、人生观、价值观，帮助学生立大志、明大德、成大才、担大任，坚定信念信心，努力成为堪当民族复兴重任的时代新人。

2.优化知识结构，强化中医思维培养

在"十三五"规划教材知识架构基础上，进一步整合优化学科知识结构体系，减少不同学科教材间相同知识内容交叉重复，增强教材知识结构的系统性、完整性。强化中医思维培养，突出中医思维在教材编写中的主导作用，注重中医经典内容编写，在《内经》《伤寒论》等经典课程中更加突出重点，同时更加强化经典与临床的融合，增强中医经典的临床运用，帮助学生筑牢中医经典基础，逐步形成中医思维。

3.突出"三基五性"，注重内容严谨准确

坚持"以本为本"，更加突出教材的"三基五性"，即基本知识、基本理论、基本技能，思想性、科学性、先进性、启发性、适用性。注重名词术语统一，概念准确，表述科学严谨，知识点结合完备，内容精炼完整。教材编写综合考虑学科的分化、交叉，既充分体现不同学科自身特点，又注意各学科之间的有机衔接；注重理论与临床实践结合，与医师规范化培训、医师资格考试接轨。

4.强化精品意识，建设行业示范教材

遴选行业权威专家，吸纳一线优秀教师，组建经验丰富、专业精湛、治学严谨、作风扎实的高水平编写团队，将精品意识和质量意识贯穿教材建设始终，严格编审把关，确保教材编写质量。特别是对32门核心示范教材建设，更加强调知识体系架构建设，紧密结合国家精品课程、一流学科、一流专业建设，提高编写标准和要求，着力推出一批高质量的核心示范教材。

5.加强数字化建设，丰富拓展教材内容

为适应新型出版业态，充分借助现代信息技术，在纸质教材基础上，强化数字化教材开发建设，对全国中医药行业教育云平台"医开讲"进行了升级改造，融入了更多更实用的数字化教学素材，如精品视频、复习思考题、AR/VR等，对纸质教材内容进行拓展和延伸，更好地服务教师线上教学和学生线下自主学习，满足中医药教育教学需要。

本套教材的建设，凝聚了全国中医药行业高等教育工作者的集体智慧，体现了中医药行业齐心协力、求真务实、精益求精的工作作风，谨此向有关单位和个人致以衷心的感谢！

尽管所有组织者与编写者竭尽心智，精益求精，本套教材仍有进一步提升空间，敬请广大师生提出宝贵意见和建议，以便不断修订完善。

国家中医药管理局教材办公室

中国中医药出版社有限公司

2023 年 6 月

编写说明

制药工艺学是研究药物制备原理及生产过程的一门综合性学科。本教材是全国中医药行业高等教育"十四五"规划教材之一，主要供药学、中药制药、制药工程、生物制药、药物制剂等专业使用，亦可作为制药企业新药研发及规模生产、筛选制药制备工艺条件的参考用书。

随着制药业现代化步伐的加快，对制药工艺的要求日趋完善。制药工艺学课程设计的总体目标和指导思想也逐步向着现代制药企业的制药工艺技术改造与提高质量管理要求相结合的方向发展，根据制药技术的特征及其发展的客观规律，本教材在天然药物、化学制药、生物制药等制药技术共性基础等领域进行内容的整体设计与有机整合，突出该领域的核心知识单元，明确知识点，包括各类药物的工艺制备原理、工艺制备过程、质量控制等，使学生既具有坚实的理论基础，又能在典型产品的整个制造过程中得到学习，做到理论与实践的密切结合。同时该课程尽量体现各制药领域的技术发展，目标是培养学生掌握药物制造的基本理论和基本知识及相应的基本技能，并能够综合运用所学知识进行制药工艺的创新，改革老产品生产工艺及开展新药的研制与开发等方面的工作，了解制药工艺学的最新方法及研究进展，更好地适应现代制药企业对制药人才知识、能力和素质结构的要求。

本教材以临床典型药物和已开发成功的新药制备工艺路线为主线展开如下论述：药物的中试生产工艺路线的设计、制备生产工艺规程和安全生产技术的内容及重要意义；药物工艺路线的选择、药物工艺路线的反应条件研究和筛选比较等基本理论和技能；制药工艺的优化（正交设计、均匀设计、混料设计、星点设计等）、生物制药工艺与基本技术的研究、具体药物（如氨基酸类药物、多肽类药物、蛋白质类药物、酶类药物、核酸类药物、糖类药物、脂类药物等）发酵工艺设计与控制等。以使学生了解现代制药领域中的新技术、新方法及研发思路与理念，培养学生制药工艺设计及新药研发的能力。本教材融入了课程思政内容并配套有数字化教学资料，方便老师教学和学生自主学习，实现了数字化资源共享。

本教材编写分工如下：第一章由赵鹏、王沛编写；第二章由周志旭编写；第三章由胡海霞、礼彤编写；第四章由朱周静、刘永忠编写；第五章由于波、王冰瑶编写；第六章由鲁曼霞、苏占辉编写；第七章由常明明编写；第八章由郭莹、张兴德编写；第九章由祁永华、张振伟编写；第十章由王知斌编写；第十一章由吕侠、罗佳编写；第十二章由刘娜、臧娟编写；第十三章由张宝徽、王永彬编写；第十四章由周瑞编写；实验内容由王沛编写。

　　本教材在编写过程中，得到了编委会各位专家所在院校、制药企业、科研院所领导的大力支持，在此表示感谢。

　　由于学科的快速发展，教材中若有不足之处，敬请广大读者和同仁提出宝贵意见，以便再版时修订提高。

《制药工艺学》编委会

2023 年 5 月

目 录

扫一扫，查阅本章数字资源，含PPT、音视频、图片等

制药工艺学是研究药物制备原理及生产过程的一门综合性科学，是将制药理论知识与具体生产知识实践相结合的前沿学科，它综合应用了前期所学的基础知识及专业基础知识，诸如，无机化学、有机化学、物理化学、药物化学、单元合成反应操作、生物化学等，结合具体药物的生产条件，设计、研究其符合大规模生产的工艺条件、环境等一系列可操作步骤。最终制备出供医疗临床的药物，并找出符合大规模生产条件的制备工艺路线。

制药工艺学是药物研究和扩大生产的重要中间环节，是研究、设计如何选用最安全、最经济、最切实可行的工艺路线去完成该药物的制备，使其从实验研制阶段过渡到生产过程。同时，制药工艺学亦是研究、筛选适宜的中间体并确定高效、优质的工艺路线，采用合理的工艺原理，实现规模化生产过程最优化的一门科学。

一、制药工艺路线研发思路

制药企业是属于技术密集型的生产企业，研究设计、开发医药新产品和不断改进生产工艺路线，优化生产条件，降低投入，提高产出，是当今世界各国制药企业在竞争中求生存、图发展的基本条件。制药企业既要为新研制的药物组织生产、核算成本、确定操作规程等，又要为已投产的药物，尤其是产量大的、作为主导产品的品种研究，以及开发更为先进合理的新技术路线和生产工艺而投入精力。

新药开发的过程通常是对所要开发的新药进行充分的调查研究，如该药的药理作用、临床疗效、药物的特性和可能采用的工艺路线等，写出调研报告，经过专家论证，确定可行性，制定研究工作的方案。之后开展实验工艺研究，考查各个涉及化学单元反应及其次序，各步操作方法及收率，所采用的材料，所用技术的成熟情况，工艺技术条件，设备要求，劳动保护，安全生产和"三废"防治，以及带来的经济效益的初步估算等。

一旦一个新的药物进入临床前试验，就有必要尽可能快地进行大规模生产研究，这就是通常所说的放大生产研究阶段，要在专门的"实验室"内进行。刚开始试验所使用的药物是在研究实验室制备获得。然而，实验室里的制备工艺不一定合适大生产。原因在于，在药物发现或设计阶段，我们仅关心能在尽可能短的时间里生产所需的化合物。反应的量是实验室水平，实验成本不是重要的考查因素，可以使用贵重的原料、试剂，甚至有危害的试剂和溶剂都可以使用；在放大生产研究阶段要考虑的事就不同了，设计的合成路线必须是简单的、安全的、廉价的、产率高的、尽可能少的制备步骤，并提供稳定一致的高质量产品。该产品应能符合预定的产品纯度标准。

在药物放大生产研究阶段，在优先考虑能够实现大规模生产的前提下，为了得到高产率和高

纯度的产品，需要对制备工艺路线的每一步反应条件进行仔细的研究和修正，主要研究温度、压力、反应时间、过量的试剂或反应物、浓度和加料的方式等对反应的影响。此外，还需对不同的溶剂、试剂和催化剂等进行筛选。例如，阿司匹林的原制备工艺路线是水杨酸与乙酰氯进行乙酰化反应（图1-1）。考虑到反应过程中生成的副产物氯化氢有腐蚀性、对环境会造成一定的危害。

图1-1 阿司匹林的原制备工艺路线

经过研究发现，将酰化剂由乙酰氯换成乙酸酐，产物没有变化，只是副产物由氯化氢变成了乙酸，乙酸危害较小，还可以循环使用，如图1-2所示。

图1-2 阿司匹林的新制备工艺路线

因此，制备工艺路线的每一步最后反应条件可能与原来条件不同，甚至可能放弃原来的工艺路线而设计出另一条完全不同的新的工艺路线。

当整个制备工艺路线中的每一步反应条件都已经优化要进行工艺放大时，需要先考虑生产成本、操作的安全性、产品的纯度和产率；昂贵的或有危害的溶剂或试剂应该避免，应尽量选用安全的、廉价的溶剂或试剂。有一些在实验室进行的操作，是不能应用于大规模生产中，包括干燥剂的使用、旋转蒸发仪和分液漏斗。其他可用于大规模生产的操作分别是通过共沸、蒸馏和在非均相的搅拌下除去水分等。

二、理想的制药工艺路线

在新药研发的几个阶段中，第一阶段，需要几百克的药物供短期毒理学和稳定性的测试、分析研究和制药研究。通常，为了获得大量的原始原料能为今后制备较大量的供试药物所应用，对制备工艺路线的条件要求不能太苛刻，溶剂或试剂要求也不能太严格；接下来的几个阶段需要生产几千克或几十千克的药物供长期的毒理学测试、处方研究及Ⅰ期临床试验等，直至更大规模的生产，需要制备百千克级的药物，供第Ⅱ、Ⅲ期临床试验。

问题的关键在于第一阶段用于制备药物的制备工艺可能与用于以后几个阶段的制备工艺方法有很大的不同，然而，最重要的是研究实施过程中应尽可能保持一致。因此，制备工艺的研发应优先对制备工艺反应的最后一步进行优化，并提出纯化的方法，以得到高质量的产物，明确最后产品规范并确定各种分析测试方法和所需要求的纯度标准，预先确定性质范围、规定等，如熔点、溶液颜色、颗粒大小、多晶型和pH值等；产物的化学和立体化学纯度也必须规定，杂质或溶剂的存在应该鉴别和量化。对不同化合物的可接受毒性比例，如乙醇、甲醇、汞、钠和铅分别规定为2%、0.05%、1ppm、300ppm和2ppm；致癌化合物（如苯或氯仿等）应完全没有，意味着在操作中，在制备的最后一步不能使用它们作为溶剂或反应物。

在一些新药工艺的研发过程中，原来被认为最有希望和临床研究前景的结构可能会被另一个经证明有较好性质的结构代替，这种新的结构可能是原来化合物的类似物，但这些变化对新药研发进一步发展起到了根本的影响，它要求在完全不同的条件使每一制备反应的产量最大化。

ICID7114 是一种作用于肾上腺素 β_3 受体激动剂，开发用来治疗肥胖症和非胰岛素依赖性的糖尿病，原来在研究实验室使用的制备工艺路线如图 1-3 所示。

该工艺路线用于规模生产时，总产率只有 1.1%，且有各种各样的问题。第一步反应涉及氢醌和乙烯溴化物，这两个物质可反应两次而产生副产物，而且，乙烯溴化物是一种挥发性、有毒的致癌物，会对环境和人体健康造成很大的影响。乙烯溴化物在第二步反应结束，需要色谱法除去副产物，在大规模生产中最好避免这一工序。要使用 20 倍大气压，高压氢化作用才得到产物（1-3），这在工业生产中较难实现。最后，产品有一个不对称中心，必须要进行拆分。这涉及与一种手性酸形成一种盐，再进行 8 次结晶，这一工序是完全不合适规模生产 ICID7114。

图 1-3　ICID7114 原制备工艺路线

经过研究，将制备工艺路线改为如图 1-4 所示，它克服了这些问题，产率提高到 33%。为了避免任何生成二烷烃化副产物的可能性，用对苄氧基苯酚作为起始原料，用乙二醚代替致癌的二溴乙烷，结果不再生产副产物乙烯溴化物。烷烃化产物（1-4）不需分离，直接与苄胺反应，因此减少了反应操作。苄醚的氢解在甲磺酸的条件下进行，后者可以阻止 N-苯苄基的氢解，得到结构（1-2），它是原合成路线中的一个中间体。烷基化得到结构（1-5）和不对称反应用环氧化物进行，这样可避免拆分问题。来自反应物（1-6）的产物可以氢化得到最终产物，而不需要分离（1-6），又一次缩短了反应操作。

布洛芬作为非甾体解热镇痛药的主要品种，每年在全球有几万吨的产量，是国内外工艺研究的热点。经过几十年的研究，国内外各大制造商对布洛芬生产工艺的研究已经日趋成熟和完善，生产成本似乎已经难以再度降低。然而利用双分子机理设计布洛芬新的工艺却获得了新的突破，成功地减少了一系列的副反应，提高了效益，减低了成本。

布洛芬中间体 2-羟基丙腈是一个极为廉价的合成砌块，对异丁基苯发生烷基化反应可直接引入异丙腈结构（1-8），再进行水解就可以高收率制得布洛芬。这个烷基化反应由于邻位的空

图 1-4　ICID7114 新制备工艺路线

间位阻，也将高选择性地发生在对位。如果设计烷基化反应时使用酸作为催化剂，则首先产生的是碳正离子（1-7），在这个单分子历程中，（1-7）不可避免会发生重排与消除反应，使反应产物十分复杂。

副反应之一：

副反应之二：

鉴于上述研究，决定采用双分子反应历程。通过 Lewis 酸的催化先产生强偶极子（1-9），通过发生双分子亲电取代反应，避免产生（1-7），从而减少了一系列的副反应，获得希望的结果。

舍曲林是一种高选择性 5-羟色胺再摄取抑制剂（SSRI），能有效改善患者的认知功能，以及抑郁（包括烦躁情绪）、疲劳、焦虑等症状。其结构中含有两个手性中心，共有两对对映体，其中只有（1S，4S）-盐酸盐是有效成分。在舍曲林的原始合成路线中，其关键中间体（1）是由 3,4-二氯苯甲酰氯和苯发生傅克反应生成二芳酮，再和丁二酸二乙酯缩合，随后在加热条件下脱羧，氢化后经傅克酰基化反应而得到；随后，中间体 1 经甲胺还原胺化，主要得到顺式产物，再经扁桃酸拆分得到舍曲林（2）。该路线步骤繁琐，总收率仅为 2.08%。

而舍曲林的新合成路线如图 1-6 所示，其关键中间体 1 由 α-萘酚和邻二氯苯一步反应得到，这颠覆性的工艺不仅缩短了合成路线，而且因为 α-萘酚和邻二氯苯均十分价廉易得，所得此新工艺极具竞争优势；亚胺还原时，采用了钯/碳酸钙作为催化剂，将顺式产物与反式产物的比例从 6:1 提高至 18:1；然后，再用扁桃酸进行拆分，成本大幅度降低。而且，通过亚胺的结晶驱动，产率从 20% 提高到 37%，溶剂用量约从 240L/kg 减少到 24L/kg。

综上所述，较为理想的药物制药工艺路线应：药物制备途径简易，即原辅料转化为药物路线要简短；药物制备需要的原辅材料尽量少，而且易得，并有充足的数量供应；药物制备过程中的中间体容易以较纯的形式分离出来，质量合乎要求的标准，最好是多步反应连续操作；药物制备的条件易于控制，如安全环境、劳动保护等；药物制备所需设备要求不太苛刻，操作人员易于掌握；药物制备过程中产生的"三废"最少，并且易于治理；使用该制备工艺制出的药物经分离、纯化能较容易地达到药物标准；采用该制备工艺制出的成本最低、经济效益最好。

三、制药工艺设计中的"三废"治理

环境是人类赖以生存的社会经济可持续发展的客观条件和空间，越来越多的事实证明，环境的恶化给人类的生活带来严重的灾难。例如，1952 年，英国伦敦曾因燃煤烟尘的大量排放而导致的严重空气污染，大量的烟雾弥漫在伦敦上空，导致 4000 余人死亡。1984 年，美国联合碳化物公司在印度博帕尔市的子公司发生甲基异氰酸的大量泄露，短短几天，导致大约 25000 人死亡，数万人受伤的惨剧。加强环境保护，减少污染排放，已成为全社会的共识。

由于人们对工业高度发达的负面影响预料不够，预防不利，导致了全球性的三大危机：资源短缺、环境污染、生态破坏。大气、水、土壤等的扩散、稀释、氧化还原、生物降解等的作用，污染物质的浓度和毒性会自然降低，这种现象叫做环境自净。如果排放的物质超过了环境的自净能力，环境质量就会发生不良变化，危害人类的健康和生存。

环境污染会给生态系统造成直接的破坏和影响，如土壤的沙漠化、森林的破坏，也会给生态系统和人类社会造成间接的危害，有时这种间接环境效应的危害比当时造成的直接危害更大，彻底消除也更加困难。例如，温室效应、酸雨和臭氧层破坏就是由大气污染衍生出的环境效应。这种由环境污染衍生的环境效应具有滞后性，常在污染发生的当时不易被察觉或难以预料，然而一旦发生就表示环境污染已经发展到极为严重的地步。当然，环境污染的最直接、最容易被人所感受的后果是使人类生存环境的质量下降，影响人类生活质量、身体健康和生产活动。如当城市的空气被污染，使空气变得污浊时，人们的发病率就会上升等；水体被污染时，水环境质量恶化，饮用水源的质量普遍下降，威胁人的身体健康，引起胎儿早产或畸形等。严重的污染事件不仅带来健康问题，也造成社会问题。随着污染的加剧和人们环境意识的提高，由于污染引起的人群纠纷和冲突逐年增加。

目前在全球范围内都不同程度地出现了环境污染问题，具有全球影响的方面有大气环境污染、海洋污染、城市环境问题等。随着经济和贸易的全球化，环境污染也日益呈现国际化趋势，近年来出现的危险废物越境转移问题就是这方面的突出表现。

1. 制药工业对环境的污染　制药工业对环境的污染主要来自原料药生产。原料药生产通常具有"三多一低"的特点，即产品的品种多、生产工序多、原料种类多，而原料的利用率偏低。例如，化学合成的氯霉素，每生产 1 吨氯霉素约消耗 31 种原料 52 吨之多，从废液中流失的硝基化合物的量（均以硝基苯计）竟然为产品氯霉素量的 1.65 倍。表 1-1 列出了几个原料药的使用情况，由表中数据可见，如果生产过程中对没有被利用的原料和副产物不加以回收，就会造成几十倍，甚至几百倍于药品的原料浪费，以"三废"的形式排放于环境之中。据不完全统计，全国药厂每年排放的废气量为 10 亿立方米（标准状态），其中含有害物质约 10 万吨；日排废水量约50 万立方米；年排废渣量高达 10 万吨，对环境产生的危害十分严重。

表 1-1　几个原料药的原料使用情况

产品	主要反应（个）	原料种类（种）	原料利用率（%）
氯霉素	12	31	48.11
磺胺嘧啶	2	11	44.68
维生素 A	14	46	26.71
维生素 C	4	18	19.13
维生素 B_6	10	35	17.73
利福平	8	35	5.71

2. 保护环境的有效途径　通过分析，不难看出制药工业对环境的污染，主要是由于资源、能源的浪费造成的，而资源、能源的利用率低，又与企业设备陈旧、工艺落后、产品更新换代慢，以及管理不善密切相关。因此，制药工业环境保护的任务就是对企业生产过程中排放的"三废"对环境所产生的影响和危害，通过科学实验寻找合适的防治方法，设计出社会效益、经济效益和环境效益相一致的综合防治技术，概括起来大致可遵循以下几条途径。

（1）**工艺改造**　产品生产过程不仅是产品的产生过程，也是原料的消耗过程，同时又是"三废"的形成过程。产品所采取的生产工艺决定其产生的废弃物及其对环境有无危害等。因此，改进操作方法或工艺配方，用无害无毒或低害低毒的原料、辅料代替有害有毒的原料、辅料；降低原料、辅料消耗，提高资源利用率，把"三废"造成的危害最大限度地降低在生产过程中，是防治工业污染的根本途径。

例如，在咖啡因生产过程中，曾用酸性铁粉还原二甲基紫脲酸，每年要产生 270 吨铁泥，含铁酸性废水 $3600m^3$，改用氢气还原后，不仅消除了铁泥和硫酸低铁废水，而且咖啡因收率提高 7%。

再如在非那西汀生产过程中，由对硝基氯苯制备对硝基苯乙醚，原来用二氧化锰作催化剂，每年有 300 吨二氧化锰随废水流失于环境，改用空气氧化后，不仅消除了二氧化锰对环境的污染，而且改善了操作条件。

（2）"三废"的综合利用 "三废"的流失不仅是造成污染危害的根源，也是物质损失和能源的浪费。对那些原来废弃的资源，按技术可能和经济合理、社会需要，进行回收利用和加工改制，使之成为有用之物，是摆在药企面前急需解决的问题。如氯霉素生产中的副产物邻硝基乙苯，是重要的污染源之一，将其制成杀草胺，就是一种优良的除草剂，稻田用量（0.5～1.0）× 10^{-4}kg/m^2，除草效果在 8%以上。又如潘生丁生产过程中环合反应的废水，经回收处理后，每吨废水可回收丙酮 95kg、哌啶 5kg，废水的化学耗氧量由原来的 4.3×10^{5}mg/L 降至 280mg/L。

（3）"三废"的无害化 对于那些不可避免要产生的"三废"，暂时必须排放的污染物，要进行物理的、化学的或生物的净化处理，使之无害化后，再予以排放。

四、发展绿色制药工艺

绿色制药工艺是以研究和发展生产药物活性成分、原料药为目标，通过发展高效、合理、无污染的绿色化学，推行清洁生产达成的；以环境和谐、发展经济为目标，创造出环境友好的先进生产工艺技术，实现制药工业的"生态"循环和"环境友善"及清洁生产的"绿色"结果。概括而言，现代制药工艺的绿色化，研究范围主要围绕原料、化学反应条件筛选、催化过程、溶剂使用、分离纯化和产品的绿色化来展开的，如图 1-5 所示。

图 1-5 绿色制药工艺研究框图

近年来，随着欧美等工业化国家环境保护意识、执法力度的提高，以及治理污染的成本上升，许多跨国药企都把污染严重的化学制药的研发和生产转移到发展中国家，这不仅是机遇，也是挑战。随着制药这一高科技产业的逐步转移，不可避免地将带来环境污染问题，认真处理发展和环保这一矛盾，用绿色化学的理念来指导制药工艺就会引领制药业朝着更加健康美好的方向发展。

化学药物品种繁多、制备工艺复杂，在生产中碰到的污染问题千差万别。因此，研究新合成方法和新工艺路线时，指导思想要从传统的片面寻求高收率转变到将排出废物减少到最低限度的清洁化技术上来。根据各个药企在工艺研发和生产方面碰到的环保问题，总结概括出绿色化学工业中有待解决的一些反应难题：①酰胺还原反应中避免使用 LiAlH$_4$ 和 B$_2$H$_6$。②绿色溴化反应。③绿色磺化反应。④避免使用 HOBT 等偶联剂的酰胺合成法。⑤绿色硝化反应。⑥绿色脱甲基化反应。⑦不活泼底物的 Friedel-Crafts 反应。⑧酯的水解。⑨亲核取代反应中羟基的活化。⑩绿色环氧化反应。⑪避免产生三苯基氧磷的 Wittig 和 Mitsunobu 反应。⑫避免使用 Bu_3SnH 的游离基化学。⑬氰化反应中避免使用剧毒的氰化物以及替代反应。⑭杂环合成中避免使用叠氮化物及反应的安全操作。⑮氧化过程中避免使用 $KMnO_4$ 和铬盐。⑯引入氟原子和三氟甲基的绿色方法。

药物研发和生产中使用的大量有机溶剂既会造成环境污染，又是不安全的重要根源。因此，利用绿色溶剂或少用溶剂，使用环境性好，又易回收的媒介来代替有毒、难回收的有机溶剂是制药工业绿色化发展的一个重要方面。

研究发现，在制备原料药的过程中，产生的废料大多与溶剂有关（30%水或60%有机溶剂）。因此，工艺上对溶剂的选择、使用及后处理对药品生产、环境保护极为重要。在原料药的合成中，溶剂除了使化合物有效地在液相中均匀反应外，还会进一步影响其粒径，导致分离难度增加或需要研磨而使成本上升；溶剂还常常会影响到原料药的晶型，继而影响到溶解度、制剂的溶出度及生物利用度。此外，溶剂的使用还会造成原料药中溶剂残留问题。如果残留溶剂不能有效除去，它们必须被控制至一定水平而不致于影响到患者的安全。例如，生产关节炎治疗药塞来昔布（1-12）的工艺中，共使用了5种常用溶剂（THF，MeOH，EtOH，IPA，H_2O），如图1-6所示。在随后的工艺优化中，溶剂的数量从5种减少到3种（MeOH，IPA，H_2O），如图1-7所示，溶剂的用量也大幅降低，总收率从63%上升到84%，产生的废物减少了35%，分离纯化时采用50%的异丙醇洗涤而不是原来100%的异丙醇，产品的分离只需冷却到20℃而不是原来的5℃，区域异构体杂质也减少到0.5%以下，为后续的精制工艺打下了很好的基础。

图 1-6 制备塞来昔布的老工艺

图 1-7 制备塞来昔布的新工艺

药物合成工艺路线的设计

药物生产工艺路线是药物生产的基础和依据。一个药物往往具有多种不同的合成途径，通常将具有工业生产价值的合成途径称为该药物的工艺路线。人们习惯上将化学合成药物的合成根据起始原料的不同，分为全合成和半合成两类：以结构简单的化工产品为起始原料，经一系列化学反应和物理处理过程制备的方法称为全合成（total synthesis）；由具有一定基本结构的天然产物经化学结构改造和物理处理过程制备的方法称为半合成（semi synthesis）。一个药物具体采用何种方法合成主要取决于经济的合理性。

药物生产工艺路线的技术先进性和经济合理性是衡量生产技术水平高低的尺度。在创新药物研究中，人们通过筛选发现先导化合物，进而合成一系列目标化合物，优选出最佳的有效化合物作为新药（new chemical，NCE）。此过程中，经济问题居于次要地位，需要主要考虑的是如何最为快捷地合成所需化合物以进一步研究；但是一旦研究中新药（investigational drug，IND）在临床实验中显示出优异性质，就要加紧进行生产工艺研究，寻求合成药物的最佳途径，并根据社会的潜在需求量确定生产规模。这时必须把药物工艺路线的工业化、最优化和降低生产成本放在首位，同时应考虑清洁化生产等诸多问题。

进行药物生产工艺路线的设计必须先对该药物或结构类似的化合物进行国内外文献资料的调查研究和论证，然后优化一条或多条技术先进、操作条件切实可行、设备条件容易解决和原辅料有可靠来源的技术路线，最后写出文献综述报告和生产研究方案，作为大规模工业化生产的基础。

第一节　合成方法学中的基本术语

多数药物为有机化合物，生产工艺路线的设计实际上是有机合成中的一个重要内容，与一般有机化合物的合成没有本质区别。有机合成是有机化学中的一个古老分支，也是一个十分活跃的领域，但其真正成为一门严谨的科学，却是在20世纪60年代后，在大量天然产物全合成的基础上，有机化学家们开始总结其中的内在规律，用逻辑推理的方法探讨合成计划中的策略和有机反应的控制问题。"有机合成设计""有机合成策略"等词汇不断见诸文献，逐步形成了一门新的学科——合成方法学。

药物生产工艺路线的设计应该遵循合成方法学的指导，具有内在的逻辑性，即总体思维体现化学反应的规律，具有可行性。下面简要介绍一下 E. J. Corey 提出的"反合成分析"（antithetic synthesis）方法论中的几个基本概念。

一、目标分子及其转化

在药物生产工艺路线的设计过程中，我们首先看到和确定的是药物的具体分子结构，也就是我们所说的目标分子，因此一步步倒推出起始原料是符合逻辑的。这个倒推的过程与真正的合成过程完全相反，被称为"转化"（transformation），用双箭头"⇨"表示，以区别单箭头"→"表示的反应，如图 2-1 所示。

$$\boxed{\text{目标分子}} \Longrightarrow \boxed{\text{中间体 I}} \Longrightarrow \boxed{\text{中间体 II}} \Longrightarrow \cdots\cdots \boxed{\text{原料}}$$

图 2-1　药物分子设计示意图

例如，抗组胺药物溴苯那敏（brompheniramine，2-1）的合成设计（图 2-2）：

图 2-2　溴苯那敏合成分析

多数药物分子的合成都是一个多步反应的过程，即由原料开始，通过与一系列试剂作用（化学反应），经过一个个中间体，最终得到目标产物（目标分子）。但"原料""试剂""中间体"都是相对的概念，因为从构建目标分子的本质来看，它们最终都成为组成分子的一个个结构单元，没有根本差别，唯一的不同不过是"原料"和"试剂"在多数情况下是市场上容易购买的商品，而"中间体"一般需要自行合成。

转化从形式上说可大致分为两部分：碳骨架的建立和官能团的转换，两者密切相关，又各具特点，其中碳骨架的建立是构建药物分子的主体结构，官能团的转换者主要是配置分子的特殊结构单元，最终体现在活性上。从形成的难易来看，由于官能团一般为活性基团，因此转换比较容易，而碳骨架的建立主要是构建碳-碳键，形成后结构稳定，但建立的方法有限、难度较大。讨论建立碳骨架的建立问题，需要首先引入一个新概念——合成子。

二、合成子

由相应的已知或可靠的反应进行转化所得的结构单元称为"合成子"（synthon），由合成子继续推导（用虚线"---"表示）得到相应的试剂或中间体，有时合成子本身即是中间体。合成子是组成目标分子或中间体骨架的各个单元结构的活性形式，根据构建碳-碳键的需要，可以是离子形式，也可以是自由基形式或中性分子形式。前两者合成子是不稳定的，其实际存在的形式称其为"等价试剂"（equivalent reagent），而中性分子合成子和其等价试剂在形式上是完全相同的，主要指周环反应所需的合成子，见表 2-1。

表 2-1　碳骨架分拆举例

转化类型	目标分子	合成元	试剂、条件和中间体
异裂类型			CH₃CHO + C₂H₅MgBr 1) 0°C/THF 2) NH₄Cl/H₂O
			+ CH₃CHO 1) −78°C 到室温, THF 2) NH₄Cl, H₂O
均裂分拆			1) Na/TMSCl 甲苯，回流 2) H₂O
电环化分拆			合成元=试剂，中间体

1. 离子合成子　因大多数碳-碳键是通过离子型缩合反应形成，所以离子合成子是最常见的一种合成子形式。根据合成子的亲电或亲核性质，把合成子分为还原性或亲电性（接受电子的）和氧化性或亲核性（提供电子的）两种，前者称为"（a）合成子"，后者称为"（d）合成子"，并把（a）（d）写在合成子的中心碳原子上，它们的等价试剂可分别成为亲电和亲核试剂。若同一种分子上存在不同性质的合成子，则就可以通过分子内缩合反应而形成新的碳-碳键。

2. 自由基合成子　自由基合成子是通过自由基反应而形成的碳-碳键所需的自由基活性形式，以（r）合成子表示。

3. 周环反应合成子　在周环反应中形成碳-碳键所需的合成子，是实际存在的中性分子，以"（e）合成子"表示，如在电环化反应中二烯和亲二烯试剂均为"（e）合成子"。

合成子的形式取决于转化所需要的反应类型。由于药物分子的合成是从简单的小分子到复杂的大分子过程，所以碳骨架分拆（disconnection）是转化的主要形式。碳骨架分拆根据不同情况，得到的合成子包含了合成子的所有类型。我们试举一些实例来具体说明：

从表 2-1 可见，不稳定的（a）（d）（r）型合成子实际上是反应过程中所需要的具体结构单元，因此其所对应的试剂并不是唯一的，比如异裂第二个例子中的烯醇锂试剂完全可以替换成相应的烯醇硅烷醚，当然反应条件由于所用试剂的不同会相应地发生变化。

三、转化的类型

一般来说，有机药物分子由碳骨架和官能团两部分组成。目标分子碳骨架的转化除分拆外，还包括联接（connection）和重排（rearrangement）两种类型。

联接和重排两类转化通常在双箭头上加注，合成子即为试剂、中间体，无需进一步推导：

联接和重排都包含着分子形式的改变，其中联接相对简单，只是原来直链的目标分子转化为环状分子，一般联接的两个碳原子距离适中，转化后的环较为稳定（5，6，7 元环居多）；重排却是千变万化的，往往从表面看不出转化前后的内在逻辑，可实际上却存在着某种必然的联系，是一种极其重要的转化类型，见表 2-2。

表 2-2 碳骨架联接和重排举例

转化类型	目标分子	合成子（试剂、中间体）	反应条件
联接			O_3/Me_2S CH_2Cl_2，$-78^{\circ}C$
重排			H_2SO_4 △

官能团的转化也存在与合成反应中相同的三种情况：变换（interconversion，FGI）、引入（addition，FGA）和消除（removal，FGR），见表 2-3。

表 2-3 官能团的转化举例

转化类型	目标分子	合成子（试剂、中间体）	反应条件
官能团变换（FGI）			CrO_3，H_2SO_4 acet.
			$HgCl_2$，MeCN
			$HgCl_2$，H_2SO_4，aq.
官能团引入（FGA）			△
			H_2，Pd-C，EtOH
官能团消除（FGR）			1) LDA，THF，$-25^{\circ}C$ 2) O_2，$-25^{\circ}C$ 3) rt，H_2O

其中变换是最常见的方法，比如从氨基到硝基的变换，从羟基到羰基或卤素的变换，都是发

生在现有官能团的基础上；而引入和消除是一对相反的概念，其中引入是指在目标分子中没有的官能团在其前体上是存在的，消除与其相反。这种官能团的增减从来不会凭空出现，一定与分子结构本身特性相关——仔细观察，其出现的位置旁边往往有一个活性官能团的存在（比如羰基）。

第二节　药物生产工艺路线设计的
基本方法——逆合成分析

逆合成法是药物生产工艺路线设计的最基本的方法，也叫作反合成法（antithetic synthesis），其他一些更为复杂的设计方法都是建立在此方法基础上的，所以要先掌握逆合成法。逆合成法的整个设计思路也被称为逆（反）合成分析，即从目标分子的结构出发，逐步考虑，层层分解，先考虑由哪些中间体合成目标物，再考虑由哪些原料合成中间体，最后的原料就是起始物（起始原料，starting material，SM）。

一、药物分子合成步骤

进行一个药物分子的合成设计工作往往需要三个步骤，即分子考察、逆合成分析和正向检查。这三个步骤各有侧重，后者以前者为依据，具有严密的逻辑关系。

1. 分子考察　考虑对一个特定药物进行合成，第一步是对这个药物分子的结构特征和理化性质进行收集和考察，由此可以简化合成中的问题或避免不必要的弯路。例如，非甾体雌激素药物己烯雌酚（diethylstilbestrol，2-2）的分子带有明显的对称性，因此可以考虑只合成一部分结构单元，采用分子对接的方法合成目标药物分子，从而简化合成步骤（详见分子对称法）；而在考虑前列腺素 E_2（2-3）的合成时，由于已知分子中 β-羟基酮体系是不稳定的，因此可以安排在合成的最后几步形成这一结构单元，使其避免经历较多的化学反应。

分子考察是极为重要的阶段，通过分子考察可确定分子特有的骨架结构，从而得到基本的转换方式（见第四节"基于转换方式的合成策略"叙述）。

己烯雌酚（2-2）　　　　　　　　前列腺素 E_2（2-3）

2. 逆合成分析　进行药物分子合成的第二步是以上述分析为基础，从药物本身出发，一步步倒推出合成此药物的各种合成路线和起始原料，也就是我们通常所说的逆合成法（retrosynthesis）。逆合成分析过程要求：

（1）每步都有合理且合适的反应机理和合成方法。

（2）整个合成要做到最大可能的简单化。

（3）有被认可的（即市场能供应的）原料。

重复和交替使用转化过程，就可以推导出合成目标药物分子所需的起始原料。具体做法就是一步一步地进行逆合成分析，最终推导出合成此目标化合物的可能路线和易得的起始原料。每一步逆合成可以得出若干个合成子，由合成子再推导得到试剂或反应底物，如果此试剂或反应底物仍然难得，则再进行进一步的逆合成。

例如，局麻药物普鲁卡因（procaine，2-4）的转化分别经历了两次官能团的转化和一次分子骨架的转化，最终得到起始原料对硝基甲苯（2-8）（图2-3）。

图 2-3　普鲁卡因的逆合成分析

在合成普鲁卡因（2-4）的过程中，以重铬酸钠氧化对硝基甲苯（2-8），生成对硝基苯甲酸（2-6），再与二乙胺基乙醇（2-7）进行酯化反应，经二甲苯共沸脱水得硝基卡因（2-5），（2-5）再于稀盐酸中用铁粉还原即得产物（图2-4）。

图 2-4　普鲁卡因的合成

图 2-5　目标分子（2-9）分拆的可能性

推导合成子的目的是为了合成设计服务，由于推导出的有些合成子所依据的转化、分拆还不存在相应的反应，因此一般没必要推导出所有可能的合成子。我们使用 E. J. Corey 本人使用过的例子来说明这个问题：

图 2-5 给出了目标分子的几种可能的分拆方式，由此得到一系列合成子：

$$a：C_6H_5 \qquad b：C_6H_5CO$$
$$c：COOCH_3 \qquad d：C_6H_5COCHCOOCH_3$$
$$e：CH_2CH_2COOCH_3 \qquad f：\begin{array}{l} CHCOOCH_3 \\ | \\ CH_2CH_2COOCH_3 \end{array}$$
$$g：CH_3CH_2CO \qquad h：OCH_3$$

但这些推导出的合成子，仅有 d 和 e 具有实际应用价值，由两种合成子推导出的相应易得试剂经 Michael 加成，即得目标产物（图 2-6）。

图 2-6 目标分子（2-9）合成途径

从逆合成分析过程中得到实用的合成子和易得的中间体或原料，需要大量的实际工作经验，所幸的是有机合成化学家已从已知合成工作实践中总结了许多规律，可以作为我们药物合成设计的有益借鉴（见后"基于转换方式的合成策略"叙述）。

设计药物分子的合成路线是比较困难的问题，即使结构不太复杂的药物分子，在它们的合成过程中也总包含有骨架与官能团的变化，这样就产生了一个问题：在解决骨架与官能团都有变化的合成问题时应该先考虑什么。化合物的性质主要是由分子的官能团决定的，但是在解决骨架与官能团都有变化的合成问题时，要优先考虑骨架的形成，这是因为官能团是附着于骨架上的，骨架建立不起来，官能团就没有根基。

考虑骨架的形成时，首先研究目标分子的骨架是由哪些较小单元的骨架、通过哪些成键反应结合而成的，较小单元的骨架又是由哪些更小的碎片骨架、通过何种成键反应结合而成的。依此顺序推断下去，直到得出最小碎片的骨架，也就是应该使用原料的骨架。

但是考虑骨架形成的过程中又不能脱离官能团。碳骨架的形成和官能团的运用是两个不同的方面，两者相对独立但又相互联系：碳骨架只有通过官能团的运用才能装配——反应是在官能团上发生的，或是在由于官能团的影响而产生的活跃部位（如羰基或双键）上发生的，因此应时刻考虑官能团对整个分子结构的影响，特别是在建立碳-碳键之前，应先建立碳-杂键（碳-杂键基本是由于官能团反应形成的）。

3. 正向检查 路线设计是药物合成工作的起始工作，也是最重要的一环。在对分子结构特征和理化性质收集、考察及进行逆合成分析，设计出初步的合成路线之后，路线设计的第三步工作就是在此逆合成分析设计的基础上进行正向检查，确定合成路线的切实可行性，这时主要是对合成所涉及的化学反应进行进一步的考查，保证合成路线的顺利完成。

二、逆合成分析的一般顺序

逆合成分析过程如同数学运算，数学运算是从已知条件开始，最终获得正确答案，虽然解题的过程只要逻辑正确可以因人而异，却有繁简之分；而任何一条合成路线的设计，只要能合成出所需要的化合物，应该说都是合理的，但是合成的技巧、路线设计水平的高低却体现在路线的简洁、产率的高低、原料的来源方便与否、操作的难易等诸多方面。为了设计一条高水平的合成路线，应该科学、合理地做好逆合成分析工作。一般来说，逆合成分析工作应遵循以下顺序。

1. 由目标分子结构和反应性决定逆合成顺序　在进行药物分子合成过程中，首先需要对目标分子有充分认识，并对其反应深入了解，通过对目标分子的结构考察，分析其结构特征及化学反应性质，从而设计出有针对性的合成路线。在目标分子的分拆过程中，应先分拆对称部分（见分子对称法）；然后分拆分子中不稳定部分或影响分子反应性及选择性的部分。

益康唑(2-10)

目标分子中 C—N、C—S、C—O 等碳-杂键通常是该分子的拆键部位，即分子的连接部位。例如，抗真菌药益康唑（econazole，2-10）分子中有 C—O 和 C—N 两个拆键部位，可从这两处追溯其合成的前一步中间体：

如图 2-7 所示，从虚线 a 处断开 C—O 键，益康唑的前体为对氯甲基氯苯（2-13）和 1-(2,4-二氯苯基)-2-(1-咪唑基) 乙醇（2-11）；2-11 继续分拆，得到 1-(2,4-二氯苯基)-2-氯代乙醇（2-15）和咪唑（2-14）。

从虚线 b 处断开 C—N，前体为咪唑（2-14）和 2-(4-氯苯甲氧基)-2-（2,4-二氯苯基）氯乙烷（2-12）。2-12 进一步分拆，前体为对氯甲基氯苯（2-13）和 1-(2,4-二氯苯基)-2-氯代乙醇（2-15）。

综上所述，无论按照 a 途径或 b 途径分拆，得到的合成益康唑的基本原料都是对氯甲基氯苯（2-13）、咪唑（2-14）和 1-(2,4-二氯苯基)-2-氯代乙醇（2-15），问题是先合成 C—O 键还是先合成 C—N 键有利呢（注意：合成与分拆的顺序相反！）

按照 b 途径分拆，1-(2,4-二氯苯基)-2-氯代乙醇（2-15）与对氯甲基氯苯（2-13）在碱性条件下制备中间体 2-12 时，理论基础是 Williamson 醚合成，但是由于 2-15 自身也存在活性的伯氯基团，所以不可避免地将发生 2-15 自身分子的烷基化反应，从而使反应复杂化，降低 2-12 的收率。因此，先形成 C—N 键，再形成 C—O 键的 a 途径对合成益康唑分子更为有利（图 2-7）。

（2-13）

（2-14）

+

+

（2-11）　　a 途径　　⟸　　（2-10）　　b 途径　　⟹　　（2-12）

⇓　　　　　　　　　　　　　　　　　　⇓

图 2-7 益康唑的逆合成分析

如图 2-8 所示，1-（2,4-二氯苯基）-2-氯代乙醇（2-15）是一个仲醇，可由相应的酮还原制得，而其前体 α-氯代-2,4-二氯苯乙酮（2-16）可由 2,4-二氯苯（2-17）与氯乙酰氯（2-18）经 Friedel-Crafts 反应制备。益康唑的合成如下（图 2-9）。

图 2-8 1-（2,4-二氯苯基）-2-氯代乙醇（2-15）的逆合成分析

图 2-9 益康唑的合成

2. 从分子中间分拆 一般来说，碳-杂键易于合成，在分拆过程中处于优先考虑的地位。但是有时候首先分拆碳-碳键可简化合成过程，提高目标药物分子的合成收率。例如，中枢神经镇痛药哌替啶（pethidine，2-19）是含叔胺的脂环药物，在其分子分拆中，首先经过两次官能团的转化，然后从分子环键结合处分拆 C—C 键，再经过一次官能团转化和分拆 C—N 键，即可得到起始原料环氧乙烷和甲胺（图 2-10）。

图 2-10　哌替啶的逆合成分析

在本品的合成过程中，首先是使用环氧乙烷和甲胺发生氮烷基化反应，生成二（β-羟乙基）甲胺（2-24），然后使用氯化亚砜氯化 2-24，生成二（β-氯乙基）甲胺（2-23），2-23 与活性亚甲基化合物苯乙腈（2-22）在碱性条件（胺基钠）下缩合关脂肪环得到 4-苯基-4-氰基哌啶（2-21），2-21 在酸性条件下水解、酯化生成哌替啶（2-19）。

从这个例子中可以看到，中间体 2-23 和 2-24 均有对称性，因此需要考虑一步合成，从而简化合成步骤（可见，分子考察并不止于最终的目标化合物，而是包含在逆合成分析的全过程中）。

哌替啶的合成如图 2-11。

图 2-11　哌替啶的合成

不论碳-碳键还是碳-杂键，从合成角度考虑逆合成转化顺序，特别是对一些比较复杂的药物分子，应着重强调从分子的中部分拆以获得汇聚法的合成；从分子中环键结合处或从分子的交叉点进行分拆。

例如，1998 年上市的非甾体抗炎药环氧化酶-2 选择性抑制剂西来曲葆（celebrex，2-25）的逆合成路线，首先选择在位于分子中部的吡唑处分拆分子，形成二酮（2-26）与 4-磺酸氨基苯肼盐酸盐（2-27），二酮（2-26）可由 4-甲基苯乙酮（2-28）和三氟乙酸乙酯（2-29）通过 Claisen 缩合反应制得（图 2-12）。

图 2-12　西来曲葆的逆合成分析

将 4-甲基苯乙酮（2-28）和三氟乙酸乙酯（2-29）在甲醇钠存在下、甲醇中回流，分子间缩合制备二酮 2-26，2-26 与 4-磺酸氨基苯肼盐酸盐（2-27），在乙醇中回流缩合即得目标分子西来曲葆（2-25）。西来曲葆的合成如图 2-13。

图 2-13　西来曲葆的合成

从合成角度考虑逆合成转化顺序，还应注意首先安排相应反应产率高的转化，或相应反应成功把握大的转化，这是因为越到合成工作的最后环节，原料越为珍贵，失败的代价越为高昂，因此要尽一切可能增加成功率。要做到这一点需要对有机反应有切实深入的理解。

3. 多键分拆　一个目标药物分子往往有多种分拆方法，分拆方法不同导致所应用的合成反应不同、合成路线的长短不同、反应条件不同，原辅料和产率也有所差别。因此可以尝试从合成反应优化合成转化顺序。

从合成反应优化合成转化顺序首先可以寻求多键分拆的策略：通过一步合成反应同时建立多个化学键是简化合成步骤的有效方法。上文谈到的哌替啶和西来曲葆的合成实际上都应用了这个策略。在设计降血脂他汀类药物美伐他汀（mevastatin，2-30）的逆合成路线时也应用了基于协同反应的多键分拆策略（图 2-14）。

图 2-14   美伐他汀的逆合成路线

Johnson 甾体合成法利用了含氧基团电性效应引发的仿生-烯烃多重环合反应，可在此反应中同时建立三个碳-碳键和三个脂环，是合成甾体药物的理想方法（图 2-15）。

图 2-15   Johnson 甾体合成法

4. 尝试联接与重排   可以尝试使用重排法和联接法。尽管分拆策略是逆合成分析的主要方法，但是利用联接与重排的方法往往可以简化合成路线。例如，苯并二氮䓬类镇静催眠药氯氮䓬（chlordiazepoxide，2-38）的合成就是利用了 2-氯甲基-4-苯基-6-氯-喹唑啉-3-氧化物（2-35）的扩环重排获得的（图 2-16）。

联接法也是十分有用的逆合成分析方法，如经典的甾体全合成中 D 环（2-39）的形成，是将带有甲基酮侧链的 D 环推导得醛酮的中间体（2-40），而此中间体可用连接法推导得到其前体甲基环己烯（2-41），这里依据的是臭氧氧化反应（图 2-17）。

由于各种原因，按照有机合成基本原理设计的合成路线在实际执行过程中常常会遇到一些始料未及的困难，因此在合成设计时一定要留有机动灵活的余地，最理想的情况是为每一个中间体的合成都准备两至三套方案。

（2-35）　　　　　　　　　　　　　　　（2-36）

（2-37）　　　　　　　　　　　　　（2-38）氯氮

图 2-16　氯氮䓬的合成

（2-39）　　　　　　　　　　　　　　　（2-40）　　　　　（2-41）

图 2-17　甾体环 D 环的逆合成分析

三、逆合成分析原则

总结以上论述，在逆合成分析中应考虑以下几条原则：

1. 合成步骤尽量简短，这是评价一条合成路线好坏的关键考量之一。

2. 切断化学键时只能使用已知并成熟的化学反应，就是说每一步反应都有切实可行的理论根据。

3. 首先考虑切断碳-杂键，根据分子中的官能团，必须切断碳-碳键时如有可能，应力求最大简化，在分子中央切断，或在支化点上切断，或将环从链上切下来，如分子有对称性应予以利用。

4. 所选择的切断或转化应该是相当于产率最高的反应，而且要尽量避免生成数种异构体的反应，除非已知这些异构体容易分离，其副产物有用途，能找到销路。

5. 通过切断与转化，一直进行到可被接受的起始原料或易于制备的化合物为止。

6. 重视联接与重排方法的合理利用。

在进行更有效率的逆合成分析时，还必须考虑目标化合物结构特点对选择分析步骤的影响，比如目标分子及中间体中官能团的排列与官能团互换的影响；与工业原料关系密切的特殊结构片段的存在（如苯环上羧基邻位有羟基时就要考虑原料选用水杨酸的可能性等）；立体化学构型的影响；在目标分子或中间体中对称性的影响；在多环结构中"关键"键的存在。以上这些都是要使合成步骤尽量简短，因为每多一步反应就意味着产率的进一步降低，如果每一步的产率相近，自然是步骤越少总收率越高（详见第六章），但限于篇幅，这里不再一一说明。

逆合成分析工作结束后，将以上分析得到的起始原料与目标分子及中间经过的各个中间体按相反顺序用箭头连接起来，加入每一步反应条件就成为该药物合成的初步设计方案。然后进行实验以完善每一步操作，必要时进行部分修改，就成为一个完整的合成工艺设计；再经过中试放大，就可投入批量生产。整个研制过程至此才算真正结束。

第三节 药物生产工艺路线设计的常用方法

逆合成分析方法是合成药物的最基本方法，但是通过对药物分子结构和性质的考察，我们能够发现许多更为便捷有效的合成途径，而没有必要对每一个药物都进行繁琐的逆合成分析。下面介绍几种常用的合成药物方法。

一、分子对称法

对某些药物或中间体进行结构剖析时，常可发现其中存在分子对称性（molecular symmetry），这对于合成路线的设计工作是非常有益处的。具有分子对称性的化合物往往可由两个相同的分子经化学合成反应制得，或在同一步反应中将分子的相同部分同时构建起来，这就是分子对称法。

1. 利用对称性合成己烯雌酚 如己烯雌酚（2-2）可以通过两分子的对甲氧基苯丙酮（2-42）在钛催化的情况下发生 McMurry 反应生成关键中间体（2-43），再经水解反应制得（图 2-18）。

图 2-18 己烯雌酚的合成

2. 潜在对称性 目标药物分子的对称性，包括轴对称和面对称，都可用于简化合成设计，对于简单分子而言这一点是明显的。但有些药物分子本身并没有对称因素，只有经过一定的逆合成转化，才能得到一个对称的分子或一条对称的合成路线，从而简化合成设计，这叫作分子的潜在对称性（potential molecular symmetry）。例如，抗麻风药物氯法齐明（clofazimine，2-44）可看作吩嗪亚胺类化合物，即是 2-对氯苯氨基-5-对氯苯基-3,5-二氢-3-亚胺基吩嗪（2-45）的衍生物，从 2-45 虚线处可看成两个对称分子（图 2-19）。

（2-44）氯法齐明

（2-45）

图 2-19 氯法齐明逆合成分析

因此，可使用两分子的 N-对氯苯基邻苯二胺（2-46）在三氯化铁存在下进行缩合反应，然后与异丙胺进行加压反应，即可制得氯法齐明（2-44）（图 2-20）。

（2-46）　　　（2-46）　　　$FeCl_3$/EtOH　　　（2-45）　98%

$H_2NCH(CH_3)_2$

（2-44）

图 2-20 氯法齐明的合成

除草剂地衣酸（usnic acid，2-47）本身也无对称性，但可分拆为相同的两部分，即可由相同两片段（2-48）汇聚合成，这时的合成是左右对称的（这种情况被称为自反性），下面的工作就是合成的 2-48 了（图 2-21）。

（2-47）地衣酸　　　（2-48）　　　MeCN

图 2-21　地衣酸逆合成分析

二、类型反应法

对于一些药物或关键中间体，可根据它们的化学结构类型和官能团性质采用类型反应法进行药物工艺路线的设计。类型反应法是指利用常见的典型合成反应和合成方法进行路线设计的方法。类型反应法在逆合成分析方法出现之前曾在有机合成领域发挥重要作用，既包括各类化学结构的有机合成通法，又包括官能团的形成、转换或保护等合成反应。对于有明显化学结构特征和官能团的化合物，可考虑采用这种方法进行合成路线设计。

抗真菌药物克霉唑（clotrimazole，2-49）的关键中间体邻氯苯基二苯基氯甲烷（2-50）具有多种合成方法：首先可参考叔醇的合成方法，采用邻氯苯甲酸乙酯（2-51）与溴苯进行 Grignard 反应，先合成叔醇（2-52），再氯化得到（图 2-22）。

图 2-22　应用 Grignard 反应合成克霉唑关键中间体邻氯苯基二苯基氯甲烷

此种合成方法得到的邻氯苯基二苯基氯甲烷（2-50）质量较好，但由于应用了 Grignard 试剂，因此需要严格的无水条件，对原辅料质量要求比较严格；同时由于使用的溶剂乙醚易燃、易爆，故要求使用的反应设备要有严格的安全措施，使大规模生产受到一定限制。

鉴于此，参考四氯化碳与苯通过 Friedel-Crafts 反应可生成三苯基氯甲烷（2-53）的类型反应，人们又设计了以邻氯苯基三氯甲烷（2-56）为关键中间体的合成路线。

这种方法合成路线简短，原辅料来源方便，曾为工业化生产所采用。但在邻氯甲苯（2-54）经氯化反应制得邻氯苯基三氯甲烷（2-55）的过程中，一步反应需要引入三个氯原子，反应温度较高，反应时间较长，未反应的氯气易逸出，不易吸收完全，存在环境污染和设备腐蚀等严重问题（图 2-23）。

第三种合成邻氯苯基二苯基氯甲烷（2-50）的方法是以邻氯苯甲酸（2-56）为原料，经两步氯化、两步 Friedel-Crafts 反应完成。这种方法虽然工艺路线较长，但原辅料来源方便，反应条件温和，各步反应产率较高，成本也较低，而且没有上述氯化反应的缺点，因此为工业化生产所广泛采用（图 2-24）。

CCl$_4$ + C$_6$H$_6$ $\xrightarrow{\text{AlCl}_3}$ Ph Ph Ph Cl

(2-53)

图2-23　应用Friedel-Crafts反应合成克霉唑关键中间体邻氯苯基二苯基氯甲烷

图2-24　联合应用氯化与Friedel-Crafts反应合成克霉唑关键中间体邻氯苯基二苯基氯甲烷

　　应用类型反应法进行药物或中间体的工艺路线的设计过程中，如果官能团的形成与转化等单元反应的排列方式可能出现两种或两种以上的不同方式时，不仅要从理论上考虑排列顺序的合理性，而且要从实际情况出发，着眼于原辅料、设备条件等因素，通过实验反复比较确定。化学反应类型相同，但进行顺序不同，则所应用的原辅料不同；原辅料不同，即反应物料的化学组成与理化性质不同，将导致反应的难易程度和反应条件不同，因此往往带来完全不同的结果：药物质量、收率、"三废"治理、反应设备和生产周期等方面都会有较大差异。

　　例如，β-受体阻断剂塞利洛尔（celiprolol，2-57）的合成（图2-25），对氨基苯乙醚（2-58）与N,N-二乙胺基甲酰氯（2-59）作用，生成N-酰化物（2-60），降低了的氨基的邻、对位定位作用，同时增大了氨基邻位空间位阻，使后面进行的Friedel-Crafts酰化反应发生在酚羟基的邻位，得到2-61；若先进行Friedel-Crafts反应，N-酰化反应居后，则乙酰化反应可同时发生在酚羟基和氨基的邻位，产物复杂。

(2-58)　　(2-59)　　　　　(2-60)　　　　　(2-61)　　　　　(2-57)塞利洛尔

图2-25　塞利洛尔的合成

三、模拟类推法

　　对于化学结构复杂、合成路线设计困难的药物，可模拟类似化合物的合成方法进行合成设计——实际上从初步的合成设想开始，通过文献调研，改进他人尚不完善的概念和方法来进行药物工艺路线设计，是药物合成设计中最为广泛使用和实用的方法。

1. 小檗碱的合成　中药黄连中的抗菌有效成分小檗碱（黄连素，berberine，2-62）与镇痛药帕马丁（palmatine，2-63）都是具有母核二苯并［a,g］喹嗪、含有稠合的异喹啉环结构的化合物。

（2-62）小檗碱　　　　　（2-63）帕马丁　　　　　4H-喹啉　　　　二苯并[a,g]喹嗪

（1）小檗碱的全合成　小檗碱（2-62）以3,4-二甲氧基苯乙酸（2-64）为起始原料，采用合成异喹啉环的方法，经 Bischler-Napieralski 反应及 Pictet-Spengler 反应先后两次环合全合成（图2-26）。

图 2-26　小檗碱的全合成方法

在 Pictet-Spengler 环合反应前进行溴化，是为了提高环合位置的选择性，最后一步氧化反应可采用电解氧化或 HgI 做氧化剂。从合成化学的观点考察，这条路线合理可行，但由于路线较长，收率不高，且使用试剂昂贵，因而不适于工业化生产。

（2）模拟帕马丁的合成方法　1969 年 Muller 等人发表了帕马丁（2-63）的合成方法：使用3,4-二甲氧基苯乙胺（2-73）与 2,3-二甲氧基苯甲醛（2-74）进行脱水缩合生成 Schiff 碱（2-75），并立即将其双键还原转变成苯乙基苯甲基亚胺的骨架（2-76）；然后与乙二醛反应，一次引进两个碳原子而合成二苯并［a,g］喹嗪环，按此合成途径得到二氢帕马丁高氯酸盐（2-

77）与帕马丁高氯酸盐（2-63）混合物（图2-27）。

图 2-27 帕马丁的合成方法

参照上述帕马丁的合成方法，从胡椒乙胺（2-66）与2,3-二甲氧基苯甲醛（2-74）出发，可快速合成小檗碱（2-62）（图2-28）。

图 2-28 模仿帕马丁的小檗碱合成方法

按此工艺路线制得的小檗碱（2-62）不含二氢化衍生物，产物的理化性质与抑菌能力同天然提取的黄连素完全一致，符合《中国药典》要求，并较前述路线更为简捷，所用原料2,3-二甲氧基苯甲醛（2-74）是工业生产香兰素的副产物，因此较适于大规模生产。

应用模拟类推法的要点在于适当的类比和对有关化学反应的了解，使用时应注意比较已有合成方法、类似化学结构及化学活性的差异。

2. 喹诺酮类抗菌药物的合成方法　喹诺酮类抗菌药物（2-80～2-86）具有相似的基本骨架，合成多以多取代苯胺为起始原料构建吡酮酸环。构建方法是在诺氟沙星（norfloxacin，2-

80）和环氧沙星（ciprofloxacin，2-81）等早期品种的合成基础上发展而来的，主要有取代苯胺与乙氧基亚甲基丙二酸二乙酯（EMME，2-87）缩合成环和经取代芳胺环上的亲核取代反应成环两种。

	R_1	R_2	R_3	R_4	X
诺氟沙星 (2-80)	Et	H	H	H	CH
环丙沙星 (2-81)	cyclo-C$_3$H$_5$	H	H	H	CH
洛美沙星 (2-82)	Et	H	H	Me	CF
依诺沙星 (2-83)	Et	H	H	H	N
氟罗沙星 (2-84)	CH$_2$CH$_2$F	H	Me	H	CF
加替沙星 (2-85)	cyclo-C$_3$H$_5$	H	H	H	C-OCH$_3$
格雷沙星 (2-86)	cyclo-C$_3$H$_5$	Me	H	Me	CH

（1）取代苯胺与 EMME 缩合成环（图 2-29）。

图 2-29　取代苯胺与 EMME 缩合成吡酮酸环

诺氟沙星的合成以 3-氯-4-氟苯胺（2-88）为原料，先与 EMME 脱乙醇缩合，然后在 250～260℃加热环合形成吡酮酸结构的 2-89，溴乙烷为烃化试剂完成 N 原子上的乙基化，然后水解，引入哌嗪基，得到诺氟沙星（2-80）（图 2-30）。

图 2-30　诺氟沙星的合成

与诺氟沙星的合成类似，氟罗沙星（fleroxacin，2-84）可以 2,3,4-三氟硝基苯（2-91）为起始原料，经还原、与 EMME 缩合、高温环合、氟乙基化、引入 N-甲基哌嗪、酸水解等 6 步反应得到（图 2-31）。

图 2-31　氟罗沙星的合成

（2）经取代芳胺环上的亲核取代反应成环，离去基团为卤素或硝基（图 2-32）。

（R_2=F, Cl, NO_2）

图 2-32　经亲核取代反应合成吡酮酸环

环丙沙星（2-81）与诺氟沙星（2-80）的结构差异在于 1 位取代基分别为环丙基和乙基，但两者的合成路线却有很大不同。环丙沙星的合成从 2,4-二氯-5-氟苯甲酸（2-97）开始，成酰氯后与 β-环丙胺丙烯酸甲酯（2-99）缩合，环合、水解，再引入哌嗪基（图 2-33）。

图 2-33　环丙沙星的合成

参照上述环丙沙星的合成方法，加替沙星（2-85）可以 2,4,5-三氟-3-甲氧基苯甲酸（2-103）为起始原料，成酰氯后与 3-二甲氨基丙烯酸乙酯（2-105）反应后，再用环丙胺（2-106）置换，取代关环后得到关键中间体（2-108）。这时若将 2-108 水解直接与 2-甲基哌嗪缩合，由于 8 位甲氧基的强推电子作用，使得 7 位氟作为亲核取代反应的离去基团活性大大降低，故缩合收率仅为 19.4%；因此将 2-108 先与硼化物反应生成络合物（2-109），由于 4 位羰基上氧原子的 p 电子向硼原子的空轨道发生转移，使得 4 位羰基的吸电子效应进一步增强，从而提高了 7 位氟对亲核试剂的反应活性，与 2-甲基哌嗪缩合，然后水解得到加替沙星，按此路线改进后缩合与水解两步产率可提高到 75.5%（图 2-34）。

图 2-34　加替沙星的合成

（3）喹诺酮类抗菌药物合成方法的改进：上述合成喹诺酮类抗菌药物的两条工艺路线都比较成熟，但工艺步骤相对较多，特别是都将 7 位引入哌嗪基的反应放在路线的最后，且收率较低，技术难度较大。近年来人们对喹诺酮类抗菌药物的合成又有新的改进，尤其是对成环工艺改进很大：以 2-氯-4-氨基-5-氟苯甲酸乙酯（2-111）为起始原料，后 4 步总收率可达 94.5%（图 2-35）。

2-80　R = Et
2-81　R = *cyclo*-C$_3$H$_5$

图 2-35　喹诺酮类抗菌药物的工艺改进

3. 质子泵抑制剂的合成方法 质子泵抑制剂（PPI）为 H^+/K^+-ATP 酶抑制剂，是最新一类抑制胃酸分泌的药物。这是一类以吡啶甲基亚硫酰基苯并咪唑为基础结构的化合物，目前的质子泵抑制剂是在奥美拉唑（omeprazole，2-117）的合成基础上发展而来的，这些质子泵抑制剂通常采用氧化相应的硫醚化合物来制备，得到的是外消旋混合物，采用特殊氧化方法（如加入手性试剂），可获得单一对映体或富含对映体形式的产物。

	R^1	R^2	R^3	R^4
奥美拉唑（**2-117**）	OMe	Me	OMe	Me
兰索拉唑（**2-118**）	H	Me	OCH_2CF_3	H
泮托拉唑（**2-119**）	OCF_2H	OMe	OMe	H
雷贝拉唑（**2-120**）	H	Me	$O(CH_2)_3OMe$	H
埃索美拉唑（**2-121**）	OMe	Me	OMe	Me

奥美拉唑的合成以 2,3,5-三甲基吡啶（2-122）为原料，通过氧化、硝化、甲氧基化、在乙酐中重排、水解、氯化亚砜氯化，与 2-巯基-5-甲氧基苯并咪唑在甲醇钠参与下缩合成硫醚，最后再经间氯过氧苯甲酸（m-CPBA）氧化制得（图 2-36）。

图 2-36 奥美拉唑的合成

与奥美拉唑的合成类似，兰索拉唑（lansoprazole，2-118）可以 2,3-二甲基吡啶（2-130）为起始原料，经氧化、硝化、在乙酐中重排、水解、氯代、取代，最后 m-CPBA 氧化等 7 步反应等到（图 2-37）。

图 2-37 兰索拉唑的合成

泮托拉唑（pantoprazole，2-119）的合成同样也是参照奥美拉唑的合成方法，以 2-甲基-3-甲氧基-4-氯吡啶（2-138）为原料，经双氧水氧化得到 N-氧化物（2-139），然后经甲氧基化反应、重排反应、水解反应、氯化反应及缩合反应得到泮托拉唑（图 2-38）。

图 2-38 泮托拉唑的合成

雷贝拉唑（rabeprazole，2-120）的合成原料与兰索拉唑相同，以 2,3-二甲基吡啶（2-130）为原料，经过氧化、硝化、重排、水解、取代等反应，经过五个化合物的合成过渡，再与 2-巯基-1H-苯并咪唑缩合，制得关键中间体 2-［4-（3-甲氧基丙氧基）-3-甲基-2-吡啶基］甲基硫-1H-苯并咪唑（2-148），最终选择合适的氧化剂制得雷贝拉唑（图 2-39）。

由于取代基的不同，各个药物的药理作用差别较大，在结构中有硫原子连接的不对称亚砜结构，存在一个手性中心，因此使得每个化合物都有一对对映体，各对映体的药理活性在人体内表

图 2-39 雷贝拉唑的合成

现不同，单一异构体具有作用范围广、药效好、血浆半衰期长、副作用小等特点。

埃索美拉唑（esomeprazole，2-121）是第一个上市的光学纯质子泵抑制剂，为奥美拉唑的左旋异构体，对消化性溃疡的治疗效果强于消旋体 3～5 倍，主要有 3 种合成路线：手性拆分法、生物氧化法和不对称氧化法。手性拆分法是以消旋奥美拉唑为原料，借助一种手性试剂或者特异微生物，实现消旋体的分离。生物氧化法是用生物酶对奥美拉唑硫醚进行氧化或对奥美拉唑砜进行还原制得埃索美拉唑。不对称氧化法是直接用手性催化剂进行催化氧化奥美拉唑硫醚制得的奥美拉唑的左旋单一体。

手性拆分法很难有效彻底的对消旋体奥美拉唑进行拆分，并且该方法会损失一半的原料，成本较高，从而使工业化生产受限制（图 2-40）。

图 2-40 手性拆分反应路线图

生物氧化法氧化选择性较低、副产物较多、工艺稳定性差、对反应条件和设备要求较高，操作繁琐，也不适用于工业化生产。

目前采用的合成工艺主要是不对称氧化法，先制备中间体前手性硫醚物（2-129），然后在手性环境中用氧化剂对中间体（2-129）进行不对称氧化，产品收率高，手性纯度好，避免了采用拆分法中拆分试剂价格昂贵、物料损失大等缺点，氧化反应条件温和，方便可控，适合工业化生产（图 2-41）。

图 2-41 不对称催化氧化反应路线图

随着开发单一手性质子泵抑制剂逐渐成为热门，除了埃索美拉唑之外，左旋泮托拉唑、右旋雷贝拉唑等也是采用不对称氧化法合成的，这些单一异构体的合成及应用也将会为消化系统药物开创另一个局面（图 2-42、图 2-43）。

图 2-42 左旋泮托拉唑不对称催化氧化反应路线图

图 2-43 右旋雷贝拉唑不对称催化氧化反应路线图

第四节 基于转化方式的合成策略

前面简略介绍了药物工艺路线设计的主要方法，但药物工艺路线的设计工作既是一门科学，又是一门艺术，没有一种方法，像辞典一样，让人可以按图索骥，从而得到心仪的目标化合物（药物）合成工艺，只有认真的研究实践才能获得成功。

1989 年诺贝尔化学奖获得者（1990）E. J. Corey 根据其多年的有机合成工作实践，出版了《化学合成的逻辑学》一书，将有机合成路线工作总结为基于转换方式（transform-bases strategies）、目标物结构（structure-bases strategies）、拓扑学（topological strategies）、立体化学（stereochemical strategies）和官能团（functional group-based strategies）的五大策略。篇幅所限，这里只简要介绍第一部分。

一、反合成子

反合成子（retron）为进行某一转化所必须考虑的结构亚单位，即结构片段，由氢原子、官能团、分子链、分子骨架和立体中心等结构单元或单独或联合组成。如下列结构片段 A、B、C、

D 分别为 Diels−Alder 反应、Claisen 重排、Robinson 关环和 Mannich 反应的反合成子。

A　　　　　　B　　　　　　　C　　　　　　　D

反合成子是针对合成子与反应中间体的混淆与乱用而提出的，与合成子考虑的内容不同：合成子是通过转化得到的，目标分子本身并不一定具有该结构（例如重排或联接得到的合成子），而反合成子则是指结构本身所具有的结构，通过该结构可相应地找到所需的转化类型，如表 2−4 和表 2−5 所示，两者的因果关系不同，或者说互为因果。

表 2−4　常见的分子切断转换方式及相关的反合成子和前体化合物

序号	目标分子结构	反合成子	转换方式	前体化合物
1	Ph ... CO₂Bu-t, OH	HO ... O	(E)−enolate aldol	PhCHO + CO₂Bu−t
2	Ph ... Ph (O, O)	O ... O	Michael	Ph (O) + Ph (O)
3	Et₃COH	EtCOH	Orgmet. Addn. to Ketons	Et₂CO+EtMet
4	CO₂Me (O)	O	Rebinson Annulation（Aldol+Michael）	O + Et₂O₂C (O)
5	N ... O	N ... O	Mannich	Me₂NH+HCHO+ (O)
6	O	N ... O	Double Mannich	CHO CHO + MeNH₂ + O
7	O ... O Me	O	Claisen rearrangement	HO + MeCOX
8	N H	N H	Fischer indole	NH₂⁺ N H + O
9	O O HO	O O OH	Oxy−lactonization of Olefin	COOH

二、根据反合成子类型进行分子骨架转换

表2-4给出了部分常见的分子切断转换方式及相关的反合成子和前体化合物。在进行分子设计中最重要的是先找到目标分子中的反合成子，然后根据反合成子找到对应的转换方式，从而确定前体化合物。

举例来说，4-（4-甲氧苯基）-2,6庚二酮（2-152）具有明显的1,5-二酮的结构特征（反合成子），从表2-4中可通过Michael加成方法完成转化。因此，尽管该分子具有明显的结构对称性，仍可以不做重要考虑，而通过α,β-不饱和酮（2-153）与丙酮（2-154）的Michael加成反应获得（图2-44）。

图 2-44　4-（4-甲氧苯基）-2,6-庚二酮（2-117）逆合成分析

2-152转化后的中间体2-153尽管粗看在表2-4中没有相应的反合成子，但只要进行简单的官能团转换，即可成为β-羟基酮的结构（2-155），在表2-4中可见，该结构可通过aldol缩合的方式，从相应的醛、酮得到。

当然，涉及具体的有机化学问题，上述方案还有许多值得商榷的地方。例如，2-153本身即是2-155的脱水产物，因此根本不必进行无谓的官能团转换；2-152的合成过程中使用丙酮（2-154）的等价物乙酰乙酸乙酯负离子更可行。表2-5给出了部分常见官能团转换方式，具体使用方法参照表2-4。

表 2-5　常见官能团转换方式

序号	目标分子结构	反合成子	转换方式	前体化合物
1			aromatic bromination	
2			allylic oxidation of CH$_2$ to C=O	

续表

序号	目标分子结构	反合成子	转换方式	前体化合物
3			allylic oxidation with C=C trans-position	
4			allylic oxidation by SeO$_2$	
5			sharpless epoxidation with (R, R) -(+)-DET	
6			cis-addition of R'$_2$CuMet to C≡C	
7			cis-hydroxylation of C=C	
8			"O" insertion into C-H (O$_3$ or RuO$_4$)	
9			barton functionalization	
10			oxidation of ketons by SeO$_2$	
11			o-metallation (RLi) and carboxylation	

三、转换方式的选择及应用

在目标分子的合成中，常常会涉及许多不同类型的反应。其中一些反应用于构建分子骨架、立体中心或生成主要官能团。在目标分子的逆合成分析中，能够对目标分子起到简化作用的转换方式叫作"导向转换方式的反（逆）合成研究"（transform-guided retrosynthesis search）。对于特定目标分子，其逆合成分析可以是多步的，但每一步都需要有一个简化方式，这种简化方式称为"目标转换"（T-goal）。因此，研究转换方式策略的任务就是通过研究、比较、筛选，最终选择和确定 T-goal，从而实现对目标分子的简化。表 2-6 列出了一些典型转换反应及其构建的结构单元。

表 2-6　一些转换方式及应用

T-goal	应用
Diels-Alder 反应	六元碳环合成
杂 Diels-Alder 反应	氮,氧六元碳杂环合成
环化反应	大、小环的合成
羟醛/酮缩合反应	β-羟基羰基化合物的合成
羟醛/酮缩合反应	α,β-不饱和羰基化合物的合成
Michael 加成	1,5-二羰基化合物的合成
Wittig 等形成双键反应	烯烃类化合物的合成
芳环的选择性还原反应	取代环己烯/环己二烯的合成

　　例如，目标分子中含有六元环结构，通常的目标转换方式为 Diels-Alder 反应和［2+4］加成反应：

$$2 \underset{3}{\overset{1}{\bigcirc}}{}_{5}^{6} \quad \xrightarrow{\text{FGI}} \quad 2 \underset{3}{\overset{1}{\bigcirc}}{}_{5}^{6} \quad \Longrightarrow \quad 2\underset{3}{\overset{1}{\diagup}}{}_{4} \ + \ \|{}_{5}^{6}$$

　　这里要考虑的是 2,3-双键建立的难易程度；二烯体的 C_2-C_3 键和亲二烯体 C_5-C_6 的对称性或潜在对称性；适当的 Diels-Alder 反应转换类型；二烯体和亲二烯体中有利的或不利的不对称取代、电子活性；取代基的立体效应；1,4-、1,6-、4,5-、5,6-位的立体关系、环的连接和过渡单元及其不利的不饱和度、杂原子等的不同影响……以确定恰当的 Diels-Alder 反应转换类型，确保反应的顺利进行。

　　反合成子概念的提出及相关策略的应用，极大地降低了有机合成设计的难度。随着有机合成学科和技术的不断发展，将会有越来越多的反合成子被提出和确定，这将极大地完善相应的数据库，并使计算机辅助路线设计越来越具有实用性。

在确定药物制备工艺路线之前，通常要对制备工艺路线的各个实验条件及参数进行选择，以期达到工艺条件的优化，即制备药物工艺路线最短、所用原料廉价易得、操作简便安全、反应时间短、产品收率高、纯度好、污染少。研究药物制备工艺的主要目的是使每一步反应的收率及纯度达到最佳，但往往两者不能兼顾，有时为了获得纯度较高的产物而采用低产率的反应条件。制药工艺的研究包括研究有关反应条件对反应速率和收率的影响，以及反应终点的控制、产物的后处理。因而，制药工艺路线的研究需要探索化学反应条件对反应物所起作用的规律性。

药物的制备过程是各种化学单元反应与化工单元操作的有机组合及综合应用。只有对化学反应的内因和外因，以及它们之间的相互关系深入了解后，才能正确地将两者统一起来考虑，才有可能获得最佳的工艺条件，进而正确地指导生产。化学反应的内因，主要是指参与反应的物质的本身性质，即分子中原子的结合状态、键的性质、立体构型和构象、功能基的活性、各原子和功能基之间的相互影响及物理化学性质等，它们都是设计、选择及优化药物合成工艺路线的理论依据。化学反应的外因，即反应条件，主要包括反应物的浓度、反应温度、加料方式及配料比、搅拌速度、反应时间及终点确定、反应温度与压力、催化剂、pH 值、溶剂、后处理、中间体及产物的质量监控及设备状况等。有机反应大多进行较慢、副反应很多，上述因素在一个化学反应中往往是相辅相成又相互制约的关系。

第一节　反应物的浓度及投料比

反应物浓度的改变对反应影响比较大。高浓度即溶剂量少时，反应物之间碰撞接触并发生化学反应的概率相应增加，反应速率也可能随之加快。然而，在高浓度的条件下很容易发生副反应，低浓度即溶剂量较大时，反应速率可能随之减慢，但溶剂可吸收热量，有利于控制快速放热反应的温度。因此，反应物的配料比与浓度的改变值是值得深入研究的。

反应物的配料比是指参加反应的各物质间量的比例关系，即反应物的浓度问题。利用质量作用定律可以计算出浓度对反应速率影响的程度，这种影响又因反应类型的不同而异。根据化学反应进行的过程，反应类型可分为简单反应和复杂反应两大类。

一、简单反应

反应物分子经碰撞一步转化为生成物分子的反应称为基元反应。只包含一个基元反应的化学反应称为简单反应。基元反应是机理最简单的反应，它是以反应分子数或反应级数来分类的，如单分子反应、双分子反应、三分子反应等。

1. 单分子反应　只有一个分子参与的基元反应称为单分子反应，其反应速率与反应物浓度的一次方成正比，故又称一级反应。多数一级反应为单分子反应，它的反应速率与反应物浓度成正比，速率方程式为：

$$\nu = -\frac{dC}{dt} = kC \qquad\qquad 式（3-1）$$

式中：t 为反应时间；k 为速率常数；C 为浓度。

属于单分子反应类型的反应：①热分解反应，如烷烃的裂解。②某些水解反应，如叔卤代烷碱液的水解。③异构化反应，如顺反异构化。④某些重排反应，如 Beckmann 重排、克莱森重排、联苯胺重排。⑤酮式-烯醇式互变异构等。

例如，叔卤代烷的单分子 E1 消除反应，反应速率只与卤代烷的浓度有关，属于一级反应，其反应方程式及速率方程式如下：

$$v = -\frac{d\left[(CH_3)_3CBr\right]}{dt} = k\left[(CH_3)_3CBr\right] \qquad\qquad 式（3-2）$$

2. 双分子反应　当两个分子相互碰撞而发生的反应称为双分子反应，即二级反应，它的反应速率与反应物浓度的乘积成正比。在溶液中进行的多数有机化学反应都属于这种类型，如取代反应（亲电取代、亲核取代）、加成反应及 E2 消除反应等，其反应速率方程为：

$$v = -\frac{dC}{dt} = kC_A C_B \qquad\qquad 式（3-3）$$

式中：t 为反应时间；k 为速率常数；C_A 为反应物 A 的浓度；C_B 为反应物 B 的浓度。

例如，伯卤代烃在碱性溶液中的水解属于二级反应。

$$CH_3CH_2Cl + NaOH \longrightarrow H_2C=CH_2 + NaCl + H_2O$$

3. 零级反应　反应速率与反应物浓度无关的，仅受光强度、催化剂表面状态及酶活性等因素的影响的反应为零级反应，如某些生物降解反应、聚合反应、表面催化反应及电解反应等，其速率方程为：

$$v = -\frac{dC}{dt} = k \qquad\qquad 式（3-4）$$

式中：t 为反应时间；k 为速率常数；C 为浓度。

二、复杂反应

由两个或两个以上基元反应构成的化学反应称为复杂反应，主要包括可逆反应、平行反应及相连续反应等。

1. 可逆反应　可逆反应是一种常见的复杂反应，即正方向的反应和逆方向的反应是同时进行的，质量作用定律同样适用。该类反应的特点是正反应进行的速率随时间延长而逐渐减小，逆反应速率随时间延长而逐渐增大，直至正逆反应速率相等，此时，反应物和生成物的浓度不再随时间变化而变化。为提高收率，可通过增加某一个反应物的浓度，以利于平衡向正方向移动，使产物量增加。此处，过量的反应物一般是廉价易得，并易于从反应混合物中分离除去。例如，醋酸和乙醇的酯化反应：

$$CH_3COOH + CH_3CH_2OH \underset{k_2}{\overset{k_1}{\rightleftharpoons}} CH_3COOC_2H_5 + H_2O$$

若醋酸和乙醇的起始浓度各为 C_A 及 C_B，经过 t 时间后，产物乙酸乙酯及水的浓度为 x，则醋酸的浓度为 C_A-x，乙醇的浓度为 C_B-x，依据质量作用定律，可知：

正反应速率 $\qquad\qquad\qquad v_1 = k_1(C_A-x)(C_B-x)$ 　　　　　　式（3-5）

逆反应速率 $\qquad\qquad\qquad v_2 = k_2x^2$ 　　　　　　式（3-6）

那么，总反应速率为：

$$\frac{\mathrm{d}x}{\mathrm{d}t} = k_1(C_A-x)(C_B-x)-k^2x^2 \qquad\qquad 式（3-7）$$

该可逆反应中，为提高正反应产物乙酸乙酯的收率，可采用移动化学平衡的方法，如除去生成物之一或增加反应物之一（通常为乙醇）的浓度，以利于正反应的进行。

在局麻药丁卡因（tetracaine，3-3）的合成过程中（图3-1），为提高其收率而增大反应物 β-二甲基氨基乙醇（3-2）的用量，同时蒸出反应生成的乙醇。

图 3-1　局麻药丁卡因的合成

2. 平行反应　平行反应又称竞争性反应，也是一种复杂反应，即在同一个反应物系统中同时进行着几种不同的化学反应，生成不同的产物。在生产上将目标反应称为主反应，其余的称为副反应，该类反应在有机反应中经常遇到，如氯苯（3-4）的硝化（图3-2）：

图 3-2　氯苯的硝化

若反应物氯苯的初始浓度为 a，硝酸的初始浓度为 b，经过 t 时间后，生成邻硝基氯苯（3-5）和对硝基氯苯（3-6）的浓度分别为 x、y，则其速率分别为：

$$\frac{\mathrm{d}x}{\mathrm{d}t} = k_1(a-x-y)(b-x-y) \qquad\qquad 式（3-8）$$

$$\frac{\mathrm{d}y}{\mathrm{d}t} = k_2(a-x-y)(b-x-y) \qquad\qquad 式（3-9）$$

反应总速率为：

$$-\frac{\mathrm{d}C}{\mathrm{d}t} = \frac{\mathrm{d}x}{\mathrm{d}t} + \frac{\mathrm{d}y}{\mathrm{d}t} = (k_1+k_2)(a-x-y)(b-x-y) \qquad\qquad 式（3-10）$$

式中：$-\dfrac{\mathrm{d}C}{\mathrm{d}t}$ 为反应物氯苯或硝酸的消耗速率。

将两式相除得：

$$\frac{(\mathrm{d}x/\mathrm{d}t)}{\mathrm{d}y/\mathrm{d}t}=k_1/k_2 \qquad \text{式（3-11）}$$

将上式积分得：

$$\frac{x}{y}=\frac{k_1}{k_2} \qquad \text{式（3-12）}$$

由式 3-12 可知，级数相同的平行反应，其反应速率之比为一常数，与反应物的浓度和反应时间无关。不论反应时间的长短，各生成物之间的比例是不变的。换言之，对于此类反应，不能采用改变反应物的摩尔比或反应时间的方法来改变各生成物间的比例。但是，我们可以通过改变温度、溶剂或催化剂等条件来调节生成物的比例。

三、反应物的配料比

通常情况下，增加反应物的浓度，对加快反应速率、提高设备使用能力及减少溶剂使用量等都是有利的。但是，绝大多数有机反应都是主、副反应共存的。因此，采用增加反应物浓度来加快反应速率的方法，也会使副反应速率提高。所以，应选择最适宜的浓度，以兼顾化学反应的整体因素。当遇到此类问题时，通常可从以下几方面考虑：

1. 当反应为可逆反应时，增加一种反应物的浓度或从反应体系中不断移走生成物之一，可以提高正反应速率并增加产物的收率。

例如，制备用于合成甲磺酸艾瑞布林（eribulin mesylate）的中间体（3-8）的过程中，采用缩酮的结构对醇羟基进行保护（图 3-3）。此反应中，采用甲苯为溶剂（沸点为 110℃），将该反应中生成的水从反应体系中移走，促使平衡向右移动。

图 3-3　甲磺酸艾瑞布林合成中间体的制备

2. 当产物的生成量取决于反应液中某一反应物的浓度时，则应增加其配比。此时，应考虑到经济效益等因素，最佳配料比是在使主产物收率较高的同时，又能节约原料（即降低单耗）的配比。

在某些反应中，使某一试剂或原料过量来获得更多的目标产物的方法是非常必要的。例如，阿立哌唑（aripiprazole）是一个第三代抗精神病药，单醚产物（3-10）是其合成工艺中的一个中间体（图3-4），它是由7-羟基-3,4-二氢-2（1H）-喹啉酮（3-9）与1,4-二溴丁烷反应制得的。除（3-10）外，还可得到二醚产物（3-11），单独考虑减少二醚产物的生成量，应使用等量的反应物。但是，由于单醚产物（3-10）与1,4-二溴丁烷竞争喹啉酮（3-9），结果得到的产物应是混合物。因此，为了提高单醚产物的比例，应使用过量的1,4-二溴丁烷。

图3-4 阿立哌唑合成中间体的制备

又如磺胺的合成过程中，乙酰苯胺的氯磺化反应产物对乙酰氨基苯磺酰氯（3-12，简称ASC）的收率取决于反应液中氯磺酸与硫酸两者的浓度关系（图3-5）：

图3-5 乙酰苯胺的氯磺酰化反应

当乙酰苯胺与氯磺酸的投料量为理论量（1∶2）时，ASC的收率为7%；当摩尔比为1∶4.8时，ASC的收率为84%；当摩尔比增加至1∶7时，收率可达87%。氯磺酸的用量越多，与硫酸的浓度比越大，对ASC的生成越有利。在生产实际中，考虑到氯磺酸的有效利用率、生产安全及经济核算等因素，采用了较为经济合理的配比，即1∶4.5～1∶5。

3. 当反应中有一种反应物不稳定时，则需增加其用量，以保证其有足够的量参与反应。如合成巴比妥类药物（3-14），其最后一步环合反应通常是用取代的丙二酸二乙酯（3-13）与尿素环合（图3-6）。在碱性条件下，尿素受热易分解，所以必须要用过量的尿素（生产上一般过量60%左右）。

$$\underset{(3-13)}{\overset{R_1}{\underset{R_2}{\diagdown}}C\overset{COOC_2H_5}{\underset{COOC_2H_5}{\diagup}}} + \underset{H_2N\quad NH_2}{\overset{O}{\diagdown}} \longrightarrow \underset{(3-14)}{}$$

图3-6　巴比妥类药物的合成

4. 当参与主、副反应的反应物不尽相同时，应利用这一差异，增加某一反应物的用量，以增强主反应的竞争力。例如，制备氟哌啶醇过程中的中间体4-对氯苯基-1,2,3,6-四氢吡啶（3-16）可由对氯 a-甲基苯乙烯（3-15）与甲醛、氯化铵作用，再经酸性重排而得（图3-7）。

$$\underset{(3-15)}{} \overset{HCHO}{\underset{NH_4Cl}{\longrightarrow}} \underset{}{} \overset{H^+}{\longrightarrow} \underset{(3-16)}{}$$

图3-7　氟哌啶醇的中间体的合成

然而，对氯 a-甲基苯乙烯（3-15）与甲醛会发生副反应（图3-8），生成1,3-二氧六环衍生物（3-17）。这个反应可以看作是正反应的一个平行反应，为了抑制此副反应，投料时可适当增加氯化铵的用量，生产上氯化铵的用量超过理论量的100%。

$$\underset{(3-15)}{} + 2HCHO \longrightarrow \underset{(3-17)}{}$$

图3-8　氟哌啶醇的中间体合成过程中的副反应

5. 为了防止连续反应（副反应）的发生，有些反应物的配料比宜小于理论量，使反应进行到一定程度后就终止了。例如，在无水 $AlCl_3$ 催化下，将乙烯通入苯（3-18）中制得乙苯（3-19）。由于乙基的给电子效应，使苯环活化，更容易发生亲电取代反应而引入第二个乙基，如有足够量的乙烯，最终将得到多取代的苯。所以，生产上一般控制乙烯与苯的摩尔比为0.4∶1左右，这样乙苯的收率高（图3-9）。

$$\underset{(3-18)}{} + H_2C{=}CH_2 \overset{AlCl_3}{\longrightarrow} \underset{(3-19)}{} \overset{H_2C{=}CH_2}{\underset{AlCl_3}{\longrightarrow}} (C_2H_5)_2 \overset{H_2C{=}CH_2}{\underset{AlCl_3}{\longrightarrow}} (C_2H_5)_n$$

图3-9　苯的乙基化

此外，如果反应物兼作溶剂时，其配量要相应增加。

6. 当开始一个新反应时，主辅料的摩尔比一般为1∶1.2，反应物浓度10%开始进行反应条件的探索，再根据实验的实际情况加以调整。

第二节　溶　剂

制备药物的反应大多数都是在溶剂中进行的。溶剂可以帮助反应体系散热或传热，使反应分子均匀分布，增加分子间碰撞、接触的机会，进而加速反应进程。溶剂可直接影响反应速率、方向、浓度及产物晶型、构型等。此外，采用重结晶法精制反应产物时，也需要溶剂。因此，在药物合成中，对溶剂的选择和使用是十分重要的内容，也是在药物工艺路线反应条件研究内容中较为重要的部分。本节主要对反应溶剂、重结晶溶剂及 pH 值这几方面进行分析研究。

一、溶剂的极性

溶剂的极性主要用偶极矩和介电常数两个物理常数来表示。溶剂主要分为有机溶剂和无机溶剂，有机溶剂经常用于药物合成工艺中，其永久偶极矩值为（0～18.5）×10^{-30}cm（0～5.5D）。

介电常数是衡量溶剂极性的重要参数之一。它是分子的永久偶极矩和可极化性的函数，它随分子的偶极矩和可极化性增大而增大。有机溶剂的介电常数值为 2～190；介电常数大的溶剂可以解离，被称为极性溶剂；介电常数小的溶剂被称为非极性溶剂。研究溶剂的极性，目的在于了解其总的溶剂化能力，得到最适合药物合成工艺的溶剂。

偶极矩和介电常数小的溶剂，其溶剂化作用也很小，一般将介电常数在 15 以上的溶剂称为极性溶剂，小于 15 的溶剂称为非极性溶剂或惰性溶剂。

二、溶剂的分类

溶剂的分类方法有很多种，可按照溶剂的化学结构、物理常数、酸碱性和极性等依据进行分类。其中，按溶剂发挥氢键给体作用的能力，可将溶剂分为质子性溶剂（protic solvent）和非质子性溶剂（aprotic solvent）两大类。

质子性溶剂是指分子中含有可形成氢键的氢原子的溶剂，如水、醇类、质子酸（硫酸、磷酸、乙酸等）及胺类衍生物等。该类溶剂既可以与含负离子的反应物发生氢键结合，产生溶剂化作用，也可与负离子的孤对电子进行配位，或与中性分子中氧原子（或氮原子、氟原子等）形成氢键，亦或由于偶极矩的相互作用而产生溶剂化作用。

非质子溶剂不含有易取代的氢原子，主要靠偶极矩或范德华力的相互作用而产生溶剂化作用。非质子性溶剂可以分为以下几类：①醚类，如乙醚、四氢呋喃、二氧六环等。②卤代烃，如三氯甲烷、四氯化碳等。③芳香烃，如甲苯、氯苯、硝基苯等。④酰胺类，如 N,N-二甲基甲酰胺（DMF）、N-甲基吡咯烷酮（NMP）、六甲基磷酰胺（HMPA）等。⑤酮类，如丙酮、丁酮等。⑥硝基烷类，如硝基甲烷。⑦其他类，如吡啶、二甲基亚砜（DMSO）、乙腈等。

三、溶剂的作用

通常情况下，有机化学反应需在溶液状态下进行。那么，为什么该类反应要在溶剂中进行呢？一个重要的原因就是溶液中分子间作用力比在气相或固相条件下更强些，更容易变化，并可以多种方式影响反应物的性质。溶剂不仅为化学反应提供了进行的场所，还可影响化学反应的反应速率、反应方向、平衡状态及产物构型等。

1. 溶剂对化学反应速率的影响　有机反应按其机理可分为两大类：一类是游离基型反应，游离基型反应一般在气相或非极性溶剂中进行；另一类是离子型反应，该类反应中溶剂的极性对反应的影响很大。离子或极性分子处于极性溶剂中时，溶质和溶剂之间能通过静电引力而发生溶剂化作用，在此过程中，物质放出热量而降低位能。溶剂化作用系指每一个被溶解的分子或离子被一层或松或紧地受束缚的溶剂分子所包围的现象。在电解质溶液中，溶剂分子和离子之间的分子间相互作用尤为重要，这是由于离子对溶剂分子的作用力特别强的缘故。静电相互作用的粗略计算表明，被溶解的离子最邻近的溶剂分子，其所受到的电场强度为 $10^3 \sim 10^7 V/cm$。

溶剂化自由能是溶剂化能力的量度。物质的溶解不仅需要克服溶质分子间的相互作用能，还需要克服溶剂分子本身的相互作用能。这些所需的能量可通过溶剂化自由能 $\Delta E solv$ 而得到补偿。化合物的溶解热可以看作是溶剂化自由能和晶格能之间的差值，如图 3-10 所示。如果释放出的溶剂化自由能高于晶格能，那么溶解的全过程是放热的；反之，如果需要向体系提供能量，溶解的过程便是吸热的。

图 3-10　晶格能、溶剂化自由能和溶解热之间的关系

化学反应速率由反应物和过渡态之间的能量差（活化能 E）决定。化学反应中，如果反应物比过渡态更容易发生溶剂化，反应物位能降低 ΔH。相应地，活化自由焓增加 ΔH，降低了反应速率，见图 3-11（a）；当过渡态更容易发生溶剂化时，过渡态位能降低 ΔH，反应速率加快，溶剂极性加大对反应有利见图 3-11（b）。

（a）活化络合物溶剂化，反应活化能降低　　　　（b）反应物溶剂化，反应活化能增高

图 3-11　溶剂化与活化能关系示意图

极性溶剂可以促进离子反应，溶剂的改变会显著地改变均相化学反应的速率和级数，溶剂的合理选择可以使化学反应速率显著地增加或减小。如碘甲烷和三丙胺反应生成季铵盐的反应，活化过程中产生电荷分离，因此溶剂极性增强，使电荷分散、体系稳定，反应速率明显加快（图 3-12）。研究结果表明，其反应速率随着溶剂的极性变化而显著改变。

$$(C_3H_7)_3N + CH_3I \rightleftharpoons \left[(C_3H_7)_3\overset{\delta^+}{N}H\text{-}\text{-}CH_3\text{-}\text{-}\overset{\delta^-}{I} \right] \longrightarrow (C_3H_7)_3\overset{+}{N}CH_3 + I^-$$

图 3-12　碘甲烷与三丙胺生成季铵盐的反应

若以应用正己烷为溶剂时的反应速率为 1，则应用其他溶剂时的相对反应速率如表 3-1 所示。可以看出，溶剂的极性增大，反应速率也加快，而极性的非质子性溶剂更有利于反应。

表 3-1　溶剂与相对速率的关系

溶剂名称	相对速率	溶剂名称	相对速率
N,N-二甲基甲酰胺	900	乙酸乙酯	125
硝基甲烷	500	三氯甲烷	100
丙酮	340	正丁醇	70
甲醇	285	苯	38
乙醇	200	乙醚	4
丁酮	150	正己烷	1

在合成药物工艺研究中，选择适当的溶剂可以加快或减缓化学反应速率。然而，溶剂对反应影响的原因非常复杂，目前还不能从理论上十分可靠地找出某反应的最适宜溶剂，通常只能根据实验结果来确定。

如果比较反应物分子和活化络合物分子内部的电荷分布情况，那么就可根据分子内电荷分布的改变，大体上推测极性溶剂对化学反应速率的影响。在反应物转变为活性络合物的过程中，如果分子内电荷分布改变结果是使电荷增加，则极性溶剂将大大增加反应速率；反之，若电荷分布改变结果是使电荷分散，则极性溶剂将使反应速率减慢；若电荷分布改变结果是使部分电荷中和，则极性溶剂会大大降低反应速率。

2. 溶剂对化学反应方向的影响　溶剂除可影响化学反应速率外，还可影响化学反应的方向。例如，甲苯（3-20）与溴素进行溴代反应时，不同极性的溶剂决定了反应进行的方向，得到完全不同的取代反应产物。当以二硫化碳为溶剂时，取代反应发生在侧链上；当以硝基苯为溶剂时，取代反应发生在苯环上，如图 3-13 所示。

图 3-13　甲苯与溴素进行取代反应

重氮基的取代反应是按照自由基的反应机理进行的，但该反应过程中可能有两个副反应发生。如图 3-14 所示，氯化重氮苯（3-21）发生取代反应时，在氯化亚铜的催化下可得到取代产物氯化苯（3-22），两个副产物分别为：按 S_{N1} 机理反应机理进行得到水解副产物——苯酚，以及按芳烃的亲电取代反应得到的偶合副产物——2-（苯基二氮烯基）苯酚（3-23）。其中，取代反应和水解反应都是在水中进行的，与有机溶剂的加入与否无关；但对于氯代反应和偶合反应的竞争，有机溶剂的加入有利于酚离开水相向有机相转移，相当于降低了酚的浓度，有利于氯代反应而不利于偶合反应，即在该类反应中，有机溶剂的加入会使反应更多地向着取代反应方向进行。

图 3-14 氯化重氮苯的取代反应及水解与偶合副反应

3. 溶剂对产物构型的影响 溶剂对产品的构型也有影响。由于溶剂极性的不同，某些反应产物中顺、反异构体的比例也不同。例如，在 C_2H_5ONa 作用下的 Wittig 反应中，顺式产物（3-24）的含量随溶剂的极性增大而增加，按溶剂的极性次序（$Et_2O<THF<EtOH<DMF$）顺式产物的含量由 31% 增加到 65%（图 3-15）。

图 3-15 Wittig 反应

梨小食心虫性外激素由顺反异构体组成，当反式占 10% 左右时，诱蛾活性最高。中国科学院北京动物研究所采用新工艺，应用维蒂希反应合成此昆虫激素，通过应用极性的非质子性溶剂 DMSO，产物中的顺式占 88%，田间试验表明具有最大诱蛾活性（图 3-16）。

图 3-16 梨小食心虫性外激素的合成

光学活性的 2-正辛醇用氯化亚砜在不同溶剂中进行反应，得到不同构型的相应氯化物，若添加氯化锌为催化剂，反应速率明显加快，S_{N2} 机理转化为 S_{N1} 机理，得到外消旋产物（图 3-17）。

图 3-17 2-正辛醇与氯化亚砜在不同溶剂中的反应

除上述几种溶剂效应可影响的因素外，溶剂效应对酸碱平衡、互变异构平衡、价键异构化及电离平衡等也有着一定的影响。

四、反应溶剂的选择

如前所述，溶剂对反应的结果起着决定性作用。因而，合适的溶剂对药物合成工艺的优化有着举足轻重的地位。首先，所选用的溶剂需能够溶解所用的反应物或试剂，并确保反应能够进行。例如，需用极性溶剂来溶解氰化钾等离子型的试剂。有时候，尽管对反应物仅是微溶的溶剂也会被选用，因为已溶解的反应物将会转化为产物，并将打破在溶解和不溶解状态之间的平衡。结果，更多的反应物被不断溶解并最终转化为产物。

产物的溶解度是一个棘手的问题。假如产物是不可溶的，并从溶液中沉淀出来，那么，它会有助于平衡向右移动并增加收率。另一方面，沉淀也会带来一些问题，如沉淀黏附在催化剂上会使反应停止。然而，溶解度并不是选择溶剂时唯一要考虑的因素。对于不同的反应类型，需根据其作用机理选择合适的反应溶剂。

对于 S_{N1} 亲核取代反应，与非质子性溶剂相比，质子溶剂有较高的反应速率，这是因为质子性溶剂在速率决定步骤中有利于阴离子基团的离去；但在 S_{N2} 亲核取代反应中，质子性溶剂不利于反应的进行，这是由于阴离子在速率决定步骤中充当了亲核试剂，如果阴离子被溶剂化，它的活性降低。非质子性极性溶剂如二甲基亚砜有利于 S_{N2} 亲核取代反应，没有被溶剂化的阴离子会有较高的活性。例如，以二甲基亚砜为溶剂时，氰化钠与伯卤代烷发生 S_{N2} 亲核取代反应，$0.5\sim2$ 小时后就可得到腈；而在乙醇水溶液中，反应需进行 $1\sim4$ 天。伯卤代烷发生亲核取代反应如下（图 3-18）。

$$R\diagdown Cl \xrightarrow{\text{NaCN, DMSO}} R\diagdown CN$$

图 3-18　伯卤代烷发生亲核取代反应

在氯霉素制备的胺化工艺中，卤代烃和乌洛托品先反应成盐，而后在乙醇中盐酸作用下水解得伯胺。成盐反应的反应物是卤代烃、产物是季铵盐，两者极性差别大，在三氯甲烷中反应物是可溶的，而产物可以结晶出来，通常不需要纯化（图 3-19）。

图 3-19　氯霉素生产中的成盐反应

药物合成工艺的研究最终是为药物的工业化生产而服务的，因而，选择合适的溶剂对该研究是十分重要的，需考虑的除了前面提及的溶剂的性质及用量，还应考虑溶剂的安全性等。溶剂的燃点、闪点、蒸气压、蒸气密度及溶剂与空气混合可燃的比例范围等物理性质都决定着溶剂的安全性。因此，许多用于实验室小试阶段的溶剂在大规模生产时都会更换。如乙醚可用乙二醇二甲醚替换，后者的沸点及热容量都较高，且不易燃烧。

五、重结晶溶剂的选择

药品必须符合《中国药典》及相关的质量标准的规定，对其外观、物理常数、相关物质、含量都有严格要求。成品一般都需经过精制，目的是要除去由原辅料或副反应所引入的杂质。精制除杂的方法有很多，如蒸馏、精馏、萃取和柱层析等。对于固体产品来说，重结晶是最为常用的方法。溶剂的合适与否是重结晶成败的关键所在，理想的重结晶溶剂应是室温下产品仅微溶，而在该溶剂的沸点却相当易溶，且该溶剂应对杂质具有良好的溶解性。然而，在实际生产中很难找到理想的溶剂，通常应从以下几方面考虑重结晶溶剂的选取与应用。

1. 相似相溶 重结晶溶剂选择的经验规则是"相似相溶"，即极性大的溶质就选用极性大的溶剂，极性小的溶质就选用极性小的溶剂。结构中含有易形成氢键的基团（如羟基、氨基、羧基等）的化合物在水或醇等溶剂中比在苯或烷烃等溶剂中的溶解度要好。如果功能基团并非分子的主要部分，那么其溶解度可能有很大变化。如正十二醇几乎不溶于水，它所具有的十二碳链使其性质更类似于烷烃。在生产实践中，经常应用两种或两种以上混合溶剂作为重结晶溶剂。其中一种溶剂为较易溶解欲纯化的化合物，另一种溶剂为较难溶解欲纯化的化合物。一般常用的混合溶剂有乙醇和水、乙醇和乙醚、乙醇和丙酮、乙醇和氯仿、二氧六环和水、乙醚和石油醚、氯仿和石油醚等，最佳混合溶剂的选择必须通过预试验来确定。

2. 晶体状态 在选取重结晶溶剂时还应考虑所析出晶体的形状、大小等性质，因为它们对药物的溶解、给药剂量、疗效、体内吸收和代谢等诸多方面有着重要的影响。如利尿药螺内酯微晶化处理后得到较小的晶体，可使其服用剂量减少80%。又如泌尿系统药物呋喃妥因微晶化后会引起一些胃肠道的副反应，故要用较大结晶制成的剂型以降低药物的溶解速率，提高胃肠道的耐受性。

3. 溶剂化 选择重结晶溶剂时还应考虑结晶产物与溶剂间的溶剂化问题。如果溶剂为水，药物就可能与水结合，形成结晶水合物，含有不同量的结晶水。如氨苄西林及阿莫西林既有三水合物，又有无水物，其中，前者的稳定性较好。同样，药物与有机溶剂形成溶剂化物，在水中的溶解度和溶解速率与非溶剂化物不同，其剂量和疗效就可能产生差别。

此外，药物是一类特殊的化学品，《中国药典》（2020年版）按 ICH 的规定，在药物的制备及纯化过程中一般避免使用第一类溶剂（表3-2），控制使用第二类溶剂（表3-3）。有毒的第一类溶剂对环境有害，并且有不可接受的毒性，应使用第三类溶剂代替，即低毒溶剂，限度为5000ppm，如我们常用的乙醇、丙酮、庚烷和异丙醇等。替代溶剂可能会对反应速率和结果产生影响，因此，优化过程中需用不同的溶剂做实验，测试它们对反应的影响。

表3-2 生产中避免使用的第一类溶剂

溶剂名称	现制浓度（ppm）	影响
1,1-二氯乙烯	8	毒性
1,2-二氯乙烯	5	毒性
四氯化碳	4	毒性，对环境有害
1,1,1-三氯乙烷	1500	对环境有害
苯	2	致癌

表 3-3 生产中限制使用的第二类溶剂

溶剂名称	限制浓度（ppm）	溶剂名称	限制浓度（ppm）	溶剂名称	限制浓度（ppm）
甲醇	3000	甲基丁基酮	50	2-乙氧基乙醇	160
乙腈	410	甲基环己烷	1180	乙二醇	620
氯苯	360	吡啶	200	N-甲基吡咯烷酮	4840
三氯甲烷	60	1,1,2-三氯乙烷	80	硝基甲烷	50
环己烷	3880	2-甲氧基乙醇	50	四氢化萘	100
1,2-二氯乙烯	1870	1,2-二甲氧基乙烷	100	四氢呋喃	720
二氯甲烷	600	N,N-二甲基乙酰胺	1090	四氢噻吩	160
甲酰胺	220	N,N-二甲基甲酰胺	880	甲苯	890
正己烷	290	二氧六环	380	二甲苯	2170

对于原料药，如果工艺中使用了第一类溶剂，需要提供充分的研究资料或文献资料予以说明第一类溶剂在工艺中使用的不可替代性。总之，要根据 GMP 相关规定，在工艺开发阶段应优先选择使用第三类溶剂，控制使用第二类溶剂，尽量避免使用第一类溶剂。

六、反应液 pH 值对反应的影响

反应液的 pH 值对化学反应的结果有着较为重要的影响，也是药物合成工艺研究中不可缺少的内容。如制备红霉素二级降解产物红霉素 A 6,9,12-螺缩酮的过程中，使用盐酸可以成功制得降解产物，而使用酸性较弱的醋酸时就得不到相应的降解产物（图 3-20）。另外，某些化学反应需要在特定的 pH 值下才能发生，如当溶液 pH 值≤5 时，任何浓度的甲酸溶液都难以发生银镜反应；而当 9≤pH 值≤12 时，可产生较好的银白色致密银镜。

图 3-20 红霉素酸性条件下的降解

第三节　反应物加料方式

某些情况下，将反应物加入到反应容器的方式、顺序及时间等会对反应结果有一定的影响。此时，就需要从反应操作控制的难易、副反应的多少、收率的高低等方面综合考察，最终确定合适的加料方式及次序等因素。

一、反应物的加入顺序

对于多数化学反应来说，参与反应的物料在加料时可一次性加入，而有些则需要分批加入。

某些化学反应要求物料按一定的先后顺序加入，否则会加剧副反应，使收率降低。

在 Horner-Emmons 反应中，将正丁基锂加入磷酸酯（3-24）中生成了磷酸负离子，再与醛作用生成烯（3-25）。此过程中会产生一种甲基化的杂质（3-26），这是由磷酸负离子与未反应完全的磷酸甲酯反应得到的，若采用反加法，将磷酸酯加入到正丁基锂中就可避免该副反应的发生（图 3-21）。

图 3-21　Horner-Emmons 反应

在合成甲氧苄氨嘧啶（trimethoprim）时，需制备 3-甲氧基丙腈（3-27），它是由甲醇和丙烯腈在甲醇钠的作用下制得的，如图 3-22 所示。该反应的正确加料顺序为：10℃ 下，将甲醇和丙烯腈的混合液滴加至甲醇钠溶液中。这是由于丙烯腈相对不稳定，遇碱易聚合成胶状物。

图 3-22　甲氧苄氨嘧啶中间体的合成

化合物 3-28 是治疗精神分裂症药物伊潘立酮（iloperidone，fanapt）制备过程中的一个中间体，它是由 6-氟-3-(4-哌啶基)-1,2-苯并异噁唑（3-29）与 1,3-溴氯丙烷发生亲核取代反应制得的（图 3-23）。该反应是一个放热反应，为避免反应温度升高，将 1,3-溴氯丙烷分批加入至（3-29）的 DMF 溶液中，或在加料过程中冷却反应液，防止副产物（3-30）的生成。

图 3-23　伊潘立酮合成中间体的合成

化合物（3-32）是合成治疗艾滋病药物奈非那韦的中间体，当使用常规的甲磺酸酯合成的加料顺序，即将甲磺酰氯加入至（3-31）和三乙胺的组成的混合物中，此时目标产物（3-32）与副产物（3-33）的生成比例为 95∶5；若采用半连续生产工艺，平行地加入原料（3-31）和三乙胺可得到高收率的、唯一的产物（3-32），如图 3-24 所示。

图 3-24　奈非那韦合成中间体（3-32）的合成

二、加料时间

除上述的加料顺序会影响反应的结果外，恰当的加料时间也会提高反应的收率及产物的纯度等。

在一个血管紧张素转化酶抑制剂的合成中，中间体 MDL28726 是经 Swern 氧化制得，氧化反应中，实验室小试在 -20～-15℃ 很容易进行，中间体醛通过三氟乙酸原位转化为丙烯胺。工业化生产时采用同样的温度条件，收率却从 55% 降至 31%。收率下降的原因是草酰氯和三乙胺加料时间过长，使得活化的 DMSO 在三乙胺加料完毕之前大量分解。将温度降至 -40℃，此温度条件允许缩短加料时间，收率为 52%，与小试阶段相当。改用半自动工艺，成功放大。关键试剂加料时间对工艺的影响如下（图 3-25）。

图 3-25　关键试剂加料时间对工艺的影响

在羟基嘧啶（3-35）氯代的工艺中，氧氯化磷被当成限制性试剂加入。加料时间在 2～3 分钟内完成时，产生约 3% 的二聚体杂质（3-36），如图 3-26 所示；当加料时间增加到适合工艺生产的 30 分钟后，会产生 13% 的二聚体。通过优化，相同加料时间内改变了加料方式后使二聚体的量降到 4%，目标产物氯化嘧啶的收率为 85%～87%。

图 3-26 氧氯化磷的加料时间对工艺的影响

以上实例说明，对于某些药物合成反应，不仅要求物料的加入需按一定的先后次序，加入时间也要根据具体反应情况来确定，否则会影响反应的结果。当然，影响反应的条件是多方面的，绝不能把各个因素分开来看，要把它们统一起来。

第四节　催化剂

催化剂是指在化学反应体系里能改变化学反应速率，而本身的质量和化学性质在化学反应前后都没有发生改变的物质，工业上也被称为触媒。有催化剂参与的反应称为催化反应。催化剂对反应施加作用，是通过催化剂的活性中心对反应分子的激发和活化，使反应分子以很高的反应性能进行反应。催化剂的作用又分为正催化作用和负催化作用，前者是加快反应速率的催化剂；后者是减慢反应速率的催化剂，其应用较少。

在某些反应中，反应物本身即具有加速反应的作用，称为自动催化作用。如游离基反应或反应中产生过氧化物中间体的反应都属于该种类型。

一、催化剂的分类及基本特征

目前，化学工业中使用的催化剂种类很多，依照不同的分类依据，这些催化剂主要可分：①按催化剂的状态不同，可分为固相催化剂和液相催化剂。②按反应体系的相态不同，可分为均相催化剂和多相催化剂，前者又包括过氧化物催化剂等，后者包括固体酸催化剂、金属催化剂及分子筛催化剂等。③按反应类型的不同，可分为聚合催化剂、加氢催化剂和氧化催化剂等。④按作用大小，可分为主催化剂和助催化剂。

作为一种特殊的化学品，催化剂主要有以下两个特征：

1. 可以降低反应活化能，加快反应速率　如烯烃或炔烃的氢化反应，在无催化剂的条件下很难进行，而在催化剂的作用下，反应速率明显加快。需要强调的是，催化剂是通过缩短反应到达平衡的时间而改变反应速率的，并不能改变化学平衡。就整个反应而言，无论有无催化剂的参加，开始状态和结束状态都是一样的。

2. 催化剂具有一定的选择性　该选择性主要体现在两个方面：①不同类型的化学反应有不同种类的催化剂，如铂、钯、镍等催化剂适用于催化加氢反应；五氧化二钒、二氧化锰、三氧化钼等适用于氧化反应。②对于同样的反应系统，应用不同的催化剂，可以获得不同的产物。例如，以乙醇为原料，在不同的催化剂和温度下，可以得到多种不同的产物。

$$CH_3CH_2OH \begin{cases} \xrightarrow[200\sim250℃]{Cu} CH_3CHO \\ \xrightarrow[200\sim250℃]{Al_2O_3} H_2C=CH_2 \\ \xrightarrow[140℃]{H_2SO_4} CH_3CH_2OCH_2CH_3 \\ \xrightarrow[400\sim500℃]{ZnO,Cr_2O_3} \end{cases}$$

需指出的是，上述反应都是热力学上可行的，各个催化剂在其特定的条件下只是加速了某一反应，使之成为主要的反应途径。

二、催化剂的活性及其影响因素

工业上对催化剂的要求主要有催化剂的活性、选择性和稳定性。催化剂的活性就是指催化剂的催化能力，它是评价催化剂优劣的重要指标。常用单位时间内单位重量（或单位表面积）的催化剂在指定条件下所得的产品量来表示。影响催化剂活性的影响因素主要有以下几方面：

1. 温度　温度对催化剂活性影响较大，绝大多数催化剂都有活性温度范围。温度过低时，反应速率较慢；随温度的升高，反应速率逐渐加快，达到最大速度后，又逐渐下降。

2. 助催化剂　在制备催化剂时，往往加入少量的某种物质，这种物质被称为助催化剂（promoter），可以理解为催化剂的催化剂。它本身不具有或具有很小的活性，但能改变催化剂的部分性质，如化学组成、表面结构或晶粒大小等，从而使催化剂的活性、选择性、热稳定性、抗毒性和使用寿命得以改善。助催化剂分为织构性助催化剂、调变性助催化剂。织构性助催化剂能增大表面积，防止烧结，提高催化剂主要组分的结构稳定性；调变性助催化剂能使催化反应活化能降低，如用 Ranney Ni 催化氢化时，可加入三乙胺、氢氧化钠等碱性物质作为助催化剂。在合成氨铁催化剂中加入少量稀土氧化物，作为抗毒组分，可显著提高催化剂对硫的抗毒能力。助催化剂的用量一般小于催化剂用量的 10%。

值得注意的是，共催化剂（cocatalyst）是一个易与助催化剂混淆的概念，它一般指有一个以上不同活性中心的催化剂，缺少任何一个中心都不能显示出好的活性。

3. 载体　多数情况下，常常把催化剂负载于某种惰性物质上，这种惰性物质就成为载体，常用的载体有石棉、活性炭及氧化铝等。载体的使用可以使催化剂分散、增大有效面积，既可提高催化剂的活性，又可减少催化剂的用量。此外，载体还可增加催化剂的机械强度，使用时不至因逐渐粉粹而增加对反应器中流体的阻力。

此外，催化剂活性组分负载于载体上，可使组分微晶分散，防止在高温下发生熔结而影响使用寿命。

4. 催化毒物　催化毒物可分为暂时性毒物和永久性毒物，它是一类能抑制催化剂活性的物质，也可称为"催化抑制剂"，这种现象叫作催化剂中毒。某些催化剂对于毒物非常敏感，微量的催化毒物就可使其活性减小或丧失。毒物的主要来源是反应中含有的杂质或反应中生成物或分解物造成的。

催化毒物有时可使催化剂部分活性消失，从而呈现出选择性催化作用。如在维生素 A 的合成过程中，用喹啉及乙酸铅和硝酸铋处理的 Pd-CaCO$_3$ 催化剂仅能使分子中的炔键半还原成烯键，原有的烯键保留不变。

在 Rosenmund 反应中，应加有活性抑制剂（硫-喹啉）的钯催化剂或以硫酸钡为载体的钯催化剂，同时控制加的氢略过量，可使酰卤的还原反应停留在醛的阶段。

三、酸碱催化剂

溶液中的均相酸碱催化反应在制药工业中广泛应用，如酯化、烯醇化、缩合等反应多用到酸或碱催化剂。酸碱的概念是随着科学的发展而逐步深化的。目前，对有机溶剂的酸碱度，常用布朗斯台德（Brönsted）共轭酸碱理论和路易斯（Lewis）酸碱理论等广义的酸碱理论来解释和说明。其中，布朗斯台德共轭酸碱理论认为：凡是能给出质子的分子或离子都是酸，凡能与质子结合的分子或离子都是碱；路易斯酸碱理论认为：凡能接受电子对的任何分子、离子或原子都是酸，凡是含有可供电子对的分子、离子或原子团都是碱。

1. 常用的酸碱催化剂　工业上常用的酸性催化剂主要有以下几种：①无机酸：氢溴酸、氢碘酸、硫酸、盐酸及磷酸等。②有机酸：氯磺酸、对甲苯磺酸、乙二酸。③强酸弱碱盐：氯化铵、硫酸铜等。此外，生产上应用较多的路易斯酸催化剂主要有 $AlCl_3$、$ZnCl_2$、BF_3、$SnCl_4$ 等。

常用的碱性催化剂主要有：①金属氢氧化物：NaOH、KOH 等。②强碱弱酸盐：Na_2CO_3、K_2CO_3、CH_3COONa 等。③有机碱：三乙胺、吡啶等。④醇盐：甲醇钠、乙醇钠、叔丁醇钠（钾）等。⑤有机金属化合物：丁基锂、苯基钠等。

2. 酸碱催化反应机理　有机化学反应一般都涉及旧化学键的断裂和新化学键的形成。当共价键的断裂方式为异裂（离子型反应）时，反应过程中往往伴随着电子的得失。按照路易斯电子论的观点，此类型的反应可看作是酸与碱之间的反应。

前已述及，共价键的断裂都需要较高的能量，离子型反应一般是在酸、碱或极性物质催化下进行的。酸或碱与一个反应物反应所形成的活泼中间体与另一反应物间的反应比原来两反应物间的反应要容易进行，也即酸或碱作为催化剂改变了原来两反应物间的反应途径，降低了活化能，从而催化了反应。由此，可以认为酸碱催化反应实质上就是酸碱催化剂作为反应物参加了其中的某步反应，生成了活泼的中间体，该中间体的存在时间往往较短，但对反应的进行却十分重要。

如将甲醇与溴化钠放在一起，它们之间不会顺利地发生亲核取代反应，当加入适量的硫酸后，溴离子就能取代醇中的羟基，生成溴甲烷。这是因为甲醇中的碳氧键结合得很牢固，要断裂它需要很高的能量。加入硫酸后，醇中的氧原子上的孤对电子与质子结合，电子发生转移，使氧原子上的电荷密度降低，增强了氧原子对碳原子上电子的吸引，使碳原子的电荷密度降低，有利于 Br^- 的进攻，降低了活化能，催化了反应的进行。

$$H_3C-\overset{\cdot\cdot}{\underset{\cdot\cdot}{O}}H + H^+ \longrightarrow H-\overset{H}{\underset{Br}{\overset{|}{C}}}-\overset{+}{\underset{\cdot\cdot}{O}}H_2 \longrightarrow Br-\overset{H}{\underset{H}{\overset{|}{C}}}-H + H_2O$$

在有氯化亚砜参与的氯代反应中，若加入有机碱（吡啶、三乙胺等）作为催化剂，有利于提高卤代反应速率，主要是由于有机碱能与反应中生成的氯化氢结合。此外，该方法也适用于一些对酸敏感的氯代反应。例如，2-羟甲基四氢呋喃用氯化亚砜和吡啶在室温下反应，可得预期的 2-氯甲基四氢呋喃，并不影响环醚的结构，如图 3-27 所示。

图 3-27　2-羟甲基四氢呋喃

随着催化剂及化学学科的迅猛发展，除上述催化剂类型外，近来还出现了一些新型催化剂，如贵金属催化剂、稀土催化剂、纳米稀土催化剂等，它们已广泛应用于现代化学合成中。如2008年11月上市的治疗血小板减少性紫癜的新药艾曲波帕（eltrombopag olamine）合成工艺中中间体（3-37）的合成，就是使用贵金属催化剂四（三苯基膦）钯通过Suziki偶联制得的，如图3-28所示。

图 3-28 艾曲波帕及其中间体（3-37）的合成

抗肿瘤药物阿比特龙（abiraterone）是一种靶向细胞色素CYP17抑制剂，其合成新工艺Suzuki-Miyaura偶联反应中使用了高效可重复使用催化剂Pd-NPs@Zn-MOF，如图3-29所示。

图 3-29 阿比特龙的合成新方法

四、相转移催化剂

多数有机合成反应在均相条件下较容易进行，但在非均相条件下不容易进行，特别是在水和有机溶剂两相中，反应不完全或不发生反应。即使搅拌能增加相互接触的机会，但有些反应仍不能进行。为了促使其反应，往往采用极性溶剂，使其成为均相反应，但用质子性溶剂能使反应物产生溶剂化作用，影响其反应速率，这时要向反应体系中加入一种特殊催化剂，即相转移催化剂（phase transfer catalyzed reaction，PTC）。它是使一种反应物由一相转移到另一相中参加反应的物质，它促使一个可溶于有机溶剂的底物和另一个不溶于此溶剂的离子型试剂之间发生反应。此类反应统称为相转移催化反应（phase transfer catalyzed reaction，PTCR）。

（一）相转移催化剂的种类

根据相转移催化剂结构的不同，可分为：

1. 𬓧盐类 此类催化剂主要由周期表中第五族元素组成，常用的有季铵盐、季𬭎盐，还有季砷盐、季锑盐、季锡盐等，如表3-4所示。其结构特点是由中心原子、中心原子上的取代基和负离子三部分组成的，中心原子一般为P、N、As、S等。

表 3-4 部分常用的鎓盐类相转移催化剂

中文名称	英文缩写	结构式
苄基三乙基溴化铵	BTEAB	$C_6H_5CH_2NEt_3^+ \cdot Br^-$
丁基吡啶溴化物	BPB	$N^+-C_4H_9 \cdot Br^-$
十六烷基三乙基溴化铵	CTEAB	$C_{16}H_{33}NEt^+ \cdot Br^-$
四丁基溴化铵	TBAB	$Bu_4N^+ \cdot Br^-$
四丁基硫酸氢铵	TBSB	$Bu_4N^+ \cdot HSO_4^-$
三辛基乙基溴化磷	TOEPB	$(C_8H_{17})_3PEt^+ \cdot Br^-$
三苯基溴化锡	TPSnB	$Ph_3Sn^+ \cdot Br^-$

　　鎓盐类相转移催化剂有如下特点：①分子量较大的鎓盐比分子量小的鎓盐催化效果好。②具有一个长碳链的季铵盐，其碳链越长，效果越好。③对称的季铵离子比具有一个长碳链的季铵离子的催化活性好。④含有芳基的铵盐不如烷基铵盐的催化效果好。该类相转移催化剂在化学合成中应用较多，如在抗炎药环氧化酶-2 选择性抑制剂诺菲呋酮（rofecoxib）的合成工艺中，最后的氧化反应使用了四丁基溴化铵这一相转移催化剂使反应得以顺利进行，如图 3-30 所示。

rofecoxib

图 3-30 诺菲呋酮的合成

　　2. 冠醚类　冠醚是一种大环多醚化合物，亦称环聚醚，其形状似王冠，故称冠醚。它能与碱金属形成络合物，使无机化合物如氢氧化钾、高锰酸钾等溶解在有机溶剂中，提高了非极性溶剂的溶解能力。该类催化剂特别适用于固-液相转移催化，可用于氧化、还原、取代反应等。但由于价格昂贵、具有毒性，工业生产中不常使用。

　　十八冠-六　　　　　二氮杂十八冠-六　　　　[2,2,2]-穴醚

　　3. 多环穴醚类　多环穴醚和冠醚相似，它的空穴能络合和包裹金属离子等，可用作相转移催化剂。多环穴醚的空间结构性强，比冠醚活性高，但制备困难、价格较贵。

　　4. 叔胺类　叔胺类是不带电荷的催化剂，它作为相转移催化剂时，首先转变为季铵盐，常

用于烷基化反应、卡宾的形成、氰基化和硫氰化等反应，如苯甲酸苄酯（3-38）合成的过程中就应用了三乙胺作为相转移催化剂。

（二）相转移催化反应历程

从相转移催化原理看，整个反应可视为络合物动力学反应。整个反应历程可分为两个阶段：一是有机相中的反应，二是继续转移负离子到有机相。从相转移速度看，如果第一阶段快，过程被负离子转移所控制，则称之为"界面型"或"相界型"相转移催化；如果第二阶段比第一阶段快，则被称"萃取型"相转移催化。相转移催化剂的结构和性能对"萃取型"和"界面型"相转移催化有很大的影响。它们的反应历程可用下图表示（图3-31）。

图3-31　相转移催化剂的反应历程

（三）影响相转移催化反应的主要因素

尽管相转移催化剂的结构特点和物理特性是影响反应速率的决定性因素；但催化剂的用量对反应结果的影响也较大，对不同反应体系其影响不同，催化剂的最佳用量为0.5%～10%，当反应放热剧烈或催化剂较昂贵时，催化剂用量较少（1%～3%）。此外，相转移催化剂的稳定性、对反应体系的搅拌及溶剂均是重要的影响因素。

例如，对氯苯氧异丁酸（3-39）是在无水条件下，以固体氢氧化钠为催化剂，将对氯苯酚与丙酮、氯仿缩合而制得的，收率50%～75%。因固体氢氧化钠在丙酮中的溶解度小，需长时间搅拌才能溶解。用50%氢氧化钠溶液替代，则因催化能力降低，还会使氯仿水解。改变反应条件，以氯化三乙基苄基铵（TEBA）和PEG-400为相转移催化剂，采用相转移催化法合成，使对氯苯酚与丙酮和氯仿之间的反应在50%氢氧化钠溶液中进行，由于两种相转移催化剂起双重催化作用，其中TEBA催化二氯卡宾的生成，PEG-400用于催化醚化反应，可以得到高收率、高质量的产品（图 3-32）。

$$\text{CHCl}_3,\ \text{CH}_3\text{COCH}_3 \atop 1)\ 50\%\ \text{NaOH,TEBA; 2) PEG400}$$

(3-39)

图 3-32　对氯苯氧异丁酸的合成

第五节　反应温度与压力

反应温度和压力是影响反应进行及其结果的重要因素，理想的合成工艺对高压低温等苛刻的条件是要回避的。因此，反应的温度和压力是药物合成工艺研究中重要的内容。

一、反应温度

温度对反应速率有很大的影响，如果温度太低，反应将会很缓慢；反之，发生副反应的机会增加，导致收率降低。此外，如果温度太高，某些试剂或反应物则可能不稳定，引入更多的杂质。

例如，3,4,5-三甲氧基苯甲醛的合成是以 3,4,5-三甲氧基苯甲酰肼为原料用铁氰化钾氧化制得。氧化反应的较适宜温度为 20～25℃。如果温度过低，不能完全反应；温度过高，副产物腙的产量会增加。如反应温度由 17℃上升到 60℃时，腙的生成量会由 10% 上升到 36%。

主反应：

$$\xrightarrow[\text{NH}_4\text{OH,20~25℃}]{\text{K}_3\text{Fe(CN)}_6}$$

副反应：

又如，水杨酸用醋酐酰化制备阿司匹林时会发生如下反应：

主反应

$$\xrightarrow{\text{Ac}_2\text{O}}$$

+　CH_3COOH

副反应

　　在乙酰化反应过程中，温度升高，可使主反应乙酰化的反应速率加快，而副反应脱水的速率也相应地加快。要使乙酰化反应完全，也要同时考虑到副反应的发生。因此，在工业生产中必须要严格控制反应温度，可先将温度缓慢升至73℃，然后在73～75℃反应数小时，反应完毕后再缓慢降温。只有这样，产品中的游离水杨酸和脱水副产物才能同时达到限量要求。

　　反应温度的控制对于实验室规模来说比较容易达到，低温可以选用冰/水（0℃）、冰盐（-20～-4℃）、干冰/丙酮（-60～-50℃）、液氮（-196～-190℃）；加热可以选用加热套、导热油、水浴等。在工业化生产中对反应温度的控制则有一定的难度。因此，对于一个特定反应，优化反应温度十分重要。任何参与化学反应的分子都需要活化后才能转化。Arrehenius 反应速率方程式为

$$k = Ze^{-E/RT} \qquad\qquad 式（3-13）$$

　　由上式可知，化学反应的速率常数 R 与频率因子 Z 和指数因子 $e^{-E/RT}$ 有关。其中，指数因子一般是控制反应速率的主要因素，活化能 E 起决定性作用，而温度 T 的变化，也使指数因子变化，从而导致 k 值的变化。E 值对速率常数 k 的影响，E 值很大时，温度升高，k 值增大显著；若 E 值较小时，温度升高，k 值增大并不明显。温度升高，一般会使反应速率加快。例如，对硝基氯苯与乙醇钠在无水乙醇中生成对硝基苯甲醚的反应，温度升高，k 值增加，如表3-5所示。

表 3-5　温度对对硝基氯苯与乙醇钠反应的反应常数的影响

温度 t（℃）	60	70	80	90	100
反应速率 k〔L/（mol·h）〕	0.120	0.303	0.760	1.82	5.20

　　根据大量实验归纳总结出一个近似规则，即反应温度每升高10℃，反应速率增加1～2倍，它也成为范特霍夫（Van't Hoff）规则。这种温度对反应速率影响可粗略计算：

$$k_{t+10}/k_t = \gamma \qquad\qquad 式（3-14）$$

式中：k_t 表示 t℃时的速率常数；k_{t+10} 表示（$t+10$）℃时的速率常数；γ 表示反应速率的温度系数，其值为1～2。

　　大多数化学反应符合上述规则，但并不是所有的反应都符合。温度对反应速率的影响是复杂的，归纳起来有4种类型如图3-33所示。

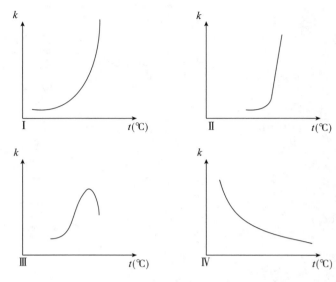

图 3-33　不同反应中温度 t 对速率常数 k 的影响

第 Ⅰ 种类型的反应速率与温度之间是指数关系，其反应速率随温度的升高而逐渐加快，该类反应是最常见的，可以应用 Arrehenius 公式 $\lg k = -E/RT + \ln A$，求出反应速率的温度系数与活化能之间的关系。

第 Ⅱ 种类型属于有爆炸极限的化学反应，这时 Arrehenius 公式就不适用了。因为这类反应开始时温度影响很小，当达到一定温度极限时，反应即以爆炸速率进行。

第 Ⅲ 类是酶反应和催化加氢反应。即在温度不高的条件下，反应速率随温度增高而加速，但达到某一温度后，温度若继续上升，反应速率反而会下降，这主要是由于高温对催化剂的性能有着不利的影响。

第 Ⅳ 类是反常的反应，Arrehenius 反应公式也不适用。随着温度升高反应速率反而下降，如硝酸生产中一氧化氮的氧化反应就属于 Ⅳ 类反应。

温度对化学平衡的关系式为：

$$\lg k = -\Delta H/2.303RT + C \qquad\qquad 式（3-15）$$

式中：k 为平衡常数；R 为气体常数；T 为绝对温度；ΔH 表示热效应，C 为常数。

从上式可以看出，若 ΔH 为负值时，为放热反应，温度升高，k 值减小。一般来说，对于这类反应，降低反应温度有利于反应的进行。放热反应需要结合化学反应的热效应考虑，找出最合适的温度。反应需要一定的活化能，即需加热到一定温度后才能开始反应；反之，若 ΔH 为正值时，为吸热反应，温度升高，k 值增大，也就是升高温度对反应有利。因此，要把反应热、稀释热、溶解热和反应速率常数等加以综合考虑。

总之，温度对反应速率等有很大的影响，在工业生产上，升高温度常常是增加反应速率的有效措施。然而，随温度的升高，往往会引起或加剧副反应，对设备的要求也会提高，维护成本及能源消耗都会增加，也不利于安全生产。因此，工业生产中对反应温度的控制要综合考虑各方面的影响因素。

二、反应压力

多数化学反应都是在常压下进行的，但有些化学反应需要加压，反应才会发生或在高压的条件下收率会有所提高。压力的变化对液相反应的影响不大，而对气相或气液相反应的平衡影响较为显著。压力对收率的影响，依赖于反应前后体积或分子数的变化，如果一个反应的结果是体积增加，则加压对产物的生成是不利的；反之，如果一个反应的结果为体积缩小，则加压对产物的生成是有利的。

$$K_p = K_x \times P^{\Delta V} \qquad \text{式（3-16）}$$

式中：K_p 为用压强表示的平衡常数；K_x 为用摩尔分数表示的平衡常数；ΔV 是反应过程中摩尔数的变化（或体积的变化）。

由上式可知，收率取决于 K_p，它随 K_x 的增加而增大。当反应体系的平衡压强 P 增大时，$P^{\Delta V}$ 的值视 ΔV 的值而定。具体有以下几种情况。

（1）如果 $\Delta V < 0$，P 增大后，$P^{\Delta V}$ 减小。由于 K_p 不变，K_x 必须增加，因此加压有利于反应的进行。换言之，就是加压使平衡向体积减少或摩尔数减少的方向移动。

（2）如果 $\Delta V > 0$，情况恰好相反，P 增大后，$P^{\Delta V}$ 增加。由于 K_p 不变，K_x 必须减小，加压将使平衡向反应物方向移动。因此，加压对反应不利，该类反应应在常压或减压条件下进行。

（3）如果 $\Delta V = 0$，反应前后体积或摩尔数不变，则压力的变化对收率无影响。

压力除了对化学平衡有影响外，还有其他的影响因素。如催化氢化反应中，加压能增加氢气在溶液中的溶解度和催化剂表面氢的浓度，从而促进反应的进行。另外，在液相反应中，当温度已超过反应物或溶剂的沸点时，也可以加压以提高反应温度，缩短反应时间。

血管紧张素转化酶抑制剂贝那普利（benazepril）合成中的氢化反应在常压下收率很低，当加压至 303.9kPa 时，收率可达 96%。

二芳基呋喃酮是诺菲呋酮合成工艺中重要的中间体，它的合成方法较多，其中以二芳基炔为原料，在金属催化剂及高压条件下即可选择性地一步制得，且收率较高。

第六节　工艺研究中的特殊试验

在合成工艺的研究中，不但要对上述常规的反应条件和后处理方法等进行考察优化，对某些有特定要求的反应还要进行一些特殊的试验，以确定原辅料、设备条件和材质的最低质量标准等，从而保证能得到较好的反应效果。这些特殊试验主要包括以下几个：

1. 原辅材料规格的过度试验　药物合成工艺研究中，首先要在实验室进行小试，该过程为了排除原辅料中所含杂质对反应结果的影响，确保实验的准确性，通常所采用的原辅料规格较高。而进入大规模生产时，就会将高规格的原辅料改为容易获得的原辅料。因而，在合成药物工艺研究中，必须进行必要的控制试验，以确定原辅料以及设备条件、材质的最低标准，这就是所谓的过度试验。

2. 反应条件极限试验　经过前面一系列工艺条件优化后，就可以找到最适宜的工艺条件。这些条件（温度、压力、pH 值等）往往不是单一的点，而是一个合理的范围。某些化学反应对工艺条件要求较为严格，超过某一极限后，就会造成重大损失，甚至造成安全事故。这种情况下，就应该进行工艺条件的极限试验，有意识地安排一些破坏性试验来全面掌握反应规律，为安全生产提供必要的依据。

3. 设备因素和腐蚀试验　实验室小试阶段，多数实验都是在小型的玻璃仪器中进行的，整个反应过程的传质和传热都比较简单。与小试阶段不同，在工业化生产上的影响因素较多，其中，设备条件是化学原料药生产中的重要因素。各种化学反应对设备的要求不尽相同，对同一个化学反应来说，不同的反应设备对反应结果、生产成本等诸多方面都有着重要的影响。如苯胺经重氮化还原制备苯肼的工艺中，若用一般的间歇式反应釜，反应温度需控制为 0～5℃。若温度过高，生成的重氮盐将分解；若改用管道化连续反应器，使生成的重氮盐迅速转入下一步反应，反应就可在常温下进行，还能保持较高的收率。

参与反应的物料要接触到各种设备材质，对于不同的化学物质，要选取合适材质的反应设备，否则将会对反应结果产生严重的影响。例如，由二甲苯制备取代苯甲酸的空气氧化反应是以冰醋酸为溶剂、以溴化钴为催化剂，在玻璃或钛质的反应容器中进行。如使用不锈钢容器时，反应就不能正常进行。因此，对于一些具有腐蚀性的原辅材料，需进行对设备材质的腐蚀性试验，为中试放大和选择设备材质提供必要的数据支持。

工艺路线的选择及工艺过程的质量控制

药物合成工艺的研究，不仅包括了对工艺路线进行的评价和选择、对溶剂的选用、物料比、反应温度、催化剂及反应时间等条件的选择优化，还要按照《中国药典》的相关规定，对反应中所涉及的相关物质（原料、中间体和目标产物等）进行质量标准的制订和监控，以确保其安全性。这都是由于药品这种特殊化学品的用途所决定的，它的质量优劣直接影响了人类的健康或生命。因此，在制药工艺研究中，对工艺路线的评价和选择、反应终点控制的研究和生产过程中相关物质的质量监控是药品生产中紧密相关且不可或缺的几个方面。

第一节　典型药物工艺路线的评价

一、甲氧苄啶工艺路线评价

抗菌增效剂甲氧苄啶（trimethoprim，TMP，4-1）能够抑制细菌二氢叶酸还原酶，阻止细菌核酸合成，主要用作磺胺类抗菌药物的增效剂。它与磺胺甲噁唑（sulfamethoxazole，SMZ）组成的复方片剂（1∶5）称为复方新诺明，与磺胺嘧啶（sulfadiazine，SD）合用（1∶10）组成的双嘧啶片都是国内目前应用很广的抗菌制剂，但在欧美一些经济发达国家，甲氧苄啶作为牲畜用药远远大于人用临床。

甲氧苄啶最早由 Hitchings 等人于 1959 年合成成功，1962 年 Stenbuck 等人应用于工业生产，目前全世界有几十个国家生产。在我国，甲氧苄啶生产企业最多时达到 40 多家，1997 年年产量曾达 1737 吨。甲氧苄啶的合成剖析思路如下（图 4-1）。

(4-1) trimethoprim　　　　　(4-2)　　　(4-3)

图 4-1　甲氧苄啶的合成剖析思路

从甲氧苄啶化学结构考察，可将其分为 I 和 II 两部分。I 部分是合成甲氧苄啶的重要中间体，它的化学结构应具有形成 C-C 的活性功能基，目前应用最多的是 3,4,5-三甲氧基苯甲醛（4-2）；II 部分为 2,4-二氨基嘧啶衍生物，若先合成 2,4-二氨基嘧啶（4-3）再与 I 部分缩合，则由于嘧啶环上的氨基须先加以保护和在 5 位引入基团的困难，使工艺路线冗长。所以在生产过程中采用逐步形成嘧啶环的途径，即将嘧啶开剖析成 a 和 b 两部分，将 I 部分与 a 部分首先缩合，最后与 b 部分环合（图 4-2）。

图 4-2　甲氧苄啶的合成反应

关键中间体 3,4,5-三甲氧基苯甲醛（4-2）的合成按原料来源与化学反应中功能基的转化又可分为以下几条途径。

（一）以没食子酸为原料

20 世纪 80 年代，我国的甲氧苄啶生产主要以没食子酸（4-6）为原料（图 4-3）。

图 4-3　以没食子酸为原料合成 3,4,5-三甲氧基苯甲醛示意图

　　在以没食子酸为原料的几条路线中，第（2）（3）（4）三条路线需用价格较为昂贵的硼烷或贵金属催化剂，有的还需使用三氯氧磷，存在劳动保护和腐蚀设备的问题，因此虽然收率较高，但在生产过程中并未大规模应用。相比之下，第（1）条路线工艺条件简易，收率较高，试剂价格便宜，因此得到大规模应用。

　　没食子酸系由五倍子中的鞣酸水解制取。五倍子本身是一种重要的中药材，大部分供直接出口，因此用它来制取没食子酸的数量有限。这样不仅使甲氧苄啶的价格昂贵，也使各生产企业为原料来源大伤脑筋，生产能力受限，规模偏小。于是到 20 世纪 80 年代中后期，国内外的甲氧苄啶生产企业纷纷投入人力、物力研究开发甲氧苄啶的新合成路线。到了 20 世纪 90 年代，由于 3，4，5-三甲氧基苯甲醛的生产工艺日臻成熟及化工原料价格的不断下调，使 3，4，5-三甲氧基苯甲醛的价格已低于五倍子。

（二）以香兰醛为原料

　　香兰醛（4-13）的来源有天然和人工合成两种途径。天然来源是从木材造纸废液中回收得木质磺酸钠，再经氧化得香兰素醛。香兰醛在木质磺酸钠中含量约占 15%，因此资源丰富，价格便宜，值得在化学制药工业上广为利用；另一条来源是以邻氨基苯甲醚（4-14）为原料，经愈创木酚（4-15）和引入醛基而得到香兰醛（4-13）。香兰醛再经溴化、水解得 5-羟基香兰醛（4-17），再甲基化可得 3，4，5-三甲氧基苯甲醛（4-2），三步总产率 74.5%。这是目前制备 3，4，5-三甲氧基苯甲醛的方法中反应步骤最短、收率较高的路线，已应用于生产（图 4-4）。

图 4-4　以香兰醛为原料合成 3，4，5-三甲氧基苯甲醛示意图

（三）以对硝基甲苯为原料

　　对硝基甲苯（4-18）在多硫化钠醇碱溶液作用下，经氧化、还原反应制得对氨基苯甲醛（4-20），对氨基苯甲醛经重氮化、水解制得对羟基苯甲醛（4-21），再经溴化、甲氧基化、甲基化得到 3，4，5-三甲氧基苯甲醛（4-2），总收率 20% 左右（图 4-5）。

图4-5　以对硝基甲苯为原料合成3,4,5-三甲氧基苯甲醛示意图

对硝基甲苯来源广泛，价格低廉，因此，此条合成路线具有较大的应用价值。但此条工艺路线中需要使用大量溴素，如何保证溴素供应和做好劳动保护是需要注意的问题。此外，在制备对羟基苯甲醛（4-21）时反应液体积大、耗气量多等问题也需要很好地解决。

（四）以苯酚为原料

从苯酚（4-22）合成3,4,5-三甲氧基苯甲醛（4-2）关键在于如何导入醛基。先导入醛基会产生少量邻位副产物，收率较低，所得产物对羟基苯甲醛（4-21）易于聚合，产生大量树脂，需要处理，且反应时间需20余小时，生产周期较长。从对羟基苯甲醛到3,4,5-三甲氧基苯甲醛（4-2）的合成方法与前面路线一致，总收率20%左右（图4-6）。

图4-6　以苯酚为原料合成3,4,5-三甲氧基苯甲醛

针对上述合成路线的缺点，可以考虑先上溴，再导入醛基。由于羟基为邻对位取代基，因此必须首先将羟基的对位进行保护，使溴代反应仅在邻位进行，制得2,6-二溴苯酚（6-23），再进行甲氧基置换反应，最后导入醛基（图4-7）。

图4-7　以苯酚为原料合成3,4,5-三甲氧基苯甲醛的改进方法

生产中首先使用磺酸基对苯酚对位进行保护，然后在苯酚的磺化液中直接加入溴生成二溴化物。反应液可不经分离直接进行过热水蒸气蒸馏，在蒸馏过程中进行水解，消除对位磺酸基生成2,6-二溴酚（4-23）。以上三步反应实际是一个工序，在同一反应釜中完成，即所谓的连续反应；然后甲氧基化、导入醛基制得丁香醛，最后甲基化得到3,4,5-三甲氧基苯甲醛，总收率35%。

（五）以对甲酚为原料

对甲酚（4-24）经磺化、水解、甲基化和氧化反应步骤可制得3,4,5-三甲氧基苯甲醛（图4-8）。

（9）的反应式

图4-8　以对苯酚为原料合成3,4,5-三甲氧基苯甲醛反应

对甲酚由炼焦的副产品粗甲酚经分馏制得，但一般分馏所得为间位和对位甲酚的混合物，二者沸点相差仅0.5℃，需采用特殊方法分离，增加成本，成为此条合成路线的最大缺点。

综合考察各条生产路线，第（6）条至第（9）条生产路线均以基本化工原料为起始原料，价格便宜，来源有保障，但第（8）条生产路线比第（7）条生产路线具有明显优势，其他各条路线由于起始原料不同，则应从经济效益、社会效益、生产难度、前期投入等多方面加以考虑，结合生产企业自身情况，认真选择。值得一提的是，如果原料来源有保障，第（5）条生产路线也许会比其他各条生产路线具有更大的合理性。

二、布洛芬工艺路线评价

布洛芬（Ibuprofen，4-25）为苯丙酸类环氧合酶COX抑制剂，具有解热、镇痛、抗炎等作用，解热疗效突出，安全性好，是临床上最为常用的非甾体抗炎药。目前，文献报道的布洛芬的合成路线多达20余条，各有优缺点，以下列举并分析几种具有代表性的路线。

（一）以乙苯为原料

路线（1）如图4-9，以乙苯为原料（4-26），与异丁酰氯发生酰化反应得4-异丁基乙苯（4-27），4-异丁基乙苯（4-27）在溴化剂溴代-N-丁二酰亚胺（NBS）作用下制得相应的溴代物（4-28），溴代物与氰化钠反应引入氰基，氰化物（4-29）在碱性条件下水解成酸（4-30），最后经还原反应制得布洛芬（4-25）。此法中，氰化反应用到剧毒氰化钠，酰化反应中酰氯的刺激性也较大，NBS价格也略贵，整体原料成本大，工业化价值不大。

图4-9　以乙苯为起始原料合成布洛芬的路线图

（二）异丁基苯乙酮为原料

路线（2）如图 4-10，以异丁基苯乙酮（4-31）为原料，与氯仿在相转移催化剂的存在下发生反应，得到中间体酸（4-32），中间体酸（4-32）再经氢化还原制得布洛芬（4-25）。反应条件要求较高，两步反应的选择性都不高，副反应较多。

图 4-10　以异丁基苯乙酮为起始原料合成布洛芬的路线图

（三）异丁基氯代乙苯为原料

路线（3）如图 4-11，以异丁基氯代乙苯（4-34）为原料，经格式反应制得布洛芬（4-25）。整体收率较高，但需用到格式试剂，格氏反应为严格无水、无氧反应，条件苛刻，且格式试剂须自制，原料价格昂贵，乙醚易燃易爆，因此，此路线不适于工业化生产。

图 4-11　以异丁基苯乙酮为起始原料合成布洛芬的路线图

（四）异丁基苯与乳酸衍生物的一步法

路线（4）如图 4-12，是以异丁基苯（4-35）为起始原料，异丁基苯与对甲苯磺酸酯（4-36）在过量的 $AlCl_3$ 存在下，一步反应生成布洛芬。该路线短且简捷，主要缺点是产生大量异构体，产品质量差，收率低。

图 4-12　异丁基苯与乳酸衍生物一步法合成布洛芬的路线图

（五）氰化物法

路线（5）如图 4-13，以异丁基苯为原料，以甲醛为甲基化试剂，制得相应卤代烷（4-37），此氯化物和氰化钠反应得中间体异丁基苯乙腈（4-38），此腈化物（4-38）再经甲基化、氰基水解，制得布洛芬。此路线中由于用到剧毒氰化物，故操作要求高，且存在设备腐蚀和"三废"处理问题。

图 4-13　氰化物法合成布洛芬的路线图

（六）环氧羧酸酯法

环氧羧酸酯法是 Boots 公司开发的以异丁苯为原料的成熟的工艺路线，曾被国内外多家药厂所采用，也称 Boots 法，如图 4-14 所示。原料异丁苯（4-35）在三氯化铝的催化下与醋酸酐发生 Friedel-Crafts 酰基化反应得到对异丁基苯乙酮（4-31），后者在乙醇钠的作用下与氯乙酸乙酯发生 Darzen 缩合反应，制得的环氧丁酸酯类化合物（4-40），再经过水解脱羧反应得到异丁基苯丙醛（4-41）。异丁基苯丙醛（4-41）可经重铬酸钠氧化得布洛芬，也可经成肟、水解得到布洛芬（4-25）。该路线原料易得、反应可靠、控制方便，是较为成熟的工业化路线。但是随着技术的不断发展，对生产效率的要求越来越高，此路线还存在优化的空间，其不足之处有路线较长、反应过程中需要使用醇钠、存在一定的安全隐患、原子利用率较低、成品的精制过程较复杂、生产成本相对较高。

图 4-14　Boots 法合成布洛芬的路线图

（七）BHC 法

1992 年美国 Hoechst-Celanese 公司与 Boots 公司联合开发了一条全新的 3 步法合成布洛芬的

工艺路线，即"BHC"路线。该路线仍以异丁苯（4-35）为起始原料，在 HF 的催化下与醋酸酐发生 Friedel-Crafts 酰基化反应得到对异丁基苯乙酮（4-31），在 Raney Ni 的催化下，异丁基苯乙酮（4-31）发生氢化还原反应，得到对异丁基苯乙醇（4-43），在金属有机络合催化剂 Pd（Ⅱ）的催化下，苯乙醇衍生物在高压（>16Mpa）下与 CO 发生插羰反应，生成布洛芬（4-25）（图 4-15）。与经典的 6 步法路线相比，3 步法路线的优点十分突出：①反应步骤减少，路线明显缩短。②原料和试剂的种类减少，价格低廉，无需使用溶剂。③气态催化剂 HF 方便循环使用；金属 Ni 催化后处理容易；贵金属有机催化剂 $PdCl_2$（PPh_3）$_2$ 催化效率高、选择性好。④后处理次数减少，产物的纯度良好。⑤3 步反应收率都很高，总收率可达 92.2%。⑥尤为重要的是，该路线的原子经济性非常高。

$$(4-35) \qquad (4-31) \qquad (4-43) \qquad (4-25)$$

图 4-15　BHC 法合成布洛芬的路线图

一般情况下，关于一个药物的合成路线可能有很多条，他们的合成途径各有特点，我们把有利于工业化生产的路线称为工艺路线，在诸多的合成路线中选择最有工业生产价值的路线。由以上典型药物工艺路线的评价可以看出，工艺路线的选择需考虑到路线、原料、反应条件、纯化方法、设备、绿色环保等方方面面的问题，必须通过综合比较和深入的实践验证。

第二节　工艺路线的选择与改进

通过典型案例分析及广泛的药物合成实践经验，可将药物合成工艺路线选择与改进的原则归纳为以下几点：①化学合成途径简捷、路线短；优选"汇聚式"。②原辅料品种少、安全低毒、价廉易得、供应稳定。③反应温和、易于控制；优选"平顶型"。④副反应少，中间体和产物易分离、纯化；优选"一勺烩"。⑤"三废"少且易处理，"原子经济性"好。⑥设备条件要求不苛刻，推进现代化制药设备的使用。⑦针对手性药物，充分开发不对称催化合成及手性拆分工艺。⑧收率最佳、成本最低、经济效益好。这些基本原则是工艺路线科学抉择的具体体现，对工艺路线的评价、选择与改进有指导意义。在这里对这几方面问题依次分析，出发点仍是如何找到理想的药物合成工业生产路线。

一、工艺路线问题

化学合成途径简捷、路线短；优选"汇聚式"。

在技术路线理论可行的基础上，一条设计巧妙、反应步骤少的路线，往往具有总收率高、合成周期短、易于控制、易于处理、"三废"少、成本低等特点，为工业生产带来巨大的经济效益，实现了环境影响最小化。因此，合成路线短是评价一条路线最为简单和直观的标准。同时，缩短合成路线也是工艺路线改进的主要手段，是现代化制药、绿色制药的本质化、高效化的核心突破点。

托品酮（Tropinone，4-44）的合成就是很好的例子，如图 4-16，托品酮最早是由德国化学家 Willstätter（维尔施泰特）在 1902 年经过 15 步全合成完成的，但由于步骤较多，总产率只有 0.75%。对这一成功，在当时是实验室全合成复杂天然产物的重要事件之一，标志着全合成方法的诞生。1917 年，应该化学家罗伯特·鲁宾逊（Robinson）创造了简短的托品酮合成法，该法是有机合成中的经典路线之一，仅以结构简单的丁二醛、甲胺和 3-氧代戊二酸为原料（4-43），在仿生条件下，利用 Mannich（曼尼希）反应，仅通过三步反应（一锅反应）就合成了托品酮，而且产率达到 17%，后经改进，收率可以提高至 90% 以上。

$$\text{OHC} \diagdown \text{CHO} + \text{MeNH}_2 + \text{HOOC} \diagdown \text{COOH} \longrightarrow$$

(4-43)　　　　　　　　　　　　　　　　　(4-44)

图 4-16　三步法合成托品酮的路线图

艾瑞昔布（Imrecoxib，4-45）的合成也能充分体现缩短路线步骤带来的工艺优化。艾瑞昔布是环氧合酶抑制剂，具有优良的抗炎、镇痛作用，用于类风湿关节炎、骨关节炎等。早期报道的合成路线以对甲磺酰基溴代苯乙酮（4-46）为起始原料，依次经过还原、N-烷基化、酰化、氧化和缩合共 5 步反应合成得到艾瑞昔布（4-45），如图 4-17 所示。随后，研究人员在上述路线的基础上又设计了"两步法"路线，如图 4-18，仍以对甲磺酰基溴代苯乙酮（4-46）为起始原料，在三氯化铝的催化下先与对基苯乙酸发生 O-烷基化反应，随后直接进行分子内的缩合反应得到内酯中间体（4-47），内酯在醋酸的作用下，与丙胺发生氨解、取代反应，完成艾瑞昔布（4-45）的制备。与前述的五步法路线相比，两步反路线在技术层面的优势十分明显：①路线明显缩短。②两步法是更为典型的汇聚式合成策略。③两种主要原料并未改变，以对甲基苯乙酸替代相应酰氯，避免了硼氢化钠、Jones 试剂的使用，原料、试剂种类更少、价格更廉。④避免了还原、氧化等过程，规避了强碱、强氧化和高度无水等反应条件，使反应过程更温和、更可靠、更安全。⑤后处理过程明显简化，产物纯度良好。

(4-46)　NaBH₄ MeOH　H₂N　

Cl　NEt₃　Jones　

t-BuOK　(4-45)

图 4-17　艾瑞昔布的"五步法"合成路线图

布洛芬由广泛采用的 6 步 Boots 法改进为 3 步的 BHC 法，也充分体现了步骤少带来的显著优

图 4-18　艾瑞昔布的"两步法"合成路线图

势；紫杉醇由二十多步的全合成到 4 步的半合成的路线改进，代表了对天然活性物质的全合成到半合成的整体途径的改进模式，也充分说明了合成路线短带来的进步和工业开发价值。

　　合成路线尽可能短，是评价工艺路线最直观的原则。但是，不一定最短的路线就是最简捷的，还应考虑反应条件实施难度、后处理繁杂程度等其他方面的问题。比如，第二章阐述克霉唑的合成路线，路线一和路线二都是 3 步反应，可最后工业化广泛采用的是有 5 步反应的路线三，可以看出，路线的选择，除了步骤长短，还有考虑原辅材料、反应条件、后处理等等问题。若简短的路线存在后处理复杂、总收率低、安全性差等问题，也不防多做一两步，选择整体路径简单易行、途径简捷的稍长路线。

　　合成路线选择时，还要考虑合成路线构建方式问题，即合成装配方式。对于一个多步骤的合成路线而言，有两种典型的装配方式，一种是"直线式"，即一步一步的进行反应，每一步增加目标分子的一个新单元，最后构建整个分子，如图 4-19 所示；另一种是"汇聚式"，即分别构建目标分子的主要部分，几个中间体再连接到一起，最终得到新分子，如图 4-20 所示。汇聚式合成法具有一定的优势：①风险小：生产过程中一旦出现差错，损失某个中间体，也不会低整条路线，造成毁灭性影响。②总收率高：假定各步收率相同、步数相同的两条路线，"汇聚式"总收率明显要比"直线式"高。③规模小、成本小：汇聚式总收率更高，即所需要的起始原料和所有试剂、耗材的用量大大减小，节约了试剂成本。④规模小：反应容器和其他设备也相对较小，增加了设备使用的灵活性，降低了设备成本和操控成本。⑤合成周期也较低，时间成本低。

$$A \xrightarrow[90\%]{B} A\text{-}B \xrightarrow[90\%]{C} A\text{-}B\text{-}C \longrightarrow \xrightarrow[90\%]{} A\text{-}B\text{-}C\text{-}D\text{-}E\text{-}F\text{-}G\text{-}H\text{-}I\text{-}J$$

总收率 $= 0.9^9 \times 100\% = 38.74\%$

图 4-19　"直线式"装配方式及收率示意图

总收率 $= 0.9^5 \times 100\% = 59.05\%$

图 4-20　"汇聚式"装配方式及收率示意图

利奈唑胺（Linezolid，4-48）是用于抗感染的 χ 唑类抗生素，由美国 Pharmacia&Upjohn 公司研制并于 2000 年上市。利奈唑胺的合成采用了"直线式"路线，如图 4-21，以 3，4-二硝基苯（4-49）为原料，与吗啉反应后再经氢化还原得到 3-氟-4-吗啉基苯胺（4-50），所得苯胺进一步与氯甲酸苄酯反应得化合物（4-51），然后在丁基锂的作用下与化合物（4-52）反应制得含恶唑烷酮环中间体（4-53），恶唑烷酮环中间体（4-53）上的羟基经磺酰基保护、叠氮化取代、加氢还原后，转变为目标分子利奈唑胺（4-48）。随后，研究人员根据利奈唑胺的结构特点，开发出了多种采用"汇聚式"合成的工艺路线，如图 4-22 所示，在按照"直线式"路线中合成化合物（4-51）的同时，以右旋环氧氯丙烷（4-55）为原料，经成盐反应、乙酰化反应、制备中间体（S）-N-（3-氟-2-羟丙基）乙酰胺（4-56），然后将这两个片段在碱性条件下结合制得利奈唑胺（4-48）。对比上述两条合成路线，步骤总数相当，但采用汇聚式的合成路线更具优势，可同时进行两个中间片段的制备，在降低风险的同时，大大节约产物的合成周期、降低了规模和总成本。

图 4-21　利奈唑胺"直线式"合成路线

图 4-22　利奈唑胺"汇聚式"合成路线

二、原料问题

原辅料品种少、安全低毒、价廉易得、供应稳定。选择工艺路线首先应考察每一条合成路线所用的各种原辅材料，涉及所用原辅料的安全属性、价格成本、供应情况、规格和运输存储问题，其基本要求是利用率高、安全、价廉、有稳定的供应。尽可能选择无毒、无害或低毒、低害的试剂，避免易燃易爆、毒性较大、不易控制的试剂，如克霉唑合成路线（1）中用到了易燃易爆的格氏试剂，路线（2）中用到了有毒且难控制的氯气，成为了工艺路线的限制性问题（图4-23）。

《化学药物原料药制备和结构确认研究技术指导原则》指出：起始原料应质量稳定、可控，应有来源、标准和供应商的检验报告，必要时应根据制备工艺的要求建立内控标准。没有稳定的原辅材料供应，就不能正常组织生产。例如，在甲氧苄啶合成路线中，用没食子酸为原料的路线（图4-3）技术非常成熟，最后因为原料价格问题被迫放弃。因此在对设计的化学药品合成路线进行评价时，应将所采用的原辅料来源进行全面系统的考虑，不仅要衡量不同反应路线所需原料的单耗、成本、供应商水平，还应考虑原料的品质，如原料中含的杂质含量、种类及其对最终产品的影响；要对原辅材料的来源做充分的调研，原料的供应商、价格、产量、规格等。

三、反应条件问题

反应条件温和、易于控制；优选"平顶型"。良好的路线应具备各步反应的工艺条件稳定、可靠，各步骤的反应条件比较温和、易于实现、易于控制、安全无毒；尽量避免高温、高压，或超低温等极端条件；尽量避免无水、无氧反应的苛刻操作。所谓的工艺条件是指影响反应的控制型因素，通常包括物料纯度、加料量、加料方式、溶剂及试剂含水量、催化剂、反应温度、反应时间、反应体系的pH值、搅拌条件等。例如，克霉唑的工艺路线，如图4-23，路线（1）以邻氯苯乙酸乙酯（4-57）为起始原料，在无水乙醇中先与苯基格氏试剂发生Grignard反应，得到叔醇（4-58），再经二氯亚砜氯代，制备了苄位上连有两个苯基的苄氯（4-59），最后在碱存在下与咪唑发生亲核取代反应，完成克霉唑（4-60）的合成，此法仅用了三步就完成了克霉唑的制备，原料易得，氯代和N-烷基化反应收率都较高，产物质量好；但不足之处在于，使用了格氏试剂，整个反应体系要求严格无水，原辅料含水量和质量要求高，反应条件苛刻，使该路线的实际应用受到限制。路线（2）采用甲基氯苯（4-61）为原料，通过与氯气的氯代反应合成林氯苯三氯甲烷（4-62），再与苯通过F-C反应得到相应的苄氯（4-59），最后与咪唑反应制得克霉唑（4-60），这种方法合成路线简短、原辅料来源方便，但采用氯气进行氯化步骤中，一步要引入三个氯原子，反应温度较高、反应时间长，而且有大量反应的氯气容易溢出，后处理难以吸收完全，操控难度大，带来的环境污染、设备腐蚀和人员伤害较大。因此路线（1）（2）反应条件不温和、操控困难大、试剂安全性差、后处理问题多。路线（3）改用邻苯率甲酸（4-63）为起始原料，先与二氯亚砜反应制得邻氯苯甲酰（4-64），再与苯在三氯化铝催化性，进行Friedel-Crafts酰基化反应得到二苯甲酮类化合物（4-65），后者与氯化磷反应，形成苄位二氯代化合物（4-66），化合物（4-66）再发生一次与苯的F-C反应，得到的化合物（4-59），再经氨化得克霉唑（4-60），此路线收率也较好，明显较路线（1）（2）反应步骤多，但因为分两次引入苯基，每一步反应都条件温和、易于控制、成本较低，避免了上述氯气氯化、格式反应的苛刻条件和危险性，对环境的影响相对较小，该路线更适合与工业化生产。

图 4-23　克霉唑的合成路线

工业化价值较高的工艺条件，应在较宽的操作范围内实施，容易实现预期的反应过程和转化结果，得到理想质量和收率的产品，这样的反应，最佳反应条件范围较宽，即使某个工艺参数稍稍偏离最佳条件，其收率和质量也不会受到太大的影响，反应的结果与反应条件的关系所呈现的曲线为"平顶型"，我们称这种特点的反应为"平顶型反应"，如图 4-24。与之相反，最佳反应条件和结果的关系曲线呈"尖顶型"，意味着如果工艺参数稍有变化，就会导致收率、质量明显下降，则属于"尖顶型反应"。"平顶型反应"条件稳定、副反应少、反应条件不苛刻、易于控制、整体风险小、生产操作灵活度高、劳动强度小；尖顶型反应，副反应多、反应条件苛刻、条件不易控，同时还关系到安全生产技术、"三废"防治、设备条件等，所以工业优选"平顶型"工艺条件。当然，对于"尖顶型"反应，若能达到更优越的结果，且在工业生产上可以通过精密仪器、自动控制等手段予以实现的，也可为现代化制药、智能制药工业生产所采用。

图 4-24　"平顶型"反应和"尖顶型"反应示意图

例如，在芳环上引入醛基的过程可以采用多种途径实现，如图 4-25，其中的途径（5）的反应需要 20 小时以上，副反应多、收率低、产品又易聚合，常生成大量树枝状物，从而增加后处理的难度，属于"尖顶型"反应。途径（6）为 Daff 反应，是在活泼芳环上引入甲酰基的经典反应，所用甲酰化试剂为六次亚甲基四胺（即乌洛托品），反应条件易于控制、操作简便、产物易纯化，是典型的"平顶型"反应。途径（2）是 Gattermann-Koch 反应，也是经典的芳环甲酰化反应，但该反应以毒性较大的 CO 和 HCl 为原料，需要使用加压设备，反应条件控制难度较大，属于典型的"尖顶型"反应，但是原料价格低廉、收率很好，且实现了生产过程的自动控制，目前已为工业生产所采用。

图 4-25　芳环甲酰化反应示意图

四、副反应及分离、纯化问题

副反应少，中间体和产物易于分离、纯化；优选"一勺烩"。分离和纯化是工艺路线设计的重要组成部分。在药物合成路线中，副反应少往往意味着该步反应收率较高、杂质少、后处理简单、产品易于分离纯化，这样能很大程度简化工艺、节约成本，最终产品的质量易于达到标准。

例如，酰胺键的构建是药物合成中最常见的反应，可以通过很多方法实现：①羧酸与胺的缩合酰化反应。②酰卤与胺的酰化反应。③氨与酸酐的酰化反应。④氨酯交换反应。⑤氰基的水解。⑥Overman 重排、Schmidt 重排、Beckman 重排等重排反应，其中应用最广泛的是前两种，但第一种方法，羧酸与胺的缩合反应，反应条件易行，收率稳定，可采用多种缩合剂，适用范围广，比较灵活，但因为引入了缩合剂，反应完毕后反应液中含有复杂的缩合剂消除物，这些离去基组成的新物质及残留的缩合剂难于除去，需经柱层析纯化，后处理相对麻烦、溶剂消耗大、处理周期长、风险大，所以往往选择第二种途径，酰卤与胺的酰化反应，经萃取、浓缩即可分离、纯化，易于后处理，更利于工业生产。

理想的工艺路线应尽可能具备副反应少的特点，甚至在某些情况下中间体无需纯化就进入下一步反应，俗称"一勺烩"。所谓"一勺烩"，是指某步化学反应完毕后，反应液体系里的试剂、副产品、溶剂等对下一步反应影响不大时，可先不做分离、纯化，直接进行下一步，将几个反应连续操作，实现多步反应后处理的"一锅操作"。"一勺烩"使用得当，能最大程度的简化流程，节约时间，减少成本，降低生产劳动强度。

例如，在抗菌药甲氧苄啶（Trimethoprim，TMP，4-67）的合成过程中，如图4-26，丙烯腈（4-68）在甲醇钠催化下与甲醛加成生成三甲氧基丙腈（4-69），反应液不需处理，可直接加入中间体3,4,5-三甲氧基苯甲醛（4-70），在甲醇钠催化下缩合生成单甲醚（4-71），单甲醚（4-71）继续在甲醇钠催化下发生双键重排得到二甲醚（4-72），这3步反应催化剂相同、溶剂相同，故而采用"一勺烩"的方式连续进行，最后，所得二甲醚（4-72）与硝酸胍反应制得甲氧苄啶（4-67）。

图 4-26　甲氧苄啶的合成路线

再如，吡罗昔康（Piroxicam，4-73）的合成工艺也是"一勺烩"的典型案例，从原料邻苯二甲酸酐（4-74）出发，共需经历13步化学反应，该路线为"直线式"合成法，且步骤较多，但由于采用了几步"一勺烩"工艺而显现出独特的优点。如图4-27，由原料邻苯二甲酸酐（4-74）出发，经（1）氨解、（2）Hofman降解、（3）酯化3步反应制得邻氨基苯甲酸甲酯（4-75），这3步反应的副产物较少，几乎不影响主产物的生成，且3个反应都在碱性甲醇溶液中进行，故可以连续进行，合并为第一个工序。邻氨基苯甲酸甲酯（4-75）经（4）重氮化、（5）置换和（6）氯化3步反应生成了2-氯磺酰基苯甲酸甲酯（4-76），此3步反应均需在低温酸性液中进行，生成的氯代物（4-76）转入甲苯溶液中得以分离，此3步反应可连续操作，合并为第二个工序。（7）胺化、（8）析酸两步反应可以连续进行，为第三个工序，其产物为糖精（4-77）。糖精（4-77）经（9）成盐反应得糖精钠（4-78），再经（10）N-烷基化、（11）碱催化重排扩环和（12）N-甲基化反应得到苯并噻嗪酯类中间体（4-79），这几步反应都在碱性条件下进行，无需分离中间体，可直接进行连续操作，成为第四个工序。最后噻嗪酯类中间体（4-79）与α-氨基吡啶发生（13）酯的氨解反应形成酰胺键，完成吡罗昔康（4-73）的合成。在上述路线中，四次巧妙地使用"一勺烩"，不仅明显地减少了后处理的次数，简化后处理的过程，而且显著地提高了整个路线的总收率，使吡罗昔康的生产成本大幅降低，是典型的"一勺烩"工艺路线。需要注意的是，减少后处理的次数和简化后处理的过程是有一定风险的，过分地采用"一勺烩"工艺，可能会导致产物或重要中间体纯度的下降，使分离纯化的难度增加，甚至可能影响产品的质量。

图 4-27　吡罗昔康的合成路线

当然，不是所有的工艺路线都可使用"一勺烩"，若使用不当，也可能存在风险：造成副产物增多、分离纯化难度增加、目标产物纯度下降、产品质量达不到药用标准等。

五、"三废"及环境保护问题

"三废"少且易处理；"原子经济性"好。传统的药物合成化学方法及相关的制药工业给人类带来了巨大的贡献，然而由于化学制药需要使用大量的化学品，并可能产生大量的废水、废气、废渣，也对人类赖以生存的生态环境造成了严重污染。现代化的制药工艺秉承可持续发展的宗旨，提出了"绿色化学"理念，核心是"原子经济性"理论。"绿色化学"是指在化学品生产时应有效利用原料，消除废物，避免使用有毒和危险的化学试剂或溶剂。

"原子经济性"是指在合成路线中，参与化学反应的试剂应尽可能多地转化到最终产物中去，实现原子的高效利用。理想的原子经济性反应，是原料分子中的原子百分之百转变到产物中，实现废物的零排放。原子经济性可用原子利用率这个指标来表示，所谓原子利用率，直接反应化学结构中原子被利用的程度，原子利用率的计算，如公式 4-1 所示，用产物的分子量除以所有参与反应的反应物的分子量之和（注：因为催化剂在反应前后其质量原则上不发生变化，不计入加和）。

$$原子利用率(\%) = \frac{M \text{目标产物}}{\sum M \text{参与反应的试剂}} \times 100\%$$

公式 4-1　原子利用率计算公式

以布洛芬的合成为例，如图 4-28、图 4-29 所示，Boots 法的原子利用率为 40%，原子经济性不好，意味着有很多原子以废物的形式排出，需要进行大量的"三废"处理；而 BHC 路线的原子利用率达到了 77.4%，如果再考虑到副产物醋酸在生产中被回收再利用，那该路线原子利用率可趋近 100%，意味着有很少的废物产生。BHC 路线正是因为原子利用率高而实现了"三废"少、后处理简单、副产物与催化剂可回收利用、总收率高的的特点，是制药工业史上原子经济性极高的经典路线，切实实现了环境影响的最小化，因此获得了 1997 年美国"总统绿色化学挑战奖"。前面提到的西他列汀的改进路线同样也是原子经济性的典型案例。

$$原子利用率 = \frac{206}{134 + 102 + 123 + 68 + 19 + 33 + 18 + 18} \times 100\% = 40\%$$

图 4-28　布洛芬 Boots 法合成路线的原子利用率

$$原子利用率 = \frac{206}{134 + 102 + 2 + 28} \times 100\% = 77.4\%$$

图 4-29　布洛芬 BHC 法合成路线的原子利用率

六、设备问题

设备条件要求不苛刻；推进现代化制药设备的使用。

在工业化合成路线选择时，必须考虑设备因素。生产设备可靠性是评价合成工艺路线的重要指标。实用的工艺路线应尽量使用常规设备，最大限度避免使用特殊种类、特殊材质、特殊型号的设备。大多数光化学、电化学、超声、微波、高温或低温、剧烈放热、快速淬灭、精准控温、高度无水、超强酸碱、超高压力等条件，需要借助于特殊设备来完成，在实验领域均可以实现，但是出于技术、规格、成本、安全性等因素的限制，在工业化生产中，应尽可能避免。例如，微波加热技术已经是实验室的常规技术手段，多种型号的微波反应装置可供选择，然而，可用于工业化的大型微波反应器，目前尚未上市。又如，对于使用丁基锂、二异丙基氨基锂等有机金属化合物的反应，通常要在极低温度下进行，在实验室用干冰丙酮浴比较容易实现，但在实际生产过程中，不仅要有大功率制冷设备，还要求设备具有优良的保温性能，达到精准控温，否则反应体系的温度由于难以均衡而产生大相径庭的结果。再例如加压反应，即便是高压反应，虽然在化学工业生产中已大规模普遍应用，但毕竟高压反应器对密封、承压能力、设备材质等要求高，而且隐患风险相对较大、安全措施耗费大、涉及面广、成本较大，所以，路线选择和改造时能避免最好。

随着科学技术不断进步，设备与材料的生产限制已越来越小，因此对于能够显著提高收率，可实现机械化、自动化、连续化，显著提高生产效率、利于劳动保护及环境保护的工艺路线，即使设备要求高些，也应根据现有条件尽可能予以考虑，这是体现工艺路线先进性的关键，是现代化制药、智能制药的重要组成。例如，制药工艺自控系统已在各大制药企业广泛应用，DCS 控制技术带来了制药设备的系统化改进，是智能制药模式的巨大突破，因此，在制药工艺改进中，应努力推进智能化设备的使用。

七、手性药物合成工艺问题

针对手性药物，充分开发不对成催化合成及手性拆分工艺。手性药物占据全球药品市场的重要地位，在现有临床药物中占 60% 以上。手性药物具有疗效好、毒副作用小、技术门槛高、经济效益好的特点。现代药物研发的一个核心焦点就是如何高效得到一定手性的终产物，目前手性药物的制备主要有两大途径：手性拆分和不对称合成。拆分法对外消旋的手性药物或其手性中间体进行分离，主要包括结晶拆分法、化学拆分法、色谱拆分法、生物酶拆分法等；不对称合成，又称手性合成，指在手性试剂、催化剂或助剂等手性底物的作用下合成得到所需光学特征的目标手性分子。手性药物合成路线的选择和改造是高效合成的根源，是手性药物研发的核心任务、热点方向，也是其高效工业化的期待。

金属有机催化剂在不对称手性合成中的应用，带来了新合成方法的产生，使手性药物合成途径大幅简化，实现高效合成、节能增效，这也是绿色化学消除污染、保护环境的核心着手点。例如，默克公司对西他列汀（Sitagliptin，4-80）工艺路线的改进，就因应用了新型催化剂和更换原料，优化了之前的路线，合成效率发生了巨大的突破。西他列汀为 Ⅱ 型糖尿病治疗药物，最初的合成生产路线需 8 步反应，见图 4-30，Schollkopf 手性试剂（2S）-2,5-二氢-3,6-二甲氧基-2-异丙基吡嗪（4-81）与 2,4,5-三氟溴苄反应得化合物（4-82），化合物（4-82）与盐酸盐反应开环后用（Boc）$_2$O 保护氨基得化合物（4-83），酯基水解得对应的酸（4-84），再与氯甲酸异丁酯和重氮甲烷反应得重氮羰基化合物（4-85），经 Wolf 重氮酮重排得烯酮后与甲醇发生 Arndt-

Fistert 反应得酯（4-86），水解酯基得相应的酸（4-87），酸（4-87）与杂环化合物（4-88）经缩合、脱保护得西他列汀（4-80），其中用到缩合剂等几个分子量较高的试剂，这些试剂中的大部分原子并没有转移到最终产物中去，只能以废料形式排出，所以整体原子利用率不高，路线中又涉及氨基的保护和脱保护，步数较多。经摸索发现，如图 4-31，不经保护的烯胺（4-89）不对称加氢也可以实现最终转化，因此应用了二茂铁配体铑催化剂不对称催化合成得到了高光学纯度、高产率的西他列汀，也开发出一条以手性原料 β-氨基酸（4-90）为原料，直接提供目标分子中手性片段的高效合成路线。新路线可高效得到手性目标产物，且省去了基团保护步骤，可实现 3 步转化，同时原子利用率高，每生产 1kg 的西他列汀可减少 220kg 废物的产生，且总产率提高了近 50%，原材料消耗量、合成时间、能量和废料的产生量亦大幅减少，成本更节约，有利于环境保护。

图 4-30 西他列汀的"8 步法"合成的路线

图 4-31 西他列汀的优化合成路线

关于手性拆分，依靠对产物消旋体进行手性分离是很难实现工业化的，若能利用溶解性、成盐等物理特征差异便捷地先获取具有目标光学特征的片段，以其为原料或中间体，再进行手性药物的合成，那实属难能可贵，会最大程度地提高效率、简化流程，具有很高的工业化生产价值和潜能。例如，在氯霉素的合成中，就采用了结晶法拆分法，利用某中间体的外消旋体与 L-酒石酸成盐形成的一组非对映异构体在甲醇中的溶解度差异较大进行了拆分；也可以采用单旋体晶种诱导、交叉往复进行的诱导结晶法，这是手性拆分成功工业化的经典案例。再如，瑞德西韦的合成工艺，也是合理利用中间体的手性异构体在溶解性上的显著差异，进行手性药物合成路线选择和改造的优秀新作。瑞德西韦（Remdesivir，4-90b），是针对新型冠状病毒（2019-nCoV）最早的、也是被寄予厚望潜在药物，现在处于临床阶段。瑞德西韦（Remdesivir）是美国吉利德·科学公司开发的一种核苷类似物，是一种 RNA 聚合酶（RdRp）抑制剂，其抗病毒的作用机制是通过抑制病毒核酸合成。瑞德西韦的研究与开发备受全世界关注和期待。图 4-32 是瑞德西韦的初始合成工艺，该路线使用内酯（4-91）和化合物（4-92）在正丁基锂或者氢化钠等强碱作用下发生糖苷化得到中间体（4-93）；中间体（4-93）中的羟基被氰基取代后得到中间体（4-94）；然后在三氯化硼作用下脱除苄基保护得到化合物（4-95）；化合物（4-95）与化合物（4-96）缩合即可得到消旋产物（4-97）。得到消旋产物是该路线最大的不足，这要求在最后一步不得不采取手性 HPLC 来进行手性拆分得到光学纯的化合物瑞德西韦（4-90b），这显然不能满足原料药的大批量生产。因此，在初始合成工艺的基础上，吉利德又开发了瑞德西韦的二代合成工艺，如图 4-33，新工艺中避免了使用丁基锂、氢化钠这样的危险试剂、优化了各步骤产率。最关键的是，在新的工艺中，研究人员发现中间体（4-98）的两种构型在异丙醚中具有不同的溶解性，由此可以快速大量获得手性纯的中间体（4-98b），这成功避免了终产物的手性拆分，为瑞德西韦（Remdesivir）的批量生产奠定了基础。

图 4-32　瑞德西韦起初的合成路线

图 4-33 瑞德西韦的优化合成路线

八、效益问题

收率最佳、成本最低、经济效益最好。以上七个方面，是评价药物合成工艺路线的主要内容；是选择工艺路线的基本原则；也是改造现有工艺路线的基本切入点。并不是实际投入的生产路线都能具备以上特点，但却是我们在设计工艺路线时应重点考虑的。当不能全部满足所有要求时，或各路线各有特点时，常用综合结果来考量，即在安全第一的前提下，以第八条为最直观的总原则：收率最佳、成本最低、经济效益最好。

第三节 合成工艺中的质量控制

在工艺研究中，反应终点控制的研究和生产过程中药品质量的管理是药品生产中密切相关而又性质不同的两个方面。

合成工艺中，除了最终产品要符合药品生产质量管理规范（good manufacturing practice，GMP）及《中国药典》等相关要求外，试剂、原料及中间体的质量对下一步反应和产品的质量影响很大，若不控制规定杂质含量的最高限度，不仅影响反应、降低收率，还会影响产品的质量和药效，甚至会危害使用者的健康和生命。因此，对合成工艺中相关原料、试剂及中间体的质量控制就显得尤为重要。

一、质量控制

原料药质量优劣与生产过程中的各个环节都有密切的关系。因此，在药物工艺条件研究时，必须制订相关的原料、中间体的质量标准，尤其是其最低含量的控制，主要包括原料、中间体的质量控制；杂质或水分的限量控制；副反应及副产物的控制。

1. 原料、中间体的质量控制 正常情况下，合成工艺研究中所购买使用的化学原料及试剂都不是100%的纯度，都是含有少量杂质的。某些情况下，杂质是由合成中所使用的原料或试剂引入的，这些杂质可能始终存在于合成反应中而污染目标产物。有时，这些杂质也会参与发生化学反应，生成副产物而污染目标产物，使收率或纯度不达标。例如，在氟伐他汀钠（fluvastatin sodium，4-99）的合成过程中所形成的杂质就是这些原因引起的。通过对目标产物进行分析，发现 *N*-乙基类似物（4-100）这一杂质的存在。它是由第二步合成中所使用的 *N*-异丙基苯胺中的杂质 *N*-乙酰苯胺（4-101）引入的。这个杂质在结构上与起始原料相似，与原料发生同样的反应而产生了相应的杂质，如图 4-34 及图 4-35 所示。

图 4-34　氟伐他汀钠的合成路线图

图 4-35　氟伐他汀钠的 *N*-乙酰类似物及 *N*-乙基苯胺的结构式

由此看来，对用于合成药物工艺中的原料、中间体及试剂等制订相应的质量标准并对其进行分析是十分必要的，是因为该原料、中间体或试剂等合成工艺中所应用的化学物质的含量发生变化或来源改变等，如果按原投料比投料，就会使反应物的配比不符合操作规程要求，从而影响产物的质量或收率等。如（*S*）-3-(4-硝基苯基磺酰胺)-4-苯基丁酸（4-102）的烯丙基化反应，当原料中烯丙基溴和碳酸钾的含量降低就会得到单烯丙基化物（*S*）-3-氨基-4-苯基丁酸烯丙酯（4-103），而双烯丙基化产物（4-104）收率就会下降，如图 4-36 所示。

图 4-36 （S）-3-（4-硝基苯基磺酰胺）-4-苯基丁酸的烯丙基化反应

2. 杂质或水分的限量控制 由于原辅料等所含杂质或水分超过限量，致使反应异常或影响收率。格氏试剂是金属有机化合物中最常用的一种，是一类重要的有机合成中间体，制备过程中需要绝对的无水、无氧。如抗血栓药物普拉格雷（prasugrel）（4-105）的制备过程中，就用到格氏试剂，如反应体系中含有水或氧，则无法得到目标产物，见图 4-37。

图 4-37 普拉格雷的合成路线示意图

在催化氢化反应中，若原料中带入少量的催化毒物（镍、氰化物、硫化物等），就很可能使催化剂中毒而失去活性。

又如克霉唑（Lotrimin）的合成过程中，最后一步缩合反应，一般需要在无水条件下进行。但在工业生产上因采用丙酮、乙腈为溶剂，这些溶剂含水量不稳定，影响克霉唑粗品的质量，且精制较为困难。有报道称，利用疏水性有机溶剂和水进行两相反应，即反应中采用苯作为有机相，使原料和反应产物都隐蔽在有机相中，并以过量的咪唑作为缚酸剂，先在室温下反应 1.5 小时，然后再加碱并升温至 50℃，反应 2 小时后处理可得到质量较好的产品，收率比旧法提高了 10% 以上，如图 4-38 所示。

图 4-38 克霉唑的合成反应路线

3. 副反应及副产物的控制 有两个或两个以上反应同时进行，生成的副产物混杂在主反应中，致使产品质量不合格，有时需要进行反复精制，才能达到合格的标准。如阿司匹林的合成是以水杨酸为起始原料的，它在工业上是用苯酚经 Kolbe 反应制得的，因此其中常混有一些未反应的苯酚，如图 4-39 所示。在相应的条件下，它会发生一系列相关的副反应，如图 4-40 所示。

图 4-39　水杨酸的工业合成路线

(1)

(2)

(3)

图 4-40　合成阿司匹林时的副反应和副产物

　　在生产氯丙嗪（chloropromazine，4-107）的过程中，间氯二苯胺在碘的催化下与升华硫作用，可生成主产物 2-氯吩噻嗪（4-106-1）和少量副产物 4-氯吩噻嗪（4-106-2）。这两者都能与侧链 N,N-二甲基氯代丙胺缩合，分别生成氯丙嗪（4-107）和 4-氯吩噻嗪的衍生物（4-108），图 4-41 所得的产品必须反复精制才能合格，此过程中会损失一定量的目标产物而使收率降低。为避免这种损失，可在环合反应中抑制 4-氯吩噻嗪的生成，或者在缩合前先将副产物 4-氯吩噻嗪除去。

图 4-41　氯丙嗪的合成路线图

二、反应时间及终点控制

　　在药物合成工艺研究中，每个反应都有一个最佳的反应时间，除了上述浓度、温度、压力、溶剂、催化剂等影响因素外，反应时间也是影响收率和产品质量的重要因素。在这个最佳反应时间结束反应时，可以得到收率高、纯度好的产物。此外，它还可影响生产进程、设备利用率、劳动生产率等。所以，科学地确定化学反应时间并正确控制它，也是药物合成工艺研究中重要的内容。

在一定条件下，一个化学反应的时间是固定的。反应时间不够，即反应终点"提前"，反应进行不完全，主产物的量没有达到最大化，影响收率及产品质量。反应时间过长，即反应终点"滞后"，可能使反应产物分解、破坏，副产物增多，使收率降低、产品质量下降。另一方面，反应时间与生产周期和劳动生产率都有关系。因而，对于每一个反应都必须掌握好它的进程，控制好反应时间和终点。如图 4-42 所示，由 1-溴-2-乙氧乙烯（4-109）制备 2-乙氧乙烯基三甲基硅烷（4-110）的过程中，当反应时间由 5 分钟延长至 6 小时，产物的收率则由 90%降至 30%。因此，对于这类反应要严格控制反应时间，并不是反应时间越长，产物的收率越高。

$$\text{Br} \diagup\diagdown \text{O} \diagdown \xrightarrow[\text{2) Me}_3\text{SiCl}]{\text{1) BuLi, }-78\text{ °C, THF}} \text{Me}_3\text{Si} \diagup\diagdown \text{O} \diagdown$$

（4-109）　　　　　　　　　　　　　　　　（4-110）

图 4-42　2-乙氧乙烯基三甲基硅烷的合成反应

反应时间主要取决于反应过程化学变化的完成情况，或者说反应是否已达到终点。确定最佳反应时间没有规律可循，是通过对反应终点的控制摸索获得的。通常情况下，可根据文献报道的相关反应来设定一个反应时间，再对反应进程进行检测，确定反应终点。控制反应终点，主要是控制主反应的终点，测定反应系统中是否有未反应的原料，或其残存量是否达到规定值。一般可用简易快速的化学或物理方法测定反应终点，如显色、沉淀、酸碱度、薄层色谱、气相色谱、折光率、红外光谱法和高效液相色谱法等。例如，由水杨酸制备阿司匹林的乙酰化反应及由氯乙酸制备氰乙酸的氰化反应，都是利用快速测定法来确定反应终点的。前者测定水杨酸含量达到 0.02%以下即可停止反应，后者测定反应液中氰根离子的含量应在 0.4%以下方为反应终点。

此外，也可根据反应现象、反应变化情况及反应生成物的物理性质（如密度、结晶状态等）来判断反应终点。如催化氢化反应，一般是以吸氢量来控制反应终点的，当氢气吸收达到理论量时，氢气压强不再下降或下降速度很慢，即表示反应已达到终点。通氯气的氯化反应，常以反应液的比重变化来控制反应终点。

化学合成反应最常用的监测方法是薄层层析法（thin-layer chromatography，TLC），也称薄层色谱法。TLC 监测反应的原理是利用硅胶板上的吸附剂（硅胶）对样品中各组分吸附能力的不同，即展开剂对它们的解吸附能力的不同，在点样、展开后使各组分离，并在一定的显色条件下展现出不同大小、颜色、形状的光斑，以判断反应的状态。通过 TLC 对反应的跟踪，可以判断反应有无新点产生、原料有无剩余、剩余多少、反应是否干净，并综合判断反应如何处理（图 4-43）。

应用 TLC 监测反应的基本步骤：准备硅胶板、选择展开剂、点样、展开、显色。

（1）反应跟踪用的硅胶板一般为 2～3cm 宽、4～6cm 长的硅胶小板。

（2）展开剂的极性视 Rf 值而定，最好使目标物质的点处于可视度较好的位置，如 Rf 值为 0.4～0.6。一般极性的化合物用石油醚/乙酸乙酯的体系，极性较大的化合物可用二氯甲烷/甲醇的展开剂体系可以通过调节两种溶剂的配比来调节展开剂极性的大小。

（3）点样时距离下沿约 1cm，一般依次点原料点、反应液点、产物对照点，若有一个以上的原料点或产物点，也可根据需求多点几个样点，点样时浓度要适当。

（4）展开前要冷风吹干以防止样品溶剂极性对展板过程的影响。展开时注意展缸的密闭，防止展开溶剂挥发。展开一般遵从展开剂由低极性到高极性的原则，若展开后点的位置偏高或偏低，需更换展开剂，若展开一次后两个斑点离得很近，可多次展开。

（5）显色时，"一看"：首先在日光下观察，有些有色物质直接可以看到斑点位置；"二照"：在紫外灯下观察有无暗斑或荧光斑点；"三碘"：对于紫外吸收很弱的物质，可用碘缸进行显色；"四显"：既无色又无紫外吸收且在碘缸中不显色的物质，可以用显色剂显色。

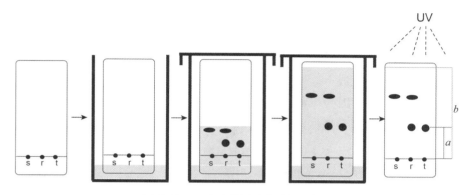

图 4-43　TLC 法监测反应过程示意图

薄层层析法跟踪监测化学反应，操作简单、成本低廉、灵敏度高、分离速度快，是有机合成实验中最常用的反应跟踪手段。但需要注意的是，TLC 跟踪反应只能是初步的定性判断，精确度不高，不能准确定量，若需准确定量，还需采用 HPLC 等方法进一步精准测定。另外，判断是否准确，选择合理的显色剂、显色方式和显色条件很重要。有些特殊的反应需要先做一定的处理再展开，如含有 NaH、n-BuLi 的反应体系，可先对样品进行淬灭、萃取，再进行 TLC 监测；有时展开会出现拖尾，要先对样品做处理再展开，综合判断。

三、产物的后处理和质量控制

绝大多数有机反应结束后得到的都是混合物，目标产物混杂在其中，这就需要用适当的方法分离得到纯度符合要求的目标产物，整个过程就称之为反应的后处理。这个过程中不仅仅包括从反应混合物中分离得到目标产物，也包括母液的处理等。后处理涉及的化学反应（如酸碱中和反应等）较少，多数为化工单元操作。

后处理过程优劣的评价标准主要有：①产品是否最大限度地、保质保量地被回收了。②原料、中间体、溶剂及有价值的副产物是否被最大限度地回收、利用。③后处理步骤是否简便易行。④"三废"（废水、废渣、废气）量是否达到最小。

后处理方法因反应的性质不同而方法各异。研究后处理时，首先要知道反应体系中可能存在的物质种类、组成和数量等，以此为基础，找出它们之间的性质差异，再利用这些差异采用适当的分离方法将目标产物分离。目前，合成反应的后处理方法主要有淬灭、浓缩、萃取、过滤、酸碱化处理、结晶和重结晶、蒸馏、柱层析等。具体采用哪种后处理方法要视情况而定，具体问题具体分析。有时，一个化学反应要同时用几种后处理方法对目标产物进行分离纯化。下面对几种经常应用于药物合成工艺中的后处理方法进行分析介绍。

1. 淬灭　有机化学反应体系中的活性试剂常常是过量的，当反应进行到一定程度，目标产物已经获得，该过量反应物继续存在可能会进一步发生连续型副反应，或者到达反应终点后，带着过量的活波试剂进行后处理，也会产生连续性反应，破坏了目标产物，所以需要淬灭反应体系。淬灭的原理是用另一种更易与该过量活性试剂反应的化合物与之反应，从而将其从反应体系中除去，即淬灭是当反应到达终点或在确定要终止化学反应时，向反应体系中加入某些物质，破坏体系里残存的活性试剂，使得反应真正终止的操作。合理的淬灭是终止反应、防止和减少副产物的产生、除去反应杂质、使反应体系稳定的必要操作，为后续操作提供安全保障。

　　化学反应在淬灭时要注意以下几点：①选择合适的淬灭试剂，充分考虑产物的稳定性及后处理的难易程度。②如果淬灭过程会大量放热，须在冷却下逐渐加入，让淬灭缓慢且可控的进行。③及时对反应体系进行监控，确定反应结束，才能对其进行淬灭。④对高活性试剂，也可采用分步淬灭的办法。⑤可采用"逆淬灭"，即把反应液加入到淬灭剂的溶液中。⑥在淬灭中，如果有酸碱中和反应发生，则应考虑所成盐的溶解性。例如，对于 NaOH 参与的反应，可以用多种酸来淬灭，如果用硫酸淬灭，会生成 Na_2SO_4，其在水中的溶解性较小，可能会干扰产物的析出及后处理，而使用盐酸优于硫酸，因为 NaCl 在水中的溶解性更好。总之，淬灭对于有机化学反应非常重要，表 4-1 为一些常用的活性试剂及其淬灭剂。

表 4-1　常用的活性试剂及其淬灭剂

类别	常用活性试剂	淬灭剂
酸	H^+	碱、弱碱、稀碱溶液
碱	HO^-、RO^-	酸、弱酸、稀酸溶液
金属氢化物 碱金属氧化氨化物	NaH、CaH_2、$NaNH_2$	乙醇、异丙醇、水
有机锂化物	n-BuLi、s-BuLi	饱和 NH_4Cl 溶液
硼还原试剂	$NaBH_4$、KBH_4	饱和 NH_4Cl 溶液、稀 HCl 溶液
铝还原试剂	$LiAlH_4$、DIBAL-H	H_2O/15%NaOH/MeOH、EtOH、EA
酸性腐蚀试剂	酰氯、酸酐、硫酰氯、PCl_5、 $POCl_3$、$SOCl_2$、P_2O_5、 $AlCl_3$、PCl_3、BBr_3	水（冰水、常温水） 特别注意顺序：将反应液缓慢加入到大量水中。
氰化物	NaCN、KCN、CuCN	NaClO 溶液、NaOH 溶液
硫酸二甲酯	硫酸二甲酯	稀氢氧化钠溶液或氨水
铬的氧化物	PCC、PDC/Jones 试剂	硅藻土、硅酸镁载体/异丙醇
格氏试剂	RMgBr	饱和 NH_4Cl 溶液、10%HCl 溶液
过氧化物	m-CPBA、过氧乙酸、 叔丁基过氧化氢等	饱和 Na_2SO_3 溶液、$NaHCO_3$ 溶液、NaCl 溶液

　　2. 浓缩　浓缩是利用加热的方法使溶液中的溶剂气化并除去，以提高溶质浓度的操作。反应溶剂若与水混融，在进行萃取前，通常需要将反应混合物浓缩，然后再萃取。萃取后的萃取液也需要浓缩，为进行产物纯化作准备。常压蒸馏时间长、温度高、产物分解的可能性大，因此浓缩通常是在减压条件下进行的。

　　3. 萃取　萃取是利用溶质在两种互不相容（或微溶）溶剂中的溶解度或分配比例不同，经多次反复平衡分配，使溶质从一种溶剂中转移到另外一种溶剂中的方法，以达到分离提纯的目的。常用的萃取溶剂有石油醚、乙酸乙酯、二氯甲烷、氯仿、正丁醇、乙酸丁酯、2-丁醇等。使用时应根据被催化化合物的溶解性而定，同时要易于和溶质分开，最好用低沸点溶剂，易于通过浓缩而和溶质分开，便于进行回收再利用。有时也会采用混合溶剂的方法进行萃取操作，如萃取某些极性大的物质时可用二氯甲烷∶甲醇（10∶1），乙酸乙酯∶四氢呋喃（10∶1），氯仿∶异丙醇（3：1）等按比例混合的组溶剂。萃取时并不是用的溶剂量越大、萃取次数越多就越好，要本着少量多次的原则，主要还是根据目标化合物在两相中的分配比例而定。每次使用的萃取溶剂体积一般是被萃取液体的 1/5～1/3。一般不用乙醚做萃取溶剂，因为它具有较大的挥发度，也存在易燃、易爆的危险，还有显著的麻醉性。

将萃取后合并的有机相减压浓缩，得到的固体产品（或粗品）往往含有一定水分，这时再对其进行干燥，困难相对较大，可能会因过度加热或过长时间加热而影响产物稳定性，一般可按以下步骤操作进行萃取：先按常规步骤少量多次萃取合并有机相；将合并的有机相用饱和氯化钠溶液反萃取，分相，可除去有机相中携带的水分；然后向有机相中加干燥剂（无水硫酸钠或硫酸镁），搅拌一定时间，干燥剂可吸收有机相中残存的微量水分；最后过滤除掉干燥剂，将有机相减压浓缩，即可得到较为干燥的萃取物质（产品或粗品）。

在萃取时常常常出现不分层或乳化的现象。解决的办法：①长时间静止。②加入适当的物质（如无机盐），使其密度差增大，利于分层。③因表面活性剂存在而形成乳化，可改变溶液的 pH 值，往往能使其分层。④因碱性而产生乳化，可加入少量酸破坏 pH 值状态。⑤因少量悬浮固体引起的乳化，可将乳浊液缓慢过滤，过滤时在铺一层吸附剂，如硅藻土、硅胶硅酸镁、氧化铝，效果更好。⑥因两种溶剂能部分互溶而发生的乳化，可加入少量电解质，如氯化钠等，利用盐析作用破坏乳化。⑦对于顽固的乳化还可以用离心分离，也可加热，或向有机溶剂中加入极性溶剂，以改变两相的表面张力。

4. 过滤 通常指悬浮液中的液体透过介质，固体颗粒及其他物质被过滤介质截留，从而使固体及其他物质与液体（或气体）分离的操作。该后处理方法在实验室及工业生产中均较常见，主要适用于有固体生成并从反应液中析出的合成反应。实验室常用的过滤方式主要是常压过滤和减压过滤；而工业上则有所不同，常要用过滤器来进行大量的过滤。

5. 酸碱化处理 酸碱化处理的原理是一些具有酸碱性基团的有机化合物，可以得失质子形成离子化合物，而离子化合物与母体化合物具有不同的物理化学性质，利用这些不同点把混合物分开，达到分离提纯的目的。酸碱化处理主要包括中和吸附法、中和萃取法和成盐洗涤法三种。

中和吸附法是将酸（碱）性有机化合物通过加入碱（酸）水溶液，使其生成水溶性盐类，用活性炭吸附后滤去，再加酸（碱）中和到原来的分子状态。如合成抗凝剂华法林的后处理过程就应用到了中和吸附法，与以往的后处理方法相比，华法林的损失较小，纯度可达 99% 以上。

中和吸附法的优点较多，由于活性炭不吸附离子，故产品几乎不会损失；所用的酸碱都比较廉价，故后处理费用较低；无有机溶剂的挥发，操作条件较好。

中和萃取法是工业生产中较为常见的方法，它是利用酸（碱）性有机化合物生成离子时溶于水而分子状态溶于有机溶剂的特性，通过加入酸（碱）使碱（酸）性产物生成离子溶于水实现相转移而使非酸（碱）性杂质溶于有机溶剂的方法。

例如，对 2-叔丁氧羰基氨基-4-苯基丁酸甲酯的水解反应进行后处理时，可在碱性条件下用有机溶剂除去杂质，之后再进行酸化得到 2-叔丁氧羰基氨基-4-苯基丁酸，见图 4-44。

图 4-44 2-叔丁氧羰基氨基-4-苯基丁酸甲酯的水解反应

成盐洗涤法是依据具有不同构型的有机物中高浓度物质先结晶而杂质不结晶原理，使含有酸（碱）性的有机化合物与碱（酸）成盐结晶，不纯物则留在母液中的方法。当通过过滤实现固液分离后，再洗去盐表层的母液，烘干即可得精品盐，最后再将精品盐中和回原来的分子状态。这种方法对碱性有机化合物的提纯特别适用。

6. 结晶和重结晶 结晶是利用固体混合物中各组分在某种溶剂中的溶解度不同而使其相互分离，主要原理是利用不同温度下溶质的溶解度相差很大，或者某物质在不溶溶剂（混合溶剂）中溶解度相差大；或者溶质在不同 pH 值环境中，溶解度相差大，将溶质析出分离出来。重结晶是将晶体溶于溶剂以后，又重新从溶液中结晶的过程，以提高物质的纯度，形成较好的晶体形态。重结晶是制药企业进行固体产物纯化和精制最常用的操作。

结晶和重结晶最常用的原理是，利用固体产物在溶剂中的溶解度与温度的关系，不同物质在相同溶剂中的溶解度不同，达到产物与其他杂质分离纯化的目的。其简单程序是先将不纯固体物质溶解于适当热的溶剂中制成接近饱和的溶液，趁热过滤除去不溶性杂质，冷却滤液，使晶体自过饱和溶液中析出，而易溶性杂质仍留于母液小，抽气过滤，将晶体从母液中分出，干燥后测定熔点，如纯度仍不符合要求，可再次进行重结晶，直至符合要求为止。

选择适当的溶剂对于重结晶操作的成功具有重大的意义，一个良好的溶剂必须符合以下儿个条件：①不与被提纯物质起化学反应。②在较高温度时能溶解多量的被提纯物质，而在室温或更低温度时只能溶解很少量。③对杂质的溶解度非常大或非常小，前一种情况杂质留于母液内，后一种情况趁热过滤时杂质被滤除。④溶剂的沸点不宜太低，也不宜过高。溶剂沸点过低时制成溶液和冷却结晶两步操作温差小，团体物溶解度改变不大，影响收率，而且低沸点溶剂操作也不方便，如乙醚就不宜用。溶剂沸点过高，附着于晶体表面的溶剂不易除去。⑤能给出较好的结晶。

适宜的重结晶工艺可以提供高质量的合格产品，并尽量避免二次重结晶消耗的人力、物力，最大可能地降低生产成本。结晶条件主要指温度、压力、搅拌、晶种的加入等，对结晶的晶型、结晶的快慢都有影响，需要注意以下事项：①重结晶工艺应稳定、可靠。②冷却速度要缓慢且稳定，以控制结晶大小和质量；选择梯度降温的条件对晶型和收率影响也较大。③保持适当搅拌，使结晶均匀分布并稳定生长。④适时、适量加入晶种，作为晶体析出的晶核，可以帮助晶体的析出。⑤提高结晶设备使用的效率。

7. 蒸馏 蒸馏是一种热力学的分离工艺，它利用混合液体中各组分沸点不同，使低沸点组分蒸发、冷凝，最终收集得到相应的组分。与其他的分离手段不同，它不需使用系统组分以外的其他溶剂，减小了引入新杂质的可能性。蒸馏的方式较多，如简单蒸馏、平衡蒸馏、减压蒸馏和连续蒸馏等，这些方法在化学合成工艺研究中应用较多，后处理时根据所要分离组分的差异选取合适的蒸馏方式。

例如，工业上对 2,4-二氯-5-氟苯乙酮的合成是以 2,4-二氯氟苯和乙酰氯为原料，在三氯化铝的作用下通过傅-克反应制得的。反应结束后，将物料放入冰解釜内水解，分出有机相，减压蒸馏，再经冷冻、结晶、离心后得到目标产物，见图 4-45。

图 4-45　2,4-二氯-5-氟苯乙酮的合成路线

又如，在重氮盐的取代反应中，会有很多的副反应发生，主要的副产物有偶合物、焦油等。这些高分子化合物对产物有一定的溶解作用，故要分离取代产物，首先应设法使产物脱离焦油。若产物为易挥发组分，则可采用水蒸气蒸馏法分离得到目标产物。

一个药物的合成往往是多步化学反应的过程，当中间体中的杂质不影响后续反应的收率和质量时，就不需要对其进行提纯，即不提纯原则。这样就可以减少中间体提纯损失，降低提纯费用和生产成本，提高收率。如2-甲酰基苯磺酸的制备过程涉及四步反应，其中邻氯甲苯进行氯代的第一步反应会生成三种产物，即目标产物二氯苄和两个副产物一氯苄和三氯苄，两个副产物均不影响二氯苄的下一步水解反应，三氯苄水解产物邻氯苯甲酸可与碱成盐用水除去，一氯苄水解产物邻氯苄醇不参加也不影响醛邻位氯的亲核取代反应，因而所有中间步骤不需提纯，只需将终产物用乙醇重结晶即可除去所有杂质，见图4-46。

图 4-46　2-甲酰基苯磺酸的合成路线图

药品是一种较为特殊的化学品，通过后处理获得目标产物之后，还要按照药典的规定对其进行检查。检查的内容主要包括药品的纯度、稳定性、晶型、生物有效性及单一杂质的含量等，如果所得的产物不符合药典的相关规定，还要对其进一步处理，直至符合药典的相关要求为止。

8. 柱层析　柱层析技术又称柱色谱技术。柱层析由两相组成，在圆柱形管中填充不溶性的基质，形成固定相，洗脱溶剂为流动相，当两相相对运动时，利用混合物中所含各组分在吸附剂上分配和解析能力的差异，各物质在流动相的洗脱下，进行不断的吸附、解析，最终达到彼此分离的目的。

柱层析技术也称柱色谱技术，当被分离物质不能以重结晶的方法纯化时，柱层析往往是最有效的纯化手段。一根柱子里先填充不溶性基质形成固定相，将样品加到柱子上后用特别的溶剂洗脱，溶剂组成流动相。在样品从柱子上洗脱下来的过程中，根据混合物中各组分在固定向和流动相中分配系数的不同，经过多次反复分配，将不同组分逐一分离。硅胶层析柱是实验室有机合成产物纯化最常用的纯化方法。

硅胶层析法的分离原理是根据物质在硅胶上的吸附力不同而得到分离，一般情况下，极性较大的物质易被硅胶吸附，极性较弱的物质不易被硅胶吸附，整个层析过程即是吸附、解吸、再吸附、再解吸过程。柱层析的过程可分为准备、装柱、上样、洗脱、收集、监测显色、浓缩。

（1）柱层析操作方法的选择　目前，柱色谱分离的操作方式主要包括常压分离、减压分离和加压分离 3 种模式。常压柱适合大于 50～100g 的产品，常压柱是分离效果最好的，但时间也最长。加压柱适合小于 100～200g 产品的纯化，加压分离可以加快洗脱剂的流动速度、缩短样品的洗脱时间，压力的提供可以是压缩空气、双连球或小气泵等。

（2）柱子规格的选择　柱子越细、越长，分离效果越好，但时间长，效率不高。根据带分离物的极性差异和分离难度选择适合的柱子。

（3）装柱　柱层析色谱柱的填装主要有湿法和干法。不论干法还是湿法，硅胶（固定相）的上表面一定要平整，装柱最关键的就是防止气泡和裂柱。

（4）上样　上样也有干法和湿法之分。

（5）洗脱　洗脱剂是采用 TLC 分析得到展开剂的比例再稀释一倍后的溶剂，一般常采用梯度洗脱效果更好，常用的洗脱剂体系是石油醚/乙酸乙酯的普通极性体系和二氯甲烷/甲醇的大极性体系。洗脱的过程就是在一定极性洗脱溶剂的"冲洗"下，使待分离物在硅胶上不断的吸附、解析。极性小的物质先被洗脱出来，极性大的物质后洗脱出来。

（6）显色、监测和收集浓缩　先后流出的洗脱液被依次收集，经紫外显色剂对照，将分离开来的各物质洗脱液收集，再分别浓缩得到各组分，或直接找到相应的产物点，浓缩得到产物进行表征，分析确认。

9. 其他后处理方法

除以上所述方法外，药物合成反应后在处理中还广泛用到活性炭吸附、金属离子沉淀法、膜过滤、干燥、制备色谱等分离、纯化方法。

第四节　药物合成工艺实例

前部分内容已对药物合成路线的设计、选择，反应条件的优化，中间体、目标产物的质量控制及后处理方法等内容进行了系统的介绍，现结合塞来昔布的生产工艺说明上述几方面在药物合成工艺研究中的重要作用。

塞来昔布（celecoxib，4-111），中文化学名称为 4-［3-（三氟甲基）-5-（4-甲基苯基）-1H-吡唑-1-基］苯磺酰胺，英文名称为 4-［5-（4-methylphenyl）-3-（trifluoromethyl）-1H-pyrazol-1-yl］ben-zenesulfonamide，结构如图 4-47，于 1999 年 1 月在美国首次上市的第一个环氧合酶-2（COX-2）选择性抑制剂，通过阻止炎性前列腺素类物质（前列腺素 E_1、前列腺素 D_2 及前列环素等）的产生，达到抗炎、镇痛及退热作用，其商品名为 celebrex。临床上它主要用于缓解骨性关节炎、类风湿性关节炎的症状和体征，也适用于强直性脊柱炎、原发性痛经、急性疼痛等，还可减少家族性腺瘤息肉患者腺瘤性结直肠息肉量。

celecoxib(4-111)

图 4-47　塞来昔布（celecoxib）的结构式

一、合成路线及其选择

对塞来昔布的结构式进行逆合成分析，如图 4-48 所示，吡唑环为拆键部分，可由对氨磺酰基苯肼盐酸盐（4-112）和 1-（4-甲基苯基）-4,4,4-三氟丁烷-1,3-二酮（4-113）环合而成。1-（4-甲基苯基）-4,4,4-三氟丁烷-1,3-二酮（4-113）可在碱的催化作用下，由对甲基苯乙酮与三氟乙酸酯经 Claisen 缩合而成，对甲基苯乙酮可由甲苯经傅-克酰基化反应制得。

图 4-48　塞来昔布的逆合成分析

1. 1-（4-甲基苯基）-4,4,4-三氟丁烷-1,3-二酮（4-113）的合成　甲苯在三氯化铝的作用下与乙酸酐或乙酰氯进行傅-克酰基化反应得到对甲基苯乙酮，它与三氟乙酸乙酯或三氟乙酸β-三氟乙酯缩合得到目标产物，如图 4-49 所示。其中，对甲基苯乙酮与三氟乙酸β-三氟乙酯在六甲基乙硅叠氮锂的作用下缩合得到目标产物，收率为 86%，该法所用试剂较贵；而对甲基苯乙酮与三氟乙酸乙酯在甲醇钠的作用下发生缩合反应的收率为 94%，此路线原料廉价易得，收率高于前一方法。

图 4-49　1-（4-甲基苯基）-4,4,4-三氟丁烷-1,3-二酮的合成

2. 塞来昔布的合成　塞来昔布是由对氨磺酰基苯肼（4-112）盐酸盐和 1-（4-甲基苯基）-4,4,4-三氟丁烷-1,3-二酮（4-113）环合而成的，环合条件的不同之处主要是所用溶剂的不同。

（1）以 1,3-二甲基-3,4,5,6-四氢-2（1H）-嘧啶酮（DMPU）为溶剂　对氨磺酰基苯肼（4-112）盐酸盐和 1-（4-甲基苯基）-4,4,4-三氟丁烷-1,3-二酮（4-113）在 DMPU 中，6mol/L 盐酸催化下，室温搅拌 16 小时，HPLC 检测塞来昔布的异构体（4-114）的含量只有 0.16%，含一分子 DMPU 的塞来昔布结晶体（4-115）的收率为 83%，如图 4-50 所示。

图 4-50　塞来昔布的合成（DMPU 为溶剂）

（2）以 N-甲基-2-吡咯烷酮为溶剂　以 N-甲基-2-吡咯烷酮（NMP）为溶剂，6mol/L 盐酸的催化作用下，对氨磺酰基苯肼盐酸盐和 1-（4-甲基苯基）-4,4,4-三氟丁烷-1,3-二酮环合反应 16 小时，得到含一分子 NMP 结晶的塞来昔布（4-116），如图 4-51，收率为 85%，HPLC 检测其异构体（4-114）含量为 0.03%。

图 4-51　塞来昔布的合成（NMP 为溶剂）

上述两种方法反应条件温和，产品纯度及收率较高，但酰胺类溶剂用量较大，成本较高。故工业上生产塞来昔布并未采用以上两种方法，而是以醇类作为溶剂进行环合制备的，如图 4-52。

图 4-52　塞来昔布的合成（醇为溶剂）

二、生产工艺原理及其过程

经上述合成路线的选择，最终确定了适合于工业生产的塞来昔布的合成路线，具体如图 4-53 所示：

图 4-53　塞来昔布的合成路线

下面将对其工艺原理和过程进行讨论：

1. 对甲基苯乙酮的制备

（1）工艺原理　甲苯与醋酐在无水三氯化铝的作用下，经乙酰化得对甲基苯乙酮。醋酐在路易斯酸的催化下，形成酰基正离子，与苯环发生亲电取代反应，进攻甲基的邻对位，如图 4-54 所示。

图 4-54　以甲苯和醋酐为原料合成对甲基苯乙酮的工艺原理示意图

（2）工艺过程　将干燥的甲苯和无水三氯化铝粉末加入至反应瓶内，搅拌下滴加醋酐，温度逐渐升至 90℃，有大量氯化氢气体放出。反应至不再产生氯化氢气体，冷却至室温，将反应液倒入碎冰和浓盐酸的混合物中，搅拌至铝盐全部溶解为止。分离出有机层，水洗，10% 氢氧化钠水溶液洗至碱性，再用水洗至中性。干燥后，减压蒸馏，收集 93～94℃/7mmHg 的馏分，得对甲基苯乙酮，收率为 86%。

（3）反应条件及影响因素

1）甲苯的傅-克酰基化可发生在甲基的对位，也可发生在邻位。由于邻位的空间位阻效应，乙酰化优先发生在对位。如果温度过高，会增加邻位乙酰化副产物的生成量。

2）催化剂的作用在于增强乙酰基碳原子的电正性，增强其亲电能力。此类反应中，路易斯酸的催化能力强于质子酸。常用的路易斯酸有 $AlCl_3$、BF_3、$SnCl_4$、$ZnCl_2$ 等。其中，$AlCl_3$ 廉价易得且能溶于有机溶剂，正因为如此，它较为常用于此类反应中。

3）傅-克酰基化反应常用溶剂有二硫化碳、硝基苯、石油醚、四氯乙烷、二氯乙烷等。其中，硝基苯与 $AlCl_3$ 可形成复合物，反应呈均相，应用较广。在甲苯的乙酰化反应中，过量的甲苯兼作溶剂。

2. 1-(4-甲基苯基)-4,4,4-三氟丁烷-1,3-二酮（4-113）的制备

（1）工艺原理　对甲基苯乙酮在甲醇钠的作用下生成碳负离子，它与三氟乙酸乙酯发生亲核加成-消除反应，得到目标产物（4-113）。

（2）工艺过程　在氩气保护下，将对甲基苯乙酮溶于甲醇中并加入 25% 甲醇钠的甲醇溶液，搅拌 5 分钟，加入三氟乙酸乙酯，加毕，回流 24 小时。将反应液冷却至室温，浓缩，加入 100mL 10% 的盐酸，乙酸乙酯萃取，有机相干燥，浓缩得油状物，收率为 94%。产物无需进一步纯化，可直接用于后续反应。

（3）反应条件及影响因素　对甲基苯乙酮的 α-氢活性较小，在甲醇钠作用下缩合效果较好。甲醇钠与对甲基苯乙酮的摩尔比约为 1：1.1，反应需在无水条件下进行。

3. 塞来昔布的制备

（1）工艺原理　对氨磺酰基苯肼盐酸盐与 1-(4-甲基苯基)-4,4,4-三氟丁烷-1,3-二酮（4-113）发生亲核加成-消除反应，环合得到塞来昔布。对氨磺酰基苯肼（4-114）盐酸盐中肼

基的 β-氮原子（末端氮原子）上的未共用电子对进攻原料（4-113）的 3-位羰基碳原子，脱去 1 分子水形成碳氮双键，得到中间体（4-115），其肼基中 α-氮原子的未共用电子对再进攻 1-位 羰基碳原子，形成五元环，再脱去一分子水后得到吡唑衍生物塞来昔布，见图 4-55。

图 4-55　塞来昔布的合成工艺原理示意图

（2）工艺过程　等摩尔比的对氨磺酰基苯肼盐酸盐与 1-(4-甲基苯基)-4,4,4-三氟丁烷-1, 3-二酮混合后，再加入乙醇、甲基叔丁基醚（MTBE）、甲醇和等摩尔的 4mol/L 盐酸，加毕，回 流 3 小时。冷却，减压浓缩，滴加水后产物结晶析出。室温静置 1 小时后，过滤，分别用 60% 乙 醇和水洗涤，干燥得目标产物塞来昔布，收率为 76.4%。

（3）反应条件及影响因素　对氨磺酰基苯肼盐酸盐与 1-(4-甲基苯基)-4,4,4-三氟丁烷-1, 3-二酮（4-113）的环合需要酸来催化。后者的结构中与三氟甲基相连的 3-位羰基的亲电活性大 于与苯基相连的 1-位羰基，作为催化剂的稀酸优先使 3-位羰基活化，降低了活化能，缩短了反 应历程，同时提高了反应的区域选择性，使生成目标产物塞来昔布的量远远多于异构体 （4-114）的量。生成异构体的反应历程可能有如下两种，见图 4-56 反应历程 I，图 4-57 反应 历程 II。

图 4-56　反应历程 I 示意图

图 4-57 反应历程 II 示意图

第五章
生物制药工艺研究

生物药物是指利用生物机体、组织、细胞或其代谢产物、排泄物等，综合运用生物学、物理化学和现代药学等学科的原理与方法，加工生产具有预防、治疗和诊断功能的药品。其中包括多肽、蛋白质、酶和核酸，以及具有生物活性的初级代谢和次级代谢产物、天然活性化合物及其类似物等。

生物制药是以生物体和生物反应过程为基础，依赖于生物机体和细胞的生长繁殖及其代谢过程，利用工程学的原理和方法，对实验室所取得的研究成果进行中试放大，在生物体内（如动物的乳腺反应器和植物生物反应器）或生物体外的反应器（如细胞培养的发酵罐等）内进行生物反应合成过程。

20世纪20年代现代生物制药开始成熟，以抗生素的工业化生产为标志。之后随着体细胞原生质融合技术的出现，产生了单克隆的抗体药物。基因工程技术的出现，标志着现代生物制药的发展进步。通过发酵工程、细胞培养工程、酶工程、转基因技术等生物工程技术的应用及推广，生产、合成生物药物材料，再分离纯化，制成商品化药物制剂，生物制药取得日新月异的进步。

第一节　生物制药的发展沿革

生物技术包括传统生物技术和现代生物技术两部分。传统的生物技术是指固有的制造酱、酒、面包、奶酪、酸奶及其他食品的传统工艺；现代生物技术则是指以现代生物学研究成果为基础，以基因工程为核心的新兴学科，是在20世纪70年代末80年代初发展起来的。目前所说的生物技术基本指现代生物技术。

一、传统生物制药

历史文献中有一些关于生物材料应用的记载。《左传》中记载类似植物性淀粉酶制剂"麴"的应用。葛洪《肘后备急方》有使用海藻酒治疗瘿病（地方性甲状腺肿）的记载。明代李时珍著《本草纲目》中收载动物药444种，其中收载了人体代谢物、分泌物及排泄物等作为药物应用的实践。20世纪20年代起，对动物脏器所含有的有效成分进行了深入的研究，纯化胰岛素、甲状腺素、各种必需氨基酸、必需脂肪酸及多种维生素开始在临床应用，后逐渐发现并提纯了肾上腺皮质激素和脑垂体素。

19世纪开始有意识地利用酵母进行大规模发酵生产，相关产品主要为乳酸、酒精、柠檬酸和蛋白酶等初级代谢产物。1929年发现青霉素，开始抗生素生产与应用。20世纪40年代，抗生素工业得到了迅猛发展。20世纪50年代发展的氨基酸发酵工业、20世纪60年代发展的酶制剂工业都属于生物制药的传统应用。

二、现代生物制药

1953 年科学家发现 DNA 双螺旋结构，于 20 年后实现 DNA 重组和转化，是现代分子生物学的建立和发展的标志，20 世纪 70 年代以后，随着基因工程技术的出现，人类开始了深入认识生命本质并能动地改造生命，应用 DNA 技术进行生物制药的新时期。现代生物药物按其发展过程大致可以分为三代：

第一代生物药物是利用生物材料加工制成的，含有某些天然活性物质与其他混合成分的粗提取物制剂，目前还在使用的如脑垂体后叶制剂、肾上腺提取物、血清、银杏叶提取物等。

第二代生物药物是根据生物化学和免疫学原理，应用现代生物分离纯化技术，利用生物体制备的具有针对性治疗作用的生化物质，如胰岛素、尿激酶、人血丙种球蛋白等。

第三代生物药物是应用生物工程技术生产的天然活性物质，以及通过蛋白质工程原理设计制造的天然物质的类似物，或与天然物质结构不同的全新的活性生物成分，如白细胞介素、红细胞生成素等。

现代生物制药技术随着相关学科的深入研究，发展迅速，成为现代制药产业的重要组成部分，众多科学家致力于对其进行研究，主要研究方向在以下几个方面：重组 DNA 技术的研究；基因组研究；单克隆抗体及基因工程抗体制备技术的研究；基因表达调控机理的研究；细胞信号转导机理研究。

三、生物制药的发展前景

生物制药在现代临床很多领域都有广泛应用，尤其是集中在以下几个严重危害人类生命健康的疾病方面：肿瘤性疾病、神经退化性疾病、自身免疫性疾病、冠心病等。

随着基因组科学系统的建立，基因技术在医药领域的应用日益成熟，基因治疗与基因测序等技术的发展达到新高度，应用转基因技术构造转基因植物、动物，继而利用其开发新的生物药物，已经逐渐进入产业化阶段，如用转基因绵羊生产蛋白酶抑制剂等，转基因技术会成为生物制药工业的另一个重要技术手段。

生物技术已经创造出众多的有效药物，并形成新的研究领域。目前生物制药技术主要集中在以下领域，如较成熟的组合化学研究，处于发展阶段的药物基因组科学研究、蛋白质工程研究、基因治疗研究和糖类治疗剂研究等。另外，还有如前导药物综合鉴定技术及核糖酶、抗体酶、药物设计与人工智能、立体抗原等新生技术，也取得了重大进展。

当前是世界生物技术高速发展的时期，无论是在基础研究方面，还是在应用开发方面，都取得了巨大的成就。但生物技术在 20 世纪还是处于基础研究为主的阶段，产业建设尚未成形，21 世纪将是大规模产业化的时期，包括药物、疫苗和基因治疗等的生物技术药物研制将会得到迅速发展，与化学药物和中药形成齐头发展之势。发展比较迅速的生物技术主要在于下列几个方面：

1. 利用新发现的人类基因，开发新药物　随着对人类基因组的深入研究，已发现的与人类病症相关的基因约有 5000 个，而且一些重要的遗传病相关基因已被分离并进行了测序；另一些疾病，如乳腺癌、结肠癌、高血压、糖尿病和阿尔茨海默症等，涉及其遗传倾向的相关基因也已精确地定位于染色体的遗传图谱上。可以预测，随着大量类似与人类重大疾病有关的基因被定位、鉴定和分离，可以指导产生用于人类疾病的检测、治疗和预防的新药，遗传诊断、遗传修饰和基因治疗也将成为现实。

而且基因组计划同时也带动了生物信息学方面的发展，在一定程度上改变了生物技术与药物研究的模式，从基于实验的过程转变为基于信息的过程，计算机应用更为广泛，大大提高了研究开发的速度和成功率。

2. 新疫苗的研制　疫苗在预防、治疗大量疾病中起着重要作用。现在临床应用的几十种细菌性疫苗和病毒性疫苗，如预防结核的卡介苗，用于免疫和控制小儿麻痹症的脊髓灰质炎疫苗等，都有着良好的效果。对于可用于癌症、艾滋病等难治之症的生物疫苗研究开发，是下一步工作的重要内容。

3. 基因工程活性肽的生产　目前国内外已经投入使用或正在研制的基因工程药物，如淋巴因子、生长因子、激素和酶等已达到几十种，其中多数是属于基因工程活性肽，包括淋巴细胞产生的因子、不同种类细胞的生长因子、激素或酶等。

有极其丰富的活性肽等物质存在于人体内，用于维持正常生理调控机能或起到对疾病的防御作用，但目前仅了解其中很少几种，还有大量种类的活性肽尚待研究，因此发展基因工程活性肽药物的前景十分光明。

4. 其他相关的医药业将得到不断改造和发展　生物技术的应用将使医疗技术得到更大的发展。比如疾病的早期诊断技术将会日新月异：如采用聚合酶链式反应（PCR）方法对肿瘤的早期诊断，可以更明确地了解肿瘤的状态和转移情况；单克隆抗体的利用，也会促进临床诊断方面的发展。综合多学科的研究成果，通过新技术的创立，大大拓宽生物药物领域发明新药的空间，众多的技术手段，为寻找快速鉴定药物作用的靶点、先导物化学实体等方面提供可能，为新药的发明提供更加广阔的前景。

虽然我国生物制药技术的研究起步相对较晚，但是近年来在经济和科技的推动下，我国国的生物制药技术已经取得了一定的成就，已经在心脑血管、免疫等疾病的药物研制中充分应用了生物制药技术，为这些疾病的治疗提供重要支撑。

从当前的发展趋势来看，我国未来的生物制药产业将呈现集群式发展，这对于促进生物制药产业发展具有重要的作用国通过不断参与国际前沿生物发展课题来提升科研水平，如药物相关基因药理学的研究，对于提高基因治疗水平具有重要的推动作用。再加上我国政府对生物医药领域不断加大的投资力度和政策扶持，未来生物制药产业将会成为推动国民经济发展的朝阳行业。

第二节　生物药物的原料来源

生物药物的原料来源通常以天然的生物材料为主，种类繁多，数量丰富。其中人体、动物、植物、微生物和海洋生物均可作为原料，为生物制药工业提供许多重要化合物。

一、人体来源的原料

利用人体来源的原料制备的生物药物主要分为血液制品、胎盘制品和尿液制品三大类。

1. 血液制品　包括红细胞、白细胞、血小板、冷冻血浆、血浆成分制品及体细胞活性成分制品等。血浆中含有多种蛋白质和多肽成分，目前开发的主要是白蛋白和免疫球蛋白 G 等品种，另外还有上百种低量和微量的蛋白、多肽成分未被利用，有待于进一步研究开发。

人体体液细胞包括红细胞、白细胞、淋巴细胞、血小板、成纤维细胞等的生物活性物质具有极其重要的功能，可以用于生物药物的生产。现已应用人体体液细胞生产的活性物质，主要有干扰素、白细胞介素-2、超氧化物歧化酶等品种。

2. 人胎盘制品　包括人胎盘丙种球蛋白、人胎盘白蛋白、人胎盘 RNA 酶抑制剂、人绒毛膜生长促乳素（HCS）等。

3. 尿液制品　包括酶类制品、刺激因子、生长因子等。

目前应用的主要有从健康男性尿液中提取制备的尿激酶、激肽释放酶、尿抑胃素、蛋白酶抑制剂、睡眠因子、集落刺激因子（CSF）和表皮生长因子（EGF）等，以及从妊娠妇女和绝经期妇女的尿液中提取制备的绒膜促性腺激素等。

人体来源的生物药物因为同源性高，安全性好，不易产生免疫反应等副反应，而且效价高，疗效确切，纯化的因子制剂效价可比原血浆高出 10 倍至上千倍。但是由于受到伦理制约，人体来源的药物原料比较有限，不易获得。

二、动物来源的原料

动物的组织、器官是生物药物的重要来源之一，现在多采用分离提取的方法获得生物药物（表 5-1）。

表 5-1　一些从动物的组织或器官中提取的药物

药物名称	来源	临床应用
胰岛素	胰腺	治疗糖尿病
胰高血糖素	胰腺	治疗胰岛素诱导的低血糖症
生长激素	脑垂体	治疗侏儒症
凝血因子	血液	治疗血友病
胸腺素	胸腺	治疗胸腺发育不全综合征、免疫缺陷病
肾上腺皮质激素	肾上腺皮质	治疗肾上腺功能不全；用作抗炎药、免疫抑制剂
性激素	性腺	治疗绝经期综合征、月经失调；用作避孕药
降钙素	甲状腺、腮	治疗骨质疏松症、高钙血症、变形性骨炎、痛性神经营养不良症
尿激酶	尿液	用于血管栓塞性疾病的溶栓治疗

从动物的组织或器官中提取的生物药物根据其化学本质，可被分为蛋白类药物和非蛋白类药物两大类，大多数蛋白类药物已经可以采用基因工程技术进行生产；而非蛋白类药物还可进一步划分为甾体激素、皮质类激素和前列腺素等，大多数通过化学合成的方法获得。

动物细胞表达体系呈现出其他表达体系所无法比拟的优点，是在动物细胞表达体系中能够实现蛋白质产物的翻译后修饰，许多糖基化的生物药物都是利用动物细胞生产的，最常用的工具细胞是中国仓鼠卵巢细胞和幼仓鼠肾细胞。

但是由于动物和人体的种族差异较大，活性物质的结构也有一定的差异，特别是蛋白质类药物，生物制品与人体内源性蛋白质在化学结构和空间结构上都会有不同程度的差别，不同来源的蛋白质注射后会产生抗原反应，严重者会有生命危险。因此，对此类药物在关注药效的同时，安全性研究要特别引起重视。

三、植物来源的原料

早期的药用物质大多数来源于植物。植物在生长过程中，通过次级代谢途径能够产生生物大分子活性物质，而许多这类物质具有生物活性，如蛋白质、多肽、酶、核酸、糖类和脂类等。

按化学结构特点对植物来源的药物进行分类，通常可分为生物碱、类黄酮、萜与类萜、甾类、香豆素、黄嘌呤和水杨酸盐等（表 5-2）。

表 5-2　一些植物来源的生物药物

药物名称	植物来源	化学结构分类	用途
阿托品	颠茄	生物碱类	放大瞳孔
东莨菪碱	曼陀罗	生物碱类	治疗运动病
吗啡	罂粟	生物碱类	止痛
可卡因	古柯树	生物碱类	眼部麻醉
伪麻黄碱	麻黄	生物碱类	减轻鼻部充血
奎宁	金鸡纳树	生物碱类	治疗疟疾
长春碱	长春花	生物碱类	治疗霍奇金病
长春新碱	长春花	生物碱类	治疗白血病
咖啡因	茶	黄嘌呤类	提高大脑兴奋性
茶碱	茶	黄嘌呤类	抗哮喘、利尿
紫杉醇	太平洋红豆杉（紫杉）	萜类	治疗卵巢癌、乳腺癌
双香豆素	黄花草木	香豆素类	抗凝
地高辛	毛地黄	甾类	提高心肌收缩力
洋地黄毒苷	毛地黄	甾类	提高心肌收缩力
阿司匹林	白柳、绣线菊	水杨酸盐类	止痛、抗炎

目前，除少数一些药物仍从植物中直接提取得到外，大多数植物来源的药物已改为主要通过合成或半合成的方式获得。此外，通过对许多植物来源的先导类化合物进行化学修饰，也获得了一系列有疗效的药物。近十几年来，人们又开始尝试用转基因植物生产药用蛋白质。

采用植物作为重组蛋白表达体系的优缺点均较为突出，一方面该体系具有培育费用低廉、产品收获工艺成熟、生产规模易于放大等多方面优势；另一方面也存在重组蛋白质低水平表达或不表达，甚至发生翻译后基因沉默现象等不足，这些尚存的缺陷使得植物作为重组蛋白表达体系的潜力受到了很大制约。另外，应用植物作为来源所制备的蛋白质等生物药物，其在结构上与人体内源性蛋白质等差异很大，容易引起强烈的免疫反应，注射给药需谨慎，目前多采用口服或外用方式给药。

四、微生物来源的原料

微生物特有的生物适应性使得它们在地球上存在的数目惊人，也使其成为一个非常巨大的潜在药物库，微生物产生的许多次级代谢产物都具有实际或潜在的治疗作用。但是，目前微生物及其代谢产物被研究的品种数目占比较少（表 5-3），可见其未来的应用前景比较广阔。利用微生物生产的药物有抗生素、生物调节剂、多糖、酶抑制剂、氨基酸、酶等。

表 5-3　一些微生物来源的应用领域

微生物类别	应用领域
细菌	氨基酸、有机酸、糖类、核苷酸类、维生素、酶
放线菌	抗生素、氨基酸、核苷酸类、维生素、酶
真菌	酶、有机酸、氨基酸、核酸及其有关物质、维生素、促生素、多糖
酵母菌	维生素、蛋白质与多肽、核酸

抗生素是微生物次级代谢产物，能够抑制其他微生物的生长。迄今为止，已经分离和确定结构的抗生素有 10000 多种，大规模生产并应用于临床的有 100 多种。根据抗生素在化学结构上的特点，可将它们大致分为 β-内酰胺类、四环素类、氨基糖苷类、大环内酯类、安莎霉素类、多肽类或糖肽类等几大类。

生物调节剂包括血小板凝聚抑制剂、肥大细胞脱颗粒抑制剂、血液细胞分化促进剂、免疫增强剂、免疫抑制剂等，有些已成功应用于临床，如免疫增强剂 Bestatin 应用于癌症患者，免疫抑制剂环孢菌素 A 应用于器官移植，可起到抗排斥反应的作用。

对酶抑制剂的研究亦在深入进行，发现其可能与炎症、免疫、自身免疫、补体反应、致癌、癌转移、病毒感染和肌肉营养障碍等各种疾病相关，可以利用研究对一些疾病的病因加以解释，提出临床治疗对策。

由于大多数微生物易于培养，且已建立起成熟的用于大规模生产的发酵技术，因此，人们一直尝试利用微生物和真菌作为重组生物药物的表达系统。其中，大肠杆菌是最常用的表达体系，主要用于表达治疗性目标蛋白。现已利用大肠杆菌制造的药物有胰岛素、重组组织纤溶酶原激活物、干扰素 α、粒细胞集落刺激因子、人生长激素等。

五、海洋生物来源的原料

海洋蕴藏着丰富的药用生物资源。由于海洋生物长期生存在高盐、高压、寒冷、缺氧的独特环境中，其产生的次级代谢产物通常具有不同于陆生生物的药理作用。

我国是世界上较早将海洋生物作为药物来源的国家，《山海经》收载了有治疗作用的海洋药物，且经过了现代物种的考证。《黄帝内经》《神农本草经》《本草经集著》《本草纲目》等古代医药典籍也有百余种海洋生物来源药物的记载。

自 20 世纪 60 年代开始，科学家对海洋天然药用活性物质进行了深入的研究，已经从海洋藻类、微生物、海绵、棘皮动物、腔肠动物、软体动物、鱼类等海洋生物中提取、分离、鉴定了数千种海洋天然物质，其中许多物质具有抗菌、抗病毒、抗肿瘤、抗凝血等药理活性作用。如从海藻中分离得到的褐藻酸钠、烟酸甘露醇酯、六硝基甘露醇等可用于抗肿瘤、防治心血管病等；从海葵中分离得到的 Polytoxin 具有抗癌作用；从软珊瑚中分离的环二肽具有较强抗癌活性；从软体动物中分离得到的多糖、多肽、毒素、酶、凝集素等多种物质，实验证明具有抗病毒、抗肿瘤、抗菌、降血脂、止血和平喘等生理功能，见表 5-4。

1982 年制定出台《联合国海洋公约》后，许多国家更是把开发利用海洋资源作为方向。我国在海洋生物制药方面也已经取得了一些突出的成果，1985 年藻酸双酯钠片成为我国首个具有知识产权的海洋类功能原创肝素药物，同年用于降血脂的甘露六烟酯片成功上市。中国科学院海洋研究所从海洋微藻中成功提取二十碳五烯酸（eicosapntaenoic acid，EPA）和二十二碳六烯酸（docosea hexaenoie acid，DHA），并筛选出富含 EPA 和 DHA 的海洋微藻藻种。中山大学药学院从海星中提取到活性单体化合物，经结构修饰合成了抗心律失常 I 类新药 A1998，并已完成临床前药理学、毒理学、一般药理学、工业化生产及质量标准等研究。

近年来，人们越来越青睐药食同源的康健产物，虾青素具有良好的抗氧化、抗光损伤作用，在皮肤保健方面具有重要的开发利用价值。螺旋藻含酚类、藻青素、多糖等功能性化合物，具有调血脂、降血糖作用。我国海洋生物资源丰富，在药食同源方向的研究具有巨大的开发空间。

表 5-4　一些海洋生物来源的药物

药物名称	来源	临床应用
藻酸双酯钠	褐藻	抗凝血、降低血粘度、降血脂
甘糖酯	褐藻	抗凝血、抗血栓、降血脂
壳聚糖	虾、蟹甲壳	促进创伤愈合
褐藻硫酸多糖	褐藻	肝病、抗 HPV
岩藻聚糖硫酸酯	海带	肾病：慢性肾衰竭
角鲨烯	鲨鱼	提高体内超氧化物歧化酶（SOD）活性、增强人体免疫力、改善性功能、抗衰老、抗疲劳、抗肿瘤等
甘露醇烟酸酯	性腺	舒张血管、降血脂

六、其他来源的原料

随着现代生物技术的发展以及其在生物制药工业中的应用增多，人工制备的生物材料正在逐渐成为生物制药原料的重要来源，如人工构建的工程菌、工程细胞和转基因动物等。

第三节　生物制药的基本技术

生物制药技术是应用生物体（包括动物细胞、植物细胞和微生物细胞）或其组成部分（细胞器和酶），在适宜条件下生产生物药物的技术，也称为生物工程。现代生物工程主要包括基因工程、细胞工程、酶工程、发酵工程（微生物工程）及生化工程等。

一、生化工程技术

生化工程是利用待分离物系中的目标组分与共存杂质之间在物理、化学及生物学性质上的差异，进行生物产品的分离、精制的过程。

生化工程技术包括固-液分离、离心分离、生物产物的初步分离，以及生物产物的提纯和产品的精制等。

（一）固-液分离

液-固分离是指将悬浮液中的固体和液体分离的过程。固-液分离目的是获得固体物质、澄清溶液、药液的除菌、助滤剂的分离、萃取液与固体物料的分离等。固-液分离技术的效果不仅直接影响到生物产品的质量和成本，甚至还关系劳动安全和环境保护。

在固-液分离操作中，固体和液体的性质对于分离的效果有很重要的影响，如微生物的种类等。当所组成的悬浮液的性质与固液两相的性质相关，还会产生新的变化，如悬浮液的黏度等，这些都是决定固-液分离过程中速度快慢和分离好坏的重要因素。

（二）离心分离

离心分离是指借助离心力对不同比重的物质进行分离的操作。离心力即物体旋转时，与向心力大小相等而方向相反的力。在一个旋转的筒形容器中，由一种或多种物质悬浮在连续相组成的系统中，所有的物质都受到离心力的作用。离心分离设备就是利用分离筒的高速旋转，使物料中具有不同比重的分散介质、分散相或其他杂质在离心力场中获得不同的离心力，从而沉降速度不同，达到分离的目的。由于离心分离设备可产生强大的离心力，故可用于分离一般方法难以分离的物质，如除去结晶和沉淀上的母液、处理血浆、分离抗生素和溶媒等。

（三）膜分离

膜分离是指在一定推动力的作用下，如压力差、浓度差、电位差等，利用流体中各组分对膜渗透速率的差别而实现组分分离的单元操作。它是借助具有选择透过性能的薄膜来实现不同组分的分离、纯化和浓缩的过程。膜是分隔两种流体的一个薄的阻挡层，通过这个阻挡层可阻止两种流体间的力学流动，借助于吸着作用及扩散作用来实现膜的传递。膜分离特别适用于热敏性介质的分离。

膜分离技术在我国的利用可追溯到 2000 多年以前，当时在酿造和炼丹等过程中就有相应的记载。从世界范围来讲，直到 1960 年美国加利福尼亚大学的 Loeb 和 Sourirajan 研制出第一张可实用的反渗透膜，才使膜分离技术进入了大规模工业化时代。

早期的生物药物主要是利用生化分离手段直接从生物材料中分离的一些活性物质，现代生物制药技术虽然已取得高速发展，但生化分离技术仍作为基础技术发挥重要作用。

二、发酵工程技术

发酵工程技术又称为微生物工程技术，是指利用微生物的生长和代谢活动来发酵生产原料药物的工程技术。发酵技术的历史可溯源至几千年前，人们很早就开始利用发酵技术进行酿酒、制酱、制奶酪等生产。20 世纪 40 年代随着抗生素的发酵生产工业的兴起，发酵、工程技术得到迅速发展，进入了现代发展阶段，由于其具有投资少、见效快、污染小的特点，成为药物生产的重要组成部分。

现代发酵工程技术是依据现代科学技术和理论，利用微生物的某些特定功能生产产品，或直接把微生物应用于工业生产过程的一种技术，基本原理是发酵工程的生物学原理。所涉及的技术内容包括菌种的选育、培养基的配制、扩大培养和接种、发酵过程和产品的分离提纯等方面。利用发酵工程生产的药物主要有抗生素、氨基酸、酶、激素等，在临床广泛应用。

发酵工程制药工艺过程一般由下面三部分组成：上游工程、发酵过程和下游工程。

1. 上游工程　包括优良菌株的选育、最适发酵条件（pH 值、温度、溶氧和营养组成）的确定、营养物质的准备等。

现代发酵工业是以纯种菌株的培养应用为目的，故需要采用一定的筛选手段，从混杂的微生物中挑选出性能良好、符合生产需要的纯种菌株。菌种分离筛选的主要步骤包括菌种采样收集、富集培养、培养分离和筛选。细菌、放线菌、霉菌和酵母等均可作为发酵工程制药应用的原料菌种。采集到的样品（混杂菌种）应及时进行处理，暂时不处理的应于 4℃ 以下保存。一般采集的样品可以直接进行分离，但是如果样品中所需的菌类含量不是很高，应通过富集培养设法增加所需菌种的数量，以增加分离的概率。培养过程中可选择性地配制培养基（如营养成分、添加抑制剂等），选择一定的培养条件（如培养温度、培养基酸碱度等）进行控制，促进目标菌种的大量生长，而其他微生物可能死亡或淘汰。后经纯化，获得适合于工业生产用菌种。

2. 发酵过程　是指在选择的最适发酵条件下，在发酵罐中大量培养微生物，使其增殖，并生产代谢产物的工艺技术。此过程要求在严格的无菌环境下进行，应该在发酵开始前采用一定方式（如高温高压），对发酵原料、发酵罐及连接管道进行灭菌处理，而且在发酵过程中，也要不断向发酵罐中通入干燥无菌的空气。

在发酵过程中微生物要经历延滞期、对数生长期、减速和稳定期、衰亡期四个时期。其中延滞期是菌体从一个环境转入另一个环境的适应期，在此过程中菌体不生长，延滞期时间的长短取决于菌种的活性、接种量和培养基的组成及培养条件。对于生产来说，延滞期越短越好。对数生长期为菌体迅速繁殖的时期，时间长短取决于培养基的组成、营养供给状况等。细胞经大量繁殖后，伴随营养物质的消耗，生长开始减慢直至停止，进入减速和稳定期，此时菌体生长停滞，但代谢活跃，大量代谢产物在此时期产生，因此又称为生产期，之后进入衰亡期。

微生物的发酵过程按操作方式可分为分批发酵、连续发酵、补料分批发酵等。

分批发酵，又称间歇式发酵，即将培养液一次性装入发酵罐，一次性完成接种，经过一段时间培养后，一次性卸出全部培养物的发酵方法。

补料分批发酵，是指采用分批发酵的方式，以连续或间歇方式向培养系统中补加一定营养物料的培养技术。按照此方法操作，由于培养液浓度较低，可以减少对微生物的影响，能够提高菌体的合成能力和抗生素等次级代谢产物的产量。

连续发酵，是指以一定的速度向发酵罐内连续添加补充新鲜培养基，同时以相同的速度流出培养液，从而使发酵罐内的液量维持稳定，微生物在稳定状态下生长，且连续性取得代谢产物。连续发酵反应器有搅拌罐式和管式两种。连续发酵的优点：①微生物的生长和产物形成保持稳定。②能实现机械化和自动化。③提高设备利用率，缩短发酵周期。其缺点：①操作过程中容易造成杂菌污染。②对设备、仪器及控制元件的技术要求较高。

3. 下游工程　包括生物产物的分离、提纯、干燥和包装等。

发酵工程生产的药物的质量和成本在很大程度上取决于下游工程的技术水平，与生物药物生产的上游加工过程相比，下游加工工艺技术的难度要大得多，主要原因在于生物材料中的组成复杂、种类多；生物药物有效成分与杂质的理化性非常接近，使得分离纯化极为困难。在制备过程中，需保证生物药物有效成分不丧失其生理活性，这一点对于生物药物生产最为重要，但是操作起来难度很大。

三、酶工程技术

酶工程技术是酶学和工程学相互渗透结合、发展而成的一门新的技术学科，是利用酶催化的作用，在一定的生物反应器中将相应的原料转化成需要的产品。

酶是由活细胞所产生的，能对生化反应起催化作用的一类具有活性中心和特殊结构的生物大分子，又称为生物催化剂。

酶工程的名称在 20 世纪 20 年代首先提出，主要是指自然酶类制剂在工业上的规模应用。现代酶工程是从应用的目的出发研究酶，通过对酶的修饰改造，改变其性能，提高其催化效率并可以在某一生物反应器中大规模生产的技术。

酶工程制药主要包括制备酶类药物和利用酶的催化反应生产药物，如酶的发酵生产、酶的分离纯化及应用开发；酶和细胞的固定化及酶反应器的研究，包括酶传感器及反应检测；利用基因工程技术进行酶的生产；遗传修饰酶的研究；酶的分子结构改造和化学修饰，结构与功能的研究；有机相中酶反应的研究；酶的抑制剂和激活剂的开发研究；抗体酶、核酸酶的研究；模拟酶、合成酶等的人工设计及合成研究等。

现在临床应用的酶类药物有很多，如淀粉酶、溶菌酶、蛇毒凝血酶、激肽释放酶、胶原酶、谷氨酰胺酶、尿激酶等。此外，一些酶在生产药物方面也发挥着重要的作用，如用青霉素酰化酶生产半合成抗生素，用己内酰胺酶生产氨基酸等。

四、细胞工程技术

细胞工程技术是指通过某些工程学手段，在细胞水平或细胞器水平上，应用细胞生物学和分子生物学等学科的理论和技术，使细胞的某些遗传特性发生改变，达到改良或产生新品种的目的，获得有用基因产物或加速细胞及生物体繁殖的综合技术，以及使细胞增加或重新获得产生某种特定产物的能力，从而在离体条件下进行大量培养、增殖并提取出产品的技术。

细胞工程的研究范围十分广泛，采用的技术也多种多样，既包括长期以来一直应用的动植物细胞和组织培养技术，又有新发展起来的细胞融合和细胞器操作技术，特别是细胞工程与 DNA 重组技术结合起来后创立的动、植物细胞遗传工程。通过培养、诱变等细胞工程技术，可以提高疫苗效率，还能够制备出可以同时抵御两种以上病原菌的多价菌苗。美国科学家采用诱变和细胞杂交手段培育获得了能在一定培养条件下长期生长、分裂并能持续分泌干扰素的体外培养细胞系。

根据细胞工程研究的水平可以将其划分为组织水平、细胞水平、细胞器水平和基因水平等几个不同层次。目前，细胞工程所涉及的技术主要有动植物组织和细胞培养技术、细胞融合技术、细胞器移植和细胞重组技术、体外受精技术、染色体改造技术和 DNA 重组技术等。

细胞工程主要包括上游工程（包括细胞培养、细胞遗传操作和细胞保藏）和下游工程（即将已转化的细胞应用到生产实践中用以生产生物产品的过程）两部分。

细胞工程技术还可以根据其针对的细胞不同，划分为动物细胞工程技术和植物细胞工程技术。

1. 动物细胞工程技术　是以动物细胞为工作对象的工程技术，包括的技术：①体细胞融合：又称体细胞杂交，是指两个不同种类的细胞，在一定条件下，通过融合剂的作用彼此融合成杂交细胞，使来自两个亲本细胞的基因有可能都被表达。这种技术的实现，打破了远源生物不能杂交的屏障，为创造新物种提供了可能。比如用细胞融合技术，将能分泌抗体的 B 淋巴细胞（绵羊红细胞、免疫小鼠脾细胞等）与具有无限生长能力的肿瘤细胞（杂交瘤细胞，hybridoma cell 等）融合杂交，然后通过细胞培养将杂和细胞克隆为单纯的细胞系（单克隆系），利用此类细胞系可获得结构和特性完全相同的高纯度抗体，即单克隆抗体。②细胞核移植：是将一种动物的细胞核移入同种或异种动物的去核成熟卵细胞内的显微操作技术。③转基因动物培育：是指经人的有意干涉，通过实验手段将外源基因导入动物细胞中并稳定地整合到动物基因组中，且能遗传给子代的动物培养技术。现在已开始进行通过转基因动物生产转基因药物。④动物细胞离体培育：是指离散的动物活细胞在体外人工条件下的生长、增殖的过程。已经可以利用动物细胞培养生产的生物制品有各类疫苗、干扰素、激素、酶、生长因子、病毒杀虫剂、单克隆抗体等。

2. 植物细胞工程技术　是以植物细胞为工作对象的工程技术，包括：①植物细胞离体培育：就是将植物的器官、组织、细胞甚至细胞器进行离体的无菌培养技术。近年来主要应用于发展高产细胞株选育方法、悬浮培养技术、多级培养和固化细胞技术、培养工艺优化控制技术、生物反应器研制以及下游纯化技术等方面。②转基因植物培育：是利用基因工程技术，把目的基因导入待改造的受体植物细胞中，使其融合到植物细胞的自体基因内，完成表达，进而培育出获得了目的基因性状的植物，即转基因植物。利用转基因植物可以生产重组蛋白、基因工程疫苗等，现已获得成功的有乙型肝炎表面抗原、不耐热的肠毒素 B 亚单位等。还有一种称为 SARS 尖钉蛋白西红柿产品，人食用该西红柿后，可以在体内产生抗 SARS 尖钉蛋白抗体，有抵抗 SARS 病毒感染的可能。

五、基因工程技术

基因工程技术是将目的基因插入载体，拼接后转入新的宿主细胞，构建成工程菌（或细胞），实现遗传物质的重新组合，并使目的基因在工程菌（或细胞）内进行复制和表达的技术。

1982 年，世界上第一个基因工程药物重组人胰岛素推向市场以来，基因工程药物产生了巨大的社会效益和经济效益。科学家们不断利用基因工程技术研制新产品，如重组微生物、转基因动植物等为生物药物的生产提供了强大生物反应器。随着人类基因组计划的完成，以及蛋白质组代谢组、糖组等后基因组时代的系统生物学技术的出现与发展，为制药设计提供了更多的新型技术。

基因工程的基本目的是针对不同生物的遗传基因，根据开发需求，在体外通过 DNA 技术进行基因的切割、拼接和重新组合，与适宜的载体连接，构成完整的基因表达系统，再转入生物体内，产生出所期望的产物，或创造出具有新的遗传特征的生物类型。

利用基因工程技术开发生物药物的过程一般包括：①获得目的基因。②组建重组质粒；③构建工程菌（或细胞）。④培养工程菌（或细胞）。⑤产物分离纯化。⑥除菌滤过。⑦半成品检定。⑧成品检定。⑨包装。

工程菌（或细胞）工作库的建立是基因工程技术制备生物药物过程中的首要步骤，也是最关键的环节。通常包括目的基因的获得与扩增、表达载体的构建、宿主细胞的转化、阳性转化个体的筛选、鉴定和纯化至工程菌（或细胞）库建立完成等多个步骤。由于这些工作的完成需要完善的分子生物学技术的支持，因此该部分流程主要是在生物技术实验室内完成的。

1. 获得目的基因　获得目的基因的方法有多种，主要分为以下三类。

第一种，从基因组中分离目的基因。原核生物基因组较小，基因容易定位，用特殊的限制性内切酶将基因切成若干段后，用带有标记的核酸探针，从中选出目的基因；真核生物一般需要通过从基因组文库的钓取方法获得目的基因。

第二种，为人工合成目的基因，可分为化学合成和酶促合成法两条途径。一般是采用 DNA 合成仪来合成长度不是很大的 DNA 片段。

第三种，是利用聚合酶链式反应人工化学合成 DNA 片段，是以 DNA 变性、复制的某种特性为原理设计的。根据基因表达产物的氨基酸顺序，按照基因的核苷酸序列先合成一个个含少量核苷酸的 DNA 片段，再利用碱基对互补关系使它们形成双链 DNA 片段，再用连接酶将双链 DNA 片段逐个按顺序连接起来，使双链逐渐加长，最后得到一个完整基因。这种通过聚合酶链式反应技术获取所需要的特异 DNA 片段的方法专一性很强，基因合成效率高，在实际应用中使用的非常广泛。此法的缺点是只能合成比较简单的基因，而且费用较高。

2. 目的基因的克隆重组与表达　获得目的基因后，通过连接、转化、筛选鉴定等步骤，将其以一定方式植入宿主菌细胞，在宿主菌细胞体内实现表达，以获得重组体。原核细胞和真核细胞的操作略有不同。

（1）原核细胞的克隆重组与表达

1）连接：将目的基因片段连接到另一个 DNA 分子（载体）上形成重组 DNA，这一过程称为连接，又称为重组。由于获得的目的基因自身常无 DNA 复制所需要的遗传信息，在细胞分裂时不能复制给子细胞，就会丢失，常将其连接在一些能独立于细胞染色体之外复制的 DNA 片段（表达载体）上。质粒、噬菌体和病毒均可作为目的基因的表达载体，使用不同的载体时，操作的方法和流程也有差异。

2）转化：重组 DNA 分子的转化是将重组的载体 DNA 分子在一定条件下导入受体细胞的过

程。被导入重组 DNA 的细胞称为转化细胞。

将外源 DNA 导入受体细胞的方法有多种，包括化学转化法（如 Ca^{2+} 诱导转化、聚乙二醇介导的细菌原生质体转化等）、电穿孔转化法、接合转化和转染等。

Ca^{2+} 诱导转化法是实验室里应用最为广泛的一种转化方法。其操作是处于对数生长期的细菌在 0℃ 的 $CaCl_2$ 低渗溶液中会发生膨胀，形成感受态细菌。此时，细菌膨胀成球形，外源 DNA 分子在此条件下易形成抗 DNA 酶的羟基磷酸钙复合物而黏附在细菌表面，通过给予 42℃ 的热冲击作用促进细胞对 DNA 的吸收。Ca^{2+} 诱导转化的转化率可达 $10^6 \sim 10^7$ 转化子/微克 DNA。

聚乙二醇（polyethlene glycol，PEG）介导转化操作是先用含有适量溶菌酶的等渗缓冲液处理对数生长期的细菌，剥除其细胞壁，形成原生质体。由于原生质体丧失了一部分定位在膜上的 DNA 酶，因此更有利于双链环状 DNA 分子的吸收。此时，再加入含有待转化的 DNA 样品和聚乙二醇的等渗溶液，均匀混合。通过离心除去聚乙二醇，将菌体涂布在特殊的固体培养基上，再生细胞壁，最终得到转化细胞。这种方法不仅适用于芽孢杆菌和链霉菌等革兰阳性细菌，对酵母菌、霉菌甚至植物等真核细胞也有效。对于不同种属的生物细胞，其原生质体的制备与再生方法有很大差别。

电穿孔转化是一种电场介导的细胞膜可渗透化处理技术。受体细胞在电场脉冲的作用下，细胞壁上可形成一些微孔通道，使得 DNA 分子能够直接与裸露的细胞膜脂质双层结构接触，并引发吸收过程。一般说来，利用电穿孔法转化较大的重组质粒（>100kD）时，转化率比小质粒（约 3kD）低一千多倍。但在转化大于 100kD 的质粒 DNA 时，电穿孔法是最有效的转化方法，Ca^{2+} 诱导转化和聚乙二醇介导的细菌原生质转化几乎不能转化大于 100kD 的质粒 DNA。

接合转化是指通过细菌细胞之间的直接接触实现 DNA 从一个细胞转移至另一个细胞的过程。这个过程是由结合型质粒完成的，它通常具有促进供体细胞与受体细胞有效接触的接合功能以及诱导 DNA 分子传递的转移功能，两者均有接合型质粒上的有关基因编码。在 DNA 重组中绝大多数的常用载体质粒缺少接合功能区，因此不能直接通过细胞接合的方法转化受体细胞。然而，如果在同一个细胞中存在着一个含有接合功能区域的辅助质粒，则有些克隆载体质粒便能有效地接合转化受体细胞。因此，接合转化总是首先将具有接合功能的辅助质粒转移至含有重组质粒的细胞中，然后将这种供体细胞与难以用上述转化方法转化的受体细胞进行混合，促使两者发生接合作用，最终使得重组质粒进入受体细胞。

3）筛选：重组 DNA 分子的筛选方法可分为两类，直接选择法和免疫学方法。

直接选择法是针对载体携带某种或某些标志基因和目的基因而设计的筛选方法，其特点是直接测定基因表型。具体包括以下几种方法。

A. 抗生素抗性筛选：如果克隆载体携带有某种抗药性标志基因，则只有含这种抗药基因的转化子细菌才能在该抗菌药物的培养板上幸存并形成菌落。

B. 营养缺陷筛选：若克隆的基因能够在宿主菌表达，且表达产物与宿主菌的营养缺陷互补，那么就可以利用营养突变菌株进行筛选。

C. α-互补筛选：常用作克隆载体的经过改造的 M13 载体（M13mp 系列和 pUC 系列）中带有大肠杆菌的一段调节基因和 β-半乳糖苷酶 N 末端 146 个氨基酶残基的编码基因，其编码产物是 β-半乳糖苷酶的 α 片段。而常用作克隆载体转化和筛选基因工程菌的是突变型大肠杆菌，可表达 β-半乳糖苷酶 C 末端的 ω 片段。β-半乳糖苷酶的 α 片段和 ω 片段在单独存在时均无活性，只有当宿主细胞与克隆载体同时表达这两个片段时，二者通过互相协助可在宿主细胞内形成一个具有 β-半乳糖苷酶活性的蛋白质，因此称为 α 互补。在诱导物异丙基-β-D-硫代半乳糖苷存在下，大肠杆菌在含色素底物 5-溴-4-氯-3-吲哚-β-D-半乳糖苷培养基的平板上可形成蓝色菌落。当在克隆载体的多克隆位点中插入外源 DNA 时，可使 β-半乳糖苷酶的 N 末端（即 β-半乳糖苷酶的 α 片段）失活，从而不能进行互补，因此带有重组质粒的细菌产生白色菌落。

D. 分子杂交筛选：利用^{32}P 标记的探针与转移至硝酸纤维素膜上的转化子 DNA 或克隆的 DNA 片段进行分子杂交，直接选择并鉴定目的基因。

免疫学方法属于非直接选择法，是通过特异性抗体与目的基因的表达产物的相互作用进行重组 DNA 分子筛选的，适用于目的基因的表达产物为已知蛋白质的情况。该种筛选方法不仅特异性强、灵敏度高，而且能够用于筛选那些不能够为宿主细胞提供任何筛选标志的重组载体，具有直接选择法所不具备的优势。

（2）真核细胞的克隆重组与表达

1）真核细胞的转染：是指将外源基因导入真核细胞内的过程。随着基因与蛋白功能研究的深入，转染目前已成为实验室工作中经常涉及的基本方法。转染大致可分为物理介导、化学介导和生物介导三类途径。电穿孔法、显微注射和基因枪属于通过物理方法将基因导入细胞的范例；化学介导方法很多，如磷酸钙-DNA 共沉淀法、脂质体转染法和多种阳离子物质介导的技术；生物介导方法包括较为原始的原生质体转染和现在比较多见的各种病毒介导的转染技术。

理想的细胞转染方法，应该具有转染效率高、细胞毒性小等优点。病毒介导的转染技术，是目前转染效率最高的方法，同时具有细胞毒性很低的优势。但是，病毒转染方法的准备程序复杂，对细胞类型有很强的选择性，在操作过程中需要特别注意考虑生物安全性方面的因素，因此该法在一般实验室中的应用不像脂质体转染方法和电穿孔法那么普及。不同的转染方法在工作原理、应用范围和转染条件等方面各有其特点，表 5-5 对目前常用的各种真核细胞转染方法进行了简要的概述。

表 5-5 常用的真核细胞转染方法

转染方法	原理	应用	特点
磷酸钙法	磷酸钙 DNA 复合物吸附细胞膜被细胞内吞	稳定感染 瞬时性转染	不适用于原代细胞 操作简便但重复性差 有些细胞不适用
DEAE-右旋糖酐法	带正电的 DEAE-右旋糖酐与核酸带负电的磷酸骨架相互作用形成的复合物被细胞内吞	瞬时性转染	相对简便、结果可重复 但对细胞有一定的毒副作用 转染时需除血清
电穿孔法	高脉冲电压破坏细胞膜电位，DNA 通过膜上形成的小孔导入	稳定转染 瞬时性转染 所有细胞	适应性广，但细胞致死率高，DNA 和细胞用量大，需根据不同细胞类型优化电穿孔实验条件
病毒介导法	通过侵染宿主细胞将外源基因整合到染色体中	稳定转染	可用于难转染的细胞、原代细胞、体内细胞等
阳离子脂质体法	带正电的脂质体与核酸带负电的磷酸基团形成复合物被细胞内吞	稳定转染 瞬时性转染 所有细胞	适用性广，转染效率高，重复性好，转染效果随细胞类型变化大
Biolistic 颗粒传递法	将 DNA 用显微重金属颗粒沉淀，再将包被好的颗粒用弹道装置投射入细胞，DNA 在细胞内逐步释放、表达	瞬时性转染	可用于人的表皮细胞，纤维原细胞，淋巴细胞系以及原代细胞等
显微注射法	用显微操作将 DNA 直接注入靶细胞核	稳定转染 瞬时性转染	转染细胞数有限 多用于工程改造或转基因动物的胚胎细胞

2）单克隆转染细胞的筛选：为获得能够稳定表达重组蛋白类生物药物的真核细胞，需要对

转染后的真核细胞进行筛选。通常按下述步骤进行：在转染 24 小时后，利用遗传霉素（geneticin 418，G418）进行新霉素抗性基因的筛选；稳定筛选 2 周后，在肉眼观察下将形成的单克隆细胞簇消化，制备成单细胞混悬液；逐一将单个细胞置于 96 孔板培养，待单克隆长到相对较大的集落后，于显微镜下挑取细胞集落，转移到 24 孔板培养；当获得足够数量细胞时，消化收集细胞，一半用于冻存，另一半用于进行阳性细胞株鉴定。这样通常可筛选到多个单克隆，并可从中选择到表达量较高的细胞株。

3. 建立细胞库系统　将重组蛋白类生物药物中表达量较高的细胞株进行大量扩增，分装于安瓿中，并置于液氮中保存。这些在液氮中贮存的安瓿就构成了一个"细胞库"系统。而细胞库又可分为"主细胞库"和"工作细胞库"两个等级。主细胞库是首先构建的细胞库，它直接来自新构建的细胞株，通常由几百个单独贮存的安瓿组成。主细胞库安瓿里的细胞不能直接用作批量生产生物药物的种子，而是用于生产工作细胞库。生产一个工作细胞库通常需要解冻一支主细胞库的安瓿，将细胞进行大量扩增后，分装于多个安瓿内并置于液氮中冻存。此时冻存的这些安瓿就构成了一个工作细胞库。每当需要生产一批生物药物时，就从工作细胞库中提取一个安瓿，用作批量生产的种子。

基因工程新药在治疗癌症、病毒性疾病、心血管疾病和内分泌疾病等方面已取得明显的效果，为上述疾病的治疗、预防和诊断提供了新型药物、新型疫苗和新型诊断试剂。这些药物都是用传统方法难以生产的，主要是活性蛋白和多肽类，包括：①免疫性蛋白如各种抗原和单克隆抗体。②细胞因子如各种干扰素、白细胞介素、集落刺激因子、表皮生长因子及凝血因子。③激素如胰岛素、生长激素、心钠素。④酶类如尿激酶、链激酶、葡激酶、组织型纤维蛋白溶酶原激活剂及超氧化物歧化酶等。

六、蛋白质工程技术

蛋白质工程被称为"第二代基因工程"。蛋白质工程就是利用基因工程手段，包括基因的定点突变和基因表达对蛋白质进行修饰、改造、拼接，以期获得性质和功能更加完善的蛋白质分子。蛋白质工程主要研究内容包括通过基因工程技术研究蛋白质的分离纯化、蛋白质的序列分析和结构功能分析、蛋白质结晶和蛋白质的力学分析、蛋白质的 DNA 突变改造等。

蛋白质工程制药是对现有蛋白质加以定向修饰改造、设计和剪切，构建生物学功能优良于天然蛋白质的新型蛋白质药物，或通过定向诱变，定向修饰和分子设计改造等一系列工序，合成自然界不存在的新型基因工程药物。应用重组 DNA 技术可完成表达人源性抗体或将抗体小型化（如 Fab 抗体、单链抗体、单域抗体、分子识别抗体等），其免疫原性弱，穿透力强，表达效率高。现在在肿瘤治疗、自身免疫性疾病、器官移植排斥和艾滋病防治药物研究方面，人源化抗体药物和小型化抗体靶向药物成为热点。

蛋白质设计技术与方法主要包括三种：①序列最简法：设计的过程中尽量使复杂性达到最小，一般仅用少数几个氨基酸的设计序列，尽可能使用具有一定对称性和周期性，易于检测出所合成蛋白质的折叠规律和方式。②模板组装合成法：在一个刚性模板上通过共价键连接各种二级结构片段，形成一定三级结构。一般从三方面检测蛋白质：是否存在蛋白质多聚状态（圆二色谱、磁共振）、二级结构是否与预期吻合、是否具有三级结构（荧光、磁共振）。③改变现有蛋白质结构：分离纯化目标蛋白，分析一级结构，分析三维结构及其与生物学功能的关系，设计蛋白质一级结构引物、克隆目的基因。根据三维结构及其与生物学功能的关系和蛋白质改造目的设计改造方案，对目的基因进行定向突变（M13、PCR），改造后的基因在宿主细胞表达。分离表达蛋白分析其功能，评价是否达到预期目的。

蛋白质工程制药获得的生物药物很多，临床应用的主要有胰蛋白酶、金属硫蛋白、重组人 P 干扰素等。

如通过大肠杆菌表达脑啡肽 N 端 5 肽与 α 型干扰素的融合蛋白，该融合蛋白抑制肿瘤细胞生长的活性显著高于单纯的干扰素。还有通过蛋白质工程技术将人胰岛素 B28 位与 B29 位氨基酸互换，使之不易形成六聚体，迅速发挥作用，制得速效胰岛素。此外，在治癌酶的改造、嵌合抗体和人源化抗体改造方面也取得了不错的进展。

国外有许多研究机构正在致力于研究蛋白质与核酸、酶抑制剂等的结合情况，以开发具有高度专一性的药用蛋白质。

七、抗体工程技术

抗体工程是利用免疫学、动物细胞培养及基因工程技术制备抗体药物的技术。其内容包括杂交瘤细胞技术与单克隆抗体技术、基因工程抗体技术、抗体库技术、利用动物细胞与转基因动植物制备抗体技术和抗体的分离纯化技术等。

抗体工程技术自 20 世纪 90 年代中期得到蓬勃发展，其突出的标志是用于体内治疗的抗体制剂纷纷上市并延续发展，主要原因是由于相关技术的发展，以及抗体工程技术及抗体库技术的日臻完善，使抗体的人源化及全人源抗体的产生成为可能。其次，抗体的高效表达取得进展，能够满足大量生产的需要。而且各种分子靶部位及功能的阐明，也为抗体的应用开阔了视野。

抗体工程药物已应用在肿瘤、心血管疾病、病毒感染、免疫系统相关疾病等的治疗及基因治疗中。

近年来，生物药物工艺技术的发展重点是蛋白质的纯化技术。双水相萃取技术、错流层析技术和高效液相色谱等先进的纯化方法已得到广泛应用。此外，蛋白质的高效分离系统还包括固相化金属亲和层析、灌注层析、快速蛋白液相色谱、连续离子交换技术等。

固相化金属亲和层析是利用蛋白质分子中咪唑基和巯基能够与一些金属离子（Cu^{2+}、Zn^{2+} 等）发生配位结合的原理最新发展起来的一种亲和层析技术。与传统的凝胶过滤－离子交换法相比，该方法的优势在于操作简便、省时，目前主要用于实验室规模的蛋白分离纯化。

快速蛋白液相色谱是专门用来分离蛋白质、多肽及多核苷酸的系统，是高效液相色谱近年来的一项重要革新。它不但保持了高效液相色谱的快速、高分辨率等特性，而且还具有柱容量大、回收效率高及不易使生物大分子失活等特性。因此近年来在分离蛋白质、多肽及寡核苷酸等方面得到了广泛应用。

连续离子交换技术是一种全新的分离工艺技术，是在传统的固定床树脂吸附和离子交换工艺的基础上结合连续逆流系统技术优势开发而成的。有一个带有多个树脂柱（通常为 16、20 或 30 柱）的圆盘，和一个多孔分配阀组成。通过圆盘的转动和阀口的转换，使分离柱在一个工艺循环中完成了吸附、水洗、解吸和再生的全部工艺过程。连续离子交换系统的特点是离子分离的所有工艺步骤不是分步进行而是同时进行的。

第四节　生物药物终产品的质量控制

生物药物终产品的质量控制指的是测定生物药物有效成分和杂质的含量，测定生物药物有效成分的功效，目的在于保证用药的安全和有效。

与传统的化学合成药品相比，生物药物在制造过程中很容易受到污染。特别是利用基因工程技术开发的重组药物更容易在生产过程中受到各种因素的污染。这些污染物的存在不仅会影响到生物药物的功效，还可能严重威胁患者的健康和生命安全。因此，对生物药物终产品进行严格的检测分析是保证生物药物质量和安全性的关键。

一、生物药物产品活性的测定

任何生物药物必须符合终产品的功效要求。通常，功效指标表述为：活性单位/瓶产品、活性单位/治疗剂量或活性单位/毫克产品。有各种不同的方法可被用于测定产品的功效，各有优缺点，这里主要介绍生物学分析和免疫学分析。

（一）生物学活性测定法

生物学活性测定法是利用药物对生物体（整体动物、离体组织、微生物等）的作用以测定其效价或生物活性的一种方法。是将一定量的生物药物产品应用于某一生物系统，该系统在接受药物刺激后能够产生一些特定的能够被定量检测的反应，从而可以对生物药物产品的生物学活性作出评价。通常采用的生物系统是一些特殊的哺乳动物细胞株、特异的组织或器官，甚至可以是完整的生物体。

生物学活性测定法可用于多种生物药物的效价测定，如神经介质、激素等药物，很难用理化方法测定或单独的物化方法不能完全反映其特性。此外还可用于某些有害杂质的限度检查，如内毒素、降压物质等。对生物药物进行生物学分析是最贴切的产品功效检测方法，因为它最直接地评估了生物药物的生物学活性。生物活性测定法可分为体外测定法和体内测定法。

1. 体内测定法　体内测定法就是利用动物体内某些指标的变化定出产品的活性单位。如促红细胞生成素（EPO）活性测定，在小鼠体内注射 EPO 后，计算小鼠网织红细胞增加的数量，与标准品比较，确定其活性单位。骨形成蛋白（BMP）活性测定，采用给小鼠身体局部植入药物，一定时间后，根据局部产生骨组织结节的大小，用血清钙试剂盒测定钙的浓度，以植入区生成 $1\mu g$ 钙为 1 个生物学单位（BU）来判定活性单位。

促红细胞生成素能够刺激红细胞的产生，能用于治疗某些形式的贫血。红细胞生成素的最常用的生物学分析方法是一种基于小鼠的分析方法，主要是将含有红细胞生成素的物质给小鼠注射，同时给予放射性标记的亚铁离子（$^{57}Fe^{2+}$），最后测量增殖的红细胞中掺入的放射性比率。红细胞中掺入的放射性比率越高，说明有越多的亚铁离子被用于血红蛋白的合成，进而表明被检测的红细胞生成素刺激红细胞生成的活性越强。

对干扰素进行生物学分析的常用方法是细胞病变效应抑制法（cytopathic effect inhibition，CPEI）。这种分析方法的主要依据是干扰素可诱导细胞产生抑制病毒 RNA 和 DNA 合成的酶，保护细胞不受病毒感染，产生细胞病变效应。常用于检测抗病毒活性的细胞株有 Wish、Hep2/c、L929、A549 和 MDBK 等。其中 Wish 和 Hep2/c 细胞株用以检测人干扰素，L929 细胞株用于检测小鼠干扰素，Ratec 细胞株用于检测大鼠干扰素，而 MDBK 细胞株则用于检测多种属的干扰素 α 和干扰素 γ。常用于攻击细胞的病毒有滤泡性口炎病毒、鼠脑心肌炎病毒以及 Sindbis virus 等。最常用的体系是人羊膜传代细胞株 Wish 细胞-滤泡性口炎病毒体系。具体操作方法是将干扰素产品与对某种病毒敏感的细胞一起孵育，然后加入该种病毒，共孵育一段时间后检测细胞的存活比例。利用活细胞能够吸收特定的染料（如低毒的活性染色体中性红）的特点，将细胞染色后，用分光光度计测定特定染料的吸收值。测得的吸收值大，说明细胞的存活比例高，即干扰素在生物药物产品中的含量高、生物存活性好。该检测方法可以缩小到在微孔板的小孔中进行，因此可以相对容易地对大量样品进行自动化分析。

2. 体外测定法　体外测定法就是利用体外培养细胞的某些指标（细胞数量的增加或减少、生长状况等）的变化，定出产品的单位。如利用 Balb/C3T3 细胞的生长状况判断重组牛碱性成纤维细胞生长因子的生物学活性，依据小鼠骨髓白血病细胞（NFS60 细胞）的生长状况判断重组人粒细胞刺激因子生物学活性，依据保护人羊膜细胞免受水泡性口炎病毒破坏的作用情况判断干扰素的生物学活性。特定的生长因子能够刺激特定的细胞系加速生长。相关产品的生物学分析可按如下操作，将包含生长因子的样品加到特定的细胞培养液中，与放射性标记的核苷酸共孵育，经过一段适当的时间后，测定掺入到细胞 DNA 中的放射性，这就是测定生长因子活性的方法。

所有的生物学分析实际上都是采用分析比较的方法。生物学活性测定变异范围大，同样样品在不同实验室测定结果差异很大。需要有一个平行的标准品，将被分析样品与标准品进行比较以得出被分析样品的相对活性。标准品的使用，最大限度地减少实验室之间和各种影响测定因素的干扰。如 NGF 的生物学活性测定采用鸡胚神经节生长突起的半定量计量方法，实验误差很大，很难用于常规生物学活性评价。采用标准品同时测定，经过标准品校正可使误差控制在一定范围，使 NGF 的生物学活性定量测定成为可能。

在进行生物学分析时，同类生物药物产品的生物学分析在设计上通常是很相似的。

尽管生物学分析能够直接评估产品的功效（如活性），但其本身仍具有以下不足：①缺乏精确性：任何生物系统，不管是一个动物整体还是单个细胞，都是复杂系统，因此会受多种因素影响，这些因素包括单个细胞的代谢水平，动物个体的亚临床感染以及由于人为操作导致的误差等。②时间长：大多数的生物学分析要持续进行数天，某些情况下甚至达数周，这使常规的生物学分析变得很困难，也使在下游工艺过程中进行快速质量控制分析变得不切实际。③费用高：大多数的生物学分析系统，尤其是那些利用完整动物的生物系统，其花费是相当高的。

由于存在以上问题，人们开始研究一些替代分析方法，有时这些替代分析方法与生物学分析方法联合使用，或者是代替生物学分析。最常用的替代分析方法是免疫学分析。

（二）免疫学活性测定法

免疫学分析方法指的是使用单克隆或多克隆抗体来检测产品是否含有预期的蛋白类生物药物有效成分或对产品的有效成分进行定量分析。

作为基因工程产品的蛋白质，对于被注入的动物来说属于异种蛋白，有相应的免疫原性，利用此特点，将不同的制品，制作相同的单克隆抗体或多克隆抗体进行免疫学分析。

由于抗原抗体反应具有高度的特异性，因此免疫学分析有着良好的精确性。而放射免疫检测（radio immune analysis，RIA）和酶免疫检测（enzyme immune analysis，EIA）在生物药物产品免疫学分析中的广泛应用进一步提高了分析的灵敏度。

与生物学分析相比，免疫学分析通常只需几分钟到几小时，而且免疫学分析的费用低廉、易于操作。因此，在许多生物药物生产中，都将免疫学分析作为下游工艺过程的跟踪检测方法。

尽管免疫学分析与生物学分析相比具有上述优势，但是在很多情况下对终产品的生物学分析是不能用免疫学分析完全替代的。这是因为在重组蛋白类生物药物的生产制备过程中，与生物学活性直接相关的某些部位可能会发生相对较小的改变或被修饰。这种细微的改变通常不会影响产品的免疫学活性，但对其生物学活性可能会产生较大的影响。换言之，即便生物药物产品具有良好的免疫学活性，也不能保证其具备相应的生物学活性。蛋白质的生物学活性与其免疫学活性不一定相平行，如果蛋白质肽键的抗原决定簇和生物活性中心相一致时，ELISA 法测定结果和生物学活性测定结果一致；如果不一致时，两者的结果也不平行。很多细胞因子虽然有商品化的 ES-LISA 检测药盒，如 EPO 等，但由于两种测定法所代表的意义不同，所以免疫学活性测定法不能替代生物学活性的检测。因此，为确保生物药物的活性达到预定的指标，对终产品进行生物学分析常常是必不可少的。

（三）生物酶促反应测定法

生物酶促反应测定法是主要基于产品与某种物质的结合或以产品本身的化学反应为原理设计，这类方法不依赖于活的生物系统，具有便于操作、精确稳定等特点。如对重组链激酶生物学活性进行测定时，链激酶和纤溶酶原（h-plg）首先形成复合物，激活游离的 h-plg 使之成为有活性的纤溶酶，纤溶酶降解人纤维蛋白为可溶性的纤维蛋白片段，在不溶性纤维蛋白琼脂平板中形成溶圈，根据不同剂量产生的溶圈大小的量-效关系，计算样品效价单位。

二、生物药物产品中常见污染的检测

由于生物药物产品的生产流程非常复杂，因此在制造过程中很容易受到各种来源的杂质的污染，表 5-6 列举了胃肠道外给药的生物药物可能含有的杂质和相应的不良后果。生物药物生产的宗旨就是确保生物药物的功效和保证生物药物的用药安全，因此，需要严格检测每一批生物药物产品中可能存在的各类污染物，并采取相应措施最大限度地减少污染物的含量。

表 5-6　胃肠道外给药的生物药物可能含有的杂质和相应的不良反应

杂质	不良后果
细菌	严重的细菌感染（败血症）
病毒颗粒	严重的病毒感染
热原	发热反应，严重时可致死
DNA 污染物	尚不明确，可能引起免疫反应
蛋白类污染物	引起免疫反应；如蛋白类污染物具有有害生物学活性，则存在其他潜在危害

（一）蛋白质类污染

生物药物产品中的蛋白质类的杂质具有抗原性和潜在生物学活性。尽管某些蛋白质类的杂质没有明显的生物学活性，但是仍然有可能严重影响生物药物产品的质量，甚至严重危害使用者的生命健康。例如，当重组蛋白类生物药物产品中存在蛋白酶时，有可能引起产品的降解或导致蛋白质分子中的某些部位被修饰。

人类基因编码对重组蛋白类生物药物产品本身没有免疫原性，而污染的蛋白质类杂质通常来源于原材料，或者是上、下游工艺流程的某些步骤引入的，因此对人是外源性的，外源性蛋白质杂质的内在免疫原性，会导致使用该产品的患者出现针对这些杂质的免疫反应。特别是那些需要反复使用的生物药物（如重组胰岛素），更有可能引起免疫反应，这类免疫反应的激活将会导致使用者产生更为严重的过敏反应。

生物药物产品中的蛋白质类的杂质通常是利用免疫检测的方法进行检测和定量的。值得注意的是，当杂质的结构与重组药物产品具有一定的同源性时，识别这些杂质的抗体就会与产品本身发生交叉反应，从而影响检测结果的准确性。因此，该免疫检测方法只用于检测终产品中与重组

药物不相关的蛋白类杂质，而一般不用于检测与重组药物相关的杂质。

常用的免疫检测策略：①构建一株与制造目标蛋白质的宿主细胞几乎完全一致的细胞，该细胞株与制造目标蛋白质的宿主细胞相比，唯一的差别就是不含有表达目标蛋白的基因。②将该细胞株置于与宿主细胞完全一样的上游制造条件之下进行生产。③按照与正常产品的下游工艺流程完全一致的流程将该细胞株的提取物进行下游处理和纯化，但不进行最后一步纯化，收集来自该细胞株的蛋白质（成分复杂，有些甚至多达 200 种）。④用这些蛋白质免疫马、羊和其他适合的动物，制备特异性识别这些蛋白质的多克隆抗体。⑤将纯化后的多克隆抗体用于检测终产品的放射性免疫检测或酶联免疫检测系统中。这种多抗原分析系统几乎可检测到终产品中来源于制造细胞的所有杂质，特异度和灵敏性均很好。

(二)DNA 污染

许多传统的生物药物产品，特别是那些利用细胞培养技术制造的产品（如疫苗），都被发现含有来自宿主细胞的 DNA，到目前为止生物药物产品中的 DNA 污染可能引起哪些不良的临床反应，至今尚无相关的报道。

目前人们关注焦点在于生物药物产品中是否存在来自于宿主细胞基因组的活性癌基因。在某些条件下，裸露的 DNA 是能够被某些细胞吸收的。当人体细胞吸收并表达这些基因后，能否引起人细胞的转化进而导致癌症的发生，是非常令人担忧的。目前的普遍指导原则是：在重组产品的单位治疗剂量中，残留的 DNA 不能高于 10pg。

产品中 DNA 的污染通常采用 DNA 杂交试验（如点杂交检测法）进行检测。如果利用放射性标记的 DNA 探针，则可检测到纳克级的 DNA。

DNA 杂交试验的方法的步骤是：①用苯酚/氯仿抽提，乙醇沉淀法从产品中分离出污染的 DNA。②将分离得到的 DNA 点到滤膜上，80℃真空干烤，促使 DNA 变性为单链 DNA，并使之牢固结合在滤膜上。③制备放射性标记的 DNA 探针，提取制造药物产品的宿主细胞总 DNA，用 ^{32}P 进行标记，90℃加热使之变性为单链 DNA。④将放射性标记的 DNA 探针与干烤后的滤膜置于 40℃下共孵育数小时。降低温度的目的是使单链 DNA 通过碱基互补配对的作用重新结合成双链，标记的探针 DNA 会识别与之互补的单链 DNA 结构，发生配对，并结合在滤膜上。⑤洗涤滤膜，去除非特异性结合的探针，进行放射自显影。

对产品中的 DNA 进行定量时，需要平行检测含量已知的 DNA 斑点和来自宿主细胞的 DNA 斑点。放射自显影后，对比试验斑点与标准斑点的密度就可以知道被检 DNA 的含量。

在破碎细胞的过程中，从胞内释放出的内源性 DNA 酶可直接作用于细胞 DNA，导致其降解，因此在大多数情况下，几乎不需要在下游处理过程中追加特别的 DNA 去除步骤。有时粗制品中 DNA 含量较高，导致粗制品黏度偏大，会影响进一步的加工流程。此时，可选择在粗制品中加入商业化的 DNA 酶降解 DNA，或选择层析法分离 DNA。由于 DNA 带有大量的负电荷，因此采用离子交换层析法去除 DNA 比其他层析法更有效。

(三)内毒素和其他热原物质的污染

内毒素通常指的是革兰阴性菌细胞壁的组分脂多糖（lipopolysaccharide，LPS），是在细菌死亡或解体后才释放出来的一种具有内毒素生物活性的物质。其特征是对热稳定、具有热原性和致死性、能导致动物组织坏死、能够激活补体、有免疫佐剂活性。人体对内毒素特别敏感，极小量的内毒素进入体内即可引起发热；当大量内毒素进入人体时，则导致不可逆转的休克和弥散性血管内凝血，甚至危及生命。

热原指的是进入血液后能够影响下丘脑对体温的调节，并导致发热的一类物质。热原物质包括不同种类的物质，如某些化学物质、某些微粒和细菌内毒素等。临床上在使用注射剂时，常有冷感、寒战、发热、头痛、恶心、呕吐、肤色灰白、休克，严重时导致死亡。欧洲药典委员会主席 J. Van Noordwijk 提出："严格地讲，不是每一种热原都具有脂多糖的结构，但所有已知的细菌内毒素脂多糖都有热原活性。"根据世界卫生组织公布的药品生产质量管理规范的规定，药品生产的质量控制一般理解为不存在细菌内毒素意味着不存在热原。

目前有两种热原检测方法被广泛应用于生物药物工业生产中，即兔热原试验和鲎变形细胞溶解物（limulus amoebocyte lysate，LAL）试验。

长期以来，兔热原试验是最常用的方法。这种方法是将产品注射到一组健康的家兔体内，然后用直肠温度探测器检测兔子的体温。当兔子的体温高于规定数值时，标明产品中有热原物质存在。家兔热原检查法的优点在于，在规定时间里观察到的兔体温变化，能够反映热原引起哺乳类动物复杂的体温反应过程，因此长期以来该热原检查法一直被广泛使用。

但随着制药工业的发展和临床用药要求的改进，该法的局限性越来越明显。主要表现在：①标准化程度低，无法判断存在的热原的种类。②由于试验动物处于被细菌污染的环境中，可通过吸收或皮肤感染细菌内毒素而被免疫，从而导致动物的个体差异较大。③试验动物因受到药物产品（如放射性药品、抗生素等）的药理活性干扰，其体温也会变化，导致实验结果难以判断。④设备及试验费用昂贵。⑤一些生物药物产品（如细胞因子 IL-1）本身就会引起天然的热原反应，因而在检测这类产品的外源性热原时，不能使用兔热原检查法。

鲎变形细胞溶解物（LAL）试验是根据从鲎中分离得到的变形细胞溶解物在内毒素刺激下能够形成凝结物的原理建立起来的体外的热原检测方法。由于 LAL 试验可避免以上兔热原检查法的不足，因此该方法现在已被广泛应用于生物药物和其他药品制剂中内毒素的检测。与兔试验相比，LAL 试验的突出优点是：①敏感性好，可检测到浓度仅为 1pg/mL 内毒素。②费用低廉。③省时快速，一般可在 15～60 分钟内完成。

该法的主要缺点是只能检测产品中的内毒素而无法检测其他热原物质，但由于内毒素是迄今为止药物制品中最可能出现的热原，该方法的检测结果通常是可靠的。

微生物广泛存在，为避免在检测过程中引入热原物质干扰实验结果，要在检测前进行热原的去除。去除热原物质的方法包括：对检测过程中使用的不锈钢或耐热材料制成的容器、管道设备等进行高压、蒸汽或干热消毒；对于不能采用高压、蒸汽、干热消毒的色谱系统，用 1mol/L 的 NaOH 进行消毒；用于分装终产品的容器应在使用前用注射用水清洗，以确保无微小颗粒；用 0.45μm 或 0.22μm 的滤膜过滤产品，以去除产品中颗粒。

内毒素带有大量负电荷，因而用离子交换层析可以有效去除内毒素，凝胶过滤也可去除产品中的内毒素。早期阶段中存在于产品中的内毒素通常可在下游加工的层析过程中被有效去除，因此在产品的下游加工过程中，一般不必采取专门的措施去除内毒素。

（四）细菌和病毒污染

制成注射剂的生物药物必须保证无菌（活菌苗除外）。在生物药物注射剂中含有微生物将导致严重的后果：①可能会引起患者出现严重感染。②微生物可代谢生物药物产品，从而降低产品疗效，对蛋白类药物的影响尤为明显。③来源于微生物的一些物质（如内毒素）释放到产品中会对使用者的健康产生不良影响。

大量来源于大鼠（小鼠）和其他哺乳动物细胞的细胞系已被广泛用于制造人重组生物药物，且大多数治疗性单克隆抗体都是由鼠源杂交瘤细胞产生的，这些细胞系易于被各种微生物污染。在产品开发过程中，应严格检测制造细胞，以保证它们不含细菌、酵母、真菌、支原体和病毒等。

对终产品进行高压消毒可保证产品无菌，但高压消毒对生物制药而言并不可行。常用的方法是将生物药物过滤除菌，然后分装到无菌的终产品容器中，但该过程导致污染的危险性很大。对终产品的无菌测试是质量控制的关键，有关对成品进行无菌检测的具体规范在国际药典中有详尽说明。目前病毒检测方法大致分为三类：

1. 免疫检测法　也是最直接的方法，即将活病毒、经减毒的病毒或经纯化的病毒外壳成分注射到动物体内，制备多克隆抗体（或通过杂交瘤技术产生单克隆抗体），得到的抗体可用于建立特异的病毒检测方法。该法具有灵敏度高、简便快速、费用低廉等优点。

2. 针对病毒 DNA 的探针检测法　工作原理和流程类似于 DNA 杂交试验，此法主要用于检测生物药物终产品中的病毒 DNA。

3. 生物检测法　可将成品加到对一些病毒敏感的细胞株中，随后观察细胞病变或明显的病毒感染特征；还可将产品用于小鼠、兔子和仓鼠等试验动物，任何病毒的存在都会在动物体内诱发产生抗病毒抗体。

去除病毒的方法有多种。由于病毒的理化特性与蛋白质有很大差别，因此凝胶过滤和层析法均可有效地除去病毒。此外，采取特别的下游加工步骤也可以特异性地去除或灭活可能存在于产品中的病毒。如：在下游加工过程的后期进行超滤可有效去除病毒；将产品在 40～60℃加热数小时可灭活大多数病毒；将产品暴露于可控的紫外光下照射也可有效地灭活病毒。

三、生物药物产品常用的检测方法

生物药物的分子结构复杂，且通常同时具有多方面的生物活性和功能，因此对检测分析方法的要求也较高。目前，生物药物分析方法已成为药物分析的一个新分支。近年来，由于在生物药物分析领域中不断应用日益更新的现代技术和方法，并且采用日趋先进的仪器类型，生物药物分析的整体水平已有了长足的进步。特别是各种色谱和色谱联用分析技术在生物药物分析中广泛应用，使得常规生物药物分析方法更为准确、简便和自动化。

1. 毛细管电泳（capillary electrophoresis，CE）　又称为高效毛细管电泳，具有快速、灵敏、高度自动化的特点，还能对蛋白质群进行直接定量，是理想的生物制药分析系统，在质控实验室分析中发挥着越来越明显的作用。

毛细管电泳的工作原理与其他形式的电泳相同，是基于蛋白质在电场中具有不同的迁移率实现分离的。毛细管电泳系统的主要部件包括：一根长毛细管、毛细管两端的缓冲液容器和电极、高压电源供应器、分子检测器和数据输出-处理装置。利用毛细管电泳检测样品的常用方法是荧光检测法。

在进行毛细管电泳时，蛋白质的分离是在一个毛细管中进行的。典型毛细管的直径是 20～50mm，长度达 1m。为了便于使用和存放，毛细管一般是盘绕着的。由于这一系统的散热性能良好，因而蛋白质的分离能够在更高的电流下进行，使得蛋白质在毛细管以更高的速度迁移，缩短检测时间。由于样品的毛细管电泳分析只需要 15～30 分钟，因此还可以对柱层析的流出液进行自动化的在线检测和定量分析。

2. 高效液相色谱　一直以来，高效液相色谱都是测定小分子药物纯度的核心技术。随着该技术的不断改进，它在分析诸如蛋白质等大分子中的作用也逐渐增强。大多数在低压条件进行的蛋白质分离的色谱策略（如凝胶过滤、离子交换）都可以在高压条件下进行。目前，反相层析、分子筛层析和用得相对较少的离子交换层析都已被用于一些生物药物的分析。在线检测（紫外检测器一般将波长设置在 220nm 或 280nm 进行检测）不仅能够自动检测流出物，并且可进行定量分析。

由于具有一系列优点，高效液相色谱已经成为一种极具吸引力的分析工具，其优点包括：①极快的分离速度（通常每个样品只需要几分钟）。②高分辨率。③检测和数据分析的自动化程度高。④许多成熟的复杂系统可供选择。

反相高效液相色谱对蛋白质的分离是基于蛋白质表面的疏水性不同。高效液相色谱的固定相通常是硅胶或某种聚合物，其表面连接疏水基（通常是烷基，例如丁基、辛基或是十八烷基）。反相系统是一种强有力的分析技术，它能够分离疏水性、具有细微差别的分子。有时，反相高效液相色谱甚至可以检测出单一氨基酸替代或是末端一个氨基被切除的样品。在大多数情况下，类似脱酰胺这一类的修饰也可以引起峰值的迁移，因此，这一系统可用于检测出与蛋白质样品相关或是不相关的杂质。例如：在反相高效液相色谱柱上，很容易就能实现胰岛素聚合体与天然胰岛素分子的快速、有效分离。因此，反相高效液相色谱已经被广泛应用于胰岛素制品的产品分析。

尽管高效液相色谱和反相高效液相色谱是非常有效的分析手段，但通常是在需要对某种蛋白质产品进行更深入的确证时才使用。这是因为高效液相色谱对蛋白质有一定的变性作用，而蛋白质的变性会导致层析图谱中出现人为假象。通常相对分子质量较大的复杂蛋白质更容易发生变性。由于反相高效液相色谱系统中采用的高度疏水的固定相与蛋白质能够发生相互作用，因此反相高效液相色谱比高效液相色谱更容易导致蛋白质变性。

分子排阻高效液相色谱（size-exclusion high-performance liquid chromatographic，SE-HPLC）是根据其分子大小和形状进行蛋白质的分离。由于大多数可溶性蛋白质都是球状的，因此，多数情况下实际上是以蛋白质分子质量大小进行分离的。通常使用的分子排阻高效液相色谱的固定相由硅胶和连接到硅胶上的具有特定孔径的琼脂糖组成。SE-HPLC 通常用于含有二聚体或更高分子质量聚集体的蛋白质产品的分析，也用于分析蛋白降解产生的变异体。

利用分子排阻高效液相色谱系统进行产品分析时，如采用标准分子质量蛋白进行校准，即可精确测定产品和杂质的分子质量。此外，通过对比和分析不同批次产品的 SE-HPLC 图谱，可以评估不同批次产品之间的差异。

离子交换色谱（包括阴离子和阳离子）也可以应用于高效液相色谱。虽然并不像反相高效液相色谱和分子排阻高效液相色谱那样被广泛应用，离子交换高效液相色谱系统一般被用于分析与产品无关的杂质，也可以用于检测和确定脱酰胺的变异体。

3. 质谱（mass sepctrometry，MS）　是一种测量离子荷质比（电荷−相对分子质量比）的分析方法。其基本原理是使检测样品中各组分在离子源中发生电离，生成不同荷质比的带正电荷的离子，经加速电场的作用，形成离子束，进入质量分析器。在质量分析器中，再利用电场和磁场使其发生相反的速度色散，将它们分别聚焦而得到质谱图，从而确定其质量。

质谱仪的种类非常多，工作原理和应用范围也有很大的不同。从总体上将可划分为有机质谱仪和无机质谱仪两大类。

根据有机质谱仪的应用特点，又可将其分为：①气相色谱−质谱联用仪（gas chromatography mass sepctrometry，GC-MS）：包括气相色谱−四极质谱仪、气相色谱−飞行时间质谱仪、气相色谱−离子阱质谱仪等多种不同工作原理的质谱仪。②液相色谱−质谱联用仪（liquid chromatography mass sepctrometry，LC-MS)：包括液相色谱-四极质谱仪、液相色谱-离子阱质谱仪、液相色谱-飞行时间质谱仪等。③其他有机质谱仪：包括基质辅助激光解吸飞行时间质谱仪（matrix-assisted laser desorption/ionization time of flight mass spectrometry，MALDI-TOFMS）及傅立叶变换质谱仪（fourier-transform massspectrometry，FT-MS）等。

无机质谱仪可分为：①火花源双聚焦质谱仪（double focusing spark source mass spectrometer，SSMS）。②感应耦合等离子体质谱仪（inductively coupled plasma mass spectrometry，ICP-MS。③二次离子质谱仪（secondary ion mass spectrometry，SIMS)。

由于有些仪器带有不同附件，具有不同功能，因此以上的分类方法并不十分严谨。例如，一台气相色谱-双聚焦质谱仪，如果改用快原子轰击电离源，就不再是气相色谱-质谱联用仪，而称为快原子轰击质谱仪（fast atom bombardment mass spectrometry，FAB-MS）。另外，有的质谱仪既可以和气相色谱相连，又可以和液相色谱相连，因此也不好归于某一类。除上述分类外，还可以从质谱仪所用的质量分析器不同，把质谱仪分为双聚焦质谱仪、四级杆质谱仪、飞行时间质谱仪、离子阱质谱仪、傅立叶变换质谱仪等。

在进行蛋白类生物药物终产品检测时，质谱分析通常被用于鉴定生物药物的相对分子质量。传统的方法多是使用十二烷基硫酸钠-聚丙烯酰胺凝胶电泳（sodium dodecyl sulfate polyacrylamide gel electrophoresis，SDS-PAGE）技术检测完整蛋白质分子的质量，但得到的是约略分子量，误差通常在5%左右。即便使用银染（silver staining），SDS-PAGE 的检测极限也只能达到 1～5ng。利用质谱分析不仅可检测到极微量的蛋白样品（pmol 至 nmol 的量），而且可获得非常精确相对分子质量信息，误差低于 0.05%。理论上，质谱分析对样品的相对分子质量的检测没有限制。

4. 二维核磁共振　核磁共振（nuclear magnetic resonance，NMR）的基本原理：低能电磁波（波长范围为 $10^6 \sim 10^9 \mu$m）与暴露在磁场中的磁性核相互作用，使其在外磁场中发生能级的共振跃迁而产生吸收信号。二维核磁共振（two dimensional nuclear magnetic resonance，2D-NMR）是其中的一种。

二维核磁共振谱是将化学位移、耦合常数等核磁共振参数展开在二维平面上，这样在一维谱中重叠在一个频率坐标轴上的信号分别在两个独立的频率坐标轴上展开。不仅减少了谱线的拥挤和重叠，而且提供了自旋核之间相互作用的信息，对推断一维核磁共振谱图中难以解析的复杂化合物结构具有重要作用。

利用二维核磁共振技术，结合计算机模拟，可以测定生物药物大分子在溶液中的三维空间结构、研究蛋白质折叠机制和动力学过程、酶催化过程、蛋白质和核酸的相互作用、药物同受体的相互作用等。

第六章
氨基酸类药物

扫一扫，查阅本章数字资源，含PPT、音视频、图片等

  自然界中，氨基酸是蛋白质的基本结构单位。在酸、碱、蛋白酶的作用下，蛋白质可以被水解成氨基酸单体，在生命体中起着举足轻重的作用。从抗生素、微生物产物以及动植物体中发现的氨基酸已有数百种，它们具有独特的生理、药理活性。

  1810 年英国化学家 Wollaston 从膀胱结石中分离出胱氨酸，是最早发现的氨基酸。法国化学家 Braconnot 于 1819 年从加酸加热的肌肉中分离得到亮氨酸。随后的 150 年中，人类经过不断的努力，先后发现了很多种氨基酸，游离存在的甚少，绝大多数都以结合态存在于蛋白质中。

  从 20 世纪 50 年代开始，氨基酸的应用范围不断扩大，逐渐形成了一个新兴的工业体系——氨基酸工业。随着制药工业的发展，新技术、新手段不断涌现，氨基酸品种、年产量逐年增加。1969 年世界氨基酸总产量约为 25 万吨，到 1979 年产量 40 万吨，1981 年总产量 55 万多吨，2005 年已跃上百万吨。氨基酸类药物的需求量和产量每年持续增长，2021 年全球氨基酸产量超过 1000 万吨，其中我国氨基酸产量超过 600 万吨，2026 年全球氨基酸产值预计将达 296 亿美元，年复合增长率将达 6%～8%。目前，我国是世界第一大氨基酸生产国，主要包括以下几个类别：L-谷氨酸/味精（MSG）、L-赖氨酸、蛋氨酸、L-苏氨酸、L-色氨酸、甘氨酸、L-苯丙氨酸、L-天冬氨酸等。氨基酸类药物根据不同的应用，应用领域包括动物饲料、食品和饮料、制药与保健、保健品、化妆品和个人护理。

第一节 氨基酸的分类与性质

  氨基酸是含有氨基和羧基的一类有机化合物的通称，蛋白质的基本组成单位，通常由碳、氢、氧、氮和硫五种元素构成。

一、氨基酸的结构

  羧酸分子中一个或一个以上氢原子被氨基取代后生成的化合物称为氨基酸，其取代的位置有 α、β、γ、…、ω 之分，且与其他取代基一样，有脂肪族、芳香族及杂环氨基酸之分。氨基酸是构成机体蛋白质的基本单位，且构成生物体蛋白质的氨基酸都有一个 α-氨基和 α-羧基，故组成天然蛋白质的氨基酸统称为 α-氨基酸，其分子中除共同结构（ $—\overset{\displaystyle |}{\underset{\displaystyle NH_2}{CH}}—COOH$ ）外，其余不同烃基用 R 表示，故所有 α-氨基酸的表达通式见（6-1）和（6-2）：

$$R—CH—COOH \quad 或 \quad R—CH—COO^-$$
$$| \qquad\qquad\qquad\qquad |$$
$$NH_2 \qquad\qquad\qquad\qquad NH_3^+$$

$$(6-1) \qquad\qquad\qquad (6-2)$$

通式表明 α-氨基酸有其共同结构部分，亦有不同的 R 基团，故不同氨基酸既有共性又有个性：①除脯氨酸（α-亚氨基酸）外，组成蛋白质的基本氨基酸为 α-氨基酸。②R 基不同，氨基酸的种类、性质也有所不同。③除甘氨酸（R 基为 H）外，其他氨基酸的 α-碳原子都是手性碳原子，具有旋光性质，天然蛋白质中的基本氨基酸都为 L-型-α-氨基酸。

二、氨基酸的分类

1810 年发现胱氨酸，1938 年发现苏氨酸，目前已发现 300 多种天然氨基酸。组成蛋白质的常见氨基酸有二十种，称为基本氨基酸（编码的蛋白质氨基酸），还有一些称为稀有氨基酸，是多肽合成后由基本氨基酸经酶促修饰而来。此外还有存在于生物体内但不组成蛋白质的非蛋白质氨基酸。

（一）编码的蛋白质氨基酸

自然界中，有一种氨基酸是构成天然蛋白质的组成成分，存在于动植物、微生物的蛋白质里，很少游离存在，绝大多数以结合状态存在，大约二十种。在 DNA 分子中，含有这类氨基酸的特异遗传密码并且能为其编码，所以称这类氨基酸为编码的蛋白质氨基酸，也称基本氨基酸或标准氨基酸。羧酸的 α-碳上连接氨基，除甘氨酸外，都是 L-α-氨基酸。

根据 R 基的化学结构不同可以分为脂肪族氨基酸、芳香族氨基酸和杂环族氨基酸，见表 6-1。

表 6-1　氨基酸按照化学结构分类

类别	氨基酸名称
脂肪族氨基酸	丙氨酸、缬氨酸、亮氨酸、异亮氨酸、胱氨酸、半胱氨酸、甘氨酸、蛋氨酸、天冬氨酸、谷氨酸、赖氨酸、精氨酸、丝氨酸、苏氨酸等
芳香族氨基酸	苯丙氨酸和酪氨酸
杂环族氨基酸	脯氨酸、色氨酸和组氨酸等

根据氨基酸分子中氨基和羧基的数目不同，可分为酸性氨基酸、碱性氨基酸和中性氨基酸，见表 6-2。

表 6-2　氨基酸按照含有氨基和羧基的数目分类

类别	氨基酸名称
酸性氨基酸	谷氨酸、天冬氨酸
中性氨基酸	丝氨酸、苏氨酸
碱性氨基酸	赖氨酸、精氨酸、组氨酸

根据 R 基的极性性质，二十种基本氨基酸可以分为非极性氨基酸和极性氨基酸。极性氨基酸又可以分为不带电荷的极性氨基酸和带电荷的极性氨基酸。根据电荷性质不同，极性氨基酸还可分为带负电荷的氨基酸和带正电荷的氨基酸。非极性氨基酸的 R 基都具有疏水性，在维持蛋白质的立体构型中起着重要作用，主要包括甘氨酸、丙氨酸、缬氨酸、亮氨酸、异亮氨酸、苯丙氨酸、色氨酸、蛋氨酸、脯氨酸。不带电荷的极性氨基酸的侧链都能与水形成氢键，因此很容易溶

于水，主要包括丝氨酸、苏氨酸、酪氨酸、半胱氨酸、天冬酰胺、谷氨酰胺。带负电荷的氨基酸（酸性氨基酸），在 pH 值 6.0～7.0 时，谷氨酸和天冬氨酸的第二个羧基解离，带负电荷。带正电荷的氨基酸（碱性氨基酸），精氨酸、赖氨酸、组氨酸在 pH 值 7.0 时带净正电荷。

（二）非编码的蛋白质氨基酸

非编码的蛋白质氨基酸也称修饰氨基酸，是蛋白质中少见的氨基酸，即蛋白质组成中除上述二十种基本氨基酸外，少数蛋白质还含有一些不常见的氨基酸。这些氨基酸在蛋白质合成中没有翻译密码，在蛋白质合成后，由基本氨基酸残基加工修饰而来，如羟脯氨酸、羟赖氨酸等。

结缔组织中最丰富的蛋白质胶原蛋白含有大量 4-羟脯氨酸（6-3）和 5-羟赖氨酸（6-4）。这两种氨基酸主要存在于结缔组织的纤维状蛋白中。

γ-羧基谷氨酸（6-5）存在于凝血酶原及某些具有结合 Ca^{2+} 离子功能的蛋白质中，能结合 Ca^{2+}。酪氨酸的衍生物：3,5-二碘酪氨酸、甲状腺素（6-6），存在于甲状腺蛋白中。

（三）非蛋白质氨基酸

除参与蛋白质组成的二十多种氨基酸外，生物体内存在大量的氨基酸中间代谢产物，它们不是组成蛋白质的结构单元，多以游离形式存在，称为非蛋白质氨基酸。它们在生物体内具有很多生物学功能，如尿素循环中的 L-瓜氨酸（6-7）和 L-鸟氨酸（6-8）属于 L-型 α-氨基酸的衍生物。还有 D-型氨基酸、β-氨基酸：如 β-丙氨酸（6-9），γ-氨基酸：如 γ-氨基丁酸（6-10）、多巴胺等。

（四）衍生氨基酸

蛋白质分子中，掺入多肽链的氨基酸，经过酶催化修饰后，其活性基团可参加反应，由此形成的衍生物称为衍生氨基酸或结构修饰氨基酸。如羟脯氨酸、甲基组氨酸、甲基赖氨酸、磷酸丝氨酸、γ-羧基谷氨酸等。

还有一些是人工合成的氨基酸衍生物，在临床上具有重要的药用价值，属于生化药物。如用于消化道疾病的甘氨酸铝、谷氨酰胺、硫酸甘氨酸铁等；用于肝脏疾病的精氨酸盐酸盐、鸟天氨酸、磷葡精氨酸等；用于肿瘤疾病的氯苯丙氨酸、偶氮丝氨酸、磷乙天冬氨酸等；用于治疗脑及神经系统疾病的5-羟色氨酸、左旋多巴、谷氨酸钙盐及谷氨酸镁盐等。

（五）必需氨基酸和非必需氨基酸

必需氨基酸指人体（或其他脊椎动物）不能合成或合成速度远不适应机体的需要，必须由食物蛋白供给，这些氨基酸称为必需氨基酸，见表6-3。

表6-3　几种必需氨基酸及其生理作用

中文名称	英文名称	生理作用
赖氨酸	Lysine	促进大脑发育，是肝、胆的组成成分，促进脂肪代谢，调节松果体、乳腺、黄体及卵巢，防止细胞退化等
色氨酸	Tryptophane	促进胃液和胰液的产生等
苯丙氨酸	Phenylalanine	参与消除肾和膀胱功能的损耗等
蛋氨酸（甲硫氨酸）	Methionine	参与组成血红蛋白、组织与血清，促进脾脏、胰脏及淋巴正常生理活动等
苏氨酸	Threonine	促进蛋白质合成、调节脂质代谢、参与机体免疫功能调控等
异亮氨酸	Isoleucine	参与胸腺、脾脏及脑下腺的调节以及代谢等
亮氨酸	Leucine	参与氧化供能、调节蛋白质代谢、调节机体免疫功能等
缬氨酸	Viline	作用于黄体、乳腺及卵巢等

成年人必需氨基酸有亮氨酸、异亮氨酸、缬氨酸、苏氨酸、蛋氨酸、色氨酸、赖氨酸和苯丙氨酸。婴儿期，精氨酸和组氨酸供给不足，属半必需氨基酸。

非必需氨基酸指人体（或其他脊椎动物）能由简单的前体合成，不需要从食物中直接获得的氨基酸，如甘氨酸、丙氨酸等氨基酸。

三、氨基酸的性质

氨基酸分子中的氨基，在碳链的 α-位上，称为 α-氨基酸，占绝大多数，β-氨基酸和 γ-氨基酸所占数量极少。构成天然蛋白质的二十种氨基酸，除了甘氨酸外，都具有立体构象，它们的区别主要是 R 基结构不同，所以理化性质也各有不同。

1. 一般物理性质　天然氨基酸纯品均为白色结晶，熔点及分解点均在200℃以上。在水中溶解度各不相同：精氨酸、赖氨酸最大，胱氨酸、酪氨酸的溶解度最小，能在强酸和强碱中溶解；在有机溶剂中溶解度一般较小，脯氨酸能在乙醇中溶解，多数氨基酸不溶于乙醚。构成蛋白质的二十种氨基酸在可见光区都没有光吸收，但在远紫外区（<220nm）均有光吸收。

在二十种氨基酸中，只有甘氨酸无手性碳原子，苏氨酸、异亮氨酸各有两个手性碳原子，其余17种氨基酸的 L 型与 D 型互为镜像关系，互称对映异构体。一个异构体的溶液可使偏振光逆时针旋转（记为"-"），另一个异构体的溶液可使偏振光顺时针旋转（记为"+"），称为旋光性。对映异构体的其他理化性质完全相同。自然界中的氨基酸绝大多数是 L-型的，在微生物或动植物体内还有 D-型氨基酸存在，如鲨鱼肝中有 D-鸟氨酸、鹅肉中有 D-丙氨酸、蚯蚓中有 D-丝氨酸、癌组织中有 D-谷氨酸等。随着氨基酸手性分析技术的发展，从包括人类在内的哺乳动物、植物、微生物等有机体中发现大量 D-氨基酸及含有 D-氨基酸的生物活性肽。D-氨基酸具备独特的生理活性，主要表现在神经信号传导、激素调节、抗菌、免疫调节等方面。含有 D-氨基酸的肽（如细胞信号肽及宿主防御肽等）也在生物体中发挥着不可替代的功能，表明 D-氨基与人体健康密切相关。食品中的 D-氨基酸主要在发酵、高温及一定的 pH 值等加工条件下产生，少量来自食品原料本身。其中，乳酸发酵是产生 D-氨基酸的重要途径之一，如乳酸发酵的酸奶中 D-丙氨酸、D-天冬氨酸、D-谷氨酸相对含量较高。

2. 两性解离及等电点　氨基酸是两性电解质，既可进行酸解离也可进行碱解离，在两性离子中，氨基是以质子化（—NH$_3^+$）形式存在，羧基是以解离状态（—COO$^-$）存在。这样，氨基酸在水溶液中就可能带电正性或电负性，以及呈电中性，在不同的 pH 值条件下，两性离子的状态也随之变化。

当溶液为某一 pH 值时，氨基酸分子中所含的—NH$_3^+$ 和—COO$^-$ 数目正好相等，净电荷为零，这一 pH 值即为氨基酸的等电点（简称 pI），见表 6-4。

表 6-4　氨基酸物理性质

中文名称	缩写	英文名称	支链	分子量	等电点	解离常数（羧基）	解离常数（氨基）
甘氨酸	Gly	Glycine	亲水性	75.07	6.06	2.35	9.78
丙氨酸	Ala	Alanine	疏水性	89.09	6.11	2.35	9.87
缬氨酸	Val	Valine	疏水性	117.15	6.00	2.39	9.74
亮氨酸	Leu	Leucine	疏水性	131.17	6.01	2.33	9.74
异亮氨酸	Ile	Isoleucine	疏水性	131.17	6.05	2.32	9.76
苯丙氨酸	Phe	Phenylalanine	疏水性	165.19	5.49	2.20	9.31
色氨酸	Trp	Tryptophan	疏水性	204.23	5.89	2.46	9.41
酪氨酸	Tyr	Tyrosine	亲水性	181.19	5.64	2.20	9.21
天冬氨酸	Asp	Aspartic acid	酸性	133.10	2.85	1.99	9.10
组氨酸	His	Histidine	碱性	155.16	7.60	1.80	9.33
天冬酰胺	Asn	Asparagine	亲水性	132.12	5.41	2.14	8.72
谷氨酸	Glu	Glutamic acid	酸性	147.13	3.15	2.10	9.47
赖氨酸	Lys	Lysine	碱性	146.19	9.60	2.16	9.06
谷氨酰胺	Gln	Glutamine	亲水性	146.15	5.65	2.17	9.13
甲硫氨酸	Met	Methionine	疏水性	149.21	5.74	2.13	9.28
精氨酸	Arg	Arginine	碱性	174.20	10.76	1.82	8.99
丝氨酸	Ser	Serine	亲水性	105.09	5.68	2.19	9.21
苏氨酸	Thr	Threonine	亲水性	119.12	5.60	2.09	9.10
半胱氨酸	Cys	Cysteine	亲水性	121.16	5.05	1.92	10.70
脯氨酸	Pro	Proline	疏水性	115.13	6.30	1.95	10.64

在等电点时，氨基酸既不向正极也不向负极移动，即氨基酸处于两性离子状态，见图 6-1。

$$R—CH—COOH$$
$$|$$
$$NH_2 \quad (6-1)$$

$$R—CH—COOH \quad \xleftarrow{H^+} \quad R—CH—COO^- \quad \xrightarrow[(-H_2O)]{OH^-} \quad R—CH—COO^-$$
$$| \qquad\qquad\qquad | \qquad\qquad\qquad\qquad |$$
$$NH_3^+ \qquad\qquad\quad NH_3^+ \qquad\qquad\qquad\quad NH_2$$

阳离子　　　　　　　pI时　　　　　　　　阴离子
（6-11）　　　　　　（6-2）　　　　　　　（6-12）

图 6-1　氨基酸两性解离示意图

氨基酸在等电点时最稳定，在水溶液中溶解度最小，在酸性或碱性条件下溶解度增加。直接用离子交换树脂和离子交换膜分离以及间接的溶解度晶析分离，就是利用氨基酸所具有的两性电解质性质。

3. 化学性质 α-氨基酸共同的化学通性主要有两性解离、酯化、酰化、烷基化、脱羧及脱氨反应、肽键结合反应等。这里主要介绍成盐反应和茚三酮反应。

（1）成盐反应 氨基酸的氨基可与盐酸作用产生氨基盐酸盐化合物，羧基可以与碱作用形成盐，与酸、碱所成的盐多能溶于水，与重金属如 Cu^{2+}、Ag^+、Hg^{2+} 反应所形成的盐，多数不能溶于水。可以利用氨基酸成盐的性质，进行分离和精制。赖氨酸易吸潮，不易结晶，使之成盐酸盐后，则不吸潮且易结晶，便于存放。

氨基酸复合盐能够有效地解决单体氨基酸某些理化性质的缺陷，如水溶性差、味感不良等。氨基酸复合盐不但具有两种物质的药理作用，而且可以相互增强在人体内的生理活性。研究表明，氨基酸复合盐在人体生理代谢方面表现出不同于原单体氨基酸的性质，有特殊的药学价值，可以更好地应用在医药、食品和化妆品等领域：鸟氨酸天冬氨酸盐已作为高黄疸型病毒性肝炎及重型病毒性肝炎综合治疗的重要药物之一；鸟氨酸酮戊二酸盐在临床上主要用于烧伤、创伤及营养不良患者的肠内、肠外营养治疗；精氨酸天门冬氨酸盐可抑制动脉血栓形成，有保护心脏的作用，对于急慢性酒精中毒的治疗效果非常明显；精氨酸焦谷氨酸盐有改善中枢神经系统和肝功能的作用，临床用于治疗病毒性肝炎；赖氨酸谷氨酸盐可治疗儿童新陈代谢失调（苯丙酮酸尿症）；精氨酸谷氨酸盐可以明显地提高血浆中的人体生产素水平及轻微的降低胰岛素的浓度；赖氨酸羧甲基半胱氨酸盐可治疗消化不良的患者，能有效降低单独使用羧甲基半胱氨酸对胃黏膜的刺激；赖氨酸天冬氨酸盐有抗疲劳、防止肌肉萎缩的功效；精氨酸 α-酮戊二酸盐有增强患有肝硬化的肝脏的解毒功能；精氨酸谷氨酸盐作为食用油的添加剂，可有效防止食用油在高温烹饪时发生的变色现象，还用作忌钠患者的调味品；赖氨酸谷氨酸盐作为调味品已应用到清酒、清凉饮料、面包、淀粉制品等食品生产加工过程中，还广泛应用于速食腌制食品；赖氨酸天冬氨酸盐作为食品营养强化剂，被纳入国家食品营养强化剂使用卫生标准（GB 14880—94）；精氨酸谷氨酸盐对皮肤除皱有很好的功效；精氨酸焦谷氨酸或精氨酸天冬氨酸盐作为抗氧化剂，用于化妆品和保湿霜中对皮肤具有很好的保湿、去角质、抗衰老、抗皱功效；赖氨酸天冬氨酸盐用于洗发香波中，能够抑制头皮腺分泌过多的乳酸起到保护发质的作用。

精氨酸与阿司匹林成盐后可制成注射剂。阿司匹林为临床常用的解热镇痛抗炎药。由于其水溶性差，口服后对胃肠黏膜有较强的刺激性，常引起恶心、呕吐、上腹部不适及厌食等不良反应，可诱发、加重胃溃疡，引起胃出血。由于上述原因，使阿司匹林的应用受到了很大限制。为了克服以上缺点，精氨酸与阿司匹林反应生成阿司匹林精氨酸盐，其制备方法：按摩尔比 1∶1 称取阿司匹林、精氨酸（稍过量）原料，将阿司匹林置于 50mL 圆底烧瓶中，冰浴条件下（0～5℃）用 30mL 乙醇搅拌溶解。另取精氨酸，以少量蒸馏水溶解，缓缓加入上述阿司匹林乙醇溶液中，10 分钟后用 10moL/L 的盐酸调节 pH 值至中性，继续搅拌 3 小时，反应完毕，得澄清溶液。经冷冻干燥，得阿司匹林精氨酸盐的白色结晶性粉末，即为阿司匹林精氨酸盐，可进一步制成阿司匹林精氨酸盐注射液。

（2）茚三酮反应 这是由 α-氨基和 α-羧基共同参与的反应，见图 6-2。氨基酸与茚三酮水合物共热，发生氧化反应产生醛、氨和二氧化碳，而茚三酮水合物则被还原成（6-14）。碱性溶液中，还原的茚三酮（6-14）与氨及另一分子茚三酮（6-15）缩合为蓝紫色化合物（6-16）。反应中产生的二氧化碳及颜色可作为鉴定和测定氨基酸的重要手段。

目前，利用氨基酸茚三酮反应原理开发了多种氨基酸含量的现代仪器分析检测方法，如茚三酮分光光度法测定氨基酸的含量、荧光光谱法测定氨基酸含量（利用在醋酸-醋酸钠缓冲介质中氨基酸能猝灭壳聚糖-茚三酮体系的荧光原理）、离子交换色谱-茚三酮柱后衍生法同时测定多种氨基酸等。

$$R-CH-COOH \ (6\text{-}1) \ + \ (6\text{-}13) \ \longrightarrow \ RCHO + NH_3 + CO_2 \ + \ (6\text{-}14)$$

$$(6\text{-}14) \ + \ NH_3 \ + \ O=(6\text{-}15) \ \xrightarrow[\triangle]{-H_2O} \ (6\text{-}16)$$

图 6-2　茚三酮反应式

第二节　氨基酸的作用与用途

作为生物体蛋白质的基本组成单位，氨基酸在机体各组织之间转运、代谢，以保证各组织对氨基酸的需要。氨基酸与生物的生命活动有着密切的关系，通过与蛋白质之间的转化来维持体内的动态平衡，如果平衡被打破将会引起疾病。另外，还有很多氨基酸具有特殊的生理功能。所以，氨基酸具有重要的应用价值。

一、生命的物质基础

构成蛋白质的基本单位是氨基酸。如果人体缺乏任何一种必需氨基酸，就可导致生理功能异常，影响机体代谢的正常进行，最后导致疾病。同样，如果人体内缺乏某些非必需氨基酸，会产生抗体代谢障碍。如精氨酸和瓜氨酸对形成尿素起到非常重要的作用；胱氨酸摄入不足会引起胰岛素减少，血糖升高；又如创伤后胱氨酸和精氨酸的需要量大增，如果缺乏，即使热能充足仍不能顺利合成蛋白质。总之，氨基酸在人体内通过代谢可以发挥下列一些作用：①合成组织蛋白质。②变成酸、激素、抗体、肌酸等含氮物质。③转变为碳水化合物和脂肪。④氧化成二氧化碳和水及尿素，产生能量。因此，氨基酸在人体中的存在，不仅提供了合成蛋白质的重要原料，而且对于促进生长、进行正常代谢、维持生命活动提供了物质基础。如果人体缺乏或减少其中的某一种，人体的正常生命代谢就会受到障碍，甚至导致各种疾病的发生或生命活动终止。由此可见，氨基酸在人体生命活动中起到非常重要的作用。

二、氨基酸在食物营养中的作用

人类为了生存必须摄取食物，以维持机体正常的生长发育、新陈代谢等生命活动，食物在体内经过消化、吸收、代谢，促进机体生长发育、益智健体、抗衰防病、延年益寿的综合过程称为营养，食物中的有效成分称为营养素，见表6-5。

表 6-5　富含各种氨基酸的食物

名称	食物
赖氨酸	肉类、乳制品和豆类、山药、银杏、大枣、芝麻、蜂蜜、葡萄、莲子等
色氨酸	小米、牛奶、香菇、葵花子、海蟹、黑芝麻、黄豆、南瓜子、肉松、油豆腐、鸡蛋、鱼片等
苯丙氨酸	谷类、豆类、油菜、包心菜等
蛋氨酸	芝麻、葵花子、酵母、乳制品、叶类蔬菜
苏氨酸	谷类、鸡蛋、花生、胡萝卜等
亮氨酸	牛奶、乳制品、蛋、猪肉、牛肉、鸡肉、豆、大豆等
组氨酸	黄豆及豆制品、鸭蛋、带皮鸡肉、牛肉、皮蛋、玉米、标准面粉、土豆、粉丝等

人体必需的七大营养素为蛋白质、脂肪、碳水化合物、无机盐、维生素、水和膳食纤维。它们在机体内具有各自独特的营养功能，但在代谢过程中又密切联系，共同参加、推动和调节生命活动。

1. 蛋白质的消化和吸收　作为体内第一营养要素的蛋白质，它在食物营养中的作用是显而易见的，但它在人体内不能直接被利用，而是通过转变成氨基酸小分子后被利用的。食物蛋白质经消化分解为氨基酸后被人体所吸收，机体利用这些氨基酸再合成自身的蛋白质。人体对蛋白质的需要实际上是对氨基酸的需要。

2. 维持氮平衡　当每日膳食中蛋白质的质和量适宜时，摄入的氮量与排出的氮量相等，称之为氮总平衡。实际上是蛋白质和氨基酸之间不断合成与分解之间的平衡。正常人每日进食的蛋白质应保持在一定范围内，突然增减摄入量时，机体尚能调节蛋白质的代谢量维持氮平衡。摄入过量蛋白质，超出机体调节能力的时候，平衡机制就会被破坏；或者完全不吃蛋白质，体内蛋白质依然在分解，持续出现负氮平衡，如不及时补充氨基酸类物质，可能会导致机体死亡。

3. 转变为糖或脂肪　氨基酸分解代谢所产生的 α-酮酸，各自根据性质按照糖或脂肪的代谢途径进行代谢。α-酮酸可再合成新的氨基酸，或转变为糖或脂肪，或进入三羧酸循环氧化分解成二氧化碳和水，并释放出能量。

4. 产生一碳单位　某些氨基酸分解代谢过程中产生含有一个碳原子的基团，包括甲基、亚甲基、甲烯基、甲炔基、甲酰基及亚氨甲基等。一碳单位的主要生理功能是作为嘌呤和嘧啶的合成原料，是氨基酸和核苷酸联系的纽带。

5. 参与构成酶、激素、部分维生素　酶的化学本质是蛋白质，如淀粉酶、胃蛋白酶、胆碱脂酶、碳酸酐酶、转氨酶等。含氮激素的成分是蛋白质或其衍生物，如生长激素、促甲状腺激素、肾上腺素、胰岛素、促肠液激素等。有的维生素是由氨基酸转变或与蛋白质结合存在的。酶、激素、维生素在调节生理机能、催化代谢过程中起着十分重要的作用。

6. 人体必需氨基酸的需要量　成人必需氨基酸的需要量为蛋白质需要量的 20%～37%，见表 6-6。

表 6-6　氨基酸的人体需要量（mg/kg）

名称	成人需要量	学龄前儿童需要量
异亮氨酸（Ile）	10	28
亮氨酸（Leu）	14	66
缬氨酸（Val）	10	35

续表

名称	成人需要量	学龄前儿童需要量
苯丙氨酸（Phe）	14	63
赖氨酸（Lys）	12	58
蛋氨酸（Met）	13	25
色氨酸（Try）	35	11
苏氨酸（Thr）	7	49

三、氨基酸在医药中的作用

氨基酸参与机体代谢和各种生理活动，人和动物通过消化系统获取氨基酸，并通过其与蛋白质间的转化，维持体内的蛋白质代谢动态平衡，若其动态平衡失调会导致机体代谢紊乱，甚至引起疾病。因此氨基酸是治疗蛋白质代谢紊乱及蛋白质缺损所引起的一系列疾病的重要生化药物，同时也是具有高度营养价值的蛋白质补充剂，有广泛的生化作用和临床疗效。

1. 氨基酸与疾病的关系　人体的生命活动需要靠无数种蛋白质来完成，而这无数种的蛋白质就是体内二十多种氨基酸通过不同的排列方式组合所构成的。这二十多种氨基酸虽然来源于食物，却并不都是由食物直接提供，一部分是在体内合成制造的，其中八种氨基酸有些不能合成或合成速度达不到机体的需要量，它们就必须通过外源直接供给，外源直接供给氨基酸的方式包括：一些特有的食物、氨基酸注射液、氨基酸口服液。氨基酸所组成的多种蛋白质构成人体不同器官、组织、肌肉等，它们需要构成、衰退、修复、更新，需要氨基酸的不断摄入、利用、合成，这是比较易于理解的，而人的生命活动中无时无刻不能缺少的一些生物活性物质，如酶、抗体这类蛋白质在不断地代谢、分解，需要不断地补充氨基酸来合成。

从机体衰老的过程来看，随着年龄渐高，作为中枢神经系统的脑组织、脑细胞容易缺乏赖氨酸、色氨酸、精氨酸、谷氨酸以及5-羟色胺等，从而导致老年性痴呆、帕金森病；心脑血管方面，容易缺少高密度脂蛋白胆固醇，血管中弹力层衰退，从而导致动脉粥样硬化；在肝脏中，蛋氨酸的缺少，容易形成脂肪，对多肽的利用率下降；在肾脏，由于缺少亮氨酸、异亮氨酸、缬氨酸会引起肾功能下降，影响氨基酸的吸收；在胃肠道，由于组氨酸的缺乏，会形成胃肠壁消化及吸收功能障碍；在运动系统，由于蛋白质分解过程超过合成过程，肌纤维衰减萎缩、能量供给下降、导致肢体软弱无力；此外，作为人体防御系统的免疫机制，抗体、补体、吞噬细胞的形成与活动都需要氨基酸的补充，一旦不足，即出现老年人抵抗力下降、易发生多种疾病；精氨酸对性活动水平有影响；天门冬氨酸对智力、记忆力有影响。

从人体产生疲劳机制来看，在人体正常活动和运动中，能量消耗同时会产生大量酸性物质和自由基；氨基酸供给不足时，即合成抗氧化酶、抗氧化剂的原料不足，自由基和酸性物质的积累会加速细胞分裂、组织老化；自由基过多，小则是疲劳的机制，大则是衰老的机制。研究证明，能够消除自由基的抗氧化酶、抗氧化剂的生物转化合成原料氨基酸包括赖氨酸、蛋氨酸等，一旦给予补充，机体氧化利用脂肪酸的能力也随之增强，其对防止出现疲劳和已出现疲劳后的快速恢复作用异常明显。

2. 单一氨基酸制剂的应用　研究表明许多的单一氨基酸不仅是机体的营养物质，同时对某些疾病具有一定的治疗作用，见表6-7。

表 6-7 单一氨基酸制剂及用途

原料	制剂	用途
甘氨酸	甘氨酸冲洗液	泌尿系统外科手术用药
门冬酰胺	门冬酰胺片	用于乳腺小叶增生的辅助治疗
盐酸精氨酸	盐酸精氨酸片，盐酸精氨酸注射液	肝病辅助用药
谷氨酸	谷氨酸钠注射液，谷氨酸钾注射液，谷氨酸片	肝病辅助用药
	甲硫氨酸维生素 B_1 注射液	肝病辅助用药
蛋氨酸	复方蛋氨酸胆碱片	肝病辅助用药
	蛋氨酸注射液	放射诊断用药
	赖氨酸注射液	颅脑损伤用药
赖氨酸	赖氨酸盐酸盐颗粒剂	用于赖氨酸缺乏引起的小儿食欲不振，营养不良及脑发育不全
L-赖氨酸乙酸盐	苄达赖氨酸滴眼液	延缓老年性白内障的发展及改善或维持视力有一定的作用
胱氨酸	胱氨酸片	用于病后和产后继发性脱发症、慢性肝炎的辅助治疗
盐酸半胱氨酸	盐酸半胱氨酸注射液	肝病辅助用药保肝药
	复方甘草酸单铵半胱氨酸注射液	抗肝中毒、降低谷丙转氨酶，恢复肝细胞功能
乙酰半胱氨酸	乙酰半胱氨酸颗粒、喷雾用乙酰半胱氨酸	用于慢性支气管炎等咳嗽有粘痰而不易咳出的患者。
	门冬氨酸钾镁注射液	电解质补充药
门冬氨酸	门冬氨酸钾镁口服溶液	电解质补充药
	门冬氨酸钙注射液	用于变异性疾病
谷氨酰胺	谷氨酰胺胶囊	用于治疗胃、十二指肠球部溃疡
甲硫氨酸	甲硫氨酸片	本品用于肝硬化及脂肪肝等的辅助治疗，也可用于对乙酰氨基酚中毒以及酒精和磺胺等药物引起的肝损害

3. 复方氨基酸制剂 复方氨基酸注射液已被广泛应用于临床输液，是由纯净结晶 L-型氨基酸，切实按照人体需要的种类、含量、比例所配制成的复方制剂。除含有亮氨酸、异亮氨酸、缬氨酸、苯丙氨酸、赖氨酸、甲硫氨酸、苏氨酸、色氨酸八种人体必需的氨基酸外，还含有精氨酸、组氨酸、甘氨酸、天冬氨酸、丙氨酸、天冬酰胺、谷氨酸、丝氨酸、鸟氨酸、胱氨酸、脯氨酸等非必需氨基酸，一般还加入山梨醇、木糖醇等来补充热量，提高体内氨基酸利用率。复方氨基酸输液对于人体具有特殊的生理作用，是外科手术及近代疗法上维持生命的重要手段之一。复方氨基酸输液，能够增加血浆氨基酸，提高氮平衡，促进酶、免疫抗体、激素的生成，加速各种细胞增生，适用于抢救由外伤、烧伤、大手术等大量失血引起的蛋白质消耗过多的垂危患者。此外还有多种多样的专用输液，如供婴儿用的、供尿毒症患者用的、供肝病患者用的等，见表 6-8。1980 年我国研制成功含 11 种 L-型氨基酸输液，称复合结晶氨基酸注射液，配方工艺基本合理，氨基酸组成符合国际上应用模式，现已批量投入生产。

表 6-8 复方氨基酸制剂及用途

原料	制剂	用途
门冬氨酸、鸟氨酸	门冬氨酸鸟氨酸注射液	因急慢性肝病引发的血氨升高及治疗肝性脑病，尤其适用于治疗肝昏迷早期或肝昏迷期的意识模糊状态。
谷氨酸、丙氨酸、甘氨酸	谷丙甘氨酸胶囊	用于前列腺增生引起的尿频、排尿困难及尿潴留症。
双半胱氨酸、依高锝[^{99m} Tc]酸钠	锝[^{99m} Tc] 双半胱氨酸注射液	用可用诊断各种肾脏疾病引起的肾脏血液灌注、肾功能变化和了解尿路通畅性。
18 种氨基酸	复方氨基酸注射液	用于治疗低蛋白血症，通常情况下是由蛋白质摄入不足或蛋白质吸收障碍，导致的体内氨基酸不能满足机体需要，也可以用于改善手术以后患者的营养状况。
15 种氨基酸、2 种双肽	复方氨基酸双肽注射液	适用于不能口服或经肠道补给营养，以及通过这些途径补充营养不能满足需要的患者，尤其适用于中度至重度分解代谢状况的患者。

第三节　氨基酸的制备方法

氨基酸的生产方法主要有蛋白质水解提纯法、化学合成法、微生物发酵法和酶转化法等。现在除酪氨酸、胱氨酸、半胱氨酸和丝氨酸等少数几种氨基酸用水解提纯法生产外，多数氨基酸采用发酵法生产，个别也采用化学合成法或者前体发酵和酶合成法。

一、水解提纯法

最初，制备氨基酸是采用水解蛋白质法。以毛发、血粉及废蚕丝等蛋白质为原料，通过酸、碱或酶水解成多种氨基酸混合物，经分离纯化获得各种氨基酸的方法称为水解法。目前用水解法生产的氨基酸有 L-胱氨酸、L-精氨酸、L-亮氨酸、L-异亮氨酸、L-组氨酸、L-脯氨酸及 L-丝氨酸等。水解法生产氨基酸的主要过程为水解、分离和结晶精制三个步骤。

1. 蛋白质水解方法　目前蛋白质水解分为酸水解法、碱水解法及酶水解法三种。

（1）酸水解法　蛋白质原料用 6～10mol/L 盐酸或 8mol/L 硫酸于 110～120℃水解 12～24 小时，除酸后即得多种氨基酸混合物。此法优点是水解迅速而彻底，产物全部为 L-型氨基酸，无消旋作用。缺点是色氨酸全部被破坏，丝氨酸及酪氨酸部分被破坏，且产生大量废酸污染环境。

（2）碱水解法　蛋白质原料经 6mol/L 氢氧化钠或 4mol/L 氢氧化钡于 100℃水解 6 小时即得多种氨基酸混合物。该法水解迅速而彻底，色氨酸不被破坏，但含羟基或巯基的氨基酸全部被破坏，且产生消旋作用，后序分离比较复杂。

（3）酶水解法　蛋白质原料在一定 pH 值和温度条件下经蛋白水解酶作用分解成氨基酸和多肽的过程称为酶水解法。此法优点为反应条件温和，无需特殊设备，氨基酸不破坏，无消旋作用。缺点是水解时间长，且水解不彻底，产物中除氨基酸外，尚含较多肽类中间产物。该法在工业上很少用于生产氨基酸，主要用于生产水解蛋白多肽及蛋白胨。

2. 氨基酸分离方法　氨基酸的分离方法较多，通常有萃取法、等电点沉淀法、特殊试剂沉淀法、吸附法及离子交换法等。

（1）萃取法　依据不同氨基酸在水中或其他溶剂中的溶解度差异而进行分离的方法。如胱氨酸和酪氨酸均难溶于水，但在热水中酪氨酸溶解度较大，而胱氨酸溶解度变化不大，故可将混合物中胱氨酸、酪氨酸及其他氨基酸彼此分开。

（2）特殊试剂沉淀法　采用某些有机或无机试剂与相应氨基酸形成不溶性衍生物的分离方法。如邻二甲苯-4-磺酸能与亮氨酸形成不溶性盐沉淀，后者与氨水反应又可获得游离亮氨酸；组氨酸可与氯化汞形成不溶性汞盐沉淀，后者经处理后又可获得游离组氨酸；精氨酸可与苯甲醛生成水不溶性苯亚甲基精氨酸沉淀，后者用盐酸除去苯甲醛即可得精氨酸。因此可从混合氨基酸溶液中分别将亮氨酸、组氨酸及精氨酸分离出来。本法操作方便，针对性强。

（3）吸附法　利用吸附剂对不同氨基酸吸附能力的差异进行分离的方法。如颗粒活性炭对苯丙氨酸、酪氨酸及色氨酸的吸附力大于对其他非芳香族氨基酸的吸附力，故可从氨基酸混合液中将上述氨基酸分离出来。

（4）离子交换法　利用离子交换剂对不同氨基酸吸附能力的差异进行分离的方法。氨基酸为两性电解质，在特定条件下，不同氨基酸的带电性质及解离状态不同，所以同一种离子交换剂对不同氨基酸的吸附力不同，因此可对氨基酸混合物进行分组或实现单一成分的分离。

3. 氨基酸的精制方法　分离出的特定氨基酸中常有少量其他杂质，需进行精制，常用的精制方法有结晶和重结晶技术。如丙氨酸在稀乙醇或甲醇中溶解度较小，且 pI 为 6.0，故丙氨酸可在 pH 值 6.0 时，用 50% 冷乙醇结晶或重结晶加以精制。此外，也可采用萃取法或萃取与结晶技术相结合的方法精制氨基酸。如在沸水中苯丙氨酸的溶解度是酪氨酸溶解度的 100 倍，若将含有少量酪氨酸的苯丙氨酸粗品溶于 15 倍体积（W/V）的热水中，调节 pH 值 4.0 左右，经脱色过滤可除去大部分酪氨酸；滤液浓缩至原体积的 1/3，加 2 倍体积（V/V）的 95% 乙醇，4℃ 静置，过滤得晶体，用 95% 乙醇洗涤，烘干即得苯丙氨酸成品。

二、化学合成法

以 α-卤代羧酸、醛类、甘氨酸衍生物、异氰酸盐、乙酰氨基丙二酸二乙酯、卤代烃、α-酮酸及某些氨基酸为原料，经氨解、水解、缩合、取代及氢化还原等化学反应合成 α-氨基酸的方法称为化学合成法。化学合成法是制造氨基酸的重要途径之一，但氨基酸种类较多，结构各异，故不同氨基酸的合成方法也不相同。通常可归纳为一般合成法及不对称合成法两大类。前者产物皆为消旋型氨基酸混合物，后者产物为左旋型氨基酸。经典的氨基酸合成方法主要有氰胺水解法、Strecker 合成法、α-卤代酸取代反应合成法、异氰酸酯（盐）合成法及醛缩合法、Gabriel-丙二酸酯合成法和采用仿生合成技术的还原氨化法等。通过这些方法合成的氨基酸都是外消旋混合物，不能选择性地合成手性氨基酸。不对称合成法包括直接合成、α-酮酸反应及不对称催化加氢等方法。

理论上所有氨基酸都可以由化学合成法制造，但是目前，只有当采用其他方法生产很不经济时才采用化学合成法生产，如甘氨酸、消旋蛋氨酸及消旋丙氨酸等。其他如消旋色氨酸、消旋苯丙氨酸、左旋脯氨酸、左旋苏氨酸等十多种氨基酸也采用合成法生产。

三、微生物发酵法

1. 发酵的基本原理 生物化学中称酵母无氧呼吸过程为发酵，反应过程中电子供体与受体都是有机物，有时电子受体为电子供体的分解产物，氧化作用不完全，最终形成还原性产物。工业上，发酵就是微生物纯种培养过程，实质上是利用微生物细胞中酶的作用，将培养基中有机物转化为细胞或其他有机物的过程，且有厌氧和好氧发酵之分，氨基酸发酵属于好氧发酵的不完全氧化过程。微生物通过固氮作用、硝酸还原及自外界吸收氨使酮酸氨基化成相应的氨基酸，称为初生氨基酸，主要有甘氨酸、L-丙氨酸、L-天门冬氨酸及 L-谷氨酸等。微生物通过转氨酶作用，将一种氨基酸的氨基转移到另一种 α-酮酸上，生成的新的氨基酸亦称为初生氨基酸，如谷草转氨酶可使谷氨酸的氨基转移至草酰乙酸上生成 L-天门冬氨酸，谷丙转氨酶可使谷氨酸氨基转移至丙酮酸上生成 L-丙氨酸等。在微生物作用下，以初生氨基酸为前体转化成的其他氨基酸称为次生氨基酸，如 L-天门冬氨酸是 L-赖氨酸、L-蛋氨酸、L-苏氨酸、L-异亮氨酸、L-丙氨酸及二氨基庚二酸的前体，L-谷氨酸是 L-脯氨酸、L-鸟氨酸、L-瓜氨酸及 L-精氨酸的前体，而甘氨酸则是 L-丝氨酸、L-半胱氨酸、L-胱氨酸及 L-苏氨酸的前体。因此，大多数氨基酸均可通过以初生氨基酸为原料经过微生物发酵法转化产生。另外，有些氨基酸以有机化合物和铵盐为前体，在相应酶作用下而产生，如肉桂酸和氨在苯丙氨酸解氨酶作用下，可生成 L-苯丙氨酸，吲哚和丝氨酸在色氨合成酶作用下转化成 L-色氨酸等。发酵法中氨基酸的碳链主要来自糖代谢中间产物，如草酰乙酸、α-酮戊二酸、赤藓糖-4-磷酸、磷酸烯醇丙酮酸、丙酮酸、3-磷酸甘油酸及分枝酸等，见图 6-3。

氨基酸发酵法有广义与狭义之分。狭义者系指通过特定微生物在以糖为碳源、氨或尿素为氮源以及其他成分在培养基中生长，直接产生氨基酸的方法。广义者除直接发酵法外，尚包括添加前体发酵法及酶转化技术生产氨基酸法。

图 6-3　微生物界糖代谢中间产物及氨基酸之间的转化关系

2. 发酵法的基本过程　发酵法生产氨基酸的基本过程包括培养基的配制、灭菌处理、菌种诱变与选育、菌种培养、接种发酵、提取及分离纯化等步骤。工业发酵培养基中碳源通常用淀粉水解糖、糖蜜、干薯粉、甲醇、乙醇及石油醚等，氮源一般为硫酸铵、尿素或豆饼水解液等。氨基酸发酵中，采用野生型菌株，如棒状杆菌属、短杆菌属、节杆菌属及黄色杆菌 617 等均为发酵生产 L-谷氨酸的优良野生型菌株；谷氨酸棒状杆菌 KY9003 及谷氨酸棒状杆菌 49 是生产 L-脯氨酸的良好野生型菌株；其他野生型菌株如阴沟气杆菌及产气杆菌用于生产缬氨酸；明胶棒状杆菌用于生产 DL-丙氨酸等。另外也有许多氨基酸是用经人工诱变法选育的营养缺陷型变异株生产的，如高丝氨酸缺陷型谷氨酸棒状杆菌用于生产赖氨酸，北京棒状杆菌突变株 As 1.586 发酵生产缬氨酸等。现代生物工程采用细胞融合技术及基因重组技术改造微生物细胞，已获得多种高产氨基酸杂种菌株及基因工程菌，如用北京棒状杆菌和钝齿棒状杆菌原生质体融合形成的杂种，其中 70% 杂种细胞产生两亲菌株所产生的氨基酸。而基因重组技术已构建了产生 L-谷氨酸、L-苯丙氨酸、L-赖氨酸、L-色氨酸、L-精氨酸、L-脯氨酸、L-苏氨酸、L-酪氨酸、L-组氨酸及高丝氨酸的基因工程菌，其中苏氨酸及色氨酸基因工程菌已投入工业生产。

氨基酸生物传感器的设计在微生物发酵可再生原料生产氨基酸的过程中得以运用，研究氨基酸菌株的高通量筛选方法对关键功能元件挖掘及高产菌株的创制筛选至关重要。氨基酸生物传感器的设计，及其在功能元件、高产菌株的高通量进化筛选和代谢途径动态调控中的应用获得高通量氨基酸菌株。例如，以 L-谷氨酸为前体的衍生物（L-茶氨酸、1,4-二氨基丁烷、4-氨基-1-丁醇、γ-氨基丁酸、2-吡咯烷酮、L-瓜氨酸、L-鸟苷酸、5-氨基乙酰丙酸、腐胺和尿苷）、以 L-赖氨酸为前体的衍生物（1,5-戊二胺、1,5-二氨基戊烷、L-哌啶酸、戊二酸和 1,5-戊二醇）、环化氨基酸（依克多因，又名四氢嘧啶）和羟基化氨基酸（4-羟基-L-异亮氨酸和羟基依克多因）等。开发这些氨基酸衍生物的生物传感器，并应用于合成途径关键功能元件和高产菌株的筛选，对提升这些化合物的生产水平、促进大宗氨基酸的高值化具有重要的意义。

氨基酸发酵方法主要是液体通风深层培养法，其过程是由菌种试管培养逐级放大直至数吨至数百吨发酵罐。发酵结束，除去菌体，发酵液用于提取、分离纯化和精制有关氨基酸，其分离纯化、精制方法及过程与水解法相同。

构成动物、植物及微生物体蛋白质的氨基酸种类与构型均无差异，但植物体内所有氨基酸皆由二氧化碳、氨和水合成，动物体除八种必需氨基酸需从外界摄取外，其余非必需氨基酸均可通过体内氨基酸之间的转化或碳水化合物中间代谢物合成，而微生物利用碳源、氮源及盐类几乎可合成所有氨基酸。目前绝大部分氨基酸皆可通过发酵法生产，其缺点是产物浓度低、设备投资大、工艺管理要求严格、生产周期长、成本高。

四、酶转化法

酶转化法也称为酶工程技术，实际上是在特定酶的作用下使原料化合物转化成相应氨基酸的技术。如在 L-色氨酸合成酶催化下使吲哚和 L-丝氨酸合成 L-色氨酸；在苯丙氨酸解氨酶作用下使反式肉桂酸和铵盐合成 L-苯丙氨酸；在天门冬氨酸酶催化下使富马酸和铵盐生成 L-天门冬氨酸；以及 DL-氨基酸的酶拆分等均为典型实例。另外，有些氨基酸采用添加前体发酵法是从直接发酵法过渡到酶转化法的中间性实用技术。

本法基本过程是利用化学合成法、生物合成法生产或以天然存在的氨基酸前体为原料，同时培养具有相应酶的微生物、植物或动物细胞，然后将酶或细胞进行固定化处理，再将固定化酶或细胞填装于适当反应器中制成"生物反应堆"，加入相应底物合成特定氨基酸，反应液经分离纯化即得相应氨基酸成品，其分离纯化和精制的原理及方法与水解法相同。

酶工程法与直接发酵法生产氨基酸的反应本质相同，皆属酶转化反应，但前者为单酶或多酶的高密度转化，而后者为多酶的低密度转化。两者相比，酶工程技术工艺简单，产物浓度高，转化率及生产效率较高，副产物少，固定化酶或细胞可进行连续操作，节省能源和劳动力，并可长期反复使用。例如聚丙烯胺凝胶包埋的精氨酸脱亚胺酶用于生产 L-瓜氨酸，37℃反应半衰期为140 天，可连续使用 300 天。

目前在医药工业中，用酶工程法生产的氨基酸已有十多种：如用延胡索酸和铵盐为原料经天冬氨酸酶催化生产 L-天冬氨酸；用 L-天冬氨酸为原料在天冬氨酸-β-脱羧酶作用下生产 L-丙氨酸；以吲哚和 L-丝氨酸为原料在色氨酸合成酶催化下合成 L-色氨酸；在精氨酸脱亚胺酶催化下使 L-精氨酸转变为 L-瓜氨酸；以甘氨酸及甲醇为原料在丝氨酸转羟甲基酶催化下合成 L-丝氨酸；以甘氨酸和乙醛为原料在苏氨酸醛缩酶催化下生成 L-苏氨酸。此外，DL-蛋氨酸、DL-缬氨酸、DL-苯丙氨酸、DL-色氨酸、DL-丙氨酸及 DL-苏氨酸等分别经氨基酰化酶拆分获得相应的 L-氨基酸，并已投入了工业化生产。

第四节　氨基酸的制备工艺

氨基酸的种类繁多，应用广泛，制备方法多种多样，本节主要介绍 L-亮氨酸、L-胱氨酸、L-苏氨酸、L-异亮氨酸及 L-丙氨酸几种典型氨基酸在工业生产中的制备工艺路线和具体的生产工艺过程。

一、L-亮氨酸

L-亮氨酸（L-Leucine，L-leu）为人体必需氨基酸之一，存在于所有蛋白质中，以玉米麸质及血粉中含量最丰富，其次在角甲、棉籽饼和鸡毛中含量也较多。

L-亮氨酸化学名称为 2-氨基-4-甲基戊酸或 2-氨基异己酸，分子式为 $C_6H_{13}NO_2$，分子量为

131.17，结构式见（6-17）：

$$CH_3-CH-CH_2-CH-COOH$$
$$\quad\quad\;\; | \quad\quad\quad\quad |$$
$$\quad\quad CH_3 \quad\quad\quad NH_2$$

（6-17）

L-亮氨酸在水及乙醇中为白色片状结晶，pI 为 5.98，熔点为 293℃，$[\alpha]_D^{20}$ 为+16°（$C=0.5\sim$ 2.0g/mL，在 5mol/L 盐酸中），$[\alpha]_D^{25}$ 为+11°（$C=0.5\sim2.0$g/mL，在水中）。在 25℃ 水中溶解度为 2.19%，乙醇中溶解度为 0.017%，在 75℃ 水中的溶解度为 3.82%，在乙酸中溶解度为 10.9%，不溶于乙醚。

1. 工艺路线 L-亮氨酸制备工艺路线如下（图 6-4）。

血粉 $\xrightarrow[\substack{盐酸\\110℃，24小时}]{[水解]}$ 水解液 $\xrightarrow[减压蒸馏]{[赶酸]}$ 除酸液 $\xrightarrow[活性炭]{[吸附、脱色]}$ 流出液 $\xrightarrow[减压蒸馏]{[浓缩]}$ 浓缩液

$\xrightarrow[邻-二甲苯-4-磺酸]{[沉淀]}$ 沉淀 $\xrightarrow[\substack{氨水\\过滤}]{[解析]}$ 亮氨酸粗品 $\xrightarrow[70℃，1小时]{[脱色]活性炭}$ 滤液 $\xrightarrow[减压蒸馏]{[浓缩、结晶]}$ L-亮氨酸结晶

$\xrightarrow[水]{[洗涤、干燥]}$ L-亮氨酸成品

图 6-4 L-亮氨酸制备工艺路线

2. 工艺过程

［水解、赶酸］取 6mol/L HCl 500L 于 1000L 水解罐中，投入 100kg 动物血粉，110～120℃ 回流水解 24 小时后，于 70～80℃ 减压浓缩至糊状。加 50L 水稀释后，再浓缩至糊状，如此赶酸化三次，冷却至室温滤除残渣，得滤液。

［吸附、脱色］将上述滤液稀释 1 倍后，以 0.5L/min 的流速流进颗粒活性炭柱（ϕ300mm× 1800mm）至流出液出现苯丙氨酸为止，用去离子水以同样流速洗至流出液 pH 值 4.0 为止，穿柱液与洗涤液合并。

［浓缩、沉淀与解析］将上述合并液减压浓缩至进柱液体积的 1/3，搅拌下加入 1/10 体积（V/V）的邻二甲苯-4-磺酸，产生亮氨酸磺酸盐沉淀。滤取沉淀并用 2 倍体积（W/V）去离子水搅拌洗涤两次，抽滤压干得滤饼（亮氨酸磺酸盐）。将滤饼加 2 倍体积（W/V）去离子水搅匀，用 6mol/L 氨水中和至 pH 值 6.0～8.0，70～80℃ 保温搅拌 1 小时，冷却过滤。沉淀用 2 倍体积（W/V）去离子水搅拌洗涤两次，过滤得亮氨酸粗品。

［精制］将 L-亮氨酸粗品用 40 倍体积（W/V）去离子水加热溶解，加 0.5%（W/V）活性炭于 70℃ 搅拌脱色 0.5 小时，过滤，滤液浓缩至原体积的 1/4，冷却后即析出白色片状亮氨酸结晶。过滤收集晶体，水洗涤、真空抽滤，70～80℃ 真空干燥得 L-亮氨酸成品。

二、L-胱氨酸

L-胱氨酸（L-Cystine，L-Cys）存在于所有蛋白质分子中，尤其在毛、发及蹄甲等角蛋白中含量最多，人发中含量达 17.6%。其分子由两分子半胱氨酸脱氢氧化而成，含两个氨基、两个羧基及一个二硫键，分子式为 $C_6H_{12}N_2O_4S_2$，分子量为 240.29，结构见（6-18）：

$$HOOC-CH-CH_2-S-S-CH_2-CH-COOH$$
$$\quad\quad\quad | \quad\quad\quad\quad\quad\quad\quad\quad\quad |$$
$$\quad\quad NH_2 \quad\quad\quad\quad\quad\quad\quad NH_2$$

（6-18）

L-胱氨酸在稀酸中为六角形或六棱柱形晶体，分解点258～261℃，pI为4.6，$[\alpha]_D^{20}$为-232°（$C=0.5～2.0$g/mL，在5mol/L盐酸中）。在25℃水中溶解度为0.011%，在75℃水中溶解度为0.052%。溶于无机酸及无机碱，在热碱液中可被分解。不溶于乙醇、乙醚及丙酮。可被还原为L-半胱氨酸。生产上，常用猪毛和人发作原料，经水解、分离、结晶等步骤制备。

1. 工艺路线　L-胱氨酸制备工艺路线如下（图6-5）。

人发或猪毛 —[水解] 盐酸 117℃，6.5～7小时→ 水解液 —[中和] 氢氧化钠 pH4.8→ L-胱氨酸粗品（Ⅰ）—[粗制] 盐酸，活性炭 85℃，0.5小时→

滤液 —[中和] 氢氧化钠 pH值4.8→ L-胱氨酸粗品（Ⅱ）—[精制] 盐酸，活性炭 85℃，0.5小时→ 滤液 —[中和] 氨水 pH值3.5～4.0→ L-胱氨酸

图6-5　L-胱氨酸制备工艺路线

2. 工艺过程

[水解] 取10mol/L盐酸1000mL于2000mL水解罐中，加热至70～80℃，投入毛发550kg，加热至100℃，再于1～1.5小时内升温至110～117℃，水解7小时（自100℃时计）后出料，真空过滤，收集滤液。

[中和] 搅拌下向上述滤液中加入30%工业液碱至pH值3.0后减速加入，直至pH值4.8，静置36小时，滤取沉淀，离心，得L-胱氨酸粗品（Ⅰ）。

[粗制] 取上述粗品（Ⅰ）200kg，加10mol/L盐酸120kg，水480kg，升温至65～70℃，搅拌30分钟，加活性炭16kg，于80～90℃保温30分钟，滤除活性炭。搅拌下用30%工业液碱调滤液至pH值4.8，静置结晶，吸出上清液后，底部沉淀经离心得胱氨酸粗品（Ⅱ）。

[精制、中和] 取上述粗品（Ⅱ）50kg，加1mol/L盐酸250L，升温至70℃溶解，加活性炭1.5～2.5kg，85℃搅拌30分钟，过滤，滤液应无色透明。加1.5倍体积蒸馏水（V/V），升温至75～80℃。搅拌下用12%氨水中和至pH值3.5～4.0，析出结晶，滤取胱氨酸晶体，蒸馏水洗至无氯离子，抽滤真空干燥，得精制L-胱氨酸成品。

三、L-苏氨酸

L-苏氨酸（L-Threonine，L-Thr）的化学名称为L-α-氨基-β-羟基丁酸，存在于所有蛋白质分子中，为人体必需氨基酸之一，其分子式为$C_4H_9NO_3$，分子量为119.12，结构见（6-19）：

$$CH_3—CH—CH—COOH$$
$$\ \ \ \ \ \ \ \ |\ \ \ \ \ \ \ |$$
$$\ \ \ \ \ \ \ \ OH\ \ \ NH_2$$

（6-19）

苏氨酸分子中有两个不对称碳原子，故有四种异构体，其中L-苏氨酸具有生理活性。L-苏氨酸纯品为白色结晶或结晶性粉末，无臭，微甜，pI为6.16，熔点为255～257℃，$[\alpha]_D^{20}$为-28.3°（$C=1.2$g/mL，在水中）。溶于水，在25℃水中溶解度为20.5%，不溶于乙醇、乙醚及三氯甲烷。在碱液中不稳定，受热易分解为甘氨酸和乙醛。

1. 合成路线　L-苏氨酸的合成原料为甘氨酸和乙醛。甘氨酸先与碱式硫酸铜反应生成甘氨酸铜（6-21），后者在碱性条件下与乙醛缩合成DL-苏氨酸铜（6-22），并以播种结晶法（优先结晶法）拆分得L-苏氨酸和D-苏氨酸，反应过程为：

$$NH_2CH_2COOH + [Cu(OH)]_2SO_4 \longrightarrow$$

(6-20)　　　　　　　　　　　　　　　　　　　　(6-21)

(6-22)

$$\xrightarrow{\text{732树脂}} CH_3—\underset{\underset{OH}{|}}{CH}—\underset{\underset{NH_2}{|}}{CH}—COOH \xrightarrow{\text{拆分}} L\text{-苏氨酸} + D\text{-苏氨酸} + DL\text{-苏氨酸}$$

(6-19)

2. 工艺路线　L-苏氨酸工艺路线如下（图6-6）。

甘氨酸 + 碱式硫酸铜 $\xrightarrow{\text{[络合]}}$ 甘氨酸铜 $\xrightarrow[\text{乙醛，氢氧化钠}]{\text{[缩合]}}$ DL-苏氨酸铜 $\xrightarrow[\text{732树脂}]{\text{[离子交换]}}$

苏氨酸洗脱液 $\xrightarrow{\text{[浓缩、精制]}}$ DL-苏氨酸精品 $\xrightarrow[\text{播种}]{\text{[拆分]}}$ D或L-苏氨酸粗品 $\xrightarrow{\text{[精制]}}$

D或L-苏氨酸成品

图6-6　L-苏氨酸工艺路线

3. 工艺过程

［甘氨酸铜的制备］取350L水及50kg甘氨酸投入500L反应罐中，60℃搅拌溶解，缓慢加入40kg碱式硫酸铜，60℃搅拌保温1小时，滤除没有反应的铜盐。滤液冷却至5℃结晶过夜，滤取晶体，60℃真空干燥得蓝色甘氨酸铜。

［DL-苏氨酸铜的合成］取甲醇600L及甘氨酸铜75kg于1000L反应罐中，搅拌溶解后冷却至10℃，加120L乙醛及90L 5%氢氧化钾甲醇溶液，搅拌下升温至60℃反应1小时。滤除沉淀，滤液加5.5L冰醋酸，减压回收甲醇，加75L水，搅拌分散后于5℃过夜，滤取晶体，用10L冷水洗涤、滤干，得DL-苏氨酸铜粗品。

［离子交换及精制］取1000L 10%氨水及40kg DL-苏氨酸铜于2000L反应罐中，搅拌溶解，过滤，滤液进732离子交换柱（ϕ400mm×2000mm）吸附。先后用2mol/L氨水及去离子水洗脱，洗脱液合并，薄膜浓缩至150L，加300L乙醇，搅拌同时冷却至5℃结晶过夜，滤取晶体，80℃真空干燥得DL-苏氨酸粗品。

取120L去离子水及40kg DL-苏氨酸粗品于500L反应罐中，于70℃搅拌溶解，加5%（W/V）活性炭于70℃搅拌脱色1小时，过滤，滤液加至250L乙醇中，于冷却至5℃结晶过夜，滤取晶体，80℃真空干燥，得DL-苏氨酸精品。

［拆分］取72L去离子水、20kg DL-苏氨酸精品及2.25kg D-苏氨酸于200L反应罐中，搅拌

下迅速升温到 95℃ 至全溶，再迅速降温至 40℃，投入 225g D-苏氨酸晶体，缓缓降温至 29 ～ 30℃，迅速过滤，滤饼于 80℃ 烘干，得 D-苏氨酸粗品。滤液再投入与已分出的 D-苏氨酸等量的 DL-苏氨酸，余操作与拆分 D-苏氨酸相同，投入 225g L-苏氨酸晶体，最后得 L-苏氨酸粗品。母液再投入适量 D-苏氨酸、DL-苏氨酸及水，令三者比例为 1.0∶0.9∶3.2，依上述操作反复拆分，得 L-苏氨酸及 D-苏氨酸粗品。

［精制］取 60L 去离子水及 15kg L-苏氨酸（或 D-苏氨酸）于 100L 反应罐中，于 90℃ 搅拌溶解，加 1%（W/V）活性炭 70℃ 搅拌脱色 1 小时，趁热过滤。滤液降温至 10℃，投入 130L 乙醇，搅匀后于 10℃ 下结晶过夜，滤取晶体，用 10L 乙醇洗涤，真空抽滤，80℃ 烘干，得药用 L-苏氨酸（或 D-苏氨酸）精品。

四、L-异亮氨酸

L-异亮氨酸（L-Isoleucine，L-Ile）存在于所有蛋白质中，为人体必需氨基酸之一，其化学名称为 2-氨基-3-甲基戊酸，分子式为 $C_6H_{13}NO_2$，分子量为 131.17，结构式见（6-23）。

$$CH_3—CH_2—CH—CH—COOH$$
$$\qquad\qquad CH_3\ \ NH_2$$

$$(6-23)$$

L-异亮氨酸在乙醇中形成菱形叶片状或片状白色晶体，分解点为 285 ～ 286℃，$[\alpha]_D^{25}$ 为 +39.5°（$C = 0.5 \sim 2.0g/mL$，在 5mol/L 盐酸中），$[\alpha]_D^{25}$ 为 +12.4°（$C = 0.5 \sim 2.0g/mL$，在水中）。L-异亮氨酸溶于热乙酸，在 20℃ 乙醇中溶解度为 0.072%，在 25℃ 水溶解度中为 4.12%，在 75℃ 水中溶解度为 6.08%。不溶于乙醚。

1. 工艺路线　L-异亮氨酸制备工艺路线如下（图 6-7）。

图 6-7　L-异亮氨酸制备工艺路线

2. 工艺过程

［菌种培养］种子培养基组成（%）为葡萄糖 2.0，尿素 0.3，玉米浆 2.5，豆饼水解液 0.1（以干豆饼计），pH 值 6.5。二级种子培养基另加菜籽油 0.4，其余同一级种子培养基。

一级种子培养：1000mL 三角瓶中培养基装量为 200mL，接种一环牛肉膏斜面 AS 1.998 菌种，摇床 30℃ 培养（冲程 7cm，频率 105 次/分钟）16 小时。

二级种子培养：接种量 3.5%，培养 8 小时，逐级放大培养菌种。

［灭菌、发酵］发酵培养液组成（%）为硫酸铵 4.5，豆饼水解液 0.4，玉米浆 2.0，碳酸钙

4.5，pH 值 7.2，淀粉水解还原糖初糖浓度为 11.5。在 5m³ 发酵罐中添加 3000kg 发酵培养液，加热至 118～120℃，维持压力在 $1.1×10^5Pa$，灭菌 30 分钟，立即通冰盐水冷却至 25℃。接入 1% 菌种（V/V），维持 180r/min 的搅拌速度，升温至 30～31℃，以 0.21L/min 通气量，发酵 60 小时，在 24～50 小时之间不断补加尿素至 0.6，氨水至 0.27。

［过滤、酸化］发酵结束后，发酵液加热至 100℃ 并维持 10 分钟，冷却过滤，滤液加硫酸铵和草酸至 pH 值 3.5，过滤除沉淀。

［离子交换、吸附分离］上述滤液每分钟以树脂量 1.5% 的流速加入 H^+-型 732 离子交换柱（φ400mm×1000mm），以 100L 去离子水洗脱，再以 60℃ 0.5mol/L 氨水按 3L/min 的流速进行洗脱，分部收集洗脱液。

［浓缩赶氨］合并 pH 值 3.0～12.0 的洗脱液，70～80℃ 减压蒸馏、浓缩至黏稠状，加去离子水至原体积的 1/4，再浓缩至黏稠状，如此重复三次。

［脱色、浓缩、中和］上述浓缩物加去离子水至原体积的 1/4，搅拌均匀，加 2mol/L 盐酸调 pH 值 3.5，加上 1%（W/V）活性炭，70℃ 搅拌脱色 1 小时。滤除活性炭，滤液减压浓缩至适当体积，用 2mol/L 氨水调 pH 值 6.0，于 5℃ 沉淀过夜，真空抽滤，105℃ 烘干，得 L-异亮氨酸粗品。

［精制、烘干］每 10kg L-异亮氨酸粗品加 8L 浓盐酸和 20L 去离子水，加热至 80℃，搅拌溶解，加 10kg 氯化钠至饱和，加工业液碱调 pH 值 10.5，过滤，滤液用碱调 pH 值 1.5，于 5℃ 放置过夜。滤取沉淀，加入 80L 去离子水 80℃ 搅拌溶解，加适量氯化钠和 1%（W/V）活性炭，70℃ 搅拌脱色 1 小时，过滤，滤液减压浓缩，用氨水调节 pH 值 6.0，于 5℃ 静置结晶过夜。过滤收集晶体，真空抽滤，105℃ 烘干，得 L-异亮氨酸成品。

五、L-丙氨酸

L-丙氨酸（L-Alanine，L-Ala）存在于所有蛋白质分子中，为中性氨基酸。其化学名称为 2-氨基丙酸或 α-氨基丙酸，分子式为 $C_3H_7NO_2$，分子量为 89.09，结构式见（6-24）。

$$CH_3—CH—COOH$$
$$|$$
$$NH_2$$

（6-24）

L-丙氨酸在水和乙醇中为菱形晶体，pI 为 6.0，分解点 297℃，在 25℃ 水中溶解度为 16.65%，在 75℃ 水中溶解度为 28.5%，在 20℃ 乙醇中的溶解度为 0.16%，不溶于丙酮及乙醚。$[\alpha]_D^{25}$ 为 +18°（$C=0.5～2.0g/mL$，在水中），$[\alpha]_D^{25}$ 为 +14.6°（$C=0.5～2.0g/mL$，在 5mol/L 盐酸中）。

1. L-丙氨酸和 L-天冬氨酸的酶转化反应

$$HOOC—CH=CH—COOH \xrightarrow{\text{天冬氨酸酶}} HOOC—CH_2—CH—COOH$$
$$|$$
$$NH_2$$

（6-25）　　　　　　　　　　　　　　　　　　　　（6-26）

$$\xrightarrow{\text{L-天冬氨酸-β-脱羧酶}} CH_3—CH—COOH + CO_2\uparrow$$
$$|$$
$$NH_2$$

（6-24）

2. 工艺路线　L-丙氨酸制备工艺路线如下（图6-8）。

图6-8　L-丙氨酸制备工艺路线

3. 工艺过程　丙氨酸的生产过程主要包括天冬氨酸酶和L-天冬氨酸-β-脱羧酶固定化细胞种子培养、固定化、生物反应器的制备、转化、脱羧、精制几步工艺。

［菌种培养］天冬氨酸酶主要采用大肠杆菌（*Escherichia coli*）As 1.881 培养，L-天冬氨酸-β-脱羧酶主要由德阿昆哈假单胞菌（*Pseudomnas dacunhae*）68 变异株培养。

大肠杆菌（*Escherichia coli*）As 1.881 的培养：斜面培养基为普通肉汁培养基，摇瓶培养基成分（%）为玉米浆 7.5，反丁烯二酸 2.0，七水硫酸镁 0.02，氨水调 pH 值 6.0，煮沸后过滤，500mL 三角烧瓶中培养基装量 50～100mL。从新鲜斜面上或液体中培养种子，接种于摇瓶培养基中，37℃振摇培养 24 小时，逐级扩大培养至 1000～2000L 规模。培养结束后用 1mol/L 盐酸调 pH 值 5.0，升温至 45℃并保温 1 小时，冷却至室温，转筒式高速离心机收集菌体（含天冬氨酸酶），备用。

德阿昆哈假单胞菌（*Pseudomnas dacunhae*）68 变异株的培养：斜面培养基组成（%）为蛋白胨 0.25，牛肉膏 0.52，酵母膏 0.25，氯化钠 0.5，琼脂 2.0，pH 值 7.0。种子培养基与斜面培养基相同，唯不加琼脂，250mL 三角烧瓶中培养基装量为 40mL。摇瓶培养基组成（%）为 L-谷氨酸 3.0，蛋白胨 0.9，酪蛋白水解液 0.5，磷酸二氢钾 0.05，七水硫酸镁 0.01，用氨水调 pH 值 7.2，500mL 三角烧瓶中培养基装量为 80mL。将培养 24 小时的新鲜斜面菌种接种于种子培养基中，30℃振摇培养 8 小时，再接种于摇瓶培养基中，30℃振荡培养 24 小时，如此逐级扩大至 1000～2000L 的培养罐培养。培养结束后用 1mol/L 盐酸调 pH 值至 4.75，于 30℃保温 1 小时，用转筒式高速离心机离心收集菌体（含 L-天冬氨酸-β-脱羧酶），备用。

［固定化］大肠杆菌体固定：取湿菌体 20kg 悬浮于 80L 生理盐水（或离心后的培养清液）中，保温至 40℃，再加入 90L 保温至 40℃的 12%明胶溶液及 10L 1.0%戊二醛溶液，充分搅拌均匀，放置冷却凝固，再浸于 0.25%戊二醛溶液中。于 5℃过夜后，切成 3～5mm³ 的立方小块，浸于 0.25%戊二醛溶液中 5℃过夜，蒸馏水充分洗涤，滤干得含天冬氨酸酶的固定化细胞，备用。

德阿昆哈假单胞菌体固定：取湿菌体 20kg，加生理盐水搅匀并稀释至 40L，另取溶于生理盐水的 5%角叉菜胶溶液 85L，两液均保温至 45℃后混合，冷却至 5℃成胶。浸于 600L 2%氯化钾和 0.2mol/L 己二胺的 0.5mol/L pH 值 7.0 的磷酸缓冲液中，于 5℃下搅拌 10 分钟，加戊二醛至 0.6mol/L 浓度，于 5℃搅拌 30 分钟，取出切成 3～5mm³ 的立方小块，用 2%氯化钾溶液充分洗涤后，滤去洗涤液，即得含 L-天冬氨酸-β-脱羧酶的固定化细胞，备用。

［生物反应堆的制备］将含天冬氨酸酶的固定化大肠杆菌装填于填充床式反应器（φ400mm×2000mm）中，制成生物反应堆Ⅰ，备用。将含 L-天冬氨酸-β-脱羧酶的固定化德阿昆哈假单胞菌装于耐受 $1.515×10^7$Pa 压力的填充床式反应器（φ300mm×1800mm）中，制成生物堆Ⅱ，备用。

［转化反应］将保温至 37℃的 1mol/L 延胡索酸铵（含 1mmol/L 氯化镁，pH 值 8.5）底物溶液按一定空间速度连续流过生物反应堆Ⅰ，控制达到最大转化率（>95%）为限度，收集转化液

制备 L-天冬氨酸或用于生物反应堆Ⅱ的再转化。当需要生产 L-丙氨酸时，向上述转化液中加磷酸吡哆醛至 0.1mmol/L 浓度，调 pH 值 6.0，保温至 37℃，按一定空间速度流入生物反应堆Ⅱ，控制达到最大转化率（>95%）为限，收集转化液（脱羧液），用于制取 L-丙氨酸。

［产品精制］生物反应堆Ⅱ转化液过滤澄清，于 60～70℃下减压浓缩至原体积的 50%，冷却后加等体积甲醇，于 5℃结晶过夜，滤取结晶并用少量冷甲醇洗涤抽干，80℃真空干燥得 L-丙氨酸粗品。粗品用 3 倍体积（W/V）去离子水于 80℃搅拌溶解，加 0.5%（W/V）药用活性炭于70℃搅拌脱色 1 小时，过滤，滤液冷却后加等体积甲醇，于 5℃结晶过夜，滤取晶体，于 80℃真空干燥得 L-丙氨酸成品。

六、L-赖氨酸

L-赖氨酸（L-Lysine，L-Lys）存在于所有蛋白质中，为人体必需氨基酸之一。其化学名称为 2,6-二氨基己酸或 α,ε-二氨酸己酸，分子式为 $C_6H_{14}N_2O_2$，分子量为 146.20，结构为（6-27）：

$$NH_2—CH_2—CH_2—CH_2—CH_2—\underset{\underset{NH_2}{|}}{CH}—COOH$$

（6-27）

L-赖氨酸在乙醇水溶液中为针状晶体，其盐酸盐为单斜晶系白色粉末，无臭、味苦，熔点263～264℃，pI 为 10.56，$[\alpha]_D^{20}$ 为+20.2°～+21.5°。易溶于水，几乎不溶于乙醇和乙醚。

1. 工艺路线　L-赖氨酸制备工艺路线如下（图 6-9）。

培养液 —[灭菌]/118~120℃，30分钟→ 灭菌培养液 （↑接种 ←菌种培养）—[发酵]/30℃，42~51小时→ 发酵液 —[除菌体]/离心→ 上层液 —[加热]/80℃→ 滤液 —[酸化]/盐酸→

酸化液 —过滤→ 滤液 —[离子交换]/吸附、洗脱→ 洗脱液 —[浓缩结晶]/盐酸、过滤→ L-赖氨酸盐酸盐粗品 —[脱色]/水、活性炭→ 滤液

—[结晶]/过滤→ 结晶 —[干燥]/80℃→ L-赖氨酸盐酸盐成品

图 6-9　L-赖氨酸制备工艺路线

2. 工艺过程

［菌种培养］菌种为北京棒状杆菌（Corynebacterium perkinense）AS 1.563。斜面培养基成分（%）为葡萄糖 0.5，牛肉膏 1.0，蛋白胨 0.5，琼脂 2.0，pH 值 7.0。种子培养基成分（%）为葡萄糖 2.0，磷酸氢二钾 0.1，硫酸镁 0.05，硫酸铵 0.4，玉米浆 2.0，毛发水解废液 1.0，pH 值6.8～7.0，$CaCO_3$ 0.5。1000mL 三角瓶中种子培养基装量 200mL，接种一环斜面培养菌种，30℃振摇（冲程 7.6cm，频率 108 次/分钟），培养 16 小时二级种子培养接种量 2.5%，培养 48 小时。逐级放大培养。

［灭菌、发酵］发酵培养液成分（%）为淀粉水解糖 13.5，磷酸二氢钾 0.1，硫酸镁 0.05，硫酸铵 1.2，尿素 0.4，玉米浆 1.0，毛发水解废液 1.0，甘蔗糖蜜 2.0，pH 值 6.7，灭菌前加甘油聚醚1L。在 $5m^3$ 发酵罐中投入培养液 3 吨，在 $1.01×10^5Pa$ 压力下，加热至 118～120℃灭菌 30

分钟，立即通入冰盐水冷却至 30℃，按 10%（*V/V*）比例接种，以 1：0.6（*V/V*）通气量，于 30℃发酵 42～51 小时，搅拌速度为 180 转/分钟。

[发酵液处理]发酵结束后，离心除菌体，滤液加热至 80℃，滤除沉淀，收集滤液，经 HCl 酸化过滤后，取滤液备用。

[离子交换]上述滤液以 10L/min 的流速进铵-型 732 离子交换柱（ϕ60mm×2000mm 两根。不锈钢柱 ϕ40mm×1900mm 一根，三柱依次串接），至流出液 pH 值为 5.0，表明 L-赖氨酸已吸附至饱和。将三柱分开后分别以去离子水按正反两个方向冲洗至流出液澄清为止，然后用 2mol/L 氨水以 6L/min 流速洗脱，分部收集洗脱液。

[浓缩结晶]将含 L-赖氨酸的 pH 值 8.0～14.0 的洗脱液减压浓缩至溶液达到 12～14 Bé，用盐酸调 pH 值 4.9，再减压浓缩至溶液比重为 22～23Bé，于 5℃放置结晶过夜，滤取晶体得 L-赖氨酸盐酸盐粗品。

[精制]将上述 L-赖氨酸盐酸盐粗品加至 1 体积的（*W/V*）去离子水中，于 50℃搅拌溶解，加适量活性炭于 60℃保温脱色 1 小时，趁热过滤，滤液冷却后于 5℃结晶过夜，滤取晶体于 80℃烘干，得 L-赖氨酸盐酸盐成品。

多肽（polypeptide）和蛋白质（protein）是由多个 α-氨基酸通过肽键连接而成的高分子化合物。由 15 个以下氨基酸残基组成的肽称为"寡肽"，含 15～50 个氨基酸残基的肽称为"多肽"，含超过 50 个氨基酸的肽衍生物则常定义为"蛋白质"。

1922 年，从动物胰腺中提取的胰岛素首次在医学上应用，为 I 型糖尿病的治疗带来了革命性的变化。多年后，人工合成的肽激素，即催产素和抗利尿激素，才进入临床。1954 年，美国生物化学家 Vincent du Vigneaud 第一次实现多肽类药物的化学合成，成功人工合成了催产素，并因此获得了 1955 年诺贝尔化学奖。1982 年，美国某公司首先将重组胰岛素投放市场，标志着第一个重组蛋白质药物的诞生。1963 年，美国生物化学家 Robert Bruce Merrifield 发明了固相多肽合成法，为多肽人工合成翻开了崭新的一页，也因此获得了 1984 年诺贝尔化学奖。20 世纪 80 年代，重组技术的出现使更大分子多肽类药物生产成为可能。随后，通过与脂质、大分子蛋白和聚乙二醇结合来增加多肽分子量的策略，对克服肾脏清除和增加血浆循环时间等问题起到了帮助作用。展示技术（如噬菌体展示技术）使得从大量文库中靶向筛选具有特定特性的多肽类药物成为可能。天然多肽的发现，特别是来自毒液中的多肽，以及新的化学方法都在推进新型多肽类药物的发现。

第一节　多肽及蛋白质类药物的定义和分类

多肽及蛋白质类药物是指用于预防、诊断和治疗作用的一类生物制品。与以往小分子药物相比，多肽和蛋白类药物因药理活性强、特异性高、毒性低、用途广泛等优点，在疾病的预防和治疗中发挥着越来越重要的作用。根据来源分类，多肽及蛋白质类药物可分为肽与蛋白类激素、神经肽、肽类抗生素和肽类毒素等。

一、肽与蛋白类激素

生命体需要高度复杂的以化学物质为基础的信号转导来协调自身活动，其中，细胞间的生化通讯主要通过激素和神经递质来传递。根据化学结构的不同，可将与特异受体结合发挥作的肽、蛋白质和氨基酸归为激素。

（一）释放素与抑制素

根据国际理论和应用物理学联合会-国际生物化学联合会（IUPAC-IUB）的建议，释放因子被称为释放素（liberin）；而释放抑制因子被称为释放抑制激素或抑制素（statin），见表 7-1。

表 7-1　下丘脑释放激素和释放抑制素

名称	缩写	主要作用
促甲状腺素释放素	TRH	刺激 TRH 释放
促性腺释素释放素	GnRH	刺激 TRH 和释放 FSH
促肾上腺皮质素释放素	CRH	刺激 ACTH 释放
促乳素释放素	PRH	刺激促乳素释放
促乳素抑制素	PIH	抑制促乳素释放
促黑素抑制素	MIH	抑制促黑素释放
促黑素	MRH	刺激促黑素释放
生长抑制素	SIH	抑制生长激素释放
生长激素释放素	SRH	刺激生长激素释放

（二）垂体激素

垂体激素（hypophyseal hormone）是脊椎动物垂体（或脑下垂体）分泌的多种微量蛋白质和肽类激素的总称，它们能调节动物体的生长、发育、生殖、代谢，或控制各外周内分泌腺体以及器官的活动。垂体激素释放入血中并刺激相应的腺体和组织（肾上腺皮质、甲状腺、睾丸或卵巢、肝脏及其他特殊组织）分泌相应的内分泌激素。垂体激素分为垂体前叶激素和垂体后叶激素两类。

（三）神经垂体激素

神经脑垂体激素（neurohypophysial hormone），亦称神经叶激素、垂体后叶素或简称后叶激素，是由神经垂体所分泌的激素，哺乳类以子宫收缩激素（催产素，oxytocin，OT，7-1）和升高血压的激素（后叶加压素，vasopressin，VP，7-2）为代表。

$$\text{H–Cys–Tyr–Lie–Gln–Asn–Cys–Pro–Leu–Gly–NH}_2$$
$$(7\text{-}1)$$

$$\text{H–Cys}^1\text{–Tyr–Phe–Gln–Asn}^5\text{–Cys–Pro–Arg–Gly–NH}_2$$
$$(7\text{-}2)$$

催产素对哺乳动物类具有子宫收缩作用和使乳腺肌纤维收缩而促进泌乳的作用。加压素也称抗利尿激素，具有刺激肾脏引起水钠潴留并升高血压的作用，神经垂体激素担负着调节低等脊椎动物水盐代谢的作用。

（四）胃肠激素

胃肠激素是胃肠道和胰组织等处的细胞释放出的生物活性肽类物质，它们不仅有激素作用，还有神经递质和调质作用。通过血液循环作用于靶细胞，也可通过局部弥散等方式作用于其邻近的靶细胞。胃肠激素的主要生理功能是调节胃肠道自身的活动（如分泌、运动、吸收等）。无论从内分泌细胞的数量，还是从激素的数量来看，肠道是机体最大的产生内分泌激素的器官，同前已知有超过 30 种肽类激素基因在消化道表达。如人们最熟悉的 3 种激素为胰泌素（secretin）、胃泌素（gastrin）和胆囊收缩肽（cholecystokinin）等。

（五）胰岛素

胰岛素是由胰岛分泌的一种激素成分，由胰岛 B 细胞受内源性或外源性物质（如葡萄糖、乳糖、核糖、精氨酸、胰高血糖素等）的刺激而分泌的一种蛋白质激素。胰岛素是人体内唯一降低血糖的激素，同时促进糖原、脂肪、蛋白质合成。其不但负责调节糖和脂肪酸的储存，而且还调节它们的释放。

胰岛素（insulin，7-3）内含有 21 个氨基酸残基的 A 链（acidic chain）和含有 30 个氨基酸残基的 B 链（basic chain）组成。两条链由两个链间二硫键相连（Cys^{7A}–Cys^{7B} 和 Cys^{20A}–Cys^{19B}），A 链内还有一个链内二硫键，位于 Cys^6–Cys^{11}。

胰高血糖素（glucagon，7-4）是单链 29 肽，起对抗胰岛素的作用。它控制着肝内的糖原代谢，而在肌肉和其他组织，糖原代谢由胰岛素和肾上腺激素（肾上腺素与去甲肾上腺素）调控。

$$G^1IVEQ^5CCASV^{10}CSLYQ^{15}LENYC^{20}N$$

$$F^1VNQH^5LCGSH^{10}LVEAL^{15}YLVCG^{20}ERGFF^{25}YTPKA^{30}$$

（7-3）

$$H^1SQGT^5FTSDY^{10}SKYLD^{15}SRRAQ^{20}DFVQW^{25}LMNT$$

（7-4）

由胰岛 δ 细胞分泌的生长激素抑制素是由下丘脑神经元合成的生长激素释放抑制激素。β 细胞和 α 细胞释放胰岛素和胰高血糖素的抑制作用均与生长激素抑制素在胰腺中的旁分泌功能有关。

二、神经肽

神经肽是泛指存在于神经组织并参与神经系统功能作用的内源性活性物质，是一类特殊的信息物质。特点是含量低、活性高、作用广泛而又复杂，在体内调节多种多样的生理功能，如痛觉、睡眠、情绪、学习与记忆乃至神经系统本身的分化和发育都受神经肽的调节。部分神经肽既能以突触释放的方式实现调节作用，又能以非突触释放的方式对邻近或较远部位的靶细胞活性进行调节。

（一）阿片肽

阿片肽是免疫系统中重要的调节因子，它们的释放受应激的影响，提示阿片肽可能是应激引起的免疫调节的介质，一般分三大类：内啡肽、脑啡肽、强啡肽。阿片肽是首先从猪脑组织分离出来并主要存在于中枢神经系统的一类活性肽，这些肽类都与痛觉有关，具有吗啡样的镇痛作用。

阿片肽被命名为甲硫氨酸脑啡肽（Met-enkephalin，7-5）和亮氨酸脑啡肽（Leu-enkephalin，7-6）。研究发现，这些天然存在的五肽，在脑中与阿片受体结合，具有镇痛作用。

$$H–Tyr^1–Gly–Gly–Phe–Met^5–OH \qquad H–Try^1–Gly–Gly–Phe–Leu^5–OH$$

（7-5）　　　　　　　　　　　　　　　　　　（7-6）

内啡肽有 3 种，即 α-内啡肽、β-内啡肽、γ-内啡肽，它们是由同一前体物质——促黑素促皮质激素原转变而来。其中 β-内啡肽有镇痛作用，α-内啡肽、γ-内啡肽除有镇痛作用外，还具有调节动物行为的作用。

强啡肽是从猪脑垂体提取的有强镇痛作用的吗啡样活性肽，其中强啡肽 A 比亮氨酸脑啡肽强700 倍，比 β-内啡肽强 50 倍。

P 物质（7-7）首先在马肠中发现，具有收缩平滑肌、舒张血管和降血压的作用，它与痛觉有关，结构式为如下：

$$Arg-Pro-Lys-Pro-Gln-Gln-Phe-Phe-Gly-Leu-Met-NH_2$$
$$(7-7)$$

外啡肽（exorphin，7-8）是从消化的食物中生成的阿片肽，现在已从商业化的酪蛋白胨中分离得到。

$$H-Tyr^1-Pro-Phe-Pro-Gly^5-Pro-Lie-OH$$
$$(7-8)$$

除了以上内源性阿片肽外，还有更多的乳蛋白来源的阿片肽和其他外啡肽，如麸质外啡肽（glutenexorphin）和血啡肽（hemorphin）等。

（二）速激肽

速激肽族（tachykinin）属于神经肽的一种，主要有 P 物质（SP）、神经肽 A、神经肽 B、神经肽 K、神经肽 Y，其来源于前速激肽 A 和 B。速激肽是一个拥有相同的 C 端序列（-Phe-Val-Gly-Leu-Met-NH$_2$）的肽家族，它们存在于哺乳动物和非哺乳动物体内。最重要的哺乳动物速激肽有哺乳动物速激肽（SP，7-9）、神经激肽 A（NKA，7-10）和神经激肽 B（NKB，7-11）。这些速激肽广泛分布于中枢和外周神经系统。结构如下：

$$H-Arg-Pro-Lys-Pro-Gln-Gln-Phe-Gly-Leu-Met-NH_2 \qquad (7-9)$$
$$H-His-Lys-Thr-Asp-Ser-Phe-Val-Gly-Leu-Met-NH_2 \qquad (7-10)$$
$$H-Asp-Met-His-Asp-Phe-Phe-Val-Gly-Leu-Met-NH_2 \qquad (7-11)$$

（三）其他的神经活性肽

京都啡肽（kyotorphin，7-12）是从牛脑中分离出的，具有镇痛作用，并可促进甲硫氨酸-脑啡肽的释放。

H-Tyr-Arg-OH

（7-12）

另外还有神经降压素（neurotensin，NT）、神经肽 Y（neuropeptide Y，NPY）等。

三、肽类抗生素

抗生素（antibiotics）是由微生物（包括细菌、真菌、放线菌属）或高等动植物在生活过程中所产生的具有抗病原体或其他活性的一类次级代谢产物，能干扰其他生活细胞发育功能的化学物质。肽类抗生素也称抗菌肽，是具有多肽结构特征的一类抗生素。天然抗菌肽来源种类丰富，作为抵御入侵病原体的第一道防线，在各种生物体中（动物、植物、细菌、昆虫和海洋生物）均有发现。目前，已知的抗菌肽约有 2700 种，这些肽具有多种序列、结构和机制。

（1）*动物来源抗菌肽*　动物来源的天然抗菌肽种类繁多，其中有 63% 的天然抗菌肽来源于两栖类和昆虫类，常出现于有毒动物中。由于动物常在狩猎过程中凭借捕食器官瞬间释放毒素或抵御外敌侵害释放毒素保护自己，因此部分天然抗菌肽具有快速高效的作用，如孤蜂毒液中提取的阿诺普林（Anoplin）。目前，两栖类动物来源的天然抗菌肽在许多器官组织中被发现，不少两栖动物甚至可以通过自身抗菌肽的膜作用破坏其他类别的天然抗菌肽。哺乳动物体内的抗菌肽同样来源广泛，部分动物来源抗菌肽还可进行人工修饰，使其毒性降低且抗菌活性增强，如猪小肠抗菌肽 CP-1 断开其 N 端后仍然具有抗菌活性，且不会产生溶血反应。

（2）植物来源抗菌肽　植物来源的天然抗菌肽可作为屏障防御系统，保卫不具备特异免疫性的植物器官。植物抗菌肽同样也可以从各个器官组织中获得，如植物的根、种子、花、叶和茎。区别于动物种类天然抗菌肽，其富含阳离子氨基酸，植物种类天然抗菌肽则含有较多的半胱氨酸，且半胱氨酸中含有的硫元素形成了大量的二硫键，可稳固天然抗菌肽的结构。除含有较多二硫键以外，植物来源抗菌肽还存在易进化和相似序列遗传性。

（3）细菌来源抗菌肽　细菌种类天然抗菌肽是目前使用最多的肽类抗生素。2015 年，Lewis及其同事发现了 Teixobactin，一种新的肽类抗生素在多次传代实验中未产生抗药性。细菌种类的天然抗菌肽主要通过核糖体合成机制被人类发现，可分为四大类：①第 I 类：羊毛硫天然抗菌肽。②第 II 类：抗菌素是非羊毛硫天然抗菌肽。③第 III 类：分子量大于 10kDa 大分子蛋白抗菌肽。④第 IV 类：一类被脂质修饰的细菌天然抗菌肽。

根据化学结构分类，多肽抗生素可分为线性肽类抗生素或环状肽类抗生素，还可进一步分为全部为氨基酸残基组成的同聚（homomeric）肽抗生素和具有非氨基酸衍生的杂聚（heteromeric）肽抗生素。根据共价键的特性，还可对同聚衍生肽和杂聚衍生肽进行进一步区分。根据生物合成方式，分为非核糖体合成肽和核糖体合成肽。

四、多肽类毒素

生物进化过程中许多物种产生了毒性多肽和蛋白，其目的是出于对捕食者的防御，或者为了争夺有限的营养资源而进行的积极进攻。因此，来源于动物、植物、真菌和微生物的毒液和毒素（如：芋螺毒素、海葵毒素、海蛇毒素、水母毒素、海胆毒素、蜜蜂毒液、毒伞毒素类）的毒性非常强，它们在体内与大分子之间通过很独特的相互作用而实现毒理作用。同样，这些多肽类毒素也可以作为研究受体、离子通道、酶的重要工具用于人类新药开发。

第二节　多肽及蛋白质类药物的基本性质

多肽及蛋白质类药物具有多肽及蛋白质类化合物的基本性质，了解这些基本性质有助于我们进行多肽及蛋白质类药物的制备、纯化、制剂、储存和使用方面的研究和应用。

一、多肽的结构特征和性质

一个氨基酸的氨基与另一个氨基酸的羧基之间发生脱水反应形成的酰胺键称为肽键，所形成的化合物称为肽。由两个氨基酸组成的肽称为二肽，由多个氨基酸组成的肽称为多肽（7-13），组成多肽的氨基酸单元称为氨基酸残基。在多肽链中，氨基酸残基按一定顺序排列，这种排列顺序称为氨基酸顺序，是多肽和蛋白质最重要的特征之一。多肽的特殊结构决定了它们具有以下性质。

（7-13）

1. 多肽的两性解离　多肽分子中含有游离的末端氨基和羧基，氨基酸残基的侧链上也含有可解离基团。因此，多肽可以看成是一个"大氨基酸"，它的解离性质与氨基酸相似，多肽在水溶液中也可以以两性离子的形式存在，即等电点。在等电点时，正离子数目与负离子数目相等，净电荷为零（图7-1）。

正离子　　　两性离子（等电点）　　　负离子

图7-1　多肽的两性解离

侧链上的碱性和酸性基团的数目不同则等电点的高低也随之不同。多肽在水溶液中的存在形式与溶液的 pH 值密切相关。当溶液的 pH 值小于等电点时，多肽的溶解度最小，电泳时也不移动。

2. 多肽链的反应　多肽所含有的官能团与氨基酸相似，可以发生氨基酸的一切反应，同时也有多肽特有的反应性质。

（1）多肽链的水解　多肽的肽键与一般的酰胺键一样，可以被酸或碱水解，也可以被酶水解。根据多肽水解程度的不同可以分为完全水解和部分水解。部分水解通常得到多肽片段，完全水解得到各种氨基酸的混合物。酸或碱能够将多肽完全水解，而酶水解一般是部分水解。

（2）氨基酸的脱氨基作用　多种因素可以引起脱氨基，包括酶催化、极端的 pH 值、温度和离子强度。脱氨基作用是指氨基酸在酶的催化下脱去氨基生成 α-酮酸的过程。多肽链中存在天冬酰胺（Asn，asparagine）和甘氨酸（Gly，glycine）相邻排列的情况，即含有-Asn-Gly-的氨基酸序列在弱碱性条件下，也能发生脱氨基作用（图7-2）。

图7-2　氨基酸的脱氨基作用

（3）多肽主链的消旋化　多肽主链上所有的 α-碳原子都是 L-构型。在正常生理条件下，多肽主链的构型是很稳定的。但在一定条件下，多肽的主链也能发生构型的转化。这种构型的转化是通过烯醇重排来实现（图7-3）。

图7-3　多肽主链的消旋化

消旋化速率与氨基酸的结构和反应条件有关。当氨基酸侧链含有吸电子基团时，消旋化速率大大加快。碱性和高温有利于消旋化的进行。多肽中的氨基酸残基也能发生同样的消旋化作用，其结果使多肽的主链构型发生转化。多肽主链构型的变化将对多肽的空间结构及其生理功能产生重要影响。

（4）颜色反应 多肽可与多种化合物作用，产生不同的颜色反应，这种性质可用于多肽的定性或定量鉴定。含有两个以上肽键的多肽，具有与双缩脲相似的结构特点，也能发生双缩脲反应，生成紫红色或蓝紫色络合物，这是多肽定量测定的重要反应。在这些颜色反应中，多数是由氨基酸残基发生的化学变化产生的，也有一些颜色反应是多肽特有的反应，如多肽的双缩脲反应（图 7-4）。

图 7-4 多肽的双缩脲反应

二、蛋白质类药物的性质

蛋白质其实是相对分子量更大的多肽，也具有氨基酸的一切性质。此外，蛋白质还具有一些特有的性质。

1. 两性解离及电泳现象 蛋白质与多肽一样，能够发生两性解离，也有等电点。在等电点时，蛋白质的溶解度最小，且在电场中不移动。可以利用蛋白质在等电点 pH 值条件下，不发生电泳现象将蛋白质分离纯化。

因为蛋白质具有两性性质，所以它与酸、碱均能发生定量的成盐反应（图 7-5）。

图 7-5 蛋白质的成盐反应

2. 胶体性质 蛋白质分子中含有许多亲水性基团和带电荷基团，如氨基、羧基、羟基以及酰胺基等，由于蛋白质的相对分子质量很大，它在水中能够形成胶体溶液。因此，蛋白质溶液具有胶体溶液的典型性质，如丁达尔现象、布朗运动等。

3. 沉淀作用 蛋白质胶体溶液的稳定性与它的相对分子质量大小、所带的电荷和水化作用有关。改变溶液的条件，将影响蛋白质的溶解性质。在适当的条件下，蛋白质能够从溶液中沉淀出来。

第三节 多肽及蛋白质类药物的作用与用途

多肽及蛋白质作为药物应用于临床是医学工作者和药物研究人员多年为之奋斗的目标，然而自从化学合成第一个肽类激素（催产素）后的数十年间，多肽、蛋白质作为药物或工具在基础医学、临床研究中的应用进展甚微，只有相对少数的多肽被批准成为药物，其主要原因是蛋白质在治疗应用中还存在一些障碍，如：使用时的抗原性、免疫原性以及稳定性；另外一个原因是缺乏有效的多肽或蛋白质的大规模生产方法。

一、肽类药物

用肽类或蛋白质作为药物时会存在一些临床问题，但并不意味着肽类药物没有用，常常通过改变不同剂型来提高生物利用度。例如，戈舍瑞林（goserelin，7-14）的蛋白结合能力较差，但每4周使用一次注射埋植剂，可保持有效血药浓度，有效治疗乳腺癌和前列腺癌。

（7-14）

（一）肽类药物转运系统

在制剂转运系统领域有几个非常成功的肽类药物，这些药物不仅克服了口服后生物利用率不足的现象，还可以避免患者顺应性较差的皮下注射等途径。这些给药途径通常需要特定的转运装置和（或）渗透促进剂帮助药物从释放点进入系统循环，例如：鼻喷剂布舍瑞林、降钙素、催产素以及降钙素栓剂等。

（二）肽作为新药发现工具

肽类药物在很多适应证，如血压、神经传递、生长、消化、生殖和代谢调节的治疗应用方面有巨大的潜力。在细胞中几乎所有的生物过程调控都是由蛋白质来执行的，其中涉及各种类型的分子识别。这些调控主要是由酶介导的，但很多调节过程是由特定的蛋白质与蛋白质相互作用激发的，它们织成了药物发现和药物设计靶点的庞大宝库。

（三）肽作为新药先导化合物

在新药开发方面，肽类毒素作为先导化合物报道众多。例如，从巴西蝮蛇中提取的毒液中分离出来的替普罗肽（teprotide），作为开发抗高血压药西拉普利（cilazapril）和卡托普利（captopril）的先导化合物。来自芽孢杆菌（*Clostridium Botulinum*）的神经毒素（肉毒毒素）会引起严重的食物中毒，但它们经注入特定的肌肉（如眼睑）可以防止痉挛。有些毒素可以阻止胆碱能传递，可作为新的抗胆碱药物开发的先导化合物。

二、蛋白质类药物

蛋白质药物主要用于包括肿瘤、感染、获得性免疫缺陷综合征（AIDS），以及相关的并发症、心脏病、呼吸道疾病、自身免疫疾病、器官移植、皮肤病、糖尿病、基因变异、消化道疾病、血液病、体重下降、发育不良以及眼疾等（表7-2）疾病的治疗。

表7-2　一些具有药用价值的蛋白质

蛋白（缩写）	氨基酸残基数	来源	应用/作用方式
超氧歧化酶（SOD）	118	胎盘（1972）	心肌梗死后治疗
转化生长因子α（TGF-α）	241	肿瘤细胞（1982）	伤口愈合
转化生长因子β（TGF-β）	376～379	肾肿瘤（1983）	伤口愈合
肿瘤坏死因子（TNF-α，cachetin，DIF）	416	肿瘤（1985）	肿瘤
尿激素酶（UK）	153	尿（1982）	血栓形成，栓塞
肺表面活性蛋白（LSP，PSF）	248	痰（1986）	肺气肿
淋巴毒素（LT，TNF-β）	171	淋巴细胞（1984）	肿瘤
单克隆抗体（OKT3）	50	杂交瘤（1979）	器官移植
血小板衍生生长因子（PDGF）	15	血小板（1983）	伤口愈合
纤维蛋白溶酶原激活剂（PAI-I）	366	淋巴肉瘤（1984）	凝血
干扰素α（IFN-α）	166	白细胞（1979）	白血病
干扰素β（IFN-β）	166	纤维母细胞（1979）	角膜炎，乙肝
干扰素γ（IFN-γ）	146	淋巴细胞（1981）	肿瘤，关节炎
粒细胞集落刺激因子（G-CSF）	174～177	肿瘤细胞（1986）	白血病，其他肿瘤
粒-巨噬细胞集落刺激因子（G-CSF，CSF-2）	127	T细胞（1984）	贫血，肿瘤
乙型肝炎表面抗原（HBS，HbsAg）	226	病毒（1977）	肝炎疫苗
白蛋白（HSA）	585	肝脏（1975）	代血浆
血管生成素（TAF）	123	肠癌细胞（1985）	伤口愈合，肿瘤
α₁-抗胰蛋白酶（ATT）	394	血液（1978）	抗凝血剂
抗凝血酶Ⅲ（AT3）	432	肝脏（1979）	抗凝血剂
红细胞分化因子（EDF）	110	白血病细胞（1987）	肿瘤

三、多肽蛋白类药物常见剂型

多肽和蛋白质药物的特点：①多数受胃酸及消化酶的降解破坏。②生物半衰期较短，需频繁注射给药。③即使是皮下或肌肉注射，生物利用度也较低。④长期注射易造成患者心理和生理的痛苦。⑤多数多肽和蛋白质类药物不易被亲脂性膜所摄取，很难通过生物屏障。

蛋白质或多肽类药物的剂型主要分为注射给药和非注射给药两种，目前，临床上应用的蛋白质类药物大多为注射给药。为了提高药物的稳定性，延长蛋白质药物血浆半衰期，常对多肽或蛋白类药物进行修饰或引入药物载体，常见的方法如下。

1. PEG修饰　PEG与蛋白质的非必须基团结合后，可作为一种屏障挡住蛋白质分子表面的蛋白决定簇，避免抗体的产生或组织抗原与抗体结合而抑制免疫反应的产生。蛋白质经PEG修饰后分子量增加、肾小球过滤减少，PEG的屏障作用保护了蛋白质不易被蛋白酶降解，同时减少了抗体的产生，这些均有助于蛋白药物循环半衰期的延长。

2. 纳米粒　纳米粒是指药物溶解或包裹于高分子材料中形成的粒径在10-1000nm范围的载体纳米粒子。药物可被包裹于纳米粒的内部，也可通过吸附作用附着于纳米粒表面。当药物制成纳米粒后，可隐藏药物的理化性质，其体内过程依赖于纳米级的粒径和载体的理化特性。纳米粒作为蛋白多肽类药物的递送载体，具有诸多优势：①可提高蛋白质多肽类药物的口服稳定性和生物利用度。一方面，纳米粒可保护药物不受胃肠道中酶及pH值的影响；另一方面，人体和动物小肠中存在着一些颗粒能通过的派尔集合淋巴结，纳米粒由于粒径较小，对表面积增大，与生物膜的黏着性增强，进入肠道后可大量聚集于 Peyer 结，携带的生物大分子以完整形式透过生物黏膜，从而提高口服药物的生物利用度。②作为抗癌药的载体，纳米级的粒径可充分利用肿瘤组织的高通透性和滞留效应，实现被动靶向给药，发挥药物的抗肿瘤作用。③可控释、缓释药物，延长生物半衰期。④纳米粒的表面可被聚乙二醇（polyethylene glycol，PEG）、配体、单克隆抗体修饰，实现长循环和肿瘤主动靶向性给药的目的。纳米粒给药系统是一种非常有前途的新型药物投递和控释系统，在递送蛋白多肽类药物方面具有较大应用价值。

3. 脂质体 脂质体为两亲性分子如磷脂分散于水相中可自发形成具有双分子层结构的封闭囊泡，药物被包封于类脂质双分子层薄膜中制成的直径仅有几十纳米至数微米的超微球形载体制剂。脂质体具有生物相容性好、无毒、可降解、免疫原性小等优点，可提高被包载药物的稳定性，有效控制药物释放。对于口服给药，脂质体不但可以保护蛋白多肽类药物不被胃肠道酶和 pH 值变化的破坏和影响，并且容易与肠黏膜融合，促进其进入体内。对于注射给药，通过脂质体的双分子层的缓控释作用，可延长蛋白质多肽类药物的体内半衰期，提高生物利用度。脂质体包封蛋白多肽类药物后，可经注射、口服、鼻黏膜、肺部、皮肤等多途径给药。

此外，多肽与蛋白类药物还可通过传递体、微球包载，制备成水凝胶制剂等，促进药物吸收，延长药物作用效果，进而提升药物的生物利用度，降低毒副作用。

第四节　多肽及蛋白质类药物的制备方法

从天然物质中提取分离多肽及蛋白质类药物已经成为且仍将作为多肽及蛋白质类药物研究中必不可少的一项技术。自 1884 年 Curtius 报道的马尿酸甘氨酸开始，经过半个多世纪对各种保护基和缩合方法的精心设计和实际应用，使合成方法日趋完善。20 世纪 60 年代我国科学家率先实现了人工合成蛋白质。1977 年重组 DNA 技术引入到此领域以来，此技术为新型蛋白质的大规模生产提供了一个全新而高效的方法，分子克隆技术的发展也为蛋白质的制备提供了新的方法，并且对医药、工业以及农业产生巨大影响。

根据多肽及蛋白质类药物来源分类，主要的制备方法有分离纯化法、化学合成法、生物合成法、蛋白质工程技术、固相肽合成、液固杂交法、半合成法等。

一、分离与纯化技术

多肽及蛋白质类药物均属于天然的大分子化合物，主要来源于动物、植物和微生物。提取分离法的选择，取决于足够组织器官获得的难易程度和此组织器官中蛋白的含量。一般情况下，优先选择驯养动物的组织、易得到的微生物和植物作为分离来源。

（一）分离技术

分析和纯化天然的或合成的肽以及蛋白质均依赖于一系列分离鉴定技术，即：①制备技术，能从混合物中分离出一个或多个单一化合物。②分析技术，能辨别和确认混合物中一部分或全部化合物的相对含量。混合物的分离是为了获得高纯度的样品，而分析方法则不仅包括对肽或蛋白质最终的评价，也包括对中间体的化学和光学纯度的检测。

肽或蛋白质领域中，根据固液两相系统中物质分配系数的不同来分离是最常用的方法。由于水溶液中一些物质以离子形式存在，离子交换、电泳和基于分子大小的分离方法是主要的方法。

在分离和分析肽和蛋白质过程中，可通过选择或组合应用不同的方法而达到分离纯化的目的，见表7-3。

表7-3　肽和蛋白质分离纯化的方法

方法	应用范围
离子交换色谱	蛋白质纯化最常用方法
分子排阻色谱	主要基于分子大小的分离，大分子先于小分子被脱离下来
亲和色谱	用化学方法连接于惰性载体上的选择性配体，将与之有亲和性的靶组分附着分离
蛋白质分离纯化的两相系统	在含聚乙烯基乙二醇和疏水性修饰的葡聚糖的双水相系统中，通过蛋白质的疏水性分配不同而达到分离目的
分子筛	基于分子形状大小不同进行分离
毛细管电泳	基于肽和蛋白质在电场中迁移的差别进行分离
反相HPLC多维分离	1）最广泛应用与分离肽和蛋白质的HPLC，适于评估肽的不均一性 2）2D胶电泳和多维色谱方法可更精准地定量分析样品，与质谱更兼容
超滤	蛋白质溶液的快速浓缩方法，由于其缺乏选择性，严重限制了其在蛋白质分离的应用

（二）纯化技术

多肽及蛋白质类药物的分离和纯化在形式上虽然有不同的策略，实际上二者在很大程度上是相通的。肽或蛋白质药物的纯化目的是为获得单一、均一和正确的药物。

1. 蛋白质的纯化　大部分蛋白质的纯化需要应用多种分离技术协同分几步完成。例如：为获得不含细胞的胞内蛋白质溶液，首先必须破坏细胞以释放其内容物，然后用离心或其他方法移去不溶的颗粒和膜，从粗品溶液中分离和纯化出可溶蛋白质。制备色谱在重组蛋白质上也开始大量应用，飞速发展的逆流色谱技术也开始在纯化蛋白质上逐步推广。

2. 肽类药物的纯化　肽的纯度可以分为几个等级，不同纯度等级的多肽药物采用不同的评价标准。纯度的表征至少要应用一种以上的方法进行综合评价，常用方法有电泳、高效色谱和肽谱等。在肽类药物的纯化中，有很多方法可选用，如重结晶（recrystallization）、逆流分配（countercurrent distribution）、分配色谱（partition chromatography）、凝胶渗透色谱（gel permeation chromatography，GPC）、疏水作用色谱（hydrophobic interaction chromatography，HIC）、离子交换色谱法（Ion-exchange chromatography，IEC）和制备型反相高效液相色谱（reverse phase high-performance liquid chromatography，RP-HPLC）等。

重结晶是最简便最有效的方法之一，但其应用范围主要限于小于五肽的纯化。制备型RP-HPLC可纯化50个左右残基的肽。实际的纯化过程常采用多个互补的技术共同完成，如先将合成的粗肽从脱保护后产生的不带电、相对分子质量较低的副产物中分离出来，此时可选用IEC、GPC或HIC达到此目的；而最终产物的纯化，需采用RP-HPLC进一步纯化。这样的两步纯化方案优于采用不同流动相的多步RP-HPLC。

3. 稳定性问题　肽和蛋白质类不同于其他化合物，它们具有化学不稳定性、物理及酶不稳定性，如色氨酸、甲硫氨酸处于N端，谷氨酸胺和半胱氨酸残基在合成、处理、储存过程中，往往由于发生副反应而产生许多潜在的问题。肽和蛋白质的固体制剂比相应的液体制剂稳定。液体制剂中，溶剂的性质、浓度、pH值及温度对稳定性有很大影响，附着于器壁上、失活、消旋化、氧化、脱酰化、链裂解、形成二酮哌嗪及重排等是导致肽类在溶液中不稳定的重要因素。固态下，导致化学不稳定的因素与在溶液中相似，如键断裂、键形成、重排或取代等。肽和蛋白质类药物的稳定性通过其在不同温度、不同时间储存来确定，稳定性检测要按照药品注册协调国际会议指南（ICH）进行。

4. 均一性评价 纯化后的肽和蛋白质须经均一性和结构鉴定证明是所要产品，而不是结构发生了改变的产物。有很多分析方法可用于均一性和共价结构的评价，运用一些光谱学技术可以检测液态蛋白质的三级结构、评价蛋白质稳定性及不同剂型对蛋白质结构的影响。紫外光谱用于监测芳香氨基酸的完整性（尤其是色氨酸），它还是检测肽纯化过程的工具，但提供的关于共价结构的信息很有限。激光解析质谱和电喷雾质谱是药用肽和蛋白质分析的重要方法。高压体积排阻色谱（high pressure-size exclusion chromatography，HP-SEC）和 RP-HPLC 是检测蛋白质大小和四级结构的简便方法。

二、生物合成技术

在生物化学合成中，重组 DNA 技术、酶促多肽合成、抗体催化合成肽、基因工程、基因序列分析，生化蛋白质连接法（biochemical protein ligation），利用酶的立体和区域选择性等产生了新的"生物技术革命"。

1. 重组 DNA 技术 重组 DNA 技术是指将一种生物体（供体）的基因与载体在体外进行拼接重组，然后转入另一种生物体（受体）内，使之按照人们的意愿稳定遗传并表达出新产物或新性状的 DNA 体外操作程序，也称为分子克隆技术。生长抑素是第一个用重组 DNA 技术获得的肽，首先是根据大肠杆菌中经常使用的氨基酸三联密码子，用化学合成方法合成了编码生长抑素氨基酸序列的 DNA，然后将该序列插入到表达质粒上，再将较短的肽融合到蛋白质的 β-牛乳糖上以防止水解。最后用溴化氢将 14 肽从混合蛋白上裂解出来。

2. 酶促多肽合成 酶促多肽合成方法与化学合成方法相反，应用逐步酶促肽合成的方法既可以从 N 端开始也可以从 C 端开始合成肽。酶促肽合成的优点是在缩合反应中不仅避免了消旋化副反应，还避免了耗时而又昂贵的侧链官能团的保护和脱保护过程，减少了有毒溶剂和试剂的使用，而且生物催化剂可以重复利用。许多药物的重要中间体，如二肽和三肽，可以通过酶促法进行大规模合成，甚至可以连续进行。人胰岛素的半合成和天冬氨酰苯丙酸甲酯前体的大规模生产体现了酶促方法在工业上的重要性。

三、液相合成技术

迄今为止，难以计数的具有多样生物学和生理学效应的肽或蛋白质已被发现（或制备）、分离，并被阐明结构及其特性。由诺贝尔奖获得者杜·维尼奥（Vincent du Vigneaud）完成的催产素（oxytocin）的合成和序列测定，并通过药理研究证实所合成的激素与从垂体后叶分离得到的天然激素的生物活性没有任何区别。这是人类首次合成具有生物活性的肽，在化学合成多肽史上是一重要的里程碑。

一个肽键的形成是通过肽键（酰胺键）连接，同时脱去水（图 7-6）而成。肽的两端分别有一个游离的 α-氨基和游离的羧基，它们可以继续同第三个氨基酸、第四个氨基酸，或更多的氨基酸结合，分别形成三肽、四肽及链状结构的多肽。

每一个肽键的形成包括保护、缩合和脱保护三个步骤，如图 7-7 所示：

第一步，保护。氨基酸根据需要进行必要的保护。保护基必须符合下列基本原则要求：①保护后不再保持两性离子状态。②脱除保护时，不能破坏其他保护基及影响肽链稳定性。③反应条件不产生消旋。④必须有利于保护中间体的稳定性和表征，有利于氨基酸的溶解性。⑤正交保护原则为保护基的选择必须与特定的肽的合成策略相匹配。其中，最常用的保护基有 9-芴甲氧羰

（A） （B）
　　　　　氨基组分
X=活化基团 R₁，R₂=氨基酸的侧链
R_1，R_2=氨基酸的侧链
（A–B）
（7–15）

图 7–6 肽键形成的基本原理

Y_1 =氨基保护基；Y_2 =羧基保护基；R_1，R_2=氨基酸的侧链

图 7–7 肽键的多步合成原理

基/叔丁基（Fmoc/t-Bu）、叔丁氧碳基/苄基（Boc/Bzl）等。

第二步，缩合。N-保护氨基酸的羧基须先活化为活性中间体，随后形成肽键。这一缩合反应既可作为一步反应进行，也可以作为两个连续的反应进行。

第三步，脱保护。若继续合成肽，需要选择性地脱除保护基；肽链全部组装完成后，需进行肽合成循环的最后一步，即脱除全部的保护基。除了在二肽的合成中需要全脱除以外，选择性脱除保护对于肽链延长具有非常重要的意义。

四、固相合成技术

固相肽合成（solid phase peptide synthesis）是梅里菲尔德（Robert Bruce Merrifiled）在1963年提出来的，并将固相合成技术用于肽类的合成（图7-8），这是肽化学的一个重大突破，因此，梅里菲尔德凭借这项发明赢得了1984年的诺贝尔化学奖。固相合成从C端开始组装肽链，将目标肽的第一个氨基酸经其羧基连接到载体上，这种载体很容易从试剂或溶解的产品中过滤、分离出来。

固相合成必要的条件是：①交联的不可溶的聚合载体，它不易与其他物质发生反应（例如树脂小珠）。②在树脂上有一个固定物或连接臂，还需要有一个反应的官能团，以便底物可以结合到树脂上。③底物与连接臂结合的键在反应过程中所使用的条件下是稳定的，也有从连接臂解离产物或者中间体的方法。④官能团的化学保护基不参与合成反应。

对于固相合成，选择合适的保护基是极其重要的，它们应对合成反应所使用的各种条件稳定。但是，一旦合成反应完成，这些保护基能在温和的反应条件下被除去，并有较高的收率。肽

图 7-8　肽的固相合成

的合成主要使用两个保护基的策略。

1. 叔丁氧碳基/苄基保护策略（ter-butoxycarbonyl/benzyl，Boc/Bzl）　这个策略适合于 Merrifield 树脂。每个氨基酸的 N-端在合成中是用 t-叔丁氧羰基（Boc）来保护的。一旦每个氨基酸被加在了增长的肽链上，就用 TFA 将叔丁氧羰基除去形成游离的氨基，以便和下一个被保护氨基酸结合成链。连接延长的肽键与连接臂之间的肽键对 TFA 是稳定的，不受合成条件的影响。但这个键对强酸敏感，合成完成后，用氢氟酸裂解释放出肽。

在合成期间，氨基酸残基上的官能团必须保护起来，即保护基必须对三氟醋酸稳定。苄基类的保护基可以满足这个要求，它们对三氟醋酸稳定，但是对氢氟酸敏感。因此，用氢氟酸处理释放出最终的肽，同时脱去残余物。这一操作的主要缺点是需要使用氢氟酸，但氢氟酸不仅有剧毒还能使玻璃溶解，故必须使用昂贵的聚四氟乙烯设备。另外，存在有严重的健康危害和环境风险，必须避免氢氟酸的逸出。

2. 9-芴甲氧碳基/叔丁基策略（9-fluorenyl methoxycarbonyl/terbutyl，Fmoc/t-Bu）　氨基酸残基上的官能团可用叔丁基保护，再用三氟醋酸把它除去。由于除去芴甲氧羰基和叔丁基的反应条件完全不同，一个是碱和一个是酸，保护基策略为垂直的。

3. 人工合成策略　组合合成通常设计成在各个反应器中合成产品的混合物，这涉及大量的起始原料和试剂，但不是所有的起始原料同时放入一个反应瓶中，要设计一个组合合成计划，以最少的操作获得最多数量的不同结构。

例如，用 5 种不同的氨基酸合成二肽，使用组合合成的混合方法，可以同时合成 25 种二肽，如不使用组合法，还需要进行 25 次单独的实验（图 7-9）。

Gly		Gly-Gly	Ala-Gly	Phe-Gly	Val-Gly	Ser-Gly
Ala		Gly-Ala	Ala-Ala	Phe-Ala	Val-Ala	Ser-Ala
Phe	25次实验→	Gly-Phe	Ala-Phe	Phe-Phe	Val-Phe	Ser-Phe
Val		Gly-Val	Ala-Val	Phe-Val	Val-Val	Ser-Val
Ser		Gly-Ser	Ala-Ser	Phe-Ser	Val-Ser	Ser-Ser

图 7-9　二肽的传统合成

使用组合合成，用最少的操作可获得相同的产物，如果 5 种不同氨基酸分别结合到树脂珠上，然后将珠子混合，加入第二个氨基酸，在一次实验中就得到尽可能多的二肽，用 5 种不同的氨基酸与甘氨酸结合生成 25 种可能的二肽（图 7-10）。

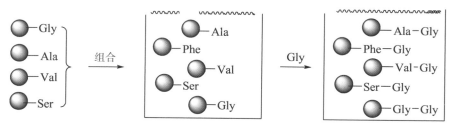

图 7-10 五种不同二肽的合成

结合液相和固相技术优势的杂交法越来越重要，该法已经在一些工艺中得到使用，如 T20（图 7-11）是一个 36 肽，是第一个能抑制膜融合的新型逆转录病毒抑制剂。在 T20 作为治疗 HIV 药物的开发过程中，它首次启动了基于芴甲氧羰基的固相合成制备工艺。

$$Ac-Tyr^1-Thr-Ser-Leu-Lle^5-His-Ser-Leu-Lle-Glu^{10}-Glu-Ser-Gln-$$

$$\downarrow$$

$$Asn-Gln^{15}-Gln-Glu-Lys-Asn-Glu^{20}-Gln-Glu-Leu-Leu-Glu^{25}-Leu-$$

$$\downarrow$$

$$Asp-Lys-Trp-Ala^{30}-Ser-Leu-Trp--Asn-Trp^{35}-Phe-NH_2$$

图 7-11 T20 的结构

在 T20 的合成策略中，其早期工艺改用 3 个片段的相转换，三个过程均在 2-氯三苯甲基树脂上进行合成，然后用三氟醋酸/乙二硫醇/水脱保护得到纯度较高（HPLC>70%）的 36 肽粗产品，进一步用制备型 RP-HPLC 纯化、冻干即得产品。而此法无须进一步放大优化即可每批可合成 T20 达 10kg 以上，每年可以生产数吨。

五、蛋白质工程技术

以蛋白质分子的结构规律及其生物功能的关系作为基础，通过化学、物理和分子生物学的手段进行基因修饰或基因合成，对现有蛋白质进行改造，或制造一种新的蛋白质，以满足人类对生产和生活的需求。蛋白质工程，是指在基因工程的基础上，结合蛋白质结晶学、计算机辅助设计和蛋白质化学等多学科的基础知识通过对基因的人工定向改造等手段，对蛋白质进行修饰，改造和拼接以生产出能满足人类需要的新型蛋白质的技术。蛋白质工程技术已在工业化肽疫苗、单克隆抗体和多功能蛋白质等药物中得到了应用。

1. 肽疫苗　首次报道的全合成疫苗是将流行性感冒病毒 NP 的 CD8+T 细胞-细胞抗原决定簇与通用免疫增强剂 Pam3Cys-Ser-Ser 偶联，给小鼠注射后，在没有其他辅助作用下，这个相对简单的结构启动了对病毒的特异性细胞毒作用。此后又发现利用来自肿瘤的抗原决定簇相关的单一多肽免疫方法，无须辅剂也可以获得很有前景的临床效果。

2. 单克隆抗体（monoclonal antibodies，MAB）　是一类天然药物，因为它们模仿生物体内的正常功能而不具内在毒性，目前已有许多抗体已被用于癌症治疗，而且生产肽类、蛋白质和借助于 DNA 重组和单克隆抗体技术的抗体药物种类在不断地增加。然而，蛋白质大分子制剂也存在一些问题，如不易口服，必须注射给药，并能诱导身体产生抗体对抗蛋白质的免疫应答，导致严重的副反应。人们已经创建了可供人类临床使用的单克隆抗体，又称"人源化"抗体，是通过将小鼠的可变区域和人的不变区域融合以保持结合的特异性，又减少鼠的序列比例。单克隆抗体药物在最近两年表现出惊人的增长优势，前十强中仅有氟替卡松/沙美特罗，瑞舒伐他汀和阿立哌唑三个小分子药物。

3. 多功能蛋白质药物 蛋白质药物具有多种活性，包括生长因子、干扰素、细胞介素、组织型纤溶酶原激活剂、凝集因子、集落刺激因子、促红细胞生成素等。这些多功能蛋白质药物已经实现工业化生产，部分产品已在临床研究或临床大量使用。

第五节 常用多肽及蛋白质类药物制备工艺

已在临床上使用的多肽和蛋白质类药物越来越多，我们选择临床上较常用的多肽和蛋白质类药物作为例证加以叙述，以此来说明多肽和蛋白质类药物的制备工艺。

一、谷胱甘肽

谷胱甘肽（glutathione，GSH）是一种天然三肽，广泛存在于动植物中，如面包酵母、小麦胚芽、动物肝脏等。1921 年 Hopkins 最先发现，1930 年确定了其化学结构，随后 Rudingen 等人通过化学合成法制备出了谷胱甘肽。谷胱甘肽有多方面的生物学效应，可作为生物氧化还原剂、辅酶和辅助因子，并且在由谷胱甘肽 S-转移酶催化的特定反应中作为底物。谷胱甘肽能清除自由基，还原过氧化物，并且对于晶状体和某些缺乏过氧化氢酶的寄生虫消除 H_2O_2 具有重大的意义。

（一）化学结构和性质

谷胱甘肽化学名称为 γ-L-谷氨酰-L-半胱氨酰-L-甘氨酸，是由谷氨酸、半胱氨酸和甘氨酸通过肽键缩合而成的三肽，其结构式见（7-15）。

从结构中可以看出，谷胱甘肽分子中有 1 个特殊肽键，与其他肽及蛋白质的肽键有所不同，它是由谷氨酸的 γ-羧基与半胱氨酸的 α-氨基缩合而成的肽键。分子中还有 1 个活泼巯基，易被氧化脱氢，2 个分子的谷胱甘肽失去氢后转变成氧化型谷胱甘肽，经还原酶作用，可变成还原型谷胱甘肽。

谷胱甘肽为白色或结晶性粉末。溶于水、稀乙醇、氨水和 N,N-二甲基甲酰胺，不溶于乙醇、乙醚、三氯甲烷和丙酮，等电点为 5.93，熔点为 195℃。

（7-15）

（二）谷胱甘肽生产方法

谷胱甘肽的生产方法主要有提取法、合成法、发酵法、酶工程法等，包括酵母诱变处理法、绿藻培养及固定化啤酒酵母连续生产法。

1. 提取法 谷光氨肽存在于面包酵母、小麦胚芽、动物肝脏、鸡血、猪血、狗血、西红柿、菠菜、黄瓜、大豆中。生产上常用小麦胚芽或面包酵母［含量（100～1000）mg/100g］为原料。

（1）以小麦胚芽为原料的提取法 取小麦胚芽加水磨浆，加热水提取，过滤。滤液加淀粉酶、蛋白酶处理，再经提取、分离，加入沉淀剂除去蛋白杂志得澄清液，色谱分离，浓缩，脱色，喷雾，即得谷胱甘肽成品。

（2）以酵母为原料的提取法 取谷胱甘肽高含量酵母，加热水提取，离心，离心液调 pH 值 2.8～3.0。经树脂吸附，酸洗脱，洗脱液在搅拌下加入新配制的 Cu_2O 生成沉淀（GS-Cu），再通入 H_2S 置换以除去 Cu（黑色 Cu_2S 沉淀），过滤，滤液浓缩，脱色，喷雾干燥，即得 GSH 成品。

2. 化学合成法 化学合成法生产谷胱甘肽始于 20 世纪 70 年代，是将 L-Glu, L-Cys 和 Gly

经过一系列化学反应缩合制备得到，主要涉及基团保护，酰胺缩合和脱保护三个反应过程。化学合成法生产工艺比较成熟，但是比较复杂，反应步骤多，反应时间长、成本高、操作复杂、环境污染等多种不利因素。最重要的是通过化学合成法得到的谷胱甘肽是左旋体和右旋体的外消旋混合物，需要进行光学拆分，分离十分困难，产品纯度不高。由此限制了化学合成法的工业应用。

3. 生物合成法

（1）酶工程制造法　利用生物体内天然谷胱甘肽合成酶，以L-谷氨酸、L-半胱氨酸及甘氨酸为底物，并加入少量的ATP即可合成谷胱甘肽。大多利用取自酵母菌和大肠杆菌等的谷胱甘肽合成酶，包括合成酶Ⅰ（γ-L-谷氨酰-L-半胱氨酸合成酶）和合成酶Ⅱ（γ-L-谷氨酰-L-半胱氨酰·甘氨酸合成酶）两种。

1）工艺流程（图7-12）：

图7-12　酶工程制造法工艺流程

2）工艺反应原理（图7-13）：

图7-13　酶工程工艺反应原理

（2）基因工程制造法　用重组基因获得的大肠杆菌工程菌，在"指数流加"模式下进行高密度培养。发酵培养基组成有葡萄糖10g/L、KH_2PO_4 13.3g/L、$(NH_4)_2HPO_4$ 4g/L、$MgSO_4 \cdot 7H_2O$ 1.2g/L、柠檬酸1.7g/L、EDTA 8.4mg/L、$CoCl_2 \cdot 6H_2O$ 2.5mg/L、$MgCl_2 \cdot 4H_2O$ 15mg/L、$CuCl_2 \cdot 2H_2O$ 1.5mg/L、H_3BO_3 3mg/L、$Na_2MoO_4 \cdot 2H_2O$ 2.5mg/L、$Zn(CH_3CO_2)_2 \cdot 2H_2O$ 13mg/L、柠檬酸铁100mg/L、盐酸硫胺4.5mg/L。发酵时间25h，最大细胞干质量可达80g/L，GSH总量0.88g/L，最大细胞生产强度3.2g/（L·h）。

二、胸腺肽

胸腺肽（thymus peptides）是从冷冻的小牛（或猪、羊）胸腺中提取的一种具有高活力的混合肽类药物，分子量在7000和9600左右的两类蛋白质或肽类，氨基酸组成达15种。对热较稳定，升温80℃生物活性不降低。经蛋白水解酶作用，生物活性消失。胸腺肽具有调节细胞免疫功能，有较好的抗衰老和抗病毒作用，适用于原发和继发性免疫缺陷病以及因免疫功能失调所引起的疾病，对肿瘤有很好的辅助治疗效果，也用于再生障碍性贫血、急慢性病毒性肝炎等。

1. 工艺流程　胸腺肽制备工艺流程如下（图7-14）。

图 7-14　胸腺肽制备工艺流程

2. 工艺过程

[原料处理]　取–20℃冷藏小牛胸腺，用无菌的剪刀剪去脂肪、筋膜等非胸腺组织，再用冷无菌蒸馏水冲洗后置于灭菌绞肉机中绞碎。

[制匀浆、提取]　将绞碎胸腺与冷重蒸水按1∶1的比例混合，置于10000r/min的高速组织捣碎机中捣碎1分钟，制成胸腺匀浆。在10℃以下浸渍提取后置于–20℃冰冻贮藏48小时。

[部分热变性、离心、过滤]　将冻结的胸腺匀浆融化后，水浴上搅拌升温至80℃，保持5分钟后迅速降温；–20℃以下冷藏2～3天；取出融化，以5000r/min离心40分钟，在温度2℃收集上清液，除去沉渣；用滤纸浆或微滤膜（0.22μm）减压抽滤得澄清滤液。

[超滤、提纯、分装、冻干]　将滤液用超滤膜进行超滤，收集分子量在1万以下的活性多肽，得精制液，置–20℃冷藏。检验合格后加入3%甘露醇作赋形剂，用微滤膜过滤除菌，分装，冷冻干燥即可得胸腺肽。

三、胰岛素

胰岛素（insulin），是一种蛋白质激素，由胰脏内的胰岛β细胞分泌。胰岛素参与调节糖代谢，控制血糖平衡，可用于治疗糖尿病。人类对胰岛素的研究已有200来年的历史。在1788年就发现了糖尿病的产生与胰功能的破坏有密切关系；直到1921年Banting和Best首次从狗的胰腺中成功分离出胰岛素，并于翌年将胰岛素应用于临床；1926年，人类获得的第一个有生物活性的蛋白质结晶；1955年，科学家阐明了它的一级结构；1965年，中国科学家合成了具有全部生物活力的结晶牛胰岛素，它是第一个在实验室中用人工方法合成的蛋白质，突破了一般有机化合物领域到信息量集中的生物高分子领域之间的界限，使人类认识生命现象的漫长过程中迈出了重要的一步；1967年，阐明了胰岛素原的一级结构；1970年，用X射线衍射方法阐明了其空间构型。胰岛素的发现、分离纯化和结构鉴定等研究为人工合成蛋白质，探索生命奥秘做出了重大贡献。

根据采用的原料和手段的不同，制备胰岛素的方法有提取法、生物技术法、化学合成法。但主要以提取法为主，比较成熟且被普遍采用的是酸醇提取减压浓缩法，原料多用猪的新鲜胰腺。

1. 酸醇提取减压浓缩法　胰岛素在约70%乙醇的酸性水溶液中易溶解，且较稳定，在合适的pH值下沉淀碱性和酸性蛋白质，减压低温下蒸发除去乙醇，速热速冷除去油脂，再用氯化钠盐析，即得粗品。将粗品溶解，在适当浓度的丙酮–水溶液中调pH值去杂蛋白，并利用锌盐在一定的pH值溶液中重结晶，即得精制胰岛素。

（1）工艺流程　酸醇提取减压浓缩法工艺流程如下（图7-15）。

（2）工艺过程

[提取]　将冷冻的胰用刨胰机破碎后，加入2.5倍的88%乙醇和5%草酸，在10～15℃搅拌提取3h，离心分离，滤渣再用1倍量68%乙醇和0.4%草酸提取2小时，同上法分离，合并提取液。

[碱化、酸化]　提取液在不断地搅拌下加入浓氨水调pH值到8.4，温度控制在10～15℃，压滤除去蛋白质得澄清滤液，用硫酸酸化至pH值3.6，降温至5℃，静置4小时以上，使酸性蛋白充分沉淀。

猪胰 $\xrightarrow[\text{乙醇，草酸；10~15℃}]{[\text{提取}]}$ 提取液 $\xrightarrow[\text{氨水，pH8.0~8.4}]{[\text{碱化}]}$ 碱化液 $\xrightarrow[\text{H}_2\text{SO}_4，\text{pH 3.6~3.8,5℃}]{[\text{酸化}]}$ 酸化液

$\xrightarrow[\text{30℃以下}]{[\text{浓缩}]}$ 浓缩液 $\xrightarrow[\text{速热速冷}]{[\text{去脂}]}$ 去脂溶液 $\xrightarrow[\text{pH 2.0~2.5}]{[\text{盐析}]}$ 盐析物 $\xrightarrow[\text{pH4.2~4.3}]{[\text{除酸性蛋白}]}$

滤液 $\xrightarrow[\text{氨水，Zn(Ac)}_2，\text{pH 6.0}]{[\text{锌沉淀}]}$ 沉淀 $\xrightarrow[\text{pH 8.5℃以下，过滤后调pH 6.0}]{[\text{除去碱性蛋白、结晶}]}$ 结晶 $\xrightarrow[\text{水，丙酮，乙醚}]{[\text{洗涤，干燥}]}$ 胰岛素精品

图 7-15 酸醇提取减压浓缩法工艺流程

［浓缩］吸取上层清液，残液过滤，滤饼回收（沉淀回收2）；收集上清液和滤液，在30℃以下减压蒸去乙醇，浓缩至浓缩液的相对密度为1.04～1.06（为原体积的1/9～1/10）为止。

［去脂、盐析］浓缩液转入去脂锅内，于5分钟内加热至50℃，之后立即用冰盐水降温至5℃，静置3～4小时，分离出下层清液（油脂回收）。调pH值到2.5，于20～25℃在搅拌下加入固体氯化钠（投料比270g/L），保温静置数小时，即得胰岛素盐析物。

［除酸性蛋白］盐析物按干重计算，加入7倍量蒸馏水溶解，再加3倍量冷丙酮，用4mol/L氨水调pH值4.2，然后补加丙酮，使溶液中水和丙酮的比例达7：3，充分搅拌后，在5℃以下过夜，次日在低温下离心分离，或用过滤法将沉淀（沉淀回收1）分离后得除酸性蛋白的滤液。

［锌沉淀］在滤液中加入4mol/L氨水调pH值到6.2，加入体积分数为3.6%的醋酸锌溶液（200g/L，20%），再用4mol/L氨水调节pH值至6.0，低温放置过夜，次日过滤（母液回收1），收集沉淀，用冷丙酮洗涤，每千克得沉淀干品0.1～0.125g。

［除碱性蛋白、结晶］按千克质量每克加冰2%枸橼酸50mL、65g/L（6.5%）醋酸锌溶液2mL、丙酮16mL，并用冰水稀释至100mL，使充分溶解，冷到5℃以下，用4mol/L氨水调pH值5.0，过滤，滤液用10%枸橼酸溶液调pH值6.0，补加一定量的丙酮，使整个溶液体系保持16%的丙酮含量。慢速搅拌3～5小时析出结晶，再转入5℃左右低温放置3～4天，使结晶完全。离心收集结晶，并小心刷去上层灰黄色无定形沉淀（沉淀回收3），用蒸馏水或醋酸铵缓冲液洗涤，再用丙酮、乙醚脱水（母液回收2），离心分离后置于五氧化二磷真空干燥器中干燥得结晶胰岛素。效价25U/mg以上，按新鲜猪胰计算总收率为1300U/kg。

［沉淀回收1］pH值4.2沉淀回收取pH值4.2除酸性蛋白的沉淀，用7倍量冷蒸馏水搅匀（包括沉淀中所含的水，按50%计），用2mol/L盐酸调pH值为2.5，再加3倍（按干品计）冷丙酮，搅拌溶解后用2mol/L氨水调节pH值为4.2，然后补加丙酮至30%，冰箱过夜。次日在5℃以下过滤，滤液用2mol/L氨水调pH值至6.2，按体积每100mL加入200g/L（20%）醋酸锌溶液1.8mL，再以2mol/L氨水调pH值6.0，低温放置过夜，次日过滤，分级沉淀，以后操作同上步"［除碱性蛋白、结晶］"进行。

［母液回收1］pH值6.0锌沉淀母液回收（包括pH值8.0沉淀）用2mol/L氨水将母液调至pH值7.0，冰箱放置2～3小时（pH值7.0时溶液中的锌离子形成氢氧化锌，可以吸附胰岛素共同沉淀出来），收集沉淀，加酸水调pH值2.5溶解。

［沉淀回收2］pH值8.0沉淀的回收可用4mol/L盐酸溶解并调pH值2.5，合并，过滤，滤液用2mol/L氨水调pH值5.2～5.3，放置过夜，过滤沉淀物，按10g湿重折算1g干重进行结晶，同"［锌沉淀］"操作进行。

［沉淀回收3］无定形沉淀回收沉淀按1/2计算，每克加20g/L（2%）枸橼酸50mL、丙酮16mL、65g/L（6.5%）醋酸锌2mL，加水稀释到100mL，溶解，同"［除碱性蛋白、结晶］"操作进行。

［母液回收2］pH 值 6.0 结晶母液回收　将结晶母液用 2mol/L 盐酸调节 pH 值至 2.5 左右,按体积加 2 倍量粗制盐析后的饱和盐水,放置 6～7 小时,过滤并抽干。按此盐析物质量加 10 倍量蒸馏水溶解,按溶液体积加 2%～10% 的 200g/L(20%)醋酸锌溶液,用 2mol/L 氨水调 pH 值 5.2～5.3,过滤,沉淀称重后再加 10 倍量蒸馏水用 2mol/L 盐酸调 pH 值 2.5 溶解,再用 2mol/L 氨水调节至 pH 值 5.2～5.3。上述操作反复 3 次后,沉淀按湿品 1/10 计进行结晶,碱化工序改为 pH 值 6.8,酸化改为 pH 值 6.4,析出结晶。得到盐析物后,下面操作同正品,只是按锌沉淀湿品 1/10 进行结晶。

［油脂回收］油质 1 份加水 1 份,按油脂重的 30g/L(3%)加氯化钠,不断搅拌升温到 50℃,再静置降温至 5℃分出油脂,溶液进行盐析,得盐析物。其他操作与正品精制相同。

以上各项操作,以 pH 值 4.2 沉淀回收得量最多,占整个回收量的近一半,约正品的 10%。其他 pH 值 6.0 结晶母液回收和油脂盐析物回收也分别达正品的 5% 左右。

2. 分级提取直接锌盐沉淀法　利用胰岛素易与锌离子结合的性质,用氯化锌作沉淀剂,使胰岛素直接从初步除去碱性和酸性杂蛋白的提取液中沉淀出来。由于草酸根与锌离子配位,会干扰胰岛素的沉淀,故采用该工艺提取时不用草酸,改用硫酸和盐酸。经过两次盐析后能有效降低锌含量。粗品按常规精制方法进一步处理皆可得到纯品。

(1) 工艺流程　分级提取直接锌盐沉淀法工艺流程如下 (图 7-16)。

猪胰 ──[提取]乙醇,10～12℃,先pH 2.8～3,后pH 2.0──→ 提取液 ──[碱化]氨水,pH 7.8～8.0──→ 滤液 ──[酸化]pH 2.5──→ 滤液

──[锌沉淀]ZnCl₂,氨水,先pH 2.5,后pH 6.8～7.0──→ 沉淀 ──[脱脂]12～15℃,pH 2.7～2.8──→ 脱脂液 ──[盐析]HCl,27%NaCl,pH 2.5,25℃──→

粗制品 ──[盐析]HCl,16%NaCl,pH 2.5──→ 盐析物 ──[分级沉淀]水,丙酮,氨水,pH 4.5──→ 清液 ──[锌沉淀]氨水,Zn(Ac)₂,pH 6.0──→

沉淀 ──[结晶]枸橼酸,丙酮,Zn(Ac)₂──→ 结晶体 ──[洗涤、干燥]水,丙酮;P₂O₅──→ 胰岛素成品

图 7-16　分级提取直接锌盐沉淀法工艺流程

(2) 工艺过程

［提取］将冷冻胰用刨胰机刨碎,按 100kg 胰加入 300L 82% 乙醇的比例投料。在 10～12℃温度下,加入 6mol/L 硫酸调节 pH 值 2.8,搅拌提取 0.5 小时后加 6mol/L 盐酸调 pH 值为 2,继续搅拌提取 2.5 小时。过滤,向残渣中加入 65% 乙醇 150L,用 6mol/L 盐酸调节 pH 值到 2,搅拌提取 2 小时,过滤,合并提取液(滤液)。

［碱化、酸化、锌沉淀］提取液冷至 0～5℃,用浓氨水调节 pH 值到 7.8～8,加入硅藻土 (6kg/100kg 胰),板框压滤;随即用混酸液($V_{盐酸}:V_{硫酸}:V_{水}=4:1:4$)调 pH 值到 2;加入质量分数为 30%～50% 氯化锌(3kg/100kg 胰)溶液(用 6mol/L 盐酸调节 pH 值 2.5),温度控制在 2～4℃,待沉淀完全后,过滤,收集沉淀;滤液用浓氨水调节 pH 值至 6.8～7,于 5℃过夜。次日,过滤,收集沉淀。

［脱脂、盐析、分级沉淀］取上述沉淀合并后溶于 5 倍量蒸馏水,用 6mol/L 盐酸调节 pH 值 2.7～2.8,12～15℃放置。次日除去下层清脱脂液,上层脂肪层用 5 倍量蒸馏水洗涤。回收下层洗涤清液作下一批锌沉淀溶解用。脱脂液用 6mol/L 盐酸调节 pH 值 2.5,在常温下加入 270g/L (25%)氯化钠盐析。将盐析物溶于 20 倍量蒸馏水中,再用 6mol/L 盐酸调节 pH 值 2.5,加 160g/L (16%)氯化钠盐析,过滤,收集盐析物。将盐析物溶于 7 倍量的蒸馏水中,加入 3 倍量丙酮,用 4mol/L 氨水调节 pH 值 4.5,冷至 0～5℃过夜,除去沉淀(回收处理)得清液。

［锌沉淀、结晶、干燥］取清液用 4mol/L 氨水调节 pH 值至 6.0，加入 20% 醋酸锌溶液（按100kg 胰脏加入 30mL），析出白色沉淀，过滤，收集沉淀。按下列配比结晶（以 100kg 胰所得沉淀物计算）：2% 枸橼酸 500mL，20% 醋酸锌 6.5mL，丙酮 160mL，蒸馏水稀释至 1000mL。冷却至 0～5℃，用 4mol/L 氨水碱化 pH 值至 8.0，过滤，除去沉淀。用 10% 枸橼酸调节 pH 值至 6.0，搅拌结晶 2 天，离心收集结晶，用蒸馏水、丙酮各洗 2 次，置于五氧化磷真空干燥，即得胰岛素成品。

3. 酶促半合成人胰岛素 猪和人两种胰岛素的差别仅在 B$_{30}$ 位上，猪的 C 末端是丙氨酸，人的则是苏氨酸。经胰蛋白酶的转酰胺作用，将猪胰岛素转化为人胰岛素 B$_{30}$ 苏氨酸（丁酰基）丁酸，通过硅胶柱色谱，然后用三氟乙酸处理，断裂保护基团，再用离子交换色谱纯化，可得到高纯度人胰岛素，按猪胰岛素原料的胰岛素含量计算，总收率可达到 55%～60%，纯度超过 99%。经高压液相色谱仪测定，仅含痕迹量的脱酰胺胰岛素。该工艺现已能生产出千克级产品供治疗用。

张友尚院士等在 pH 值 8.0、56% N,N-二甲基甲酰胺中，用去 8 肽胰岛素酶促半合成了胰岛素的活力碎片移去 6 肽胰岛素结晶，其技术路线如图 7-17 所示。

脱锌胰岛素 $\xrightarrow[\text{0.02mol/L 硼砂}]{\text{胰蛋白酶}}$ 去8肽胰岛素 $\xrightarrow[\text{琥珀酰亚胺（ONSu）}]{\text{甲基磺酰乙氧羰基（Msc）}}$ (Msc)$_2$去8肽胰岛素

$\xrightarrow[\text{pH8.0、0.5mol/LTris加二甲基甲酰胺（50%～60%）}]{\text{甘·苯-OBut（丁酰胺）胰蛋白酶}}$ (Msc)$_2$去6肽胰岛素-OBut $\xrightarrow[\text{三氟乙酸}]{\text{OH}^-}$ 去6肽胰岛素

图 7-17 酶促半合成人胰岛素工艺流程

酶促合成多肽有很多优点：合成条件十分温和，副反应少，收率高，反应物只需要最低限度的保护而具有良好的溶解度，克服了过去大肽合成中溶解度差的难题；酶促合成产物均一性好，不仅不会消旋，而且可从消旋的混合物中优先形成含 L-氨基酸的产物；在半合成中，用从蛋白质或多肽中获得的天然肽段作反应物，使合成路线简化；利用专一性高的酶来催化缩合，不需要保护氨基。半合成法和酶促合成法相结合而形成的酶促半合成方法，如今在多肽合成中将发挥更大的作用。

4. 重组 DNA 技术制造人胰岛素 基因工程技术合成人胰岛素已有 AB 链合成法和反转录酶法两条途径。

（1）AB 链合成法 以人工合成的人胰岛素 A 链和 B 链基因，分别插入克隆载体质粒所携带的细胞 β-半乳糖苷酶基因中，再将重组质粒导入大肠杆菌，在细胞中进行复制，并在 β-半乳糖苷酶基因的信号序列的控制下，合成 mRNA，再翻译出 A 链和 B 链蛋白，用溴化氰（CNBr）将 A 链和 B 链链接起来组成人胰岛素。

化学合成编码 A 链和 B 链的寡核苷酸，将甲硫氨酸密码子（ATG）加到每个寡核苷酸的 5′-末端，来年高挑寡核苷酸克隆到位于 pBR322 上的 β-半乳糖苷酶（β-gal）启动子和 β-gal 蛋白部分编码序列的下游。将重组 DNA 导入大肠杆菌中，产生融合蛋白，含有 β-gal 蛋白的氨基酸末端部分，最后是 ATG 密码子编码的甲硫氨酸及其相连的 A 链和 B 链，经溴化氰出去链上的甲硫氨酸，释放出游离的 A 链和 B 链，再将两链合成具有生物活性的人胰岛素。

（2）反转录酶法制造人胰岛素 通过胰岛素原的 cDNA 合成人胰岛素。现将 mRNA 经反转录酶处理合成 cDNA，用化学合成法把甲硫氨酸密码子（ATG）接在胰岛素 cDNA 的 5′-末端，再将此基因插入 pBR322 的质粒载体，并转入大肠杆菌中增强，连接物甲硫氨酸使胰岛素原从融合的蛋白质中释放出来。胰岛素原折叠成三锥结构，并形成二硫键，再经工具酶切开，除去 C 肽，即可获得人胰岛素。

第八章

酶类药物

扫一扫，查阅本章数字资源，含PPT、音视频、图片等

　　酶（enzyme）是由活细胞合成的、能高效催化其特异底物（substrate）的蛋白质。酶制剂是将从生物（包括动物、植物、微生物）中提取得到的具有生物催化能力的酶，辅以其他成分，用于加速加工过程和提高产品质量的制品。生命活动离不开酶的催化作用，生物体内的化学反应几乎都是在特异性酶的催化下进行的，人体的许多疾病也与体内酶的异常密切相关。

　　酶学知识源于生产实践，我国古代的劳动人民就开始用曲来治疗腹泻。现代研究表明，中药神曲、半夏曲、沉香曲等含有丰富的水解酶，可降解糖、脂肪与蛋白质，具有消食行气、健脾养胃的功效，可用于治疗食积、腹胀与泻痢等疾病。

　　酶的系统研究始于 19 世纪中叶对发酵本质的探讨。法国著名的科学家巴斯德（Louis Pasteur）认为，发酵是酵母细胞生命活动的结果，如果细胞破裂则失去发酵作用。1897 年，德国科学家 Hans Büchner 和 Eduard Büchner 兄弟首次使用不含细胞的酵母提取液成功地实现了发酵，这一发现打开了通向现代酶学的大门。

　　早期的药用酶是从动物脏器中提取得到的，20 世纪 60 年代后期逐渐发展为从微生物发酵液中获取，70 年代后，开始利用细胞培养技术和基因工程的手段来获取有关酶，并做成酶制剂，广泛应用在医药、食品等领域。

第一节　酶类药物简介

　　20 世纪 60 年代，de Duve 提出酶类药物是替代治疗遗传缺陷疾病的一种可行方式。1987 年，第一种重组酶类药物 Activasel 诞生，并由美国 FDA 批准用于由冠状动脉阻塞引起的心脏病的治疗。Adagenl（腺苷脱氨酶类药物）是一种与机体细胞免疫活性有密切关系的核酸代谢酶，若体内缺乏该酶可导致核酸代谢障碍，从而引起免疫功能缺陷。1990 年，Adagenl 获美国 FDA 批准用于临床，是在美国罕用药法案下第一种经 FDA 批准的酶类药物。Activasel 和 Adagenl 标志着酶类药物新时代的到来，由于生物化学反应主要依赖于酶的催化，可见酶类药物在血液病、遗传病、传染性疾病、癌症等治疗方面有着广阔的应用前景。

一、酶制剂的分类

　　酶的分类方法很多，可按照酶和细胞的相对位置分为胞内酶和胞外酶；也可按照其来源、分子组成、酶的浓度、加工方法、形态、应用领域等进行分类，因为酶的主要作用是催化化学反应的发生，所以这里主要介绍按照其所催化的化学反应类型进行的分类。

（一）按照酶的来源分类

酶可从植物和动物组织中加工得到，也可通过微生物的方法获得。按照酶的来源不同，可将酶制剂分为植物酶制剂、动物酶制剂和微生物酶制剂。

（二）按照分子组成分类

按照其分子组成可分为单纯酶（simple enzyme）和结合酶（conjugated enzyme）。单纯酶是仅由氨基酸残基构成的酶，如淀粉酶、消化蛋白酶、脂酶、核糖核酸酶、脲酶等。结合酶是由蛋白质部分和非蛋白质部分所组成，前者称为酶蛋白（apoenzyme），其决定反应的特异性；后者称为辅助因子（cofactor），多为金属离子或小分子有机化合物，其决定反应的种类和性质。酶蛋白与辅助因子结合形成的复合物称为全酶（holoenzyme），只有全酶才有催化作用。

另外，根据酶制剂中所包含的酶种类的多少又可分为单一酶制剂和复合酶制剂。单一酶制剂仅包含一种酶，如淀粉酶。复合酶制剂由一种或几种单一酶制剂为主体，加上其他单一酶制剂复合而成，或由一种或几种微生物发酵获得。复合酶制剂可利用多种酶的协同作用，降解各种底物，充分发挥酶制剂的作用。

（三）按照酶的浓度分类

按照酶制剂中酶的浓度，可将酶制剂分为普通酶和浓缩酶。普通酶具有价格低、效果好等优点。与普通酶相比，浓缩酶颜色较深，成本较低、用量较少。

（四）按照酶的生产加工方法分类

根据实际应用的需要，可将酶加工成不同的形式，根据酶的生产加工方法的不同，可将酶制剂分为游离酶制剂、固定化酶制剂、酶试纸、酶电极等。

（五）按照物理形态分类

按照酶制剂的物理形态不同，主要可分为固体酶制剂和液体酶制剂两种。例如，用于制备葡萄糖的葡萄糖淀粉酶就有固体和液体两种形态。

固体酶制剂的体积较小，方便运输、保存，性质较稳定，所以大多数酶制剂都是以固体形式生产和销售。固体酶制剂的主要缺点是杂质含量较高，由于在生产过程中需要进行沉淀和干燥，所以酶活性的损失较大，酶的活性较低。

相对于固体酶制剂来说，液体酶制剂的生产工艺比较简单，成本较低，使用方便，但液体酶制剂的稳定性是生产过程中要解决的关键问题，给运输和保存带来很多不便，大多需要加入一定的稳定剂和保护剂来提高液体酶制剂的稳定性。

（六）按照酶制剂的应用领域分类

酶制剂广泛应用在医药、化工、食品、化学分析等领域，可按照酶制剂的应用领域进行分类：①用作药物的药物酶制剂。②用于临床检测的诊断酶制剂。③工业生产上作为催化剂的工业酶制剂，如α-淀粉酶、青霉素酰化酶、葡萄糖淀粉酶、葡萄糖异构酶、天冬氨酸酶等。④动物饲料中用于提高动物消化率的酶制剂，又称饲料酶制剂。⑤用于食品生产加工的酶制剂，又称食品酶制剂。⑥用于化学分析的酶制剂等。

（七）按照所催化的化学反应类型分类

1961年，国际生物化学联合会酶委员会（The Commission on Enzymes of the International Union of Biochemistry）根据已知的酶催化反应类型和作用的底物，将酶分为以下六大类：氧化还原酶类、转移酶类、水解酶类、裂合酶类、异构酶类、合成酶或连接酶类。

1. 氧化还原酶　该类酶在生命过程中起着重要的作用，在生产实践中的应用也十分广泛。其在体内催化氧化还原反应，参与氧化产能、解毒和某些生理活性物质的合成。这类酶可催化氢原子或电子的转移，也可催化在底物分子中加入氧原子或导入羟基的反应，也包括促使某种物质进行氧化还原转化的各种酶。主要有脱氢酶、还原酶、氧化酶、氧合酶、过氧化物酶、细胞色素氧化酶等。

2. 转移酶　该类酶可催化原子团由一个底物转移到另一个底物的反应，催化功能基团从一种化合物转移至另一化合物，可发生转移的功能基团有氨基、羧基、甲基、酰基、磷酸基等。转移酶在生物体内参与核酸、蛋白质、糖类及脂肪等的代谢，在核苷酸、核酸、氨基酸、蛋白质等的生物合成中起着重要作用，并可为糖、脂肪酸等的分解与合成准备关键性的中间代谢产物。另外，转移酶类还可催化辅酶、激素、抗生素等生理活性物质的合成与转化，并可促使某些生物大分子从潜态转入功能状态。主要的转移酶有酮醛基转移酶、一碳基转移酶、糖苷基转移酶、酰基转移酶、烃基转移酶、含氮基转移酶、含磷基转移酶和含硫基转移酶等。

3. 水解酶　是目前应用最广的一类酶，可催化水解反应或水解反应的逆反应，在体内外起到降解作用。水解酶主要包括淀粉酶、脂肪酶、蛋白酶、酯酶、糖苷酶、核酸酶、肽酶等，可催化水解糖苷键、酯键、硫酯键、肽键、酸酐键等化学键。

4. 裂合酶　该类酶可催化底物进行非水解性、非氧化性分解，可催化脱去底物上某一基团并留下双键的反应或其逆反应，或可相反地在双键处引入某一基团。裂合酶主要有碳酸酐酶、醛缩酶、柠檬酸合酶、谷氨酸脱羧酶、草酰乙酸脱羧酶、烯醇化酶、天冬氨酸酶、DDT脱氯化氢酶、顺乌头酸酶等，其可催化的化学键主要有 C—C、C—O、C—N、C—S、C—X（X=F，Cl，Br，I）和 P—O 键等。

5. 异构化酶　可催化各种同分异构体之间进行分组异构化，为生物代谢所需，如磷酸丙糖异构酶、消旋酶、差向异构酶等、分子内转移酶、醛酮异构酶、顺反异构酶等。该类酶可进行化合物的顺反异构、差向异构、外消旋、醛酮异构、分子内转移、分子内裂解等。

6. 合成酶或连接酶类　该类酶可催化利用 ATP 或其他 NTP 供能而使两个分子发生连接，使两分子底物合成为一分子化合物。该过程需要三磷酸腺苷等高能磷酸酯作为结合能源，有些还需要金属离子辅助因子，关系到很多重要生命物质的合成。常用的合成酶或连接酶主要有谷氨酰胺合成酶等，可催化形成 C—O 键、C—S 键、C—C 键和磷酸酯键等化学键。

二、酶类药物的特点

1926年 Sumner 把尿素酶结晶化，而后口服淀粉糖化酶的生产为起点，至1952年 Innerfield 首次将结晶的胰蛋白酶静注于血栓性静脉炎症患者后，真正地揭开了酶在医疗中应用的序幕。最早提出酶类药物的概念，是指直接用酶的各种剂型以改变体内酶的活力，或改变体内某些生理活性物质或代谢产物的数量等，从而达到治疗某些疾病的目的。

随着酶类药物在疾病治疗上的不断应用，对其品种、数量、纯度及剂型等均提出了更高的要求，酶类药物的特点主要有以下几点：

1. pH 值大小显著影响酶的活力 酶类药物通常在生理 pH 值条件下具有最高的活力和稳定性，如大肠杆菌 *E.coli* 的谷氨酰胺酶的最适 pH 值为 5.0，在 pH 值为 7.0 时基本无活性。

2. 应和底物具有较好的亲和力 酶类药物对其作用的底物应具有较高的亲和力，即仅需少量的酶制剂就能有效地催化血液或组织中较低浓度的底物发生化学反应，从而发挥有效的治疗作用。

3. 在血清中应具有较长的半衰期 即要求酶类药物从血液中的清除较慢，有利于酶充分发挥治疗作用。如 Basker 认为酵母天冬酰胺酶缺乏抗肿瘤活性是因为清除太快。为避免进入体内的酶类药物被酶所分解，导致其在体内的作用时间短而使疗效降低，有时必须对酶进行适当的化学修饰，改变酶分子的结构。目前大都采用高分子化合物作为载体进行修饰，如聚乙二醇、右旋糖酐、肝素、聚 L-丙氨酸等，以延长酶在体内的半衰期，使其作用时间从几分钟延长至几小时乃至 1～2 周。也可采用小分子化合物等作为修饰剂或"剪去"酶分子中的某一部分，如以二糖、脂肪酸等作为修饰剂，以延长酶在体内的作用时间，提高治疗效果。

4. 纯度要求高 特别是用于注射的酶类药物纯度要求更高。

5. 免疫原性 由于酶的化学本质是蛋白质，所以酶类药物都会不同程度地存在免疫原性的问题。因此，应寻求免疫原性较低或无免疫原性的酶，或通过制剂技术进行制备，目前使用较多的是肠溶片和酶微囊制剂。

三、酶类药物的应用

随着酶技术的不断发展，酶的应用范围也在不断扩大，可用于医药、食品、化工、环保等领域，这里主要介绍酶制剂在医药方面的应用。酶在医药方面的应用历史悠久，当代生物科学和生物工程的迅猛发展以及对疾病分子机制的深入了解，使酶在医药方面的应用范围不断扩大，如利用酶制剂进行疾病的诊断、治疗、制造各种药物等。

（一）酶在疾病诊断方面的应用

疾病的发生发展和体内酶关系密切，人体是一个复杂的生物反应器，各种代谢反应都需要酶的参与，机体的健康依赖酶对各种代谢反应的准确调节。当体内缺乏某种酶时，代谢反应就会发生异常，从而导致疾病的发生。

疾病诊断的方法有很多，其中酶学诊断法因酶催化的高效性和特异性而得到广泛应用。健康人体内的酶的量或活性在某一范围内相对恒定，当人体患病，体内相关的酶活性会相应发生变化，因此，医学上通常采用测定血液或其他体液中酶的活性来诊断疾病。

酶学诊断方法主要包括以下几个方面，即：根据体内酶的量或活力的变化诊断疾病、利用酶测定体内某些物质的含量来进行诊断疾病、酶标免疫测定及 DNA 聚合物检测等。

1. 根据体内酶的量或活力的变化诊断疾病 如肝炎患者血清中转氨酶活力增高；急性胰腺炎患者血清和尿中淀粉酶活性升高；胃癌患者胃蛋白酶活性升高；十二指肠溃疡患者胃蛋白酶活性下降等。

2. 利用酶测定体内某些物质的含量来诊断疾病 如利用尿酸酶测定血液中尿酸的量来诊断痛风，利用葡萄糖氧化酶和过氧化氢酶联合作用检测血液和尿液中的葡萄糖等。

3. 酶标免疫测定 通过酶与抗体或抗原结合制成酶标记的抗体或抗原，然后利用酶标抗体（或抗原）与待测定的抗原（或抗体）结合，再借助酶的催化特性定量测定酶-抗体-抗原结合物中酶的含量，计算待测抗体或抗原的含量，进而可诊断某种疾病。碱性磷酸酶和过氧化物酶为常用的标记酶。

酶标免疫测定法在疾病诊断方面的应用越来越广泛，如可以诊断肠虫病、毛线虫病、血吸虫病、疟疾等寄生虫病，以及麻疹、疱疹、乙型肝炎等疾病。

4. DNA 聚合物检测　利用 DNA 聚合物进行基因诊断，检测潜在的致病基因，预防疾病的发生。DNA 聚合物是在 DNA 模板、引物、四种脱氧核苷三磷酸等存在的条件下，催化合成 DNA 的酶。采用聚合酶链反应（polymerase chain reaction，PCR），通过 DNA 聚合酶将模板 DNA 进行扩增，然后检测基因是否正常或者是否存在病原体，从而进行基因诊断或检测。

（二）酶在疾病治疗方面的应用

酶可用来治疗多种疾病，早期的酶制剂主要用来治疗消化道疾病和炎症疾病等，近代酶制剂日益增多，其制剂品种已超过 700 多种，临床应用广泛，可用于助消化、抗炎、促凝、促纤溶、促进生物氧化、解毒、抗肿瘤等方面。下面以常用的药用酶为例，简单介绍如下：

1. 蛋白酶　蛋白酶（proteinase）是能够催化蛋白质水解使其构造和功能发生变化的酶，可对细胞运动、组织破坏和变形、激素活化、受体和配基的相互作用、细胞增殖、感染等过程产生影响，可用于治疗多种疾病，是临床上使用最早、用途最广的药用酶之一。目前临床上使用的蛋白酶主要来自于动物和植物，如胰蛋白酶、胃蛋白酶、木瓜蛋白酶和菠萝蛋白酶等。由于动植物资源有限，蛋白酶制剂主要是利用枯草杆菌等微生物发酵进行制备。蛋白酶的在医药领域的主要应用如下：

（1）消化药　蛋白酶在医药领域的应用最早是在消化药的生产上，如用胃蛋白酶治疗消化不良和食欲不振。另外，胰凝乳蛋白酶的酶前体是在肝脏中形成的，在小肠中胰蛋白酶和胰凝乳蛋白酶等的作用下分解成具有活性的酶，是消化食物的重要酶类，常与淀粉酶、脂肪酶等制成复合制剂使用，以增加疗效。作为消化药使用时，蛋白酶一般是制成片剂，通过口服形式给药。

（2）消炎剂　蛋白酶可以作为消炎剂，用于治疗各种炎症，具有很好的疗效。常用的有胰蛋白酶、胰凝乳蛋白酶、菠萝蛋白酶、木瓜蛋白酶等。由灰色链霉菌（*Sterptomyces griseus*）生产数种蛋白酶混合物，含有中性及碱性蛋白酶、氨基肽酶、羧肽酶等。用于手术后和外伤的消炎，还可以治疗副鼻腔炎、咳痰困难等。蛋白酶之所以有消炎作用，是由于它能分解一些蛋白质和多肽，使炎症部位的坏死组织溶解，增加组织通透性，抑制浮肿，促进病灶附近组织积液的排出并抑制肉芽的形成。给药方式有口服、局部外敷和肌内注射等。

（3）高血压的治疗　蛋白酶经静脉注射后，可用来治疗高血压。蛋白酶可催化运动迟缓素原及胰血管舒张素原水解，除去部分肽段后可生成运动迟缓素和胰血管舒张素，从而使血压下降。蛋白酶注射人体后，可能会引起抗原反应，可通过酶分子修饰技术等使抗原性降低或消除。

2. 淀粉酶　淀粉酶（amylase），又称淀粉水解酶，是一类能分解淀粉糖苷键的酶类的总称，包括 α-淀粉酶、β-淀粉酶等，常用的淀粉酶有麦芽淀粉酶、胰淀粉酶、米曲霉淀粉酶等，在医药领域有着重要的应用价值。

当人体消化系统缺少淀粉酶，或在短时间内进食过量的淀粉类食物时，就会引起消化不良、腹胀、腹泻等病症。服用含有淀粉酶的制剂，可帮助消化，改善上述症状。淀粉酶常与脂肪酶、蛋白酶等组成复合制剂，以口服方式给药，具有治疗消化不良、食欲不振等功效。

3. 脂肪酶　脂肪酶（lipase）属于一种水解酶，可催化脂肪水解，常用的脂肪酶有胰脂肪酶、酵母脂肪酶等。当体内缺乏脂肪酶或在较短时间内进食过量的脂肪类食物时，所摄取的脂肪类物质就无法完全消化而出现消化不良症状。临床上常与蛋白酶、淀粉酶组成复合制剂，以口服方式给药。

4. 溶菌酶　溶菌酶（lysozyme）通过作用于细菌的细胞壁，使病原菌、腐败性细菌等溶解死亡，具有抗菌、消炎、镇痛等作用。溶菌酶临床应用广泛，可用于治疗手术性出血、分解脓液、消炎镇痛等，疗效显著，且副作用小。对抗生素有耐药性的细菌，溶菌酶同样具有溶菌作用，可通过溶菌酶与抗生素的联合使用，提高抗生素的疗效，是一种较为理想的药用酶。

5. 超氧化物歧化酶　超氧化物歧化酶（superoxide dismutase，SOD）可催化氧负离子发生氧化还原反应，使机体免遭氧负离子的损伤，具有抗辐射作用，可用于治疗红斑狼疮、皮炎、结肠炎及氧中毒等疾病，无明显的副作用，抗原性也很低。所以，SOD 是一种多功效低毒性的药用酶，但在体内稳定性差，在血浆中半衰期仅 6～10 分钟，可通过酶分子化学修饰大大增加其稳定性，为临床应用创造条件。其可从动物血液、大蒜、青梅等植物中提取，也可通过微生物发酵的方法得到。

6. L-天冬酰胺酶　L-天冬酰胺酶（L-asparaginase）是酰胺基水解酶，可用于治疗儿童急性淋巴细胞白血病，是第一种用于治疗癌症的酶。L-天冬酰胺酶可切断癌细胞生长时所需要的天冬酰胺的供给，因此其对癌症，特别是白血病的治疗具有显著的疗效。当 L-天冬酰胺酶注射进入人体后，由于人体的正常细胞内含有天冬酰胺合成酶，可以合成 L-天冬酰胺而使蛋白质合成不受影响。而对于缺乏天冬酰胺合成酶的癌细胞来说，由于其本身不能合成 L-天冬酰胺，而外来的天冬酰胺又被 L-天冬酰胺酶分解，造成蛋白质合成受阻，从而导致癌细胞死亡。虽然注射该酶可能出现发热、恶心、呕吐、体重下降等过敏性反应，但对比起可怕的白血病来说，这些不良反应带来的痛苦是轻微的，在未找到其他合适的治疗方法之前，是可以接受的。

7. 尿激酶　尿激酶（urokinase，UK）是一种能够溶解血栓的碱性蛋白酶，主要存在于哺乳动物的尿液中。UK 可直接促使无活性的纤溶酶原变为有活性的纤溶酶，催化血纤维蛋白、血纤维蛋白原、凝血因子等蛋白质或多肽水解，具有溶解血栓和抗凝血的功效，临床上可用于治疗各种血栓性疾病，如脑血栓、急性心肌梗死等。

临床上尿激酶常采用静脉注射或局部注射方式给药，在治疗心肌梗死时也可采用冠状动脉灌注。尿激酶可水解多种凝血蛋白，专一性低，所以必须控制好剂量，避免出现全身纤溶性出血。

基因工程技术的应用使治疗用尿激酶和尿激酶原的生产成本降低，同时可避免尿液中艾滋病毒、肝炎病毒等污染的可能，安全性较好。

8. 组织纤溶酶原激活剂　组织纤溶酶原激活剂（tissue plasminogen activator，t-PA）是一种丝氨酸蛋白酶，可催化纤溶酶原水解生成具有溶解纤维蛋白活性的纤溶酶，其在纤维蛋白溶解系统中起到重要作用。

组织纤溶酶原激活剂（t-PA）专一性好，仅对纤维蛋白有很高的亲和性，与纤维蛋白结合后的 t-PA 对纤溶酶原的亲和性明显提高，可激活血液中的纤溶酶原。正常人血液中纤维蛋白极少，因此 t-PA 不会使正常人发生系统性纤溶。当 t-PA 作用于血栓时，可高效特异地与血栓中的纤维蛋白相结合，形成纤维蛋白、t-PA 和纤溶酶原的三元复合物，有利于 t-PA 激活纤溶酶原，形成纤溶酶，进一步水解复合物中的纤维蛋白，溶解血栓。

t-PA 是人的 t-PA 基因表达的产物，所以不存在异源性的抗原性问题，不会出现免疫反应，是一种较为理想的溶栓药物，在治疗心肌梗死、脑血栓等方面有着显著的疗效。因为组织中的 t-PA 含量甚微，当前临床使用的 t-PA 多是基因工程产品，对于 t-PA 分子突变体、嵌合体等的改造也是研制和开发新型溶血栓药物的方向。

9. 凝血酶　凝血酶（thrombin）是一种可催化血纤维蛋白原水解，生成不溶性的血纤维蛋白，从而促进血液凝固的一种蛋白酶。其可从人或动物的血液、或蛇毒中分离得到，从蛇毒中分离得到的称为蛇毒凝血酶。

凝血酶可直接作用于血浆纤维蛋白原，加速不溶性纤维蛋白凝块的生成，进而促进血液凝固。常以干粉或溶液应用于伤口或手术局部，以控制毛细血管渗出，多用于骨出血、扁桃体摘除和拔牙等，也可口服用于胃和十二指肠出血。而对于动脉出血和纤维蛋白原缺乏所致的凝血障碍无效。快速止血的急救绷带，是将一定比例的凝血酶和纤维蛋白原干粉附着在绷带上，当出现急性出血时，绷带上的纤维蛋白原在凝血酶的作用下，迅速形成不溶的纤维蛋白，裹挟着血细胞形成血块，堵住伤口，起到快速止血的作用。

蛇毒凝血酶是从巴西产美洲矛头蝮蛇毒中分离精制而得的，临床用于预防和治疗各种出血，如手术前后毛细血管出血、咯血、胃出血、视网膜出血、鼻出血、肾出血及拔牙出血等。使用时可采用皮下注射、肌内注射或者静脉注射，但要严格控制剂量。

10. 弹性蛋白酶 弹性蛋白酶（elastase），又称弹性酶、胰肽酶 E，根据它水解弹性蛋白的专一性又称弹性水解酶。是一种广泛存在于哺乳动物胰脏中的肽键内切酶，该酶原合成于胰脏的腺泡组织，经胰蛋白酶或肠激酶激活成为活性酶。

弹性蛋白酶可水解结缔组织中的弹性蛋白，具有类似 β-脂蛋白酶的作用，可激活磷脂酶 A，降低血清胆固醇，增加胆固醇从粪便中的排泄量；还可增加血管弹性，具有扩张血管、降低血压、提高心肌血流量的作用，主要用于治疗高血压、高脂血症，预防脂肪肝、动脉粥样硬化等。

11. 激肽释放酶 激肽释放酶（kallikrein）是一种内切性蛋白水解酶，哺乳动物的激肽释放酶可分为血液激肽释放酶和组织激肽释放酶两大类，组织激肽释放酶主要分布于动物的胰、颌下腺、唾液和尿中，其中以胰中的含量最为丰富。如药用激肽释放酶（又称血管舒缓素，国外商品名 padutin）主要来自颌下腺和胰脏。

激肽释放酶作用于激肽原后释放出激肽，血液激肽释放酶水解激肽原释放舒缓激肽（九肽），其能够舒张血管、增强毛细血管通透性，所以激肽释放酶又称血管舒缓素，主要用于治疗高血压、动脉硬化、心绞痛、微循环障碍等疾病。

12. 乳糖酶 乳糖酶（lactase）是一种可催化乳糖水解生成葡萄糖和 β-半乳糖的水解酶。通常人体的小肠内有一些乳糖酶，可用于乳糖的消化吸收，但有些人群特别是一些婴幼儿缺乏乳糖酶，不能消化乳糖而出现腹胀、腹泻等症状。服用乳糖酶可减轻或消除由于乳糖缺乏而引起的腹胀和腹泻等症状。

13. 核酸类酶 核酸类酶（ribozyme）是一类具有生物催化功能的核糖核酸分子，可催化 RNA 本身的剪切或剪接，以及催化其他 RNA、DNA、多糖等分子发生反应。该类酶可抑制人体细胞某些不良基因和病毒基因的复制和表达，可使病毒在受感染细胞内的复制率降低，阻断某些不良基因的表达，用于基因治疗或病毒性疾病的治疗。

14. 细胞色素 C 氧化酶 细胞色素 C 氧化酶（cytochrome C axidase），又称细胞色素氧化酶，在细胞呼吸中处于细胞色素系统的末端。该酶最初是从酵母细胞中抽提得到，后来从哺乳动物牛或猪的心脏中提取得到，主要用于脑出血、心肌梗死、脑软化症、脑血管障碍、头部外伤后遗症、一氧化碳中毒症、安眠药中毒症等的治疗。

基因工程技术的应用促进了酶制剂的开发，不仅可提高酶的质量，还可使酶的生产成本降低，应用基因工程技术开发药用酶制剂，显示出了广阔的前景。如葡萄糖脑苷酯酶（cerezyme）起初是从人的肝脏中得到的，患者难以负担昂贵的价格。1994 年，美国 FDA 批准应用基因工程法生产的葡萄糖脑苷酯酶用于治疗高雪病或戈谢病高血症（葡萄糖脑苷酯酶缺乏症）。1998 年，新的基因工程药物葡萄糖脑苷酯酶上市，无论从质量上还是价格上都有很大的优势。

（三）酶在药物制造方面的应用

酶在药物制造方面的应用主要是利用酶的催化作用将前体物质转化为药物，酶在药物制造方面的应用越来越多，不少贵重药物都是由酶法生产的。

1. 青霉素酰化酶生产半合成抗生素　青霉素酰化酶（penicillin acylase）在半合成抗生素的生产上发挥了重要作用，可催化青霉素和头孢菌素等 β-内酰胺类抗生素，改变其侧链基团，从而获得具有新的抗菌特性以及有抗 β-内酰胺酶能力的新型抗生素。通过青霉素酰化酶的作用，可半合成得到氨苄青霉素、羟氨苄青霉素、磺苄青霉素、头孢利定、头孢力新、头孢拉定等。

2. β-酪氨酸酶制造多巴　二羟苯丙氨酸（DOPA，多巴）是治疗帕金森（Parkinson）综合征的一种药物。β-酪氨酸酶可催化 L-酪氨酸羟化，生成多巴，治疗由帕金森综合征所引起的手指颤抖、肌肉僵直、行动不便等症状。

3. 核苷磷酸化酶制造阿糖腺苷　核苷中的核糖被阿拉伯糖取代形成阿糖苷，具有抗癌和抗病毒的作用，其中阿糖腺苷疗效显著。阿糖腺苷可由核苷磷酸化酶催化阿糖尿苷转化而成，阿糖尿苷在尿苷磷酸化酶的作用下生成阿拉伯糖-1-磷酸，阿拉伯糖-1-磷酸在嘌呤核苷酸磷酸化酶作用下生成阿糖腺苷。

4. 无色杆菌蛋白酶制造人胰岛素　人胰岛素与猪胰岛素只有在 B 链第 30 位上的氨基酸不同，无色杆菌（*Achromobacter lydicus*）蛋白酶可特异性催化胰岛素 B 链羧基末端（第 30 位）上的氨基酸发生置换反应，将猪胰岛素（Ala-30）转化为人胰岛素（Thr-30），以增强疗效。

5. 多核苷酸磷酸化酶生产聚肌胞　聚肌胞可在体内高效诱导干扰素（interferon，INF）生成，具有广谱抗病毒、抑制肿瘤细胞生长、增强机体免疫力等功效。多核苷酸磷酸化酶可催化肌苷酸聚合生成聚肌苷酸（poly I），也可催化胞苷酸聚合生成聚胞苷酸（poly C），还可催化肌苷酸和胞苷酸混合聚合生成混聚物聚肌胞（poly IC）等。

6. β-D-葡萄糖苷酶制造具有抗肿瘤活性的人参皂苷　人参皂苷是中药人参的主要有效成分，根据其皂苷元、侧链基团以及所含糖基的不同，人参皂苷可分为多种类型，不同类型的人参皂苷的结构和功效不同，其中人参皂苷 Rh_1 和 Rh_2 可抑制癌细胞生长和增殖，以 Rh_2 功效最为显著。

Rh_2 属于人参二醇皂苷，与其他人参二醇皂苷的差别在于糖基的不同，改变糖基就可能从其他人参二醇皂苷得到人参皂苷 Rh_2。人参二醇皂苷经过酸水解，去除 C_{20} 位置上的糖链，得到人参皂苷 Rg_3，人参皂苷 Rg_3 在 β-葡萄糖苷酶的催化下，水解去除 C_3 位置上糖链的末端葡萄糖残基，就可获得人参皂苷 Rh_2。

第二节　酶类药物的制备方法

常用酶的生产主要有提取分离法、生物合成法和化学合成法。提取分离法是采用各种技术手段从动植物的组织、器官、细胞或微生物的细胞中将酶进行提取、分离纯化的过程；生物合成法是利用微生物、植物或动物细胞的生命活动，获得所需要的酶的技术过程；化学合成法开创了蛋白质化学合成的先河，通过化学合成得到特定化学结构的酶，或对已知的酶进行人工模拟和化学修饰，以满足科技和经济发展的需求。

在常用的 3 种方法中，提取分离法是最早采用并沿用至今的酶生产方法，其中涉及的酶的提取、分离、纯化方法在其他两种酶的生产过程中，也是必不可少的技术环节，将作为该节的重点内容进行阐述。

酶属于蛋白质，所以蛋白质分离纯化的方法同样适用于酶的制备，归纳起来主要包括六个步骤：原材料的选择和预处理、提取、浓缩、纯化、结晶和干燥。首先将所要制备的酶从原料转移至溶液，再将酶从溶液中选择性地分离出来，或者选择性地去除杂质，最后制成酶制剂。而酶活力的测定往往贯穿在制备过程的各个步骤中，可通过酶活力的测定监测整个制备过程。

20世纪80年代，对大规模工业酶制剂提取分离技术和设备的研究推动了酶制剂的发展，如超滤浓缩技术等。新型的提取分离技术和设备使酶制剂逐步实现由粗制酶向精制酶等的转变，从而实现产品质量的升级换代。

一、原材料的选择和预处理

制备酶类药物，首先要对原材料进行把关，综合原材料的来源、酶的含量、材料的价格、是否容易得到等方面进行综合考虑，原材料的选择关系到制备成本、分离纯化的难易等各个方面。对于指定的原材料，要注意避免处理过程中外界因素对酶活力的影响，并尽量设计可综合利用的方案。

（一）原材料的选择

1. 总的选择原则　原材料的选择主要依据所要制备的酶而定，一般来说应以含酶量最多、来源丰富、材料廉价、取材容易等作为原材料的选择原则，如选择猪胃底部黏膜腺为原材料制备胃蛋白酶，用牛、羊睾丸为原材料提取制备玻璃酸酶，用男性人尿为原材料提取尿激酶，从蛋清中提取溶菌酶等。

2. 提倡综合利用　为了进一步扩大原材料的综合利用，应尽可能设计成一物多用的联产工艺路线，以取得最大的经济效益。如从胰脏中提取胰岛素、弹性蛋白酶和激肽释放酶，从猪血或牛血中同时提取超氧化物歧化酶和凝血酶等。

3. 注意采集时间　为了尽量减少杂质，有利于纯化工作的进行，还应注意采集材料的时机。为保持酶的活力，所取材料应保持新鲜，不能及时处理的应及时低温保存，应避免温度、pH值和各种抑制剂等外界因素的影响。

（二）原材料的预处理

过去多采用动物或植物的器官组织作为制备酶的原材料，近年来多采用微生物细胞发酵生产酶制剂。原材料预处理的方法因所选用的原材料不同而异。微生物细胞发酵生产的酶包括胞内酶和胞外酶两种，这两种情况的预处理都涉及将微生物细胞与发酵液分离的过程，常用的分离方法有离心和过滤两种。在过滤和离心之前，为了提高固液分离速率，常需要采用加热、调节pH值、凝聚、絮凝、加入惰性助滤剂等方法改变发酵液的物理性质。工业上常用的助滤剂有硅藻土、珍珠岩等，可通过预涂于过滤介质表面或与发酵液混合，形成疏松的滤饼，提高固液分离速度。

1. 过滤　对于黏度不大的发酵液，可采用过滤操作实现大量连续的固液分离，常用的设备有板框式压滤机、转鼓真空过滤器等。近年来膜分离技术得到了广泛的应用，发酵液流动的方向与过滤介质平行，属于错流过滤，过滤速度较快。

2. 离心　离心分离速率快、效率高，适合于大规模的固液分离过程，也可用于互不相溶的液液分离及密度梯度分离。但设备投资较高，能耗较大，对于发酵液黏度不大的情况下，通常采用过滤操作实现固液分离。

（三）细胞破碎

细胞破碎是指采用物理、化学或生物的方法，使细胞壁或细胞膜破碎，使胞内产物释放。细胞破碎是胞内酶提取中必要的一个步骤。细胞破碎的方法主要有机械法、物理法、化学法和酶法，应根据原材料的不同选择不同的破碎方法，既可使酶充分释放出来，又可避免条件过于剧烈而导致酶蛋白的变性失活。

1. 机械法 机械法主要是依靠机械力的作用使细胞破碎，机械力主要有固体剪切力和液体剪切力两种。实验室多采用玻璃匀浆器、组织捣碎机或直接用研钵研磨等来破碎细胞，工业上多采用珠磨法和高压匀浆法。珠磨法常用的设备有珠磨机，细胞和微珠在高速搅拌下相互剪切、碰撞，从而使细胞破碎，释放胞内酶。

高压匀浆法也是大规模破碎细胞的常用方法，利用高压使细胞悬浮液通过针型阀，由于高流速剪切力及压力的突然下降，造成细胞破裂。除了真菌菌丝、藻类及较小的革兰氏阳性菌不适合用高压匀浆法外，其他的微生物细胞都可以采用此方法。

超声破碎法是利用超声波的空穴化作用而产生的冲击波和剪切力，使细胞破碎。适用于多种微生物的破碎，但能量利用率极低，产热高，且不易放大，主要适用于实验室规模的细胞破碎。

机械法破碎细胞较为剧烈，会有大量热量产生，常需要采取冷却措施，以防止温度升高而导致酶变性。

2. 物理法 是通过改变物理条件而使细胞破碎的方法，如温度、渗透压等。

（1）冻融法 将细胞急剧冻结，然后室温缓慢融化，通过反复冷冻和融化，可破坏细胞壁和细胞膜。此法简单易行，适用于较脆弱的菌体细胞。

（2）渗透压冲击法 细胞经高渗溶液脱水收缩，然后转入水或缓冲液中，由于渗透压的突然变化，使细胞快速膨胀而破裂。此法较为温和，适合于易破碎的细胞。

3. 化学法 此法是通过加入化学试剂，将细胞壁的溶解作用和渗透压作用相结合，使细胞膜破裂，从而释放胞内物质。常用的化学试剂有酸、碱、表面活性剂、有机溶剂等，通过化学试剂增大细胞壁的通透性，降低胞内产物的相互作用，使胞内产物容易释放出来。

4. 酶解法 利用溶菌酶、糖苷酶、蛋白水解酶、脱氧核糖核酸酶等或利用组织自溶对细胞膜或细胞壁的降解作用，使细胞壁受到部分破坏或完全破坏后，再利用渗透压冲击法等破坏细胞膜，使胞内产物释放。该法常与冻融法等破碎方法联合使用。

破碎方法的选择，应根据各种生物组织的细胞特点、性质、处理量以及产物的位置等，采用不同的技术处理。以上各种方法均有一定的局限性，常需要多种方法联合使用。为了有效地破碎细胞，还要和生物技术的上游、下游过程相结合。

二、酶的提取

大多数酶属于球蛋白，一般可用稀盐、稀酸或稀碱的水溶液进行提取。提取溶剂和提取条件的选择取决于酶的溶解性、稳定性，以及是否有利于切断酶与其他物质的连接。

（一）水溶液法

常用于一般胞外酶和细胞内游离的酶的提取。通常采用等渗或低浓度的盐溶液或缓冲液进行提取，如采用 0.02～0.05mol/L 磷酸缓冲液和 0.15mol/L 氯化钠等渗溶液等。焦磷酸盐缓冲液、枸橼酸盐缓冲液具有生成络合物的性能，有助于切断酶与其他物质的联系，并可整合某些离子，因此使用较多。

用水溶液作为溶剂提取酶时，为了使酶能被提取出来，又能保持活性，应注意以下问题：

1. pH 值的选择 应考虑酶的酸碱稳定性问题，尽量选择在酶稳定的 pH 值范围内；且 pH 值应尽量远离目标酶的等电点。若酶是酸（碱）性蛋白质，则宜用碱（酸）性溶液进行提取。考虑到有利于切断酶和细胞内其他物质的联系，常选用 pH 值为 4～6。

2. 温度　酶的提取一般在低温下进行，多控制为 0～4℃。若待纯化的酶稳定性好，则可适当提高温度。如提取胃蛋白酶时，为了水解黏膜蛋白，常需在 40℃左右水解 2～3 小时；超氧化物歧化酶的提取则可加热到 60℃左右，以使杂蛋白变性，有助于酶的分离纯化。

（二）有机溶剂法

对于某些与微粒体膜和线粒体膜相结合的酶，由于其和脂质结合牢固，采用水溶液难以提取，必须采用有机溶剂除去结合的脂质，且不能使酶发生变性。正丁醇因其具有较强的亲脂性，兼有亲水性，且在 0℃仍有较好的溶解度等，而成为常用的有机溶剂，可在脂与水分子间起到类似去垢剂的桥梁作用。

（三）表面活性剂法

表面活性剂具有亲水性和疏水性的功能基团，可分为阴离子型、阳离子型和非离子型。胆酸盐为常用的表面活性剂，可与膜结构上的脂蛋白结合酶形成复合物，并带静电荷，通过相同电荷间的排斥作用而使膜破裂，促使酶溶解释放。非离子型表面活性剂较温和，不易引起酶的失活，故使用较多。由于表面活性剂可与蛋白质结合而分散在溶液中，所以可用于结合酶的提取。

三、酶的浓缩

提取液或发酵液中酶的浓度一般都很低，浓缩可提高浓度、缩小后续操作的体积。常用的浓缩方法主要有蒸发、超滤等。

1. 蒸发　工业生产中应用较多的是薄膜蒸发浓缩，是将待浓缩的酶液在高度真空的条件下变成极薄的液膜，同时使之大面积与热空气相接触，在热空气的作用下，其中的大量水分瞬间蒸发，同时带走部分热量，所以只要真空条件好，浓缩过程对酶的影响不大，可用于热敏感性酶的发酵液或提取液的浓缩。

2. 超滤　超滤（ultrafiltration）是在加压情况下，使待浓缩溶液通过只容许水和小分子选择性透过的微孔超滤膜，而将酶等大分子截留，从而达到浓缩的目的。

超滤技术无相变化、无热破坏、可以避免酶蛋白变性，且操作简便、分离速率快，保持原有的离子强度和 pH 值，愈来愈被广泛采用。各种不同孔径的超滤膜，适用于实验室规模及一定工业规模的酶液浓缩。此外，只要膜选择得恰当，在浓缩过程的同时还可进行粗分。如国产二醋酸纤维素制成的 1～20nm 孔径的超滤膜，用于实验室规模的固氮酶液脱盐和浓缩，效果较好。

3. 凝胶吸水　利用 Sephadex G-25 或 G-50 等凝胶可吸水膨胀，而将酶等大分子排阻在外的原理进行浓缩。将干胶（约相当于酶液量的 1/5）分次直接加入样品液中（每克干胶吸水量为 1～3.7mL），搅拌 30 分钟，使凝胶吸水膨胀后，再用过滤或离心等方法分离浓缩的酶液。也可将酶液置于透析袋内，将透析袋埋入干凝胶中，袋内的酶液也可以得到浓缩。该方法条件温和、操作简便，也无 pH 值与离子强度的改变，重复数次操作即可在短时间内将酶液浓缩至所需体积。

4. 离子交换法　常用的交换剂主要有 DEAE Sephadex A50、QAE-Sephadex A50 等，当待浓缩的酶液通过离子交换柱时，酶蛋白被吸附，然后通过改变洗脱液的 pH 值或离子强度，将吸附的酶蛋白解析，即可达到浓缩的目的。

四、酶的纯化

在酶的提取液中，除了含有待纯化的目标酶外，不可避免地含有一些小分子，以及蛋白、多糖、脂质、核酸等大分子物质，酶分离纯化的目的是要将所分离的酶以外的所有的杂蛋白等尽可能地去除，使目标酶和杂质尽可能分离，所以在分离纯化之前首先必须对所要纯化的酶的理化性质有一个全面的了解，避免会引起目的酶不稳定的一些因素，以作为制定纯化方法和步骤的依据。

判断所选择的纯化方法与条件是否恰当，应以酶活力的测定为准则。合适的纯化方法应是比活力（纯度）提高多，总活力回收高，并且重现性好。纯化过程中不宜重复相同的步骤和方法，以免造成酶的总活力下降，而纯度不能进一步提高。并且在纯化过程要严格控制操作条件，因为随着杂质的去除，总蛋白浓度逐渐下降，蛋白质间的相互稳定作用将随之减弱，酶的稳定性变小，所以应特别注意防止酶变性。

蛋白质的分离一般应采用温和的纯化方法和操作条件，在保证酶活力不被破坏的情况下也可使用较为剧烈的方法，如较高的温度。值得注意的是酶和其所作用的底物、抑制剂等有较好的亲和力，当这些物质存在时，它的理化性质及稳定性也有所不同，这样就可能为酶提供在其他蛋白质分离时所不能采用的方法，如当有底物蔗糖存在时，转化酶比没有底物存在时能经受更高的温度。

目前的纯化方法可根据纯化原理的不同分为以下几类：①根据溶解度的不同，包括盐析法、有机溶剂沉淀法、共沉淀及选择性沉淀等。②根据分子大小的差异，如凝胶过滤（层析）法、超滤法及超离心法等。③根据电学、解离性质的差别，如吸附法、离子层析法、电泳法、聚焦层析法等。④利用稳定性的差异，如选择性热变性法、酸碱变性法和表面变性法等。⑤根据酶和底物、辅助因子及抑制剂间具有专一亲和性的特点，如亲和层析法等。一种酶的纯化往往要交替使用上述几种方法。

（一）根据溶解度的不同

1. 盐析法 是利用在一定的盐浓度下，要纯化的酶和杂蛋白溶解度的差异进行分离纯化的方法。盐浓度会影响到水溶液中蛋白质的溶解度，低盐浓度下，蛋白质的溶解度随着盐浓度的增加而增加，是由于盐离子和蛋白质分子中的极性基团或离子基团发生相互作用，降低蛋白质分子的活度系数，从而增加溶解度，称为"盐溶"。相反，在高盐浓度下，随着盐浓度的增加，由于盐离子与水这一偶极分子相互作用，使水分子活度降低，从而降低蛋白质的水合程度，导致蛋白质的溶解度减小而沉淀析出，称为"盐析"。

盐析法常采用的中性盐有硫酸铵、硫酸钠、硫酸钾、氯化钠等，以硫酸铵最为常用。该法操作简单、重现性好、适用范围广，且大多数蛋白质在高盐浓度下稳定性好，纯化的同时可起到浓缩的作用。但盐析法分辨率较差，纯化倍数较低，往往还要对分离得到的酶或蛋白质进行脱盐处理。

2. 沉淀法 该法是通过加入有机溶剂、调节 pH 值、加入有机聚合物、蛋白沉淀剂等方式，使蛋白质的溶解度降低而发生沉淀。

（1）有机溶剂沉淀 利用蛋白质在有机溶剂中溶解度的不同进行分离纯化的方法，称为有机溶剂沉淀法。通过加入乙醇、甲醇、丙酮等与水互溶的有机溶剂，降低溶液的介电常数，使分子间的静电引力作用减弱，使蛋白质分子间引力增大，相互聚集，在水中的溶解度降低而发生沉淀。

所选择的有机溶剂必须可与水完全混合，不与蛋白质发生反应，且有较好的沉淀效应，其中以丙酮最为常用。

（2）等电点沉淀 利用蛋白质等两性电解质在等电点时溶解度最低，以及不同的两性电解质等电点不同的性质，通过调节溶液的 pH 值至酶或杂质的等电点附近，由于分子间引力增大，分子间发生聚集，从而使酶或杂质发生沉淀而使其得到分离的方法。

由于在等电点时蛋白质分子表面水化膜的存在，使其仍有一定的溶解度，导致沉淀不完全，所以等电点沉淀法一般不单独使用，多作为其他沉淀法的一个组合条件使用。如有机溶剂沉淀法中，在不影响酶稳定性的 pH 值范围内，尽可能将 pH 值选择在酶的等电点附近。

（3）有机聚合物沉淀　通过在酶液中加入高分子物质，使酶与高分子物质形成聚合物而发生沉淀，从而使酶与其他杂质得到分离。最常用的高分子物质有 PEG6000 和 PEG20000，均能有效沉淀蛋白质，和蛋白质一起沉淀下来的 PEG 对蛋白质无害，且不会影响离子交换、凝胶过滤等后续纯化操作。

（4）蛋白质沉淀剂法　利用乙酸铅、单宁酸、离子型表面活性剂等试剂使蛋白质发生沉淀，以去除杂蛋白及黏多糖类杂质。使用时应注意此类试剂常可引起酶的变性失活，因此应迅速除去。

（5）核酸沉淀法　酶液中所含的核酸类杂质，可采用氯化锰、鱼精蛋白硫酸盐等沉淀剂使核酸发生沉淀而除去。必要时，也可利用核糖核酸酶将核酸降解后除去。

3. 萃取　是生物工业中常用的一种初步分离纯化技术，是利用溶质在互不相溶的两相中溶解度（分配系数）的不同而进行分离纯化的操作。由于有机溶剂易引起酶的变性失活，所以应尽量减少萃取过程中酶与有机溶剂接触的时间，并应在低温条件下进行。

此外，溶剂萃取技术与其他新兴分离技术（如胶体化学技术、超临界流体技术等）相结合，产生了一系列新型萃取技术，如反胶团萃取、双水相萃取、超临界流体萃取等，推动萃取分离技术不断地向广度与深度发展，更有效地用于酶、蛋白质、核酸等生物活性物质的分离纯化。

（1）反胶团萃取　反胶团（reversed micelles）是表面活性剂在非极性有机溶剂中极性头部自发向内聚集而形成的聚集体。极性头部的聚集使有机相内形成了微水相，避免了溶剂萃取中蛋白质难溶于有机溶剂的现象或蛋白质在有机溶剂中发生不可逆的变性。蛋白质可通过静电作用进入反胶团，可通过调节 pH 值、改变离子强度、表面活性剂的种类和浓度等，改变蛋白质在两相中的分配系数。由于不同的蛋白质其表面电荷和空间尺寸不同，使得它们在两相中的分配系数不同，从而达到分离纯化的目的。

（2）双水相萃取　利用酶和杂蛋白等在互不相溶的两个水相系统中（常为聚合物水溶液-聚合物水溶液，或聚合物水溶液-低分子量化合物水溶液）分配系数（溶解度）不同进行分离纯化的操作。该技术是近年来出现的具有工业开发潜力的新型分离技术之一，常用于直接从含菌体等杂质的酶液中提取目的酶。

（二）根据分子大小的不同

1. 膜分离　膜分离（membrane separation）是利用膜的选择通透性而达到分离纯化目的的一类方法，又称膜过滤。膜分离按照其推动力和孔径的不同，主要有微滤（micro-filtration）、超滤（ultra-filtration）、反渗透（reverse osmosis）、电渗析（electro dialysis）等形式。其中超滤膜分离技术在蛋白质的分离中起到重要的作用，工业上常用的超滤膜组件主要有平板式、管式、螺旋卷式和中空纤维式，常用超滤膜的截留分子量在 $1 \sim 1000$ kDa 之间。

2. 凝胶过滤　凝胶过滤（gel filtration chromatography，GFC）是利用凝胶的网状结构，根据物质的分子大小进行分离的一种方法，通常以柱色谱的形式进行操作，又称凝胶色谱。待纯化的样品在柱中自上而下地扩展，大于凝胶孔径的分子不能进入胶粒内部，只能沿着胶粒间隙移动，移动路径较短，速度较快；而小于凝胶孔径的分子可自由进出胶粒内外，移动路径较长，速度较慢。因此，不同分子大小可按顺序流出，从而达到分离纯化的目的。

凝胶过滤操作简单、方便、快速，无需再生处理即可反复使用，在实验室和工业生产中得到广泛的应用，常用于不同相对分子量的生物大分子的分离，也可以去除其他小分子量的物质，如脱盐处理。

（三）根据电学解离性质的不同

1. 离子交换色谱 利用离子交换剂上的可解离基团对不同离子的作用力不同进行分离纯化的一种色谱方法。蛋白质的离子交换过程主要有吸附和解吸附两个阶段，可通过改变 pH 值或增强离子强度，使加入的离子和蛋白质竞争离子交换剂上的电荷结合位置，从而使蛋白质解吸附。不同的蛋白质与离子交换剂的亲和力不同，选择合适的洗脱条件就可以将蛋白质混合物中的组分逐个洗脱而得到分离纯化。

2. 电泳 根据蛋白质在解离及电学性质的差异，利用其在电场中迁移方向与速度的不同而进行分离纯化的方法。常用的有聚丙烯酰胺凝胶电泳、等电聚焦电泳、连续凝胶电泳等。

（四）根据亲和作用的不同

酶、抗体等蛋白质类成分具有识别特定物质分子并与其相结合的特点，可区分结构和性质接近的其他分子，选择性地与其中某一分子相结合，这种特异性的结合作用具有专一性、排他性，称为生物亲和作用。

1. 亲和膜 利用亲和配基修饰的微滤膜作为介质，通过亲和吸附纯化目标酶。与亲和色谱相比，亲和膜在原理和操作上与亲和色谱相似，且具有自身的优点，如传质阻力小、吸附平衡时间短、配基利用率高、压降小、流速快、设备体积小等。同时，也存在着分辨率低、膜易污染等缺点。

2. 亲和色谱 是将能与酶发生结合的配基通过偶联反应固定在色谱柱料载体上，其操作与离子交换色谱相似，包括吸附和解析两个主要操作步骤，当样品流经色谱柱时，酶将被迅速吸附，而杂蛋白由于不能被吸附而随缓冲液流出。而后可通过在洗脱液中加入与酶具有更强亲和力的配基，竞争性与酶结合，而使酶与配基分离。也可通过改变条件使色谱系统解析，从而选择性地将酶从亲和色谱柱上分离下来。

（五）根据稳定性的不同

1. 选择性热变性 适用于热稳定性较好的酶的纯化，即将酶溶液迅速升温到一定温度，保温一定时间，然后迅速冷却，可使大量不耐热的杂蛋白变性析出。酶的总活力损失很少，而比活力大大提高。如胰蛋白酶、胰核糖核酸酶、溶菌酶等在酸性条件下可加热到 90℃ 不被破坏，而使大量杂蛋白去除。

酶与其底物或竞争性抑制剂相结合后，其稳定性常会显著增加，所以常用其底物或竞争性抑制剂作为保护剂，再用一些剧烈的手段破坏杂蛋白。如用 D-甲基苯甲酸作为 D-氨基酸氧化酶的保护剂，通过加热除去杂蛋白，使该酶得到提纯。

2. 选择性酸碱变性 利用蛋白质对酸、碱稳定性方面的差异，可通过调节 pH 值至一定范围内，并保持一定时间，使杂蛋白变性沉淀而去除。酸碱变性法条件不易控制，操作较为复杂，纯化效果较差，不如选择性热变性法常用。

3. 表面变性 利用酶溶液和惰性液体混合振荡，或利用泡沫形成等使蛋白质变性，蛋白质表面变性后其性质有所不同，从而去除杂蛋白。如制备过氧化氢酶时，加入三氯甲烷和乙醇进行振荡，可将杂蛋白变性而去除。

酶的纯化过程常包括多个单元操作，每种方法都有其适用的条件。如含盐浓度高的粗提液一般不宜采用吸附法，而是多用盐析法；对于低离子强度的提取液则可用吸附法或离子交换法。交替使用不同的分级沉淀法常比重复使用同一类型的方法更有效，因此常将吸附法、盐析法和有机溶剂分级沉淀法等纯化方法串联起来。若仍达不到要求，还可采用其他类型的纯化方法，如电泳、色谱法等。由于步骤的增加必然导致酶的损失增大，所以应尽可能用最少的步骤，取得最好的纯化效果。

五、酶的结晶

结晶是溶质分子以晶体形式从溶液中析出的过程，可通过在较纯的酶液中添加硫酸铵、氯化钠等盐，并达到一定的饱和度，使酶慢慢析出。如采用平衡透析法，即将装有酶液的透析袋置于一定饱和度的盐溶液中进行透析，可获得大量的结晶。结晶既是酶是否纯化的标志，也是酶和杂蛋白分离纯化的常用手段，可为酶蛋白的结构、功能等的研究提供一定的样品，也可为获得较高纯度的酶创造条件。

结晶是纯化酶的有效手段之一，当酶达到一定纯度时，便可进行结晶。酶的结晶方法主要有盐析法、有机溶剂法、透析平衡法、等电点法等。应注意的是结晶的酶不一定是纯酶，在酶第一次结晶时其纯度有时仍低于 50%，但随着结晶的形成，酶的纯度常会有一定程度的提高。

酶的结晶是根据酶和杂蛋白的溶解度差异而进行分离的方法，结晶过程要求以极为缓慢的速度逐渐地降低酶的溶解度，使其处于过饱和状态，并以特定的晶体形式析出。降低酶的溶解度的方法很多，酶的结晶往往需要几种方法联合使用。

（一）盐析结晶法

盐析结晶指的是在一定的温度和 pH 值条件下，往接近饱和的酶液中缓慢地加入中性盐，使酶的溶解度缓慢地降低，直至达到略过饱和的状态，从而析出晶体的过程。操作方法一般是把饱和盐溶液缓慢滴加到浓酶液中，待酶液略浑浊时，将其在一定温度（常为 0～10℃）和 pH 值条件下放置一定时间，结晶慢慢析出，然后再缓慢均匀地加入少量饱和盐溶液，直至结晶析出完全。

盐析结晶中最常用的中性盐是硫酸铵和氯化钠，也采用枸橼酸钠、乙酸铵、硫酸镁等。盐析结晶过程中必须控制好温度（常为 0℃左右）和缓冲液的 pH 值（接近酶的等电点）。加盐速度要慢，使酶液中的盐浓度缓慢地增加，这样才能得到较好的结晶。

（二）有机溶剂结晶法

有机溶剂结晶是通过往接近饱和的酶液中缓慢地加入有机溶剂，使酶的溶解度逐渐降低，从而析出晶体的过程。首先将待结晶的酶液浓缩至接近饱和的状态，在酶稳定的 pH 值和一定的温度条件下（常为 0℃左右），边搅拌边缓慢加入有机溶剂，当酶液出现浑浊时，将其放置冰箱中 1～2 小时，离心除去沉淀。然后将上清液置于冰箱中，使其缓慢析出结晶。

常用的有机溶剂有乙醇、甲醇、丙酮、丁醇、异丙醇等，有机溶剂的作用主要是降低溶液的介电常数，使蛋白质分子间的引力增强，溶解度降低。本法的优点是含盐少，结晶时间短，缺点是容易引起酶的失活。因此，要选择使酶稳定的 pH 值，低温条件下缓慢地滴加有机溶剂，并不断搅拌。

（三）透析平衡结晶法

透析平衡结晶是将酶液装进透析袋中，置于一定浓度的盐溶液或有机溶剂中进行透析，使透析袋中的酶缓慢地达到过饱和状态而析出结晶的过程。透析平衡是常用的结晶法之一，大小样品均可操作，且随着透析膜内外浓度差的减少平衡速度变慢，酶不易失活。如过氧化氢酶、己糖激酶、羊胰蛋白酶等的制备。

（四）等电点结晶法

酶蛋白在等电点状态时其分子间引力最大，因此最易析出。但由于在等电点时酶蛋白仍有一定的溶解度，因此等电点结晶法一般很少单独使用，常作为酶结晶方法中的一个组合条件。如在透析平衡时，采用一定 pH 值的缓冲液进行透析，使酶液的 pH 值慢慢改变，逐渐接近酶的等电点，从而使酶析出结晶。

除了上述的结晶法以外，还可采用温度差结晶法、复合结晶法等进行酶的结晶。温度差结晶法是利用不同温度条件下酶的溶解度不同的特性，通过温度的改变使酶浓度达到过饱和状态而析出晶体。复合结晶法是利用酶可与有机化合物或金属离子形成复合物或盐的性质来进行结晶。

影响酶结晶的因素有很多，如酶的纯度、浓度、结晶的温度、结晶的时间、结晶溶液的 pH 值、晶种、甚至结晶用到的器皿等，都会影响到结晶的形成。结晶过程中要注意所选择的结晶条件应与相应的结晶方法相配合，这不仅是为了得到结晶，也是为了不使酶活力丧失。为了进一步提高晶体的纯度，常要进行重结晶，特别是在不同溶剂中的反复结晶，往往可以取得较好的效果。

六、酶的干燥

在固体酶制剂的生产过程中，为了提高酶的稳定性，便于保存、运输和使用，常需要进行干燥处理。常用的干燥方法主要有真空干燥、喷雾干燥、冷冻干燥、气流干燥等。由于酶在高温条件下易变性失活，所以常用冷冻干燥法对酶进行干燥。先在低温下（−50～−10℃）将酶液冻结成固态，然后在高度真空的条件下，将固态中的水分通过升华而直接除去的干燥过程。冷冻干燥法主要适用于溶剂为水的酶溶液，由于多数有机溶剂（如乙醇、丙酮等）沸点较低，其在低温时仍有较高的蒸气压，会逸出水汽并冷凝在真空泵里而使真空泵失效。

七、酶的检测

纯化倍数和回收率是选择纯化方法和确定纯化条件的依据，常用来跟踪酶的分离纯化过程。除此之外，由于酶是蛋白质，性质不太稳定，特别是在提纯过程中，酶的纯度越高，稳定性越差，所以在对酶进行分离纯化时尤其要注意对酶的纯度和活力进行检测，了解所获得的样品的纯度和活力。

（一）纯度检验

通常当把酶提纯到恒定的比活力时，就可认为该酶已达到纯化。但由于酶分子结构复杂，由某种方法检测为均一的酶制剂，若采用另一种方法可能会出现不一致的检测结果。因此，酶制剂须注明酶达到哪种纯度，如电泳纯、层析纯等。

1. 电泳法 该法所需样品量小，分辨率高，是目前最为常用的酶纯度检测方法之一。常用的有醋酸纤维素薄膜电泳、聚丙烯酰胺凝胶电泳等。

2. 色谱性质的考察 用线性梯度离子交换法或分子筛检测样品时，若样品是纯的，则各部分的比活力应当恒定。分析型高效液相色谱法（HPLC）在检测蛋白质纯度方面的分辨率与电泳法相接近。

3. 超离心沉降分析法 在高达 65000r/min 的离心力场作用下，若离心谱带出现明显的分界线，或将离心管中的样品管号对浓度作图后，组分的分布是对称的，则表明样品是均一的。该法所需时间短、样品用量少，但灵敏度较差。

4. 化学结构分析法 通过 N 末端的定量分析发现，每摩尔纯的蛋白质应当有整数摩尔的 N

端氨基酸。对样品进行总氨基酸分析，也是检验纯度的一种方法。

严格来讲，仅采用一种方法检验酶的纯度是不够的，通常应至少采用两种以上不同分离机理的方法来进行酶纯度的检验。

(二)活力测定

在酶的分离纯化过程中，为了了解所选择的方法和条件是否适宜，几乎在每一步骤的前后都应进行酶活力的测定，并进行总活力与比活力的比较。酶的活力通常用国际单位表示，但在纯化工作中，为了方便，也可采用自选的规定单位，如直接以吸光度值表示等。酶的活力测定得到的直接结果是样品中酶的浓度，即单位数/毫克蛋白。一般来说，比活力愈高，酶的纯度也愈好，但并不能说明实际的纯度是多少。

酶活力的测定可参考有关文献，若已有文献报道，可参考文献中采用的测定方法和条件；若需要建立新的活力测定方法，就要先对酶的作用动力学等性质有所了解，据此选择合适的底物、底物浓度、反应 pH 值和温度等，同时确定一种合适的测定方法。酶活力的测定方法都必须符合以下条件：酶催化作用的反应时间应在初速度范围内，且测定用的酶量须和测得的酶活力呈线性关系等。

在纯化过程中酶活力的测定方法要求快捷、简便，而准确度相对次要，甚至可允许 5% ～ 10% 的误差，因此常采用分光光度法、电学测定法等；由于全酶在分离纯化的过程中可能丢失辅助因子，因此有时需在反应体系中加入相应的物质，如煮沸过的抽提液、辅酶、盐或半胱氨酸等；有时还需在测活前进行透析或加入螯合剂等，避免在纯化过程中可能引入的对酶的反应或测定有影响的某些物质的干扰。

以上主要围绕最早采用并沿用至今的提取分离法，对 3 种常用制备方法的共性过程进行了介绍，所涉及的方法较多，具体见图 8-1。

图 8-1　酶类药物常用制备方法及制备过程

第三节 常用酶类药物的制备工艺

早期的药用酶制剂主要用于消化道疾病、烧伤以及感染引起的炎症疾病的治疗，发展到现在已广泛应用于多种疾病的治疗。目前，酶制剂品种繁多，本节选取一些工艺成熟、方法典型、临床常用的药用酶制剂进行介绍。

一、胰酶

胰酶（pancreatin）是由动物的胰腺外分泌细胞分泌，经胆管进入小肠中，将小肠内的食糜消化成小肠容易吸收的营养物质，是胰液中的主要消化酶，外观为白色或微黄色的粉末。

动物胰脏中含有丰富的消化酶，药用胰酶是从哺乳动物（如猪、牛、羊等）的胰腺中提取分离得到的一种混合酶制剂，其主要成分为胰蛋白酶、胰脂肪酶、胰淀粉酶、糜蛋白酶、羧肽酶、弹性蛋白酶、激肽释放酶和核糖核酸酶等。这些酶具有满足机体需要的天然比例和活性。药用酶中的各种酶是否具有原胰脏中的天然比例和活性，与生产工艺关系密切。所以应对药用酶的提取工艺进行研究，以得到尽量接近天然比例和活性的酶制剂，更好地满足机体的需要。

国内外对胰酶的需求量较大。多国药典将胰酶收载为助消化药品，主要用于消化不良、食欲不振及肝脏疾病等引起的消化障碍的治疗。此外，由于胰酶为多种活性成分的混合物，所以可作为原料药从中提取所需的各种生物活性物质。同时，工业胰酶广泛地用于皮革加工，其对皮革的软化、脱脂、松紧度调节等方面具有较好的作用，优于微生物来源的蛋白酶。

胰酶在高浓度的乙醇、丙醇及乙醚等有机溶剂中不溶解，在水及低浓度的醇中能部分溶解，呈微混浊的溶液。水溶液 pH 值大于 6.0 时不稳定，通过加入钙离子可以增加胰酶的稳定性。胰酶水溶液在酸、重金属盐、鞣酸及加热等情况下可发生沉淀。

温度和 pH 值对酶的活性和稳定有较大影响。胰酶在体内的最适温度为 37℃ 左右，而在体外作水解剂时，为了缩短反应时间，必要时可将温度升至 45～50℃。胰酶中的胰蛋白酶的最适 pH 值为 8.0～9.0，胰脂肪酶的最适 pH 值为 7.0 左右，胰淀粉酶的最适 pH 值为 6.9。因此，胰酶作用的 pH 值应控制在 7.0～9.0。

（一）工艺原理

从胰脏提取胰酶，生产工艺基本分为两种：自溶活化法和稀醇提取活化法。如按沉淀剂又可分为丙酮沉淀法和乙醇沉淀法。将胰蛋白酶、胰淀粉酶和胰脂肪酶的活力控制在符合《中国药典》标准并有较高收率的水平，是检验生产工艺成败的关键。

（二）工艺过程

［刨碎］ 先将冷冻的胰脏称重，再加入相当于胰脏重量 10% 的十二指肠，然后一起刨碎成胰浆，并搅拌混匀。

［激活］ 将 1.5 倍量（相对于所投的胰脏重量）25% 的乙醇加入胰浆中，再加入氯化钙（每 100g 胰脏加入 0.5g），然后用 1：1 的盐酸调节 pH 值至 5.6，搅拌均匀，5℃ 静置 24 小时。

［提取、沉淀］ 将激活的胰酶置于 25℃ 水浴中加热，恒温搅拌 2～3 小时，趁热过滤，再按照上述过程将滤渣提取一次，过滤，合并两次滤液，弃去滤渣。将 95% 乙醇加入滤液中使乙醇浓度为 65%，搅拌 30 分钟，置离心机中，3000r/min 离心 15 分钟，收集沉淀，干燥，并回收乙醇。

［脱脂］将干的沉淀物弄碎（可在摇摆颗粒机中用筛网制成 10～14 目的颗粒），然后放入循环脱脂器中，加入乙醚浸泡脱脂，每 4 小时更换一次乙醚，重复三次，压榨除去乙醚（乙醚回收）。

［脱水干燥］将沉淀物用 2 倍重量的丙酮洗一次，脱水至干，并置干燥器中干燥。将干燥后的胰酶放入球磨机中粉碎，过 80 目筛，即得成品。

《中国药典》规定，胰酶是从猪、羊或牛胰中提取得到的多种酶的混合物，主要有胰蛋白酶、胰淀粉酶和胰脂肪酶。溶于水中呈微混浊的溶液，不溶于乙醇和乙醚。按干燥品计算，每 1g 本品含胰蛋白酶不得少于 600 活力单位，含胰淀粉酶不得少于 7000 活力单位，含胰脂肪酶不得少于 4000 活力单位。必要时可采用乳糖、蔗糖或低倍胰酶进行稀释，但三种酶的比例不得低于 1：11.7：6.7。

二、胃蛋白酶

胃蛋白酶（pepsin）是脊椎动物胃液中最主要的蛋白酶，由 Schwam 于 1836 年命名，1930 年获得胃蛋白酶结晶，是第二个结晶酶。胃蛋白酶主要是在胃黏膜基底部的主细胞部位合成，首先是胃蛋白酶原前体的合成，经修饰后转化为胃蛋白酶原，并分泌至胃腔中，在酸性胃液中经自身的催化作用，激活为胃蛋白酶。

药用胃蛋白酶是从猪、牛、羊等家畜的胃黏膜中提取得到的，是由胃液中多种蛋白水解酶组成的混合物，如胃蛋白酶、组织蛋白酶和胶原酶等。胃蛋白酶有 A、B、C、D 四种同工酶，其中胃蛋白酶 A 是其中的主要成分。

药用胃蛋白酶为粗酶制剂，其外观为淡黄色的粉末，有肉类的特殊气味及微酸味，吸湿性强，其易溶于水，水溶液呈酸性，难溶于氯仿、乙醚、乙醇等有机溶剂。

胃蛋白酶的基本性质：结晶呈针状或板状，分子量为 34500，等电点为 1.0，最适 pH 值在 1.8 左右。可通过电泳从胃蛋白酶中分出四个组分，其组成元素除了 N、C、H、O、S 外，还含有 P 和 Cl。结晶胃蛋白酶可溶解于 70% 的乙醇和 pH 值为 4.0 的 20% 乙醇中，但在 pH 值为 1.8～2.0 时不溶解。在冷的磺基水杨酸中不产生沉淀，而加热后可产生沉淀。

胃蛋白酶的稳定性：干燥的胃蛋白酶性质较稳定，在 100℃ 加热 10 分钟无明显失活。在水中其性质不稳定，70℃ 以上或 pH 值大于 6.2 开始失活，pH 值 8.0 以上则呈不可逆性失活。胃蛋白酶在酸性溶液中较稳定，但在 2mol/L 以上浓度的盐酸中也会慢慢失活。

胃蛋白酶可水解多数天然蛋白质底物：可水解的肽键种类较多，尤其易水解芳香族氨基酸残基形成的肽键或具有大侧链的疏水性氨基酸残基形成的肽键，也容易水解羧基末端或氨基末端的肽键。胃蛋白酶对蛋白质的水解不彻底，其水解产物有陈、肽和氨基酸。

胃蛋白酶的最适温度：胃蛋白酶的最适温度为 37～40℃，《中国药典》规定应在 37℃±0.1℃ 测定胃蛋白酶的活力，在生产上用作催化剂时常选用 45℃。

（一）工艺原理

1. 原料的选择与处理 由于胃蛋白酶原主要存在于胃黏膜基底部，所以，一般宜剥取直径 10cm、深约 2.3mm 的胃基底部黏膜作为原料。对冷冻的黏膜应自然解冻，不宜用水淋解冻，因为该处理方式会损失部分黏膜，影响收率。

2. 激活条件的优选 在消化激活的过程中，对所加的盐酸量、温度及时间三个因素进行优选，结果是每 1kg 猪胃黏膜需加盐酸 19.4mL、温度为 46～47℃、时间为 2.5～3 小时，可得到较高的酶活力与收率。

3. 影响因素 丙酮对蛋白质有变性作用，所以成为影响收率的主要因素之一。在分段沉淀时，浓缩液与丙酮均需冷却至5℃以下，并在5℃以下静置分离。用丙酮沉淀胃蛋白酶时，需要严格控制pH值，当溶液的pH值为1.08时，丙酮中析出的胃蛋白酶几乎丧尽；但当pH值为2.5时，与丙酮接触48小时，胃蛋白酶的活力也不变；pH值为3.6～4.7的情况与pH值为2.5基本相同；pH值为5.4的溶液与丙酮接触15小时以上，酶活力开始下降，溶液越接近中性，酶活力下降也越快。联产法生产胃蛋白酶时，应尽可能缩短沉淀时间，降低丙酮对酶的变性作用，提高酶的活力。

在制备结晶胃蛋白酶时，可将药用胃蛋白酶原粉溶于20%乙醇中，硫酸调节pH值为3.0，5℃静置20小时，过滤，往滤液中加入硫酸镁至饱和进行盐析，盐析沉淀物用pH值为3.8～4.0的乙醇溶解，过滤，滤液用硫酸调节pH值至1.8～2.0，即有针状胃蛋白酶析出。将沉淀再溶于pH值为4.0的20%乙醇中，过滤，滤液用硫酸调节pH值至1.8，20℃放置，可得到针状或板状的结晶。

（二）工艺过程

［激活和提取］在夹层蒸汽锅内预先加水100kg、化学纯盐酸3600～4000mL，搅匀，加热至50℃，搅拌下加入猪胃黏膜200kg，快速搅拌至酸度均匀，然后保持45～48℃，消化3～4小时，过滤，收集滤液，除去未消化的组织蛋白。

［脱脂和去杂质］将所得滤液降温至30℃以下，加入15%～20%的氯仿或乙醚，搅匀，然后转入沉淀脱脂器内、静置24～48小时（氯仿在室温、乙醚在30℃以下），使杂质沉淀。

［浓缩和干燥］分取脱脂后的清酶液，40℃以下减压浓缩，直至原体积的1/4左右，然后将浓缩液真空干燥。干品用球磨机粉碎，过80～100目筛，即得胃蛋白酶粉。

（三）胃蛋白酶和胃膜素联产工艺

上述是采用猪胃黏膜单独生产胃蛋白酶的工艺过程，也有厂家通过在分层脱脂后的上清液中加入丙酮，进行分段沉淀胃膜素和胃蛋白酶，采用这一工艺路线，可同时获得胃膜素和胃蛋白酶。下面就胃蛋白酶和胃膜素的联产工艺过程进行简单介绍。

1. 消化 将绞碎的胃黏膜糊放入耐酸的夹层蒸汽锅中，在不断搅拌下加入适量水，用化学纯的盐酸调节pH值为2.8左右，在40～45℃下搅拌，消化4小时，使胃黏膜消化至半透明的液浆。消化过程中每隔半小时测定一次温度和pH值，并随时调节温度和pH值。

2. 去除杂质 将消化液过滤，收集滤液，冷却至30℃以下，然后加入胃黏膜投料量8%的氯仿，搅拌10分钟，室温静置4小时。

3. 浓缩 将脱脂后的上清液转移至浓缩罐中，于40℃以下真空浓缩，直至原体积的1/3，将下层残渣回收氯仿。

4. 沉淀分离 将浓缩液冷却至5℃以下，边搅拌边缓慢加入预冷至5℃以下的丙酮，至比重为0.96～0.94，即有白色长丝状的胃膜素析出，静置1小时，捞出胃膜素，用适量的丙酮（比重为0.96）清洗两次，真空干燥，即得胃膜素。将清洗液并入母液中，搅拌下加入冷丙酮至比重为0.91，即有淡黄色的胃蛋白酶沉淀析出，5℃静置4～5小时，吸除上清液，沉淀于40℃以下真空干燥，球磨机粉碎，过80～100目筛，即得胃蛋白酶干粉。《中国药典》规定每1g中所含蛋白酶活力不得少于3800单位。

三、超氧化物歧化酶

超氧化物歧化酶（super oxide dismutase，SOD）是需氧生物中以超氧阴离子为底物的一种抗氧化酶，广泛存在于自然界中，在抗衰老、抗肿瘤、治疗免疫疾病等方面都起着重要的作用，并作为药用酶已在美国、德国、澳大利亚等国家上市。由于 SOD 对底物显示出绝对的专一性，能专一性地去除超氧阴离子自由基，催化效率比自发反应快 10^{10} 倍，因而引起国内外生化界和医药界的极大关注，已建立较为系统的制备方法和分析方法，并对其种类、组成、组织特异性、药理作用和临床应用等方面进行了大量的研究。

超氧化物歧化酶属于金属酶，其性质不仅取决于蛋白质部分，还取决于金属离子活性中心。按照金属离子的不同，SOD 可分为 Cu,Zn-SOD、Mn-SOD 和 Fe-SOD。Cu,Zn-SOD 常存在于真核细胞的胞液中；Mn-SOD 不仅存在于真核细胞的线粒体中，还存在于人和狒狒的肝细胞胞液和线粒体中；Fe-SOD 主要存在于原核细胞内。细胞外液中的 SOD 主要是 Cu,Zn-SOD。

人类铜锌超氧化物歧化酶（Cu,Zn-SOD）是由两个同聚亚基通过非共价结合而组成的蛋白二聚体，其中每个亚基由 153 个已知序列的氨基酸所组成，其分子质量为 16kD，能结合一个 Cu 原子和一个 Zn 原子。根据对牛和人红细胞中 Cu,Zn-SOD 组成的分析表明：①两种来源的 SOD 均不含有蛋氨酸，而甘氨酸的含量不仅类似，而且是所有氨基酸中含量最高的。②牛红细胞的 SOD 不含色氨酸，每个分子含有 2 个酪氨酸残基；人红细胞的 SOD 既不含色氨酸，也不含酪氨酸。③SOD 的活性中心具有较为特殊的构象，金属辅基 Cu 和 Zn 与组氨酸中的咪唑基等形成配位键。

超氧化物歧化酶属于金属蛋白，因此其对热、pH 值等及在某些性质上表现出异常的稳定性。

热稳定性：SOD 对热稳定，天然牛血 SOD 75℃ 条件下加热数分钟，其酶活性的丧失很小。牛红细胞 Cu,Zn-SOD 的构象解聚温度（T_m）为 83℃，为迄今为止热稳定性最高的球蛋白之一。但 SOD 的热稳定性与溶液的离子强度有关，若离子强度很低，即使 95℃ 加热数分钟，其活性的丧失也很少。金属辅助因子对 SOD 的热稳定性有明显的增强作用。

pH 值的影响：pH 值对 SOD 活性的影响较大。实验表明，天然 Cu,Zn-SOD 在 pH 值为 3.6 时，约95%的 Zn 会脱落；在 pH 值小于 6.0 时，Cu 的结合位点将会移动；当 pH 值大于 12.2 时，SOD 的构象将会发生不可逆转变而导致酶的失活。通常 SOD 在 pH 值 5.3～10.5 的范围内较为稳定，其催化反应的速度不受影响。

吸收光谱：Cu,Zn-SOD 具有独特的紫外吸收光谱，其在 280nm 处无最大吸收峰，是由于色氨酸和酪氨酸缺乏所致。对于不同来源的 Cu,Zn-SOD，其可见光最大吸收波长均在 680nm 左右，这是因为酶分子中含有铜，其吸收光谱反映了二价铜离子的光学特性。

金属辅基与酶活性：SOD 含有金属配基 Cu 与 Zn，采用电子顺磁共振测得每 1mol 酶含 1.93mol 的 Cu，含 1.80mol 的 Zn（牛血 SOD）。实验表明，Cu 是酶活性中心的必需组分，其与催化活性直接相关。采用透析法除去 Cu，则酶活性全部丧失；若重新加入 Cu，则酶活性又可恢复。Zn 与催化活性无关，其仅与酶分子结构有关，对酶分子结构起到稳定的作用。对于 Mn-SOD 和 Fe-SOD，其中 Mn 和 Fe 与 Cu 一样，对酶的活性必不可少。

变性剂和还原剂的影响：对含有十二烷基磺酸钠（dodecyl sucfat sodium salt，SDS）、依地酸（EDTA）的脲溶液（6mol/L）加热，发现牛红细胞 Cu,Zn-SOD 的活性很快丧失，若单独使用 8mol/L 的脲溶液处理，其酶活性不变。还原剂的主要作用部位是酶的巯基或二硫键，如加入巯基乙醇后 SOD 会发生解聚，从而导致酶活性下降。

（一）工艺原理

SOD 广泛存在于自然界中的各种生物体中，原料来源十分广泛，如动物血、组织、微生物和某些植物等都可作为提取 SOD 的原料。提取所用原料不同，提取工艺各异。目前大都以血红细胞为原料来提取 Cu，Zn-SOD。

1. 温度对 SOD 的影响　虽然 SOD 对热较稳定，但也有一定的耐热时间，同样地在制备过程中要注意温度的控制，一般来说，从投料到制备的整个工艺过程不能超过 3 天，并要在 5℃ 下操作。

2. 沉淀对 SOD 的影响　有机溶剂沉淀蛋白质时应注意有机溶剂的用量和温度，以达到最佳的分离效果。

3. 离子交换剂的选择　制备本品常选用 DEAE-Cellulose32、EDTA-Sephadex A-50 等作为离子交换剂。国产 DEAE-Cellulose32、DEAE-Sephadex A-50 的质量不太理想，而进口产品的价格昂贵。有用自制硅胶作为吸附剂，用法如下：用水玻璃加水至比重 1.07，取出 150mL，加入尿素 2.85g，再加入 36% 的甲醛 4.8mL，电磁搅拌 30 分钟，再加入 10% 碳酸氢铵溶液 30mL，然后倒入 200mL 石蜡油中，再加入结晶调节剂（化学纯规格的油酸 0.1g），搅拌 40 分钟，分离出石蜡油，并用水洗去硅胶表面的石蜡油，低温烘干，600℃ 灼烧 1.5 小时，即得。采用此硅胶作为吸附剂，成本较低，SOD 回收率为 90%。

4. 洗脱条件的选择　洗脱时要注意洗脱剂的 pH 值和盐的浓度，因为 pH 值可控制酶分子的带电性，盐浓度可控制结合键的强弱。另外，采用梯度洗脱可提高 SOD 的纯度。

（二）工艺过程

［血红细胞的分离］取新鲜牛血，加入枸橼酸钠（100kg 牛血加入 3.8g），搅拌均匀，3000r/min 离心 15 分钟，分离并收集血红细胞。

［溶血和去血红蛋白］将收集到的血红细胞用生理盐水洗涤三次，得到干净的红细胞。在红细胞中加入等体积的去离子水，0～4℃ 搅拌 30 分钟，溶血后得到溶血液。缓慢加入 0.25 倍溶血液体积的 95% 乙醇和 0.15 倍体积的氯仿（乙醇和氯仿预先冷却至 4℃ 以下），搅拌均匀，静置 20 分钟，离心 30 分钟，去除血红蛋白，收集上清液。

［分级沉淀和热变性］将 1.2～1.5 倍体积的丙酮加至上述上清液中，并搅拌均匀，然后放至冷处静置 20 分钟，即会产生大量的絮状沉淀，离心，收集沉淀物，加入 1～2 倍体积的去离子水溶解沉淀物，并在 60～70℃ 的水浴中保温 10 分钟，离心，去除不溶物，收集上清液。冷却后，加入 1.5 倍冷丙酮，静置过夜，离心，收集沉淀，得到 SOD 粗品。

［透析和柱层析］将得到的 SOD 粗品溶解于 0.005mol/L 的磷酸钾缓冲液（pH 值 = 7.8）中，采用相同的缓冲液进行平衡透析。将透析液加至 DEAE-纤维素（DEAE-32）柱（φ5cm×40cm）上吸附，加样后，先用 0.005mol/L 的磷酸钾缓冲液（pH 值 = 7.8）洗脱，去除杂蛋白，然后用 0.005～0.02mol/L 的磷酸钾缓冲液（pH 值 = 7.8）梯度洗脱，收集具有 SOD 活性的洗脱液。

［超滤和冷冻干燥］将上述含有 SOD 的洗脱液进行超滤浓缩、除菌过滤和冷冻干燥，即得 Cu,Zn-SOD 冻干粉。

（三）其他超氧化物歧化酶工艺简介

Mn-SOD、Fe-SOD 可分别在人肝脏和大肠杆菌中提取得到，这里进行简单地介绍。

1. Mn-SOD Mn-SOD 可直接从肝脏中提取，也可从细菌和藻类中提取得到。其在纯化过程中极易受到破坏，产率比 Cu,Zn-SOD 低很多。现已从人肝脏中提取得到了高纯度的 Mn-SOD，其主要的工艺过程如下。

（1）组织匀浆的制备 取一定量的人肝脏，匀浆后加入 3 倍量的 0.05mol/L 磷酸缓冲液（pH 值＝7.8），离心，收集上清液。

（2）热处理 将上述上清液加热至 65℃，5 分钟后放入冰盒中冷却，离心，去除沉淀，收集上清液。

（3）离心 将硫酸铵加至热处理后的上清液中，使其饱和度达到 65%，室温搅拌 90 分钟，12000r/min 离心 10 分钟，收集上清液；在此上清液中继续加入硫酸铵，使其饱和度达到 80%，室温搅拌 90 分钟，12000r/min 离心 10 分钟，收集上清液；在此上清液中继续加入硫酸铵，使其饱和度达到 80%，室温搅拌 120 分钟，离心得到沉淀，用少量缓冲液溶解，然后透析，彻底除去溶液中的硫酸铵。

（4）DE-52 柱层析 将透析后的粗酶液上样至 DE-52 柱，采用同一缓冲液洗脱。由于 Mn-SOD 不被吸附而被洗脱，收集活性高的部分，超滤浓缩，冷冻干燥，得到成品。采用上述方法制备 Mn-SOD 的得率为 16.4%，酶比活为 3600 单位/毫克蛋白。

2. Fe-SOD Fe-SOD 主要存在于需氧的原核生物中，也存在于少数的真核生物体内。Fe-SOD 酶蛋白性质类似于 Mn-SOD，所以其纯化方法与 Mn-SOD 基本相似。从大肠杆菌中提取制备 Fe-SOD 的主要工艺过程如下，本工艺收率约为 44%，酶比活约为 2470 单位/毫克蛋白。

（1）细胞破碎 将一定量的大肠杆菌悬浮在 1500mL 0.05mol/L 磷酸钾缓冲液（pH 值＝7.8）中。用超声波发生器破碎细胞，离心，去除沉淀，收集上清液。

（2）链霉素硫酸盐处理 将链霉素硫酸盐加入上述上清液中，使浓度达到 2.5%，20℃搅拌 30 分钟，离心，收集上清液。

（3）硫酸铵分级沉淀 在链霉素硫酸盐处理后的上清液中加硫酸铵，使其饱和度达 50%，然后放置 60 分钟，离心，收集上清液，继续缓慢加入硫酸铵，使其饱和度达 75%，静置 60 分钟，离心，去除上清液，得到沉淀。

（4）透析 将沉淀溶于少量 0.002mol/L 醋酸钾缓冲液（pH 值＝5.5）中，4℃透析 48～72 小时。

（5）柱层析分离 将上述透析液分别上样至 CM-52 和 DE-52 柱，采用磷酸钾缓冲液进行梯度洗脱，收集活性部分，加入硫酸铵使达到饱和，离心，收集所得沉淀，即为纯 Fe-SOD。

四、尿激酶

1861 年 Vonbrucke 发现尿中有可溶解蛋白的活性物质，1885 年 Sahii. W 报道了此活性物质具有溶解纤维蛋白凝块的功能，1952 年 Sobeltf 等人将人尿中纤维蛋白溶酶原的激酶正式命名为尿激酶（urokinase，UK）。

尿激酶是由肾细胞产生的一种碱性蛋白酶，主要存在于人和哺乳动物的尿中，在人尿中的平均含量为 5～6IU/mL。尿激酶属于丝氨酸蛋白酶，丝氨酸和组氨酸是尿激酶活性中心的必需氨基酸。

天然尿激酶的分子量为 54000，称为高分子尿激酶（H-UK），其对蛋白质水解酶比较敏感。尿中含有尿胃蛋白酶原（uropepsinogen），其在偏酸条件下可激活成为尿胃蛋白酶（uropepsin），可将天然 UK 降解为分子量为 33000 的低分子尿激酶（L-UK）。这两种 UK 的分子结构和氨基酸成分有所差别，且 H-UK 的比活力低于 L-UK，但溶栓能力却高于 L-UK。

UK 是具有很强专一性的蛋白水解酶，为纤维蛋白溶酶原的激活剂，血纤维蛋白溶酶原为其唯一的天然蛋白质底物，可作用于纤维蛋白溶酶原的赖氨酸或精氨酸所形成的肽键，使其裂解成纤维蛋白酶。此外，UK 还具有酯酶活性及水解胺类底物的能力。

根据电泳推断，H-UK 含有 5 种等电点形式（pI 分别为 8.7、8.9、9.1、9.2、9.4），L-UK 也包含 5 种形式（pI 分别为 7.5、8.3、8.8、9.4、9.7），其中具有最高活性的是 H-UK 的 pI 值为 9.4 的组分和 L-UK 的 pI 值为 8.3 及 8.8 的组分。一般认为 UK 的 pI 值为 8.0～9.0，其主要成分为 pI 值为 8.6 左右的组分，最适 pI 值为 7.4～7.5。

尿激酶的稳定性与温度、酶浓度和 pH 值关系密切。UK 溶液 2℃ 保存时较为稳定；UK 的稀溶液不稳定，若将 UK 的浓度提高至 10 万 IU/mL，则可在 4℃ 保持数月；UK 在酸性环境下比较稳定，若将温度提高至 70℃，pH 值大于 9，则不稳定，活性下降。在有稳定剂存在的条件下，冻干制剂可在 4℃ 保存数月甚至数年，其活性不变。二硫代苏糖醇、ε-氨基己酸、二异丙基氟磷酸等对酶有抑制作用。1%EDTA、人血白蛋白或明胶可防止酶表面变性，0.005% 鱼精蛋白及其盐对 UK 有良好的稳定作用，在制备时加入可明显提高收率。

（一）工艺原理

药用尿激酶主要是从新鲜人尿中提取的，其生产工艺的关键是如何从低含量的尿中富集 UK。目前主要有三种方法：一是发泡法，即通过高速搅拌使尿液发泡，然后泡沫液化，再加入硫酸铵，使 UK 沉淀，得到粗品；二是沉淀法，是通过在尿液中加入沉淀剂（如鞣酸、苯甲酸、重金属离子等），使 UK 沉淀；三是吸附剂法，即通过吸附剂选择性地吸附 UK 而进行分离纯化。吸附剂的种类很多，如硅胶、硅藻土、724 树脂、活性炭等。吸附法为最常用的一种制备方法。

1. 选择尿液时，不能选择变质尿液和女性尿液。尿液须在 10℃ 以下尽快处理，以避免产生热原和破坏酶的活性。

2. H-UK 含量是质量标准中的检测项目之一。采用颗粒硅胶吸附法制备 UK，H-UK 含量可达 95% 以上，优于硅藻土吸附法（H-UK 含量约为 50%）。

3. 尿中的盐及酸性、碱性和中性蛋白都会影响 UK 的吸附，以黏蛋白的影响更大。

4. 低 pH 值、低蛋白浓度、低离子强度、无稳定剂、较高的环境温度及尿中某些蛋白酶均易引起酶的失活。在生产过程中应尽量消除这些因素的影响，以防止酶的降解。

5. 从人尿中制备的 UK 可能会带有肝炎病毒，所以在生产过程中需经 60℃ 加热 10 小时，以使肝炎病毒灭活。在这一过程中，即使加入酶保护剂，酶活力还是会下降 10% 左右。为了避免这一现象，也可通过在 pH 值为 2.0～2.5 条件下进行盐析或超滤处理来有效地清除肝炎病毒。

（二）工艺过程

［原料处理］将人尿用尼龙网筛滤去尿中的杂物，在搅拌下缓慢加入 4mol/L 的氢氧化钠，调节 pH 值至 9.0，继续搅拌 10 分钟，静置 1 小时，弃去沉淀的碱性蛋白，收集清尿液。在清尿液中缓慢加入 4mol/L 盐酸调节 pH 值至 6.0～7.0（每 5 吨尿液约得 4.5 吨清液）。

［硅胶吸附］将已用蒸馏水浸泡过的 60 目～120 目的湿硅胶（漂去过细的硅胶粒）投入尿液中（硅胶量为尿液重量的 2%），搅拌 2 小时，静置 30 分钟，弃去尿液，将吸附 UK 的硅胶用布袋过滤，然后用自来水漂洗，直至 E_{280nm}<0.1，甩干，称重。

［洗脱］在硅胶中加入 2% 氢氧化钠-1.5% 氯化钠-0.03%EDTA 的洗脱液（每千克湿硅胶加入 1L），搅拌 45 分钟，装入涤纶布袋中，在脱水机中过滤并甩干，收集滤液（硅胶回收）。

［盐析］按洗脱液体积计算固体硫酸铵的加入量，搅拌使溶解，并达到 65% 的饱和度。用 4mol/L 的盐酸调节 pH 值至 2.0～2.5，并根据加酸量补加硫酸铵，使其保持 65% 的饱和度，并在 5℃ 以下静置过夜，然后用纸浆过滤，收集沉淀，并用 0.3%～0.4% 的溶解液（0.05mol/L，pH 值＝6.6 的磷酸钾缓冲液：1% 氨水＝2：3，$V：V$）溶解。

［去杂质、盐析］将上述溶解液装入透析袋中，用 10 倍体积 0.05mol/L 的磷酸盐缓冲液（pH 值＝6.4，含 0.01mol/L EDTA）平衡 3 小时，纸浆过滤，去除不溶物。上 DEAE-纤维素柱，用上述磷酸盐缓冲液洗脱，流速为 10～15mL/min，合并流出液和洗脱液，按照体积加入硫酸铵至 65% 的饱和度，0℃ 沉淀 4 小时，离心，收集沉淀，得到 UK 的粗制品，比活力约为 5000 单位/毫克蛋白。

［离子交换］取粗制的 UK 溶解于 0.1mol/L 的磷酸钠缓冲液（含 1% EDTA，pH 值＝6.4）中，上样至 80～100 目 724 弱酸型的阳离子交换树脂柱（φ4cm×45cm），流速为 1.5mL/min，上样后，用无热原水洗柱，流速为 3mL/min，洗至无蛋白为止。用 0.01mol/L 的磷酸氢二钠溶液（含 3% 的氯化钠和 0.1mol/L 的 EDTA）洗脱，流速为 2.5～3mL/min，收集含有蛋白的流出液，直至流出液中不含蛋白为止。再用 0.05mol/L 的磷酸盐缓冲液（pH 值＝8.75）透析平衡 4 小时后，上 724 树脂柱，流速为 1.5mL/min，上完样品后，用 0.1mol/L 的磷酸盐缓冲液（pH 值＝6.4）洗至无蛋白，再用 0.05mol/L 的磷酸盐缓冲液（含 0.05mol/L 氯化钠，pH 值＝8.75）洗脱，收集 UK 活力部分，调节 pH 值至 7.0，即得精制的 UK，比活力可达 1.5 万～2 万单位/毫克蛋白。

［制剂］按制剂要求在无菌室内超滤、分装、冻干，得到注射用的 UK 成品。产品要注意避光，密封，10℃ 以下保存。

《中国药典》规定：本品系从新鲜人尿中提取得到的一种能激活纤维蛋白溶酶原的酶，在生产过程中需经 60℃ 加热 10 小时，使病毒灭活，它是由高分子量尿激酶和低分子量尿激酶组成的混合物，其中高分子量尿激酶含量不得少于 90%，每 1mg 蛋白中尿激酶的活力不得少于 12 万单位。

五、溶菌酶

溶菌酶（EC 3.2.1.17），又称胞壁质酶（muramidase）或 N-乙酰胞壁质聚糖水解酶（N-acetylmuramide glycanohydrolase），广泛存在于鸟类和家禽的蛋清、哺乳动物的体液（如泪、唾液、血浆、尿、乳汁等）、白细胞和肝、肾等组织细胞内，其中以蛋清中的含量最高。

溶菌酶具有抗菌、抗病毒、抗炎症，促进组织修复等作用，是一种具有杀菌作用的天然抗感染物质，临床上多用于五官科的黏膜炎症、龋齿等的治疗。

（一）工艺原理

溶菌酶属于一种碱性球蛋白，分子中含有较高比例的碱性氨基酸、酰氨残基及芳香族氨基酸。如鸡蛋清溶菌酶是由 129 个氨基酸所组成的单一肽链，其分子内有四对双硫键，分子呈扁长椭球体（45Å×30Å×30Å），分子量为 14388。

Asp52 和 Glu35 为溶菌酶的活性中心，可催化粘多糖或甲壳素中的 N-乙酰胞壁酸（muramic acid）和 N-乙酰氨基葡萄糖间的 β-1，4 糖苷键，可发挥转葡萄糖基酶的作用。

溶菌酶是一种性质非常稳定蛋白质，pH 值和温度的影响相对较小。pH 值在 1.2～11.3 范围内，其结构几乎不发生改变。其遇热也相对稳定，在 pH 值 4～7、100℃ 处理 1 分钟仍可保持原酶活性；pH 值 5.5、50℃ 加热 4 小时，酶的性质变得更活泼。热变性是一个可逆的过程，其变性的临界点为77℃，并可随溶剂性质的改变而发生变化。当变性剂的pH值小于1时，其变性临界点降低到43℃。变性剂可促进酶的热变性，但当变性剂过量时，酶的热变性则变为不可逆过程。在碱性环境中，高温处理使酶的活性降低。浓度较低时，在中性和碱性环境中能使酶免受热而失活。

除高浓度酶之外，酶对变性剂相对不敏感。吡唑、十二烷基磺酸钠、滤纸等可抑制酶的活性，氧化剂可使酶钝化。6mol/L的盐酸胍溶液可使酶完全变性，而酶在10mol/L尿素溶液中则不变性。用乙二醇、丙烯乙二醇、二甲基亚砜、甲醇、乙醇、二氧杂环己烷等进行有机溶剂变性实验，温度低于50℃时，除了乙醇、二氧杂环己烷外，其他变性剂的浓度要在大于50%时才可引起溶菌酶的变化，而氢氰酸可在一定程度上恢复酶的活力。

药用溶菌酶为白色或微黄色的结晶或无定形粉末，无臭、味甜，易溶于水，不溶于丙酮、乙醚等；在酸性溶液中十分稳定，而水溶液遇碱则易被破坏，耐热55℃以上；最适pH值为6.6，pI值为10.5～11。由于溶菌酶是碱性蛋白质，常与氯离子结合成为溶菌酶氯化物。生化制药常采用蛋清或蛋壳水为原料制备溶菌酶。

（二）工艺过程

1. 以蛋清为原料的制备工艺

［原料处理］新鲜或冰冻蛋清（pH值应为8左右）70kg，解冻后过铜筛，以除去蛋清中的脐带、蛋壳碎片等杂质。

［吸附］降温至5℃，边搅拌边加入经预处理的724树脂（湿重为10kg），使树脂悬浮在蛋清中，0～5℃搅拌吸附5小时，然后移入0～5℃冷库，静置过夜。

［去杂蛋白、洗脱和沉淀］缓慢倾出上清液，用清水洗去下层树脂附着的蛋白质，反复洗4次，最后抽滤去除树脂中的水分。另取0.15mol/L pH值为6.5的磷酸缓冲液24L，分3次加入树脂中并搅拌15分钟，每次搅拌后抽滤去除水分。再用18L 100g/L 10%的硫酸铵分4次洗脱溶菌酶，每次搅拌0.5小时，过滤抽干。合并洗脱液，加入320g/L（32%）固体硫酸铵使含量达到400g/L（40%），此时有白色沉淀产生，冷藏放置过夜，虹吸上清液，离心或抽滤得粗品。

［透析］加1.5kg蒸馏水将粗品溶解后装入透析袋，置冷库中透析24～36小时以去除硫酸铵，得透析液。

［盐析］向澄清透析液中缓慢滴加1mol/L的氢氧化钠溶液，不断搅拌，在pH值上升至8.5～9时，若有白色沉淀，应立即离心除去，然后在搅拌中加入3mol/L盐酸，使溶液pH值达到3.5，缓缓加入氯化钠至5%即有白色沉淀析出，0～5℃冷库放置48小时，通过离心或过滤可得溶菌酶沉淀。

［干燥］向沉淀中加入冷至0℃的无水丙酮（10倍量），不断搅拌使颗粒松细，冷处静置数小时，滤去丙酮，得到沉淀，真空干燥至无丙酮臭味为止，即得口服或外用溶菌酶原料。

如不用丙酮脱水，也可进行透析，将透析液冷冻干燥，可得不含氯化钠的溶菌酶制品。收率按蛋清质量计算为2.5%。

［制剂］取干燥粉碎的砂糖粉，加入总量50g/L（5%）的滑石粉，过120目筛，加50g/L（5%）的淀粉浆适量，置于混合机内搅拌均匀，制软材，过12目筛制粒，70℃烘干，将水分控制在2%～4%为宜。再按计算量加入溶菌酶粉混合，加1%硬脂酸镁，过16目筛，共2次，压片，即得溶菌酶口含片（含溶菌酶20mg/片）。

2. 以蛋壳为原料的制备工艺

［提取］取新鲜或冰冻的流清或黏壳蛋的蛋壳，用循环水冲洗，粗碎，加1.5倍量0.5%的

NaCl 溶液，以 2mol/L HCl 调 pH 值至 3.0，40℃搅拌提取 45 分钟，过滤，滤渣按同样方法提取 2 次，合并前两次的提取清液，第 3 次的滤液用作下一批提取用的溶剂。

［pI 沉淀］调节上清液的 pH 值为 3.0，于沸水浴中迅速升温至 80℃，随即搅拌冷却，再用 HAc 液调 pH 值至 4.6，沉淀卵蛋白，通过离心或过滤收集滤液。

［凝聚沉淀］滤液用 NaOH 溶液调 pH 值至 6.0，加入 1/2 滤液体积的 5% 聚丙烯酸（pH 值 3.0），搅拌均匀，静置 15 分钟，倾去上层液，收取黏附于容器底部的溶菌酶-聚丙烯酸凝聚物。

［解离］将上述酶凝聚物溶于蒸馏水中，加 Na_2CO_3 溶液调 pH 值至 9.5，使凝聚物溶解，再加 1/25 聚丙烯酸用量的 500g/L（50%）的 $CaCl_2$ 溶液，使酶-聚丙烯酸凝聚物解离，用 2mol/L HCl 调 pH 值至 6.0，离心，收集上清液。沉淀用 H_2SO_4 处理，回收聚丙烯酸。

［结晶和再结晶］用 NaOH 溶液调节上清液 pH 值至 9.5，离心，除去 Ca（OH）$_2$ 沉淀。向离心液中加入 NaCl 至 5%，静置结晶。将粗结晶溶解于 pH 值 4.6 的 HAc 水溶液中，除去不溶物，进行再结晶。每 1kg 蛋壳膜中可得再结晶产品 1g 左右。

六、细胞色素 C

细胞色素 C 是一大类天然物质，存在于自然界中的一切生物细胞内，分为 a、b、c、d 等几类，每一类又包含极其相似的若干种。其含量与组织的活动强度成正比，其中以哺乳动物的心肌（如猪心含 250mg/kg）、鸟类的胸肌和昆虫的翼肌含量最多，肝、肾中含量次之，皮肤和肺中含量最少。

细胞色素 C 是含铁卟啉的结合蛋白质，铁卟啉环与蛋白质部分比例为 1∶1。猪心细胞素 C 分子量为 12200，因以赖氨酸为主的碱性氨基酸含量较多，故呈碱性，其 pI 为 10.2～10.8。

（一）工艺原理

细胞色素 C 在细胞中以氧化型和还原型两种状态存在，除严格厌氧细菌之外，其他一切生物细胞中都含有，是唯一可从线粒体中分离出来的活性物质。细胞色素 C 易溶于水，氧化型水溶液呈深红色，可溶解于饱和硫酸铵中；还原型水溶液呈桃红色，溶解度较小。细胞色素 C 对干燥、热和酸均较稳定，氧化型在 pH 值 2.5～9.35 不发生变性反应，其中蛋白部分和铁卟啉环的结构不易被酸性丙酮所解离。

在临床上，细胞色素 C 常用于组织缺氧的急救和辅助用药，适用于因脑缺氧、心肌缺氧和其它因缺氧所引起的一切症状的治疗。

（二）工艺过程

［绞碎、提取和压滤］取新鲜或冷冻的猪心，去除血块、脂肪、肌腱等附属组织，切成条块，洗净，置于绞肉机中绞碎，加 1.5 倍量蒸馏水搅拌均匀，用 1mol/L 硫酸调节 pH 值至 4，常温搅拌 2 小时，压滤，收集滤液，用 1mol/L 的氨水调节 pH 值至 6.2，离心，得提取液。滤渣再加等量的蒸馏水，同上法重复提取 1 次，合并提取液。

［中和、吸附和洗脱］向提取液中加入 2mol/L 的氨水，调节 pH 值至 7.5，在冰水浴中静置，沉淀杂蛋白。吸取上清液，按照体积每升加入 10g 的人造沸石，搅拌吸附 40 分钟，静置，倾去上清液。收集含有细胞色素 C 的人造沸石，用蒸馏水洗涤 3 次，2g/L 0.2% 的氯化钠溶液洗涤 4 次，再用蒸馏水洗至洗液澄清。过滤抽干，置于柱内，用 25% 硫酸铵溶液洗脱，收集洗脱液。

［盐析、浓缩和透析］向洗脱液中加入固体硫酸铵达到 45%（相对密度为 1.21～1.23），使

杂蛋白析出，过滤，收集滤液，缓缓加入 20%三氯乙酸（按体积计算，25mL/L），边加边搅拌，使细胞色素 C 沉淀析出，离心，收集沉淀，用蒸馏水溶解后装入透析袋中，透析至无硫酸根为止，过滤，即得细胞色素 C 粗品溶液。

［吸附、洗脱和透析］将上述粗品溶液通过处理好的 Amberlite IRC-50（NH_4^+）树脂柱进行吸附，然后将树脂移入大烧杯中，用水洗至澄清，再上柱，用 0.6mol/L 磷酸氢二钠、0.4mol/L 氯化钠混合液洗脱，流速 2mL/min。收集洗脱液，用蒸馏水透析去除氯离子，得到细胞色素 C 精品溶液，按猪心质量计算，收率为 100～150mg/kg，含量大于 20mg/mL。

［制剂］取含相当于 1.5g 的细胞色素 C 精品液，加 200mg 的亚硫酸氢钠，搅拌使溶解，再加双甘肽 1.5g，混合均匀，用 2g/L 2%的氢氧化钠溶液调节 pH 值为 6.4，加 100mL 注射用水，过滤除热原，6 号垂溶漏斗过滤，测含量，灌注，冷冻干燥，即得每支含 15mg 细胞色素 C 的制剂。

第九章
核酸类药物

核酸（nucleic acid）存在于一切生物细胞中，是由许多核苷酸以 3′,5′-磷酸二酯键连接而成的大分子化合物。核苷酸又由碱基、戊糖和磷酸三部分组成，碱基与戊糖组成的单元叫核苷。核酸又分为脱氧核糖核酸（deoxyribonucleic acid，DNA）和核糖核酸（ribonucleic acid，RNA），DNA 主要存在于细胞核的染色体中，RNA 主要存在于细胞的微粒体中。

1868 年瑞士生化学家 Miescher 首先从脓细胞中分离出细胞核，进而从中提取到含有氮、磷特别丰富的酸性物质，当时 Miescher 称其为核素（nuclein）。20 年后，人们根据该物质来自细胞核且呈酸性，故改称为核酸。德国生化学家 Kossel 率先系统地研究了核酸的分子结构，并且从核酸的水解产物中分离出一些含氮的化合物，分别命名为腺嘌呤、鸟嘌呤、胞嘧啶、胸腺嘧啶，Kossel 因此而获得了 1910 年的诺贝尔医学与生理学奖。Kossel 的学生、美国生化学家 Levine 进一步证明了核酸中含有两种由 5 个碳原子组成的糖分子，并证明了这两种五碳糖的不同性质，酵母核酸含有核糖，而胸腺核酸里的糖类似核糖，只是分子中少了 1 个氧原子，故称其为脱氧核糖，含磷化合物是磷酸。大约半个世纪以后，生化学家 Todd 把这三个"元件"比较简单的碎片，相互连接组合起来，称之为核苷酸，并且通过化学反应将各种核苷酸连接起来，从而获得了 1957 年的诺贝尔化学奖。英国物理学家 Crick 和美国生化学家 Watson 则划时代地提出核酸分子模型，从而揭开了研究核酸的崭新序幕。

第一节 核酸类药物的分类与性质

随着近代分子生物学的发展，人们对于核酸类物质在调控机体生理平衡作用方面的认识加深，应用于临床的核酸及其衍生物类生化药物愈来愈多，初步形成了核酸生产工业。随着对核酸秘密的揭示，对生命现象认识的不断深入，利用核酸治疗危害人类健康的各种疾病，将会有新的突破，核酸类药物的应用将更加广泛。

一、核酸类药物的分类

核酸类药物是指具有药用价值的核酸、核苷酸、核苷、碱基及其衍生物。除了具有天然结构的核酸类物质以外，具有自然结构碱基、核苷、核苷酸结构类似物或聚合物也属于核酸类药物。依据核酸类药物的来源不同，可将此类药物主要分为两类。

（一）天然结构的核酸类药物

具有天然结构的核酸类药物本身即是生物体合成的原料，或是蛋白质、脂肪、糖等生物合成、降解及能量代谢的辅酶。这类物质主要包括肌苷、三磷酸腺苷（ATP）、辅酶A、脱氧核苷酸、肌苷酸、鸟苷三磷酸（GTP）、胞苷三磷酸（CTP）、尿苷三磷酸（UTP）、腺嘌呤、腺苷、5′-核苷酸混合物、2′,3′-核苷酸混合物、辅酶I等。机体缺乏这类物质会使生物体代谢造成障碍从而引发疾病。提供这类药物有助于改善机体的物质代谢和能量代谢平衡，加速受损组织的修复，促使机体恢复正常生理机能。此类药物临床广泛应用于血小板减少症、白细胞减少症、急慢性肝炎、心血管疾病、肌肉萎缩等代谢障碍性疾病的治疗。

（二）核苷、核苷酸结构类似物或聚合物

核苷、核苷酸结构类似物或聚合物具有碱基、核苷、核苷酸等自然结构，属于其类似物或聚合物，是当今治疗病毒、肿瘤、艾滋病的重要药物，也是产生干扰素、免疫抑制剂的临床药物。这类药物大部分由自然结构的核酸类物质通过半合成生产。临床上用于抗病毒的这类药物主要有氟代胸苷、叠氮胸苷、5′-碘脱氧尿苷、三氮唑核苷、无环鸟苷、丙氧鸟苷、阿糖腺苷、双脱氧肌苷8种。此外还有氮杂鸟嘌呤、巯嘌呤、氟胞嘧啶、肌苷二醛、聚肌胞、阿糖胞苷等都已用于临床。

二、核酸类药物的性质

核酸类药物性质可以分为五大类，第一大类是性状、溶解性、电离性等理化性质；第二大类是核酸类药物的水解产物可以和酚类、苯胺类化合物产生颜色反应；第三大类是核酸类药物受到某些理化因素的作用会发生变性；第四大类是核酸类药物如核苷酸由磷酸、碱基和核糖组成，为两性电解质，在一定pH值条件下可解离而带有电荷；第五大类由于核酸、核苷酸类物质都含有嘌呤、嘧啶碱，因此都具有共轭双键，故对紫外光有强烈的吸收。

（一）理化性质

1. 性状　RNA和核苷酸的纯品都呈白色结晶性粉末，DNA则为白色类似石棉样的纤维状物。除了肌苷酸、鸟苷酸具有比较鲜的味道外，其余的核酸和核苷酸大都具有酸味。

2. 溶解性　RNA、DNA和核苷酸都是极性化合物，一般能溶于水，不溶于乙醇、三氯甲烷等有机溶剂。它们的钠盐比游离酸更易溶于水，其中RNA钠盐在水中的溶解度可达40g/L（4%）。在酸性溶液中，RNA、DNA和核苷酸分子中的嘌呤易被水解下来，分别成为具有游离糖醛基的无嘌呤核酸和磷酸酯，而在中性或弱酸性溶液中较稳定。

RNA、DNA在生物细胞内都与蛋白质结合成核蛋白，RNA蛋白、DNA蛋白在盐溶液中的溶解度受盐浓度的影响不同。DNA蛋白在低浓度盐溶液中几乎不溶解，如在0.14mol/L的氯化钠液中溶解度最低，随着盐浓度的增大，溶解度也增大，在1mol/L氯化钠中的溶解度要比在纯水中高2倍。相反，RNA蛋白在盐溶液中的溶解度受盐浓度的影响较小，在0.14mol/L氯化钠中溶解度较大。因此，在提取时常用此法分离这两种核蛋白。

3. 电离性　RNA、DNA和核苷酸既含有磷酸基又含有碱性基团，故为两性电解质，在一定pH值条件下，可以解离而带有电荷，因此，都具有一定的等电点，能进行电泳。核酸由于酸性比较强，能与Na^+、K^+、Mg^{2+}等金属离子结合成盐，也容易与碱性化合物结合而生成复合物，如能与甲苯胺蓝、派罗红、甲基绿等碱性染料结合，其中甲苯胺蓝能使RNA和DNA染上蓝色，派罗红能转染RNA成红色，而甲基绿能转染DNA成绿色。

应用较广的菲锭溴红（或称溴乙锭）（3,8-二氨基-5-乙基-6-菲锭溴盐，ethidium bromide，

EB）荧光染料，可插入到核酸碱基对之间，与双链的 DNA 以及具有双螺旋区的 RNA 有特异的结合能力，使 EB·核酸配合物的荧光强度比游离的 EB 显著增强，可达到 80～100 倍。因此，在一定的条件下，一定浓度 EB 溶液的荧光增量与双链区的浓度成正比。根据这个原理，可测定双链核酸的浓度，灵敏度高达 $0.01\mu g/mL$。

4. 旋光性　由于核酸分子的高度不对称，故核酸具有很强的旋光性，这是核酸的一个重要特性，如 DNA 的比旋值为 $[\alpha]_D+15°$，比组成它的核苷酸的比旋值要大得多。当核酸变性时，比旋值会大大降低。

（二）核酸的颜色反应

RNA 和 DNA 经核酸水解后，嘌呤易脱下形成无嘌呤的醛基化合物，这些物质与某些酚类、苯胺类化合物结合成有色物质，可用来做定性分析或根据颜色的深浅作定量测定。

孚尔根染色法是一种对 DNA 的专一染色法，其原理是 DNA 的部分水解产物能使已被亚硫酸钠褪色的无色品红碱（Schiff 试剂）重新恢复颜色。用显微分光光度法可定量测定颜色强度。

核酸中糖的颜色反应是利用苔黑酚（3,5-二羟甲苯）法，将 RNA 与浓盐酸、3,5-二羟甲苯一起于沸水浴中加热 20～40 分钟，产生绿色化合物。这是由于 RNA 脱嘌呤的核糖与酸反应生成糠醛，再与 3,5-二羟甲苯作用而显蓝绿色。

脱氧核糖用二苯胺法测定，DNA 在酸性条件下与二苯胺一起水浴加热 5 分钟，产生蓝色，这是脱氧核糖遇酸生成 ω-羟基-γ-酮基戊醛，再与二苯胺作用而呈现的蓝色反应。

（三）核酸的变性

核酸和蛋白质一样也有变性现象，即在物理和化学因素的作用下，维系核酸二级结构的氢键和碱基堆积力受到破坏，DNA 由双链解旋为单链的过程。核酸变性时，先局部双螺旋松散，解旋，然后整个双螺旋松散解旋。当变性条件继续时，则两条链解脱而分离成不规则卷曲的单链，但一级结构不发生破坏。变性因素去除后，在变性的 DNA 多核苷酸链内或链间会形成局部的氢键结合区。在一定条件下，互补的两条链可以完全可逆地重新结合，恢复成原来的双螺旋 DNA 分子。

引起核酸变性的因素很多，升高温度、过酸、过碱、纯水以及加入变性剂（如尿素、胍和某些有机溶剂）等都能造成核酸变性。

核酸变性时，物理化学性质将发生改变，生物活性丧失，物化性状改变，如黏度下降、沉降系数增加、比旋度值降低以及紫外线吸收能力显著增加（增色效应）等。

热变性是核酸的重要性质，当核酸稀溶液加热到某一狭窄温度范围时，会发生分子熔解和螺旋向线团转变的现象。热变性一半时的温度称为熔点或变性温度，以 T_m 表示。在 T_m 时，表现出 260nm 的光吸收值急剧上升的增色效应、比旋度值显著降低和黏度下降等现象。通常 RNA 的 T_m 为增色效应达 30%～40%时的温度，DNA 的 T_m 是增色效应达 40%～50%时的温度。

T_m 的大小与 DNA 的碱基组成有关。G-C 之间的氢键联系要比 A-T 之间的氢键联系强得多，故 G-C 含量高的 DNA 其 T_m 值亦高。用不同来源的 DNA 的 T_m 对其 G-C 含量作图，能得到一条直线，测定 T_m 值可知其 G-C 碱基含量。

DNA 双螺旋的两条链，经变性分离后，在一定条件下可以重新组合复原，这是以互补的碱基排列顺序为基础的，可以用来进行分子杂交，即不同来源的多核苷酸链，变性后分离，经"退火"处理，若有互补的碱基排列顺序，就能形成杂合的双螺旋体，甚至可以在 DNA 和 RNA 之间形成杂合螺旋体。当两种不同来源的 DNA 分子杂交时，形成双螺旋的倾向愈强，说明他们之间的碱基互补顺序愈强。可利用分子杂交方法来分离纯化 DNA 基因，研究基因转录和调控等。

（四）核苷酸的解离性质

核苷酸由磷酸、碱基和核糖组成，为两性电解质，在一定 pH 值条件下可解离而带有电荷，这是电泳和离子交换分离各种核苷酸的重要依据。各种核苷酸分子上可解离的基团有氨基、烯醇基和第 1 磷酸基、第 2 磷酸基。烯醇基的 pK 值常在 9.5 以上，一般不适用于核苷酸的分离。第 1 磷酸基解离的 pK 值为 0.7～1，第 2 磷酸的 pK 值在 6 左右，磷酸基的解离主要可以使核苷酸带负电荷，但不能用来作为分离的依据。氨基解离则不同，在 pH 值 = 2.5～5 的范围内，所带净电荷差异较大，在电泳和离子交换法分离核苷酸时起着决定性的作用。例如在 pH 值 = 3.5 时核苷酸 CMP、AMP、GMP、UMP 上氨基的正电荷离子化程度依次为 0.84、0.54、0.05、0。各核苷酸的第 1 磷酸基完全解离，各带来一个负电荷，结果 UMP、GMP、AMP、CMP 将所带净电荷依次为 1、0.95、0.46 和 0.16。因此，在 pH 值 = 3.5 条件下进行电泳可将这四种核苷酸分开，电泳速度的大小排列顺序为 UMP＞GMP＞AMP＞CMP。将斑点用稀盐酸洗脱下来，用紫外分光光度法测定，然后利用已知核苷酸的摩尔消光系数就可算各种核苷酸的含量。该法简便迅速，灵敏度高，干扰因素少。

（五）核苷酸的紫外吸收性质

由于核酸、核苷酸类物质都含有嘌呤、嘧啶碱，因此都具有共轭双键，故对紫外光有强烈的吸收。在一定的 pH 值条件下，各种核苷酸都有特定的紫外吸收的吸光度值。当定性测定某一未知碱基或核苷酸样品时，可在 250nm、260nm、280nm、290nm 波长处先测得吸光度值，再计算出相应的比值（A_{250nm}/A_{260nm}、A_{280nm}/A_{260nm}、A_{290nm}/A_{260nm}），与已知核苷酸的标准比值比较，判断出属于哪种碱基或核苷酸。四种核苷酸的一些理化性质见表 9-1。

表 9-1 四种核苷酸的一些理化性质

性质	5'-AMP	5'-GMP	5'-CMP	5'-UMP
最大吸收波长 λ_{max}（nm）	259（pH 值 = 7～12）	252（pH 值 = 7）	271（pH 值 = 6～12）	262（pH 值 = 2～7）
最小吸收波长 λ_{max}（nm）	227（pH 值 = 7～12）	225（pH 值 = 7）	259（pH 值 = 6～12）	230（pH 值 = 2～7）
吸收光谱标准 A 比值				
A_{250nm}/A_{260nm}	0.84（pH 值 = 2）	1.16（pH 值 = 7）	0.45（pH 值 = 1～2.5）	0.73（pH 值 = 2～7）
A_{280nm}/A_{260nm}	0.22（pH 值 = 2）	0.68（pH 值 = 7）	2.10（pH 值 = 1～2.5）	0.39（pH 值 = 2～7）
A_{230nm}/A_{260nm}	0.038（pH 值 = 2）	0.4（pH 值 = 2）	1.55（pH 值 = 1～2.5）	0.03（pH 值 = 2～7）
摩尔消光系数				
E_{260}（pH 值 = 7）	15.0×10^3	11.4×10^3	7.4×10^3	10.0×10^3
E_{260}（pH 值 = 2）	14.2×10^3	11.8×10^3	6.2×10^3	10.0×10^3
相对分子质量	347.22	363.24	323.31	324.18

第二节 核酸类药物的作用与用途

核酸是由数十个到数十万个核苷酸连接而成的高分子化合物。它是生物遗传的物质基础，与生物的生长、发育、繁殖、遗传和变异有密切关系，又是蛋白质合成不可缺少的物质。核酸的改变可引起一系列性状和功能的变化，如恶性肿瘤、放射病、遗传性疾病等都与核酸生物功能改变有关。

20 世纪 50 年代开始，以基因重组技术为基础带动的分子生物学和结构生物学的飞速发展，使人们对生命活动的基本规律和各种疾病的起因有了较深入的了解，同时也为药物的合理设计提供了大量的生物靶分子。随着人类基因组计划（human genome project，HGP）30 亿个碱基的全部序列测定的完成以及随之开展的功能基因组学的研究，调节和抑制基因的表达和翻译的过程越来越显示其在生命过程中以及疾病过程中的重要性。因此，DNA 和 RNA 的特定序列也将成为药物作用的重要靶点。一些具有多糖链的抗生素已经知道是以 mRNA 为作用靶的，同时第一个合成的反义寡核苷酸 Formivisen 于 1997 年也被美国 FDA 批准上市用于治疗巨细胞病毒引起的视网膜炎。因此以核酸为作用靶的药物研究将成为 21 世纪的一个重要研究方向。

核酸是新一代的生物药物，具有遗传、催化、能量贮存、能量供给以及增强免疫力等多种功能。利用核酸能进行新药的设计，在制造抗癌、抗病毒、治疗心肌梗死以及干扰素诱导剂等方面具有广阔的前途。

一、核酸类药物的主要用途

核酸类药物的主要用途除了具有抗病毒、抗肿瘤以及免疫增强等作用外，还可以治疗帕金森症、抑郁症等神经系统疾病。

（一）抗病毒

病毒（virus）是一类个体微小，无完整细胞结构，含单一核酸（DNA 或 RNA）型，必须在活细胞内寄生并复制的非细胞型微生物。病毒同所有生物一样，具有遗传、变异、进化特性，是一种体积非常微小，结构极其简单的生命形式，病毒有高度的寄生性，完全依赖宿主细胞的能量和代谢系统，获取生命活动所需的物质和能量，离开宿主细胞，它只是一个大化学分子，停止活动，可制成蛋白质结晶，为一个非生命体，遇到宿主细胞它会通过吸附、进入、复制、装配、释放子代病毒而显示典型的生命体特征，所以病毒是介于生物与非生物的一种原始的生命体。病毒主要由核酸和蛋白质外壳组成。现在临床上使用的核酸类抗病毒药物主要有以下几个：

1. 阿糖腺苷 结构式如（9-1）所示，其化学名称为 9-β-D-阿拉伯呋喃糖腺嘌呤，或称腺嘌呤阿拉伯糖苷，分子中含有一个结晶水，呈白色结晶，熔点 259～261℃，$[\alpha]_D^{27}-5°$（$C=0.25g/mL$），紫外光最大吸收峰 260nm。

阿糖腺苷在体内生成阿糖腺三磷，起拮抗脱氧腺三磷（dATP）作用，从而阻抑了 dATP 掺入病毒 DNA 聚合酶，而且阿糖腺三磷对病毒 DNA 聚合酶的亲和性比宿主 DNA 聚合酶高，从而选择性地抑制病毒的增殖。

阿糖腺苷（9-1）

阿糖腺苷属于广谱 DNA 病毒抑制剂，对单纯疱疹病毒Ⅰ型、单纯疱疹病毒Ⅱ型、带状疱疹病毒、巨细胞病毒、痘病毒等 DNA 病毒，在体内外都有明显抑制作用。临床上用于治疗疱疹性角膜炎，静脉注射可降低由于单纯疱疹病毒感染所致的脑炎的病死率，从 70% 降到 28%。20 世纪 70 年代开始用来治疗乙型肝炎，使病毒 DNA、DNA 聚合酶明显下降，HBsAg 转阴，并可使带病毒患者失去传染能力。在种类繁多的治疗乙肝的药物中，能够直接作用于病毒的，效果最好的有干扰素和阿糖腺苷，而且阿糖腺苷还是治疗单纯疱疹脑炎最好的抗病毒药物。

阿昔洛韦（9-2）

2. 阿昔洛韦 结构式如（9-2）所示，其化学名为 9-（2-羟乙氧基甲基）鸟嘌呤，为无色白色结晶粉末，无味，无臭，微溶于水，熔点 256～257℃。阿昔洛韦为开环的核苷类抗病毒药物，为第一个上市的非糖苷类核苷类类似物，又称无环鸟苷，系广谱抗病毒药物。现已作为抗疱疹病毒首选药物，广泛用于治疗疱疹病性角膜炎、生殖器疱疹病毒、全身带状疱疹和疱疹性脑炎及治疗病毒性乙型肝炎。

叠氮胸苷（9-3）

3. 叠氮胸苷 结构式如（9-3）所示，其化学名称为 3′-叠氮-2′-脱氧胸腺嘧啶核苷。叠氮胸苷呈类白色粉末或针状结晶，无臭，易溶于乙醇，难溶于水，其水溶液 pH 值约为 6，遇光分解，需避保存。$[\alpha]_D^{25}+99°$（$C=0.5g/mL$，H_2O），分子式为 $C_{10}H_{13}N_5O_4$，相对分子质量为 267.244。

叠氮胸苷是世界上第一个治疗艾滋病的新药，又名齐多夫定（AZT），是胸腺苷的类似物，于 1987 年美国 FDA 批准上市，为临床第一个抗 HIV 的药物。现已在 40 多个国家临床应用。对感染 HIV 而出现症状的人，AZT 能够推迟疾病的进展，使艾滋病患者生存时间延长 1 倍。

药理实验表明，在体外，叠氮胸苷能抑制 HIV 的复制；在体内，叠氮胸苷经磷酸化后生成 3′-叠氮-2′-脱氧胸腺嘧啶核苷酸，取代了正常的胸腺嘧啶核苷酸参与 DNA 的合成，使 DNA 不能继续复制，从而阻止病毒的增生。在法国和英国，AZT 进行了大规模的临床研究，分别在 1000 名已感染上 HIV 者中进行实验，起到了延迟发病的治疗效果。对早期艾滋病与艾滋病的有关症状，有临床疗效，对病情严重者疗效更好，但不能阻止复发。临床发现有 5% 其至多达 40% 出现不良反应，表现为头痛、肌痛、恶心、失眠、眩晕等。严重者产生骨髓抑制而发生贫血。临床使用时，必须在医生严格指导下进行。

药物剂型为胶囊剂，口服后，迅速被肠道吸收，生物利用度为 50%～70%，能够穿透血脑屏障，血中半衰期为 1 小时，每日剂量为 200～300mg，分 4 次服用。

（二）抗肿瘤

肿瘤是一系列以异常细胞失控增生和扩散为特征的疾病，机体的内因（激素、免疫状况、遗传变异）和外因（化学、光学因素和病毒）都可能是致癌因素。肿瘤的治疗方法包括手术治疗，放射治疗和化学治疗，但在很大程度上仍以化学治疗为主。抗肿瘤药物的研究开始于 20 世纪 40 年代用氮芥治疗恶性淋巴瘤，几十年来已经有了很大的发展，由单一的化学治疗进入了联合化疗和综合化疗的阶段，并且能成功地治愈患者或明显地延长患者的生命，因此抗肿瘤药物在肿瘤治疗中受到越来越多的重视。具有抗肿瘤作用的核酸类代表药物有用于治疗消化道癌的氟尿嘧啶及用于治疗各类急性白血病的阿糖胞苷等。

1. 6-氨基嘌呤 结构式如（9-4）所示，是嘌呤的 6 位碳原子上的 H 被 NH_2 基取代的衍生物，又称腺嘌呤或维生素 B_4，是 RNA 和 DNA 分子中的组成部分，也是某些辅酶的活性组分。

6-氨基嘌呤（9-4）

6-氨基嘌呤呈白色结晶性粉末，无臭，无味，溶于酸、碱性溶液，微溶于乙醇，难溶于冷水，几乎不溶于乙醚，三氯甲烷。相对分子质量是 135.13，熔点 360～365℃（分解）。

6-氨基嘌呤有升高白细胞的功能，临床上用于治疗由化疗或放疗引起的白细胞减少症等。并广泛应用于血液贮存，以维持红细胞内的 ATP 水平，延长贮存血液中红细胞的存活时间。

2. 6-巯基嘌呤 结构式如（9-5）所示，亦称乐宁，为单水合物，呈微黄色结晶性粉末或棱片状结晶，无臭，味微甜，含 1 分子结晶水，在 140℃时失去结晶水，结构如下。6-巯基嘌呤易溶于碱性水溶液，但不稳定，会缓慢水解，置空气中光照会变成黑色。可溶于沸水、热乙醇，微溶于水，几乎不溶于冷乙醇、乙醚、丙酮和三氯甲烷，熔点 313～314℃。

6-巯基嘌呤（9-5）

1940 年 Woods 和 Fildes 提出了抗代谢物学说，解释了磺胺对细菌的作用是竞争性地拮抗对氨基苯甲酸，而对氨基苯甲酸又是细菌合成必需营养物叶酸的原料，因此发挥抑菌作用。在这一理论引导下，美国生化学家 Hitchings 提出借助于某些核酸碱基的拮抗物，选择性地阻止细菌、原虫和癌细胞等核酸的合成，不影响正常细胞的生长。Hitchings 和著名药学家 Elion 从嘌呤路径合成抗核酸代谢药物，1948 年合成出抗白血病的二氨基嘌呤，1951 年合成了 6-巯基嘌呤。1988 年 Hitchings 和 Elion 因此而荣获诺贝尔医学奖。

6-巯基嘌呤是次黄嘌呤类似物，能竞争性地抑制次黄嘌呤转变成肌苷酸，阻止鸟嘌呤转变为鸟苷酸，从而抑制 RNA 和 DNA 的合成，杀伤各期增生细胞。6-巯基嘌呤是嘌呤抗代谢物，进入体内转变成 6-巯基嘌呤核苷酸，阻止肌苷酸转变为腺苷酸、黄嘌呤核苷酸，抑制 CoI 的生物合成。临床用于急性白血病，对儿童患者的疗效优于成人。亦用于治疗绒毛膜上皮癌、乳腺癌、直肠癌、结肠癌及其他内脏肿瘤。

3. 阿糖胞苷 又称胞嘧啶阿拉伯糖苷，与正常的胞嘧啶核苷及脱氧胞嘧啶核苷不同，其差别在于糖的组成部分是阿拉伯糖，而不是核糖或脱氧核糖，阿糖胞苷盐酸盐的结构式如（9-6）所示。

阿糖胞苷盐酸盐（9-6）

阿糖胞苷呈白色或类白色结晶性粉末，无臭，易溶于水，略溶于甲醇、乙醇，极微溶于乙醚，其盐酸盐熔点为 186～190℃（分解）。在酸性及中性水溶液中脱氨水解变成阿糖尿苷，pH 值＝2.8 时水解速度较快，pH 值＝6.9 时最稳定，pH 值≥10 时水解速度又急剧加快。

阿糖胞苷由于易被胃肠道黏膜和肝中胞嘧啶核苷脱苷酶作用而失活，故口服无效，只能注射，临床采用阿糖胞苷盐酸盐，阿糖胞苷进入体内转变为阿糖胞苷酸，抑制 DNA 聚合酶，阻止胞二磷转变为脱氧胞二磷，从而抑制 DNA 的合成，干扰 DNA 病毒繁殖和肿瘤细胞的增殖。用于治疗急性粒细胞白血病，具有见效快、选择性高的特点，单独使用不如与其他抗癌药合用疗效高。

（三）免疫增强剂

免疫增强剂主要用于抗病毒及抗肿瘤的辅助治疗。许多研究者认为，饮食核酸是维持机体正常免疫功能的必需营养成分。大量研究表明，当人体缺乏核苷酸时，免疫细胞的数量减少，免疫细胞的活性下降，抗体的形成也明显下降；而补充核苷酸则有利于恢复免疫细胞功能和抗体的产生。国内有人对核酸口服液的药理作用和安全性进行实验，发现核酸口服液具有调节机体免疫机能和植物神经系统功能的作用；急性毒性试验和长期毒性试验提示，核酸口服液无明显毒副作用，应用安全，为长期应用提供了实验依据。国内外大量实验证明，给动物或人补充外源性核苷酸，不仅可以增强机体的免疫功能，有助于维持细胞和体液免疫应答，而且还能部分解除免疫抑制。

1. 免疫核糖核酸 其 iRNA 亦存在于淋巴细胞中，其分子量比转移因子（TF）大（约为 13500），可以用人肿瘤组织免疫的羊或其他动物的脾脏、淋巴结提取（也可从正常人周围血白细胞和脾血白细胞中提取）。它使未致敏的淋巴细胞转变为免疫活性细胞。由于 iRNA 具有一定的特异性，且不受动物种属的影响，又不存在输注免疫活性细胞的配型及排异问题，所以受到广泛重视。但 iRNA 可被 RNA 酶破坏，目前这种方法所产生的免疫力尚不够强，特异性也是相对的，所以还需进一步研究。其临床适应证与转移因子相似。目前主要用于恶性肿瘤如肾癌、肺癌、消化道癌及神经母细胞瘤和骨肉瘤等的辅助治疗。也曾试用于慢性乙型肝炎和流行性乙脑，可使细胞免疫功能低下的部分患者恢复正常。

2. 异丙肌苷 是一种新型的生物学反应调节剂，其结构式如（9-7）所示。原为抗病毒药，对人体疱疹、流感、鼻病毒感染有效，用于单纯疱疹病毒感染的患者疗效显著。体外实验表明，它能增强 PHA（植物血凝素）或抗原的免疫反应，促进 T 淋巴细胞的分化和增强，且可通过激活 TH 细胞或巨噬细胞而刺激 B 淋巴细胞分化和产生抗体。在体内具有抗病毒和抗肿瘤活性。临床研究证明，口服该药可减少各种病毒感染的发病持续时间和严重性。它对艾滋病及肿瘤患者免疫功能的恢复较显著。该药片剂或滴眼剂可使疱疹病毒角膜炎、葡萄膜炎的症状和体征有较大的改善。该药还具有代谢迅速、毒副反应轻微、服用方便等优点。

$$HO-\underset{OH\ OH}{\overset{OH}{\underset{}{\bigcirc}}} \cdot \left[(CH_3)_2NCH_2\underset{OH}{CHCH_3}\right]_3 \cdot \left[\underset{NHCOCH_3}{\overset{COOH}{\bigcirc}}\right]_3$$

异丙肌苷（9-7）

该药也可作为肿瘤的辅助治疗剂。用于恶性淋巴瘤、骨髓瘤、早期恶性黑色素瘤有一定疗效。与手术合用治疗食道癌、胃癌、直肠癌、甲状腺癌术后患者，可提高细胞免疫功能，使其恢复到术前健康水平。与放疗、化疗合用，可减轻毒副反应，提高疗效。也用于艾滋病、免疫缺陷病等。用于多发性口角炎、病灶性生殖器炎。

（四）治疗帕金森症、抑郁症等神经系统疾病

代表药物如胞二磷胆碱（9-8），其化学名称为胞嘧啶核苷-5′-二磷酸胆碱，有氢型和钠型两种。其钠盐呈白色无定形粉末，易吸湿，极易溶于水，不溶于乙醇、三氯甲烷、丙酮等多数有机溶剂，具有旋光性。经 X 射线衍射测定，整个分子高度卷曲，多个分子聚合在一起，以 5′-磷酸胞嘧啶核苷酸为核心，磷酸和胆碱部分暴露于外，与周围的水分子松散地结合。比较稳定，注射液在 40℃放置 180 天后测定，含量为 95.53%。

1954 年 Kennedy 博士等发现了胞二磷胆碱，随后化学合成并确定了分子结构。1957 年 Ros-

胞二磷胆碱（9-8）

siter 研究发现，胞二磷胆碱与磷脂代谢十分密切，是卵磷脂生物合成的重要辅酶。1963 年由日本武田公司首次开发，用于治疗意识障碍，商品名 Nicholin，译名尼可林。

胞二磷胆碱是神经磷脂的前体之一，能在磷酸胆碱神经酰胺转移酶的催化作用下，将其携带的磷酸基团转给神经酰胺，生成神经磷脂和 CMP。当脑功能下降时，可以看到神经磷脂含量的明显减少。胞二磷胆碱通过提高神经磷脂含量，从而兴奋脑干网状结构，特别是上行网状联系，提高觉醒反应，降低"肌放电"阈值，恢复神经组织机能，增加脑血流量和脑耗氧量，进而改善脑循环和脑代谢，大大提高患者的意识水平。临床用于减轻严重脑外伤和脑手术伴随的意识，治疗帕金森症、抑郁症等神经系统疾病。

二、核酸类药物的其他用途

核酸类其他用途可以用于减肥、治疗脱发、溶解胆结石、防止老化、预防肝病、预防高血压和动脉硬化、治疗糖尿病、改善贫血和皮肤美容等方面。

1. 核酸用于减肥　年轻女性服用各种减肥药物减肥，虽有疗效，但肌肤干燥、便秘的烦恼不断出现，有的甚至会影响生育。如果在减肥时摄取核酸，可以从根本上改善体质，而不必刻意的限制饮食。摄取核酸使新陈代谢旺盛，细胞的分裂与功能旺盛。当新陈代谢需要热量时，就能够提高基础代谢量，当基础代谢量提高时，虽然吃的仍然不少，但消耗的热量更大，所以身体不会发胖。核酸中的腺苷具有扩张血管的作用，同时还有抑制糖分分解酶的作用，会延迟糖分的吸收，因此，甜食摄取过度导致肥胖者可达到减肥效果。

2. 用于治疗脱发　人的发根有很多 RNA，一旦肝功能减退，或受紫外线影响时，RNA 会减少，也就无法制造出由蛋白质所构成的发根，自然会引起脱发，所以核酸缺乏也会导致秃顶。

3. 用于溶解胆结石　胆结石形成的原因是由于末梢血管的血液循环不顺畅。当血液循环不顺畅时，体内二氧化碳积存，体液会呈酸性，容易引起腰痛或肩膀痛。核酸会使末梢血管扩张，具有促进血液循环的作用。由于摄取核酸会使血液循环畅通，身体呈弱碱性，就能溶解胆结石。

4. 用于防止老化　人类随着年龄的增长，肝功能减弱，合成核酸的能力会减退。因此，如果适量的补充核酸，可减轻肝脏的负担，从而使新陈代谢旺盛，修复受损的遗传信息。

5. 用于预防肝病　核酸能提高肝功能，因此，在引起肝脏病变前摄取核酸食品，能够防止肝病的发生。肝病，包括饮酒过度所引起的酒精性肝炎与饮食生活所引起的脂肪肝，以及病毒入侵所引起的 B、C 型肝炎，发病时接受适当的治疗，同时充分摄取核酸，非常有效。

6. 用于预防高血压和动脉硬化　高血压和动脉硬化是常见的成人病。引起动脉硬化的最大原因是胆固醇或血栓积存，使血管狭窄。此外，血液循环不畅也会引起高血压。要防止高血压或动脉硬化，则应尽可能避免盐分较多或胆固醇较多的食品，同时摄取核酸食品，就更能提高效果。核酸中所含的腺苷具有降血压效果。而高核酸饮食能促进 ATP 合成，抑制胆固醇的合成。

核酸缺乏时，能够使血液柔软的植物油或鱼油变成使血液凝固的动物脂肪，成为动脉硬化的原因，而核酸能防止动脉硬化。

7. 用于糖尿病　糖尿病的病因大多是由于遗传或过胖所造成的。遗传性的糖尿病的确存在，如果饮食生活没有问题，可能一生都不会发病。糖尿病的症状包括：容易口渴，尿量增加，身体倦怠，眼睛模糊，性欲减退，湿疹或发痒，手脚发麻等，若在这个阶段好好治疗，就能够治愈。若放任不管，则可能引起网膜症、神经障碍、心肌梗死等各种并发症。核酸中所含的腺苷，能延迟糖的吸收。对于糖尿病非常有效，要使糖尿病尽快复原，就要有效地摄取核酸食品。

8. 用于改善贫血　血量不足就是贫血，尤其红细胞中的血红蛋白或铁缺乏时，造成的"缺铁性贫血"最多，原因是由于铁质缺乏而引起的。此外，铁以外的营养素缺乏时，也无法正常制造出红细胞来。总之，当自由基增加时，红细胞就会受到破坏，因此要充分摄取抗氧化物质，才能消除贫血，另外还要充分摄取蛋白质、维生素与含铁物质以及能使骨髓机能活化的核酸。

9. 用于皮肤美容　皮肤由表皮与真皮构成，并且不断地进行细胞的新旧交替。但是随着年龄的增长，掌管新陈代谢的核酸不足时，细胞更新的速度会变得迟缓。不仅会使表皮变薄，也会出现色斑或松弛等现象。此外，填补细胞空隙的胶原物质，老化之后会缺乏弹力，也会引起皱纹。要预防这些老化现象，平常就要多摄取核酸。

此外，核酸还可添加于营养保健品中，对促进儿童的生长发育，增强智力，提高成年人抗病抗衰老能力及手术患者的身体康复均有显著作用。

第三节　核酸类药物的制备方法

核酸类药物的制备方法有很多，包括提取法、水解法、化学合成法、酶合成法和微生物发酵法等。

一、常用的制备方法

一切生物，小至病毒大至高等动植物都含有核酸。真核生物的核酸，其 RNA 主要存在于细胞质中，约占总 RNA 的 90%，另 10% 存在于细胞核里的核仁内，核浆及染色体中只有少量；DNA 则主要存在于细胞核中，占总 DNA 的 98%，另 2% 存在于线粒体和叶绿体中。由于 DNA 是遗传物质，所以对同一种生物而言，每个细胞（生殖细胞除外）中的 DNA 含量是恒定的；而 RNA 的含量则与细胞的活跃程度有关，在蛋白质合成旺盛的细胞中，其 RNA 的含量也相应较高。

由于核酸的含量与细胞的大小无关，所以制备核酸时常采用生长较旺盛的组织，如胰、脾、胸腺等。这类组织比同样体积的其他组织（如肌肉、脑）含有更多的细胞数，因而有更高的核酸含量。

1. 直接提取法　此法类似于 RNA 和 DNA 的制备，可直接从生物材料中提取。此法的关键是去杂质，被提取物不管是呈溶液状态还是呈沉淀状态，都要尽量与杂质分开。为了制得精品，有时还需多次溶解、沉淀。从兔肌肉中提取 ATP 和从酵母或白地霉中提取辅酶 A 即是采用此法。

2. 水解法　核苷酸、核苷和碱基都是 RNA 或 DNA 的降解产物，可通过相应的原料水解制得。水解法又分酶水解法、碱水解法和酸水解法 3 种。

（1）酶水解法　在酶的催化下水解称酶水解法。如用 5′-磷酸二酯酶将 RNA 或 DNA 水解成

5′-核苷酸，就可用来制备混合 5′-（脱氧）核苷酸。酶的来源不同其特性也往往有些不同，因此提及酶时常常指明其来源，如牛胰核糖核酸酶（RNaseA），蛇毒磷酸二酯酶（VPDase），脾磷酸二酯酶（SPDase）等。桔青霉 A. S. 3. 2788 产生的 5′-磷酸二酯酶的最佳催化条件是：pH 值 6. 2～6. 7，温度 63～65℃，底物浓度 1%，酶液用量 20%～30%，反应时间 2 小时。

（2）**碱水解法**　在稀碱条件下可将 RNA 水解成单核苷酸，产物为 2′-核苷酸和 3′-核苷酸的混合物。这是因为水解过程中能产生一种中间环状物 2′,3′-环状核苷酸，然后磷酸环打开所致。DNA 的脱氧核糖 2′ 位上无羟基，无法形成环状物，所以 DNA 在稀碱作用下虽会变性，却不能被水解成单核苷酸。

（3）**酸水解法**　用 1mol/L 的盐酸溶液在 100℃ 下加热 1 小时，能把 RNA 水解成腺嘌呤和嘧啶碱核苷酸的混合物。DNA 的嘌呤碱也能被水解下来。在高压釜或封闭罐中酸水解，可使嘧啶碱从核苷酸上释放下来，但此时胞嘧啶常常会脱氨基而形成尿嘧啶。

3. 化学合成法　利用化学方法将易得到的原料逐步合成为产物，称化学合成法。腺嘌呤即可用次黄嘌呤或丙二酸二乙酯为原料合成，但此法多用于以自然结构的核酸类物质做原料，半合成为其结构改造物，且常与酶合成法同时使用。

4. 酶合成法　即利用酶系统和模拟生物体条件制备产物，如酶促磷酸化生产 ATP 等。

5. 微生物发酵法　利用微生物的特殊代谢使某种代谢物积累，从而获得该产物的方法称发酵法。如微生物在正常代谢下肌苷酸是中间产物，不会积累，但当其突变为腺嘌呤营养缺陷型后，该中间物不能转化成 AMP，于是在前面的代谢不断进行下，大量的肌苷酸就成为终产物而积累在发酵液中。事实上肌苷酸的制备正是采用了此法。

二、重要核酸类药物的制备

核酸类药物可用水解相应蛋白质、核酸的方法来制备，有些非天然或是含量较少的核苷酸、核苷和碱基，则可用酶法合成，或用特异的发酵方法制备。

（一）肌苷

肌苷（9-9）是由次黄嘌呤与核糖结合而成的核苷类化合物，又称次黄嘌呤核苷。呈白色结晶粉末，溶于水，不溶于乙醇、三氯甲烷。在中性、碱性溶液中比较稳定，酸性溶液中不稳定，易分解成次黄嘌呤和核糖。

肌苷（9-9）

1. 临床用途　肌苷能直接进入细胞，参与糖代谢，促进体内能量代谢和蛋白质合成，尤其能提高低氧病态细胞的 ATP 水平，使处于低能、低氧状态的细胞顺利得地进行代谢。临床主要用于各种急、慢性肝脏疾病、洋地黄中毒症、冠状动脉功能不全、风湿性心脏病、心肌梗死、心肌炎、白细胞或血小板减少症及中心性视网膜炎、视神经萎缩等。还可解除或预防因用血吸虫药物所引起的心、肝损害等不良反应。几乎无毒性，静脉注射 LD_{50} 大于 3g/kg 体重。

2. 生产工艺

（1）**肌苷酸脱磷酸法**　肌苷酸是嘌呤核苷酸的合成中心，各种微生物合成肌苷酸的途径都是一样的，但由肌苷酸转化为其他嘌呤核苷酸的途径则不一样，微生物这种分段合成核苷酸是很普遍的，对于发酵有重要的实际意义，可以在细胞外进行。

应用棒状杆菌发酵制取肌苷酸，再用化学法脱掉磷酸制备肌苷，其反应式见图 9-1。

图9-1 肌苷酸用化学法脱掉磷酸制得肌苷的反应式

工艺过程是棒状杆菌269发酵，发酵液去菌体、吸附、洗脱、浓缩，在乙醇存在下，pH值=7～7.5冷却结晶，即得肌苷酸二钠（9-10）。再将结晶溶于乙酸缓冲液中，pH值=5.4～5.6，加压5小时脱磷酸，反应液过滤，滤液冷却结晶，得白色或米黄色的肌苷粗品。粗品加蒸馏水溶解，pH值=6，加热脱色，冷却结晶，过滤，结晶用80%乙醇洗涤数次，40～50℃烘干，得白色结晶肌苷，收率70%左右。

（2）直接发酵法

工艺路线（图9-2）：

变异芽孢杆菌7171-9-1 —[菌株选育] 菌种斜面 30～32℃，48小时→ 菌种斜面 —[一级种子] 摇瓶 pH7，（32±1）℃ 18小时→ 一级种子培养液 —[二级种子] 50L发酵罐 pH6.4～6.6，（32±1）℃ 12～15小时→

二级种子培养液 —[发酵] 50L发酵罐 pH7，（32±1）℃ 93小时→ 发酵液 —[扩大发酵] 500L发酵罐 pH7，（32±1）℃ 75小时→ 发酵液 —[扩大发酵] 20000L发酵罐 pH7，（32±1）℃ 83小时→ 发酵液 —[提取] 732树脂柱 pH2.5～3→

吸附物 —[洗脱] 水 pH3→ 洗脱液 —[吸附] 769活性炭柱→ 吸附物 —[洗脱] 蒸馏水，NaOH 70～80℃→ —[洗脱] NaOH 70～80℃→ 洗脱液 —[浓缩，结晶] pH11或pH6→

肌苷粗品 —[精制] 蒸馏水 加热，抽滤，冷却→ 肌苷成品

图9-2 直接发酵法制备肌苷的工艺路线

工艺过程：

[菌株选育]将变异芽孢杆菌7171-9-1移接到斜面培养基上（斜面培养基成分为葡萄糖1%、蛋白胨0.4%、酵母浸膏0.7%、牛肉浸膏1.4%、琼脂2%），30～32℃培养48小时。在4℃冰箱中，菌种可保存1个月。

[种子培养]

①一级种子：培养基成分为葡萄糖2%、蛋白胨1%、酵母浸膏1%、玉米浆0.5%、尿素0.5%、氯化钠0.25%。灭菌前pH值=7，用1L三角瓶装150mL培养基，115℃灭菌15分钟。每个三角瓶中接入白金耳环菌苔，放置在往复式摇床上，冲程7.6cm，振荡频率100次/分钟，（32±1）℃培养18小时。

②二级种子：培养基同一级种子，放大50L发酵罐，定容体积25L，接种量3%，（32±1）℃

培养 12～15 小时，搅拌速度 320r/min，通风量 1:0.25L/（L·min），生长指标菌体浓度 A_{650nm}＝0.78，pH 值＝6.4～6.6。

［发酵］50L 不锈钢标准发酵罐，定容体积 35L。培养基成分为淀粉水解糖 10%、干酵母水解液 1.5%、豆饼水解液 0.5%、硫酸镁 0.1%、氯化钾 0.2%、磷酸氢二钠 0.5%、尿素 0.4%、硫酸铵 1.5%、有机硅油（消泡剂）0.5mL/L（0.05%）。pH 值＝7，接种量 0.9%，（32±1）℃培养 93 小时，搅拌速度 320r/min，通风量 1:0.5L/（L·min）。

500L 发酵罐，定容体积 350L。培养基成分为淀粉水解糖 10%、干酵母水解液 1.5%、豆饼水解液 0.5%、硫酸铵 1.5%、硫酸镁 0.1%、磷酸氢二钠 0.5%、氯化钾 0.2%、碳酸钙 1%、有机硅油小于 0.3%。pH 值＝7，接种量 7%，（32±1）℃培养 75 小时，搅拌速度 230r/min，通风量 1:0.25L/（L·min）。

扩大发酵进入 20000L 发酵罐，培养基同上，接种量 2.5%，（35±1）℃培养 83 小时。

［提取、吸附、洗脱］取发酵液 30～40L，调节 pH 值＝2.5～3，连同菌体通过 2 个串联的 3.5kg 732H⁺ 树脂柱吸附。发酵液上柱后，用相当树脂总体积 3 倍的 pH 值＝3.0 的水洗 1 次，然后把 2 个柱子分开，用 pH 值＝3 的水把肌苷从柱上洗脱下来。上 769 活性炭柱吸附后，先用 2～3 倍体积的水洗涤，再用 70～80℃水洗，1mol/L 氢氧化钠液浸泡 30 分钟，最后用 0.01mol/L 氢氧化钠液洗脱肌苷，收集洗脱液真空浓缩，在 pH 值＝11 或 6.0 下放置，结晶析出，过滤，得肌苷粗制品。

［精制］取粗制品配成 50～100g/L（5%～10%）溶液，加热溶解，加入少量活性炭作助滤剂，热滤，滤液放置冷却，得白色针状结晶，过滤，少量水洗涤 1 次，80℃烘干得肌苷精制品，收率 44%，含量 99%。

3. 注释

（1）发酵碳源采用葡萄糖，产品质量最好。另外，肌苷含氮量高（20.9%），故在发酵培养基中要保证充足的氮源，通常用硫酸铵、尿素或氯化铵，如能使用氨气，则既可作氮源，又可调节发酵培养基的 pH 值。

（2）提取工艺的改进：发酵液沉菌以后再上 732H⁺ 型阳离子交换树脂柱，改为不沉菌直接上柱，再用自来水反冲树脂柱。其优点是缩短周期，节约设备。其反冲作用可把糖、色素、菌体由柱顶冲走，使吸附肌苷树脂充分地暴露在洗脱剂中，并能适当地松动树脂，利于解吸的进行。不经反冲的洗脱液收率为 54.9%，经反冲的洗脱液收率则为 79.6%。树脂用量为：树脂:发酵液＝1:（20～30）（体积比）。

（3）温度对肌苷提取的影响：在温度较高且 pH 值较低时，有部分肌苷分解成次黄嘌呤。季节影响总收率，冬夏收率低春秋收率高，提取周期冬季较长，夏季较短。32℃放置 15 小时后进行洗脱，收率降低 10% 左右，48 小时后洗脱，收率降低 30% 左右；室温 20℃放置 48 小时洗脱，收率降低 5% 左右。

国内选用强酸性 732 阳离子交换树脂，从发酵液中提取肌苷。其树脂对肌苷的吸着为非极性吸引作用，这种非极性吸引作用明显地会受温度的影响。实验表明，冬天从 732 树脂柱中洗脱肌苷时，改用人工控制洗脱液的温度，可提高洗脱收率和缩短周期，其肌苷总收率可提高 15%～20%；夏季采用冷却发酵液、避免暴晒、增添冷库设备等降温措施，能提高总收率 10%～15%。

（4）采用产氨短杆菌发酵生产肌苷酸（5′-IMP），关键酶是 PRPP 转酰胺酶，此酶受 ATP、ADP、AMP 及 GMP 反馈抑制（抑制度达 70%～100%），被腺嘌呤阻遏。因此，第一步用诱变育种的办法，筛选缺乏 SA-MP 合成酶的腺嘌呤缺陷型菌株，在发酵培养基中提供适量的腺嘌呤，这些腺嘌呤除了补救合成菌体适量生长所需的 DNA 及 RNA 之外，没有多余的腺嘌呤衍生物能够产生反馈抑制和阻遏，从而解除了对 PRPP 转酰胺酶的活性影响。产氨短杆菌自身的 5′-核苷酸降解酶活力低，故产生的肌苷酸不会再被分解变成其他产物。另一个是细胞膜的通透性，在培养基中有限量 Mn^{2+} 情况下，产氨短杆菌的成长细胞呈伸长、膨润或不规则形，此时的细胞膜不仅易透过肌苷酸，而且嘌呤核苷酸补救合成所需的几个酶和中间体 5′-磷酸核糖都很易透过，在胞外重新合成大量的肌苷酸。在大型发酵罐工业生产中，利用诱变育种的方法选育了对 Mn^{2+} 不敏感的变异株，在发酵培养基中含 Mn^{2+} 高达 $1000\mu g/mL$ 时，也不影响肌苷酸的生物合成。发酵水平已达 40～50g/L，对糖转化率达 15%，总收率达 80%。

（5）最初，生产肌苷用棒状杆菌发酵制得肌苷酸，再以化学法加压脱掉磷酸得到肌苷，其工艺复杂，产量低，成本高。后来以腺嘌呤及硫胺素双重营养缺陷型的变异芽孢杆菌株，一步发酵制备肌苷获得成功，进罐产量可达 4～5g/L。现多采用直接发酵法生产。

（二）ATP

自然界中，ATP 广泛分布在生物细胞中，以哺乳动物肌肉组织中含量最高，为 0.25%～0.4%。

ATP 结构式见（9-11），由腺嘌呤、核糖和三个磷酸化合而成，含 2 个高能磷酸键，有 66.99kJ（16kcal）自由能。药用 ATP 是其二钠盐，带三个结晶水（$ATP-Na_2 \cdot 3H_2O$）。

ATP 呈白色结晶性粉末，无臭，微有酸味，有吸湿性，易溶于水，难溶于乙醇、乙醚、苯、三氯甲烷。在水中的溶解度具有氢型>钠盐>钡盐>汞盐的顺序。在碱性溶液中（pH 值=10）比较稳定，在酸性或者中性溶液中则易分解为 AMP。在稀碱作用下能分解成 5′-AMP，在酸作用下则水解产生核苷和碱基。在低温条件下稳定，一般在 25℃时每月分解 3%。pH 值=5 时，加热 90℃，70 小时完全水解为腺苷。

ATP（9-11）

1. 临床用途　ATP 是一种参与体内脂肪、蛋白质、糖、核酸和核苷酸代谢的辅酶，不仅与组织的生长、修补和再生有着密切的关系，又是体内能量的主要来源，在临床上将其用于细胞损伤后酶释放减少引起的疾病。辅助治疗心肌炎、心肌梗死、心力衰竭、急性脊髓灰质炎、脑动脉硬化、进行性肌萎缩和病毒性肝炎。

2. 生产工艺

（1）以兔肌肉为原料的提取法

工艺路线（图 9-3）：

图 9-3　以兔肌肉为原料提取 ATP 的工艺路线

工艺过程：

[肉松制备] 将兔体冰浴降温，迅速去骨，绞碎，加入兔肉量为 3～4 倍的 95% 冷乙醇，搅拌 30 分钟过滤，压榨，制成肉糜。再将肉糜捣碎，以 2～2.5 倍的 95% 冷乙醇同上操作处理 1 次，然后迅速倒入预沸的乙醇中（乙醇为用过 2 次的），继续加热至沸，保持 5 分钟，取出兔肉，迅速置于冷乙醇中降温至 10°C 以下，过滤，压榨，肉饼再捣碎，分散在盘内，冷风吹干至无乙醇味，即得兔肉松。

[提取] 取肉松加入 4 倍量的冷蒸馏水，搅拌提取 30 分钟，过滤压榨成肉饼，捣碎后再加 3 倍量的冷蒸馏水提取 1 次，合并 2 次滤液，按总体积加冰醋酸至 4%，再用 6mol/L 盐酸调 pH 值至 3，冷处静置 3 小时，经布氏漏斗过滤至澄清，得提取液。

[吸附] 用处理好的氯型 201×7 或 717 阴离子交换树脂装入色谱柱，柱高与直径之比为 (3:1)～(5:1)，用 pH 值＝3 的水平衡柱后，将提取液上柱，流速控制在 0.6～1mL/（cm^2·min）左右，吸附 ATP。上柱过程中用 DEAE-C* 薄板检查，待出现 AMP 或 ADP 斑点时，即开始收集（从中回收 AMP 和 ADP）。继续进行，待追踪检查出现有 ATP 斑点时，说明树脂已被 ATP 饱和，停止上柱。

[洗脱] 饱和 ATP 柱，用 pH 值＝3、0.03mol/L 氯化钠液洗涤柱上滞留的 AMP、ADP 及无机磷等，流速控制在 1mL/（cm^2·min）左右。薄层检查无 AMP、ADP 斑点并有 ATP 斑点出现时，再用 pH 值＝3.8、1mol/L 氯化钠液洗脱 ATP，流速控制在 0.2～0.4mL/（cm^2·min），收集洗脱液。在 0～10℃ 进行操作，以防 ATP 分解。

[除热源与杂质] 将洗脱液按总体积计，以 0.6% 的比例加入硅藻土，以 0.4% 的比例加入活性炭，搅拌 10 分钟，用 4 号垂熔漏斗过滤，收集 ATP 滤液。

[结晶、干燥] 用 6mol/L 的盐酸调 ATP 滤液至 pH 值＝2.5～3，在 28℃ 水浴中恒温，加入滤液量 3～4 倍体积的 95% 乙醇，不断搅拌，使 ATP 二钠结晶，用 4 号垂熔漏斗过滤，分别用无水乙醇、乙醚洗涤 1～2 次，收集 ATP 二钠结晶，置五氧化二磷干燥器内真空干燥，即得 ATP 成品。

(2) 光合磷酸化法　叶绿体于 1954 年由美国生化学家阿诺恩（Danicl Iarnon）从碎菠菜叶的细胞里分离出来的。在叶绿体中含有整套的酶和有关物质（细胞色素）。叶绿素结构中卟啉环中间有一个镁原子。它能把捕到的太阳能，依靠细胞色素氧化磷酸化法转变为 ATP，这个过程称为光合磷酸化作用。采用绿色植物中的叶绿体，吸收和利用光能，制造 ATP 的方法称为光合磷酸化法。也就是在离体条件下利用植物叶中的叶绿体，把光能转变成高能磷酸键，固定在 ADP 上，使 ADP 变为 ATP。

反应原理：

$$第一步\quad AMP + ATP（引子）\xrightarrow{\text{肌激酶}} 2ADP$$

$$第二步\quad 2ADP + 2Pi \xrightarrow[\text{叶绿体，PMS}]{\text{光，2Mg}^{2+}} 2ATP$$

$$总反应\quad AMP + 2Pi \xrightarrow[\text{叶绿体，Mg}^{2+}\text{，PMS}]{\text{光，肌激酶}} ATP$$

工艺路线（图 9-4）：

图 9-4　光合磷酸化制备 ATP 的工艺路线

工艺过程：

[光合反应] 叶绿体悬浮液的制备：取新鲜菠菜叶 7kg，用水洗净，加入 Tris 缓冲液 10L，倾入捣碎机中捣碎，2～3 分钟，离心甩滤，即得叶绿体悬浮液。

取 85cm×185cm 反应盘，反应液层厚约 0.5cm，每个反应盘 1 次可投料 55g AMP。光照用 1000W 碘钨灯 15 个，光强为 130000lx。反应温度为 18℃（14～22℃）。灯与反应盘之间加一玻璃盘，通流动的冷水隔热，反应盘下面装有冷冻盐水管冷却。

取 150g 磷酸氢二钠，用 2L 蒸馏水加热溶解，另取 Tris 50g、AMP 55g，加入其中，搅拌溶解后，加水稀释成 4L，再用 6mol/L 盐酸调节 pH 值至 7.8～7.9。另取 ATP 4～5g（含量 50%～60%，作为引子）、0.308% 二氮蒽甲硫酸盐（PMS）溶液 50mL 和肌激酶 250mL。混合后加入叶绿体悬浮液中，溶液的 pH 值为 7.9～8，搅匀抽样测定游离磷反应，开始光照，温度控制在 18℃ 左右，每隔 15 分钟抽样测定游离磷变化情况，至不变为反应完成，1～1.5 小时。停止照光，降温至 10℃ 以下，在搅拌中加入 400g/L（40%）三氯乙酸 1kg 凝固蛋白质，用纱布过滤，得上清液。

[树脂法提纯] 取上清液加入 3～4 倍体积的 95% 乙醇，稍稍搅拌均匀，雪花状白色沉淀物迅速下降，在 10℃ 左右放置 4～5 小时，倾去乙醇上清液，过滤得 ATP 粗品。将粗品溶于少量蒸馏水中，加硅藻土（为粗品质量的一半），吸附去杂质，搅拌 1 分钟，过滤，得浅杏黄色澄清透明液。然后，上 732 氢型阳离子树脂柱，去阳离子，流出液 pH 值至 6.5～7 后，上 717 氯型阴离子树脂柱，流速控制在 6～10mL/min，用 250g/L（25%）乙酸钡检查流出液，若出现白色沉淀，则吸附饱和。每 100g 湿树脂约吸附 20g ATP。

[ADP 的洗脱] 用 pH 值 =2.5、0.003mol/L 盐酸（内含 0.03mol/L 氯化钠）溶液洗脱至电泳检查流出液中 ADP 消失，测定 A_{260nm} 读数降至稳定，并略有回升，即有 ATP 出现，停止洗脱 ADP，待洗脱 ATP。洗脱下的 ADP 溶液，调节 pH 值至 7，用阴离子树脂柱浓缩回收。

[ATP 的洗脱] 用 pH 值 =3.8、1mol/L 氯化钠溶液洗脱，至流出液不再被乙醇沉淀为止。洗脱下的 ATP 溶液，加硅藻土去热源（1g ATP 加 0.5～1g 硅藻土），过滤，调节 pH 值至 3.8，加 3～4 倍体积的 95% 乙醇，放置过夜。倾去上清液，用 3 号垂熔玻璃漏斗过滤，先后用无水乙醇、乙醚各洗涤 3 次，进行脱水，成白色粉末状，置五氧化二磷的真空干燥器中干燥，即得 ATP 精制

品。按 AMP 质量计算，收率 50%～60%，含量 85% 以上。

（3）氧化磷酸法　氧化磷酸化法是利用酵母为工具，加入 AMP、葡萄糖、无机磷，经 37℃ 培养发酵，把葡萄糖氧化成乙醇和二氧化碳，同时放出大量的能量，转变成化学能，促使 AMP 生成 ATP。在酵母中的腺苷酸激酶几乎可以定量地把 AMP 转变成 ATP，其转化率达 90%，理论收率达 85%。

反应原理：

第一步　AMP + ATP（引子）$\xrightarrow{\text{酵母腺苷酸激酶}}$ 2ADP

第二步　葡萄糖 + 2ADP + 2Pi $\xrightarrow{\text{Mg}^{2+}}$ 2C$_2$H$_5$OH + 2CO$_2$ + 2ATP

总反应　AMP + 2Pi $\xrightarrow[\text{葡萄糖，Mg}^{2+}]{\text{腺苷酸激酶}}$ ATP

工艺路线（图 9-5）：

图 9-5　氧化磷酸法制备 ATP 的工艺路线

工艺过程：

［氧化反应］取 AMP（含 85% 以上）50g 用 2L 水溶解，必要时用 6mol/L 氢氧化钠溶液调至全部溶解。另取磷酸氢二钾（K$_2$HPO$_4$·3H$_2$O）184.4g、磷酸二氢钾（KH$_2$PO$_4$）57.5g、硫酸镁（MgSO$_4$·7H$_2$O）17.5g 溶于 5L 的自来水中。再将两溶液混合后，投入离心甩干的新鲜酵母 1.8 ～2kg 及葡萄糖 175g，立即在 30～32℃ 下缓慢搅拌，发酵起泡，每 30 分钟抽样 1 次，用电泳法（或测定无机磷方法）观察转化情况，约 2 小时，部分 AMP 转化成 ADP 或 ATP 时，提高温度至 37℃，至 AMP 斑点消失为止，全部反应时间 4～6 小时。然后将反应冷却至 15℃ 左右，加入 400g/L（40%）三氯乙酸 500mL，并用盐酸调 pH 值至 2，用尼龙布过滤，去酵母菌体和沉淀物，得上清液。

［分离纯化］在上清液中加入处理过的颗粒活性炭，于 pH 值 = 2 下缓慢搅动 2 小时，吸附 ATP。用倾泻法除去上清液后，用 pH 值 = 2 的水洗涤活性炭，漂洗去大部分酵母残体后，装入色谱柱中，再用 pH 值 = 2 水洗至澄清，用 V（氨水）：V（水）：V（95% 乙醇）= 4：6：100 的混

合液洗脱 ATP，流速为 30mL/min。

将 ATP 氨水洗脱液置于冰浴中，用盐酸调 pH 值至 3.8，加 3～4 倍体积的 95% 乙醇，在 5～10℃ 静置 6～8 小时，倾去乙醇，沉淀即为 ATP 粗品。将粗品溶于 1.5L 蒸馏水中，加硅藻土 50g 搅拌 15 分钟，布氏漏斗过滤，取滤液。

将上述滤液调 pH 值至 3，上 717 氯型阴离子柱（一般 100g 树脂可吸附 10～20g 的 ATP），吸附饱和后用 pH 值=3 的 0.03mol/L 氯化钠液洗柱，去 ADP 和杂质。然后用 pH 值=3.8、1mol/L 氯化钠液洗脱，收集乙醇沉淀部分的洗脱液。

［精制］洗脱液加硅藻土 25g，搅拌 15 分钟，抽滤，清液调 pH 值至 3.8，加 3～4 倍体积的 95% 乙醇，立即产生白色 ATP 沉淀，置冰箱中过夜。次日倾去上清液，用丙酮、乙醚洗涤液沉淀，脱水，用垂熔漏斗过滤，置五氧化二磷干燥器中，减压干燥，即得 ATP 成品。按 AMP 质量计算，收缩 100%～120%，含量 80% 左右。

（4）产氨短杆菌直接发酵法　某些微生物在适量浓度的 Mn^{2+} 存在时，其 5-磷酸核糖、焦磷酸核糖、焦磷酸核糖酶和核苷酸焦磷酸化酶，能从细胞内渗出来，若在培养基中加入嘌呤碱基，可分段合成相应的核苷酸。已知棒状杆菌、小球杆菌、接杆菌等都能在含有腺嘌呤的培养基中合成 ATP 成品。能源供应与氧化磷酸化法一样。

工艺路线（图 9-6）：

图 9-6　产氨短杆菌直接发酵法制备 ATP 的工艺路线

工艺过程：

［菌种培养］培养基组成葡萄糖 10%、硫酸镁（$MgSO_4 \cdot 7H_2O$）1%、尿素 0.3%、氯化钙（$CaCl_2 \cdot 2H_2O$）0.01%、玉米浆适量、磷酸氢二钾 1%、磷酸二氢钾 1%，pH 值=7.2。种龄通常为 20～24 小时，接种量 7%～9%，pH 值控制在 6.8～7.2。

［发酵培养］500L 发酵罐培养 28～30℃，24 小时前通风量 1:0.5（体积比），24 小时后通风量 1:1（体积比），40 小时后投入腺嘌呤 0.2%、6501（椰子油酰胺）0.15%、尿素 0.3%，升温至 37℃，pH 值=7.0。

［提取、精制］发酵液加热使酶失活后，调节 pH 值至 3～3.5，过滤去菌体，滤液通过 769 活性炭柱，用氨醇溶液洗脱，洗脱液再经氯型阴离子柱，经氯化钠-盐酸溶液洗脱，洗脱液加入冷乙醇沉淀，过滤，丙酮洗涤，脱水，置五氧化二磷真空干燥，得 ATP 精品。发酵液体积计算，收率为 2g/L。

3. 注释

（1）应用兔肌肉为原料的提取法生产 ATP：曾采用三氯乙酸沉淀蛋白质，以钡盐和汞盐纯化

ATP。此法耗用试剂多，成本高，易造成环境污染，另外直接危及操作人员健康。后改用蒸馏水提取 ATP，树脂精致纯化，从根本上解决了上述存在的问题，又可回收 AMP、ADP，兔肉渣还可食用，总收率并不比汞盐法低。

（2）201×7 或 717 阴离子交换树脂的处理：新树脂先以蒸馏水漂洗（必要时用乙醇浸泡，除去有机杂质），然后加入 3 倍于树脂量的 2mol/L 氢氧化钠液，搅拌 4 小时后，用蒸馏水漂洗至 pH 值＝7 左右，再改用 3 倍于树脂量的 2mol/L 盐酸液，搅拌 4 小时后，用蒸馏水洗至 pH 值＝4.5 左右即可使用。

（3）DEAC-C 薄层板的制备及 ATP 检测法：DEAC-C 以 2mol/L 氢氧化钠液处理 2 小时后，用蒸馏水洗至中性，再以 1mol/L 盐酸处理 2 小时，蒸馏水洗至 pH 值＝4，60℃烘干。制板时，取洗净烘干的长 15cm、宽 2.5cm 的玻片，将烘干的 DEAC-C 用 3 倍体积的蒸馏水混匀，铺在玻片上，平放阴干后，60℃干燥备用。

测试时，取待查试样，吸取 10～20μl，点样，冷风吹干，将点样的一端插入 0.05mol/L 的枸橼酸-枸橼酸钠缓冲液中展层（样点不得浸入缓冲液），展开 5～8 分钟后，取出薄板以热风吹干，于紫外分析仪下检视荧光的斑点，在薄板上方出现 V 形的是 AMP 点，中间的是 ADP 点，原点附近的是 ATP 点。

（4）肌激酶的制备：取乙二胺四乙酸钠（EDTA）27.9g、氢氧化钠 63g，加冰冷蒸馏水溶解后，稀释至 37.5L。取家兔击昏放血剥皮，割下背肌、腿肌和腹肌，浸入冰块中，冷却搅成肉浆，加入等体积的上述溶液搅拌 10min，提取、离心，收集上清液。肉渣再提取一次，合并两次提取液，按 1L∶50mL 比例加入 2mol/L 盐酸，置沸水浴中加热到 90℃，保温 3 分钟，立即转移到冰浴中冷却至 20℃左右，再用 2mol/L 氢氧化钠调至 pH 值＝6.5，出现白色沉淀后，离心，收集上清液，置低温冰箱冷冻密封保存，活力一般可维持两个月左右。

（5）产氨短杆菌 B1 是生物素缺陷型菌株，其诱变菌株也依赖生物素作为生长因子。玉米浆含有丰富的生物素，加入培养基中使 ATP 的产量显著提高。

由腺嘌呤转化成 AMP、ADP、ATP，常是 AMP 为最多。为了提高 ATP 的产量，在适当的时候加入表面活性剂或有机溶剂如 6501、聚山梨酸 60、正丙醇、三氯甲烷、乙二醇等十余种物质，对 ATP 生成有促进作用。最好是 6501、三氯甲烷，促进作用比较稳定，使用方便。

发酵后期的温度对 ATP 酶系统有明显的影响。有 37℃投入腺嘌呤后，24 小时生成 ATP 达到高峰。

在菌体的不同培养时间里，投入腺嘌呤观察其效果，以培养 36～48 小时之间投入腺嘌呤，对高产 ATP 最为适宜。投腺嘌呤前的温度 28～30℃，24 小时前风量 1∶0.5L/（L·min），24 小时后为 1∶1L/（L·min）。发酵至 40 小时投入腺嘌呤达 0.2%、6501 0.15%、尿素 0.3%，并升温至 37℃，控制 pH 值＝7 左右，继续通风搅拌培养。

第十章

糖类药物

扫一扫，查阅本章数字资源，含PPT、音视频、图片等

　　糖生物学的概念在 1988 年提出，它的提出标志着人类对糖及糖类化合物的研究已经成为世界药学和生物学界研究的热点。糖是自然界存在最丰富的生物分子之一，是体内细胞重要的能源；糖还对机体细胞和组织起到机械保护作用，如肽聚糖、脂多糖、甘露聚糖、蛋白聚糖等；糖与机体的免疫关系密切，在动物免疫系统调和过程中起到了重要作用；另外，糖也是一类重要的信息分子。糖类药物一直是药物的一个重要组成部分，在过去的几十年里，随着有机化学家和生物学家对糖的结构、合成和生物学功能等方面进行了大量探索性研究，糖类药物的设计、发现和制备也得到了不断的发展。糖类药物应用范围非常广泛，对治疗各种疾病都显示了巨大的前景，如免疫系统疾病、心血管系统疾病、神经系统疾病、感染性疾病、癌症和炎症等。目前，广义的糖类药物已达 500 多种，如肝素、阿卡波糖等，并且糖类药物的市场使用量在不断攀升。而针对糖类药物的研制和开发也空前活跃，已从天然产物中分离出多种糖类化合物，进行了药理研究，有的正在进行抗肿瘤、糖尿病治疗的临床试验。而随着糖生物学的发展，每一种糖的新功能的发现都会引发一场药物研究的大竞赛，如疫苗、药用辅料、诊断试剂等。

第一节　糖类药物的发展

　　目前，糖类药物概念已由一般的含糖结构药物拓展到以糖类为基础的药物。含糖结构的药物包括基于糖类的药物、糖修饰药物、用于药物寻靶和药物转运的糖类化合物。基于糖类的药物主要包括肝素〔由 α-D-氨基葡萄糖（N-硫酸化，O-硫酸化或 N-乙酰化）和 O-硫酸化糖醛酸（α-L-艾杜糖醛酸或 β-D 葡萄糖醛酸）交替连接形成的聚合物〕、罗红霉素（10-1）、葛根素（10-2）、阿卡波糖（10-3）、多糖疫苗等。糖修饰药物指的是出于提高生物利用度、调节血浆半衰期、改变母体药物活性目的，使用多种生物技术对母体进行糖修饰的药物，如葡萄糖醛酸与5-氟尿嘧啶结合后，能降低毒副作用，提高抗肿瘤活性，结构各异的糖基在糖复合物的生物活性上起着重要作用。而用于药物寻靶和药物转运的糖类化合物主要包括伽马环糊精（10-4）等，一种优良的药物载体，被广泛应用于药剂学领域中。目前，国内外许多大型药企已致力于糖类药物的开发，许多以糖类为基础的药物，如伏格列波糖、泰利霉素、多糖抗流脑疫苗等相继投入市场，抗癌、抗艾滋病疫苗等多种相关糖类药物也正在研发中。总的来说，糖类药物应用范围广泛，它的未来发展前景非常广阔。

罗红霉素（10-1）

葛根素（10-2）

阿卡波糖（10-3）

伽马环糊精（10-4）

一、天然产物中发现的糖类药物

天然药物是指从植物、动物、矿物、微生物及海洋生物等资源中提取分离出来的药物，它一直是人类获取药物治疗的主要途径。几千年前，我国就有神农氏尝百草的传说，唐代医药学家孙思邈的《备急千金要方》，明代李时珍编写的《本草纲目》等古代医药学著作体现了中华民族一直从中草药中发现药物，这也是人类繁衍昌盛的一个重要原因。近年来，我国以中草药为原料开发出了多种新药，如小檗碱、麻黄碱、天麻素等。尤其是近年来，随着现代药理学、分子生物学、分析化学、药物设计学等理论及相关技术的发展，天然药物的研究开发也在不断现代化，已揭开了新的篇章。

自然界的多糖分布丰富，结构复杂且种类繁多。最早被中华民族用作补益类中草药的地黄、黄精、黄芪等被证明含有大量的多糖。另外，桑叶多糖、刺五加多糖、南瓜多糖、大黄多糖、麻黄多糖等均被证明有药理活性。真菌的药用历史悠久，分离出来的灵芝多糖具有抗肿瘤活性，增强细胞免疫等功能。另外，香菇多糖、茯苓多糖、猴头多糖也是抗癌等药理研究的热点。从动物体内也发现了多种多糖，如从牛眼中分离的透明质酸被广泛用于眼科和外科手术。肝素是动物多糖的代表药，是由两种多糖交替连接而成的多聚体，其中，低分子量肝素片段分子质量范围从 2500～8000Da 不等，其阴离子活性基团能与抗凝血酶Ⅲ的阳离子基团结合并使之激活，加速抗凝血酶-凝血酶复合体形成，因而在体内外均具有抗凝作用，临床上主要用于血栓栓塞性疾病、心血管疾病、体外循环、血液透析等。

糖苷类化合物在自然界分布也广泛，第一个用于心脏病的药物，就是从植物洋地黄中分离出来的洋地黄苷，一种强心苷。百年老药阿司匹林也源于柳树分离出的水杨苷的结构改造。此外，从天然药物中陆续分离出具有药理活性的糖苷类化合物，如人参总皂苷、三七总皂苷、桔梗总皂苷、苦杏仁苷、黄芪甲苷、熊果苷、橙皮苷及红景天苷。其中，人参总皂苷包含人参皂苷 R_a、R_b、R_c、R_d、R_e、R_f、R_g 等，桔梗总皂苷包含桔梗皂苷 D、去芹菜糖桔梗皂苷 D、远志皂苷 D 等，这些化学成分都得到了深入的研究。

微生物也是发现糖类药物的天然产物来源之一。链霉素分子结构中含糖结构，也是糖类药物，是由链霉菌产生的一类氨基糖苷类抗生素；红霉素是从放线菌红色链球菌中分离得到；万古霉素从东方链球菌发酵中分离获取。这些抗生素也具有糖苷类化合物的特点，由非糖部分和糖基两部分组成，如红霉素，非糖部分一般具有 12～16 元碳骨架的大环内酯，而糖基包含 1～3 个氨基糖。红霉素的作用机制是它能与细菌核蛋白体的 50s 亚基结合，抑制转肽及信使核糖核酸移位，进一步抑制蛋白质合成。替考拉宁为游动放线菌属发酵液中产生的抗生素，也是一种糖类药物，结构与万古霉素相似，通过抑制黏肽的形成而抗菌。

另有以糖、糖蛋白、糖酶为药物靶标的天然药物，如凝集素，糖酶抑制剂等。

除陆地生物外，海洋生物种类繁多，在糖类药物开发中有着广阔的前景。例如，从藻类提取出的许多酸性多糖，具有抗炎、抗肿瘤及其他生物活性。

二、药物设计中发现的糖类药物

有些天然药物活性成分结构复杂、含量低、毒副作用大，因此，药学家们以母体化合物为先导物合成结构简单、毒副作用小的产物，这些结构修饰、合成、半合成或生物合成为人类提供了不依赖大自然的新药。一个经典例子，由普通肝素经化学或生物降解得到的低分子量肝素同样具有抗凝作用，且比普通肝素皮下注射生物利用度高，体内半衰期为普通肝素 8 倍，且副作用少。但是，随着不同生产工艺的应用，各工艺产品也体现出各自的特点，如存在不同的末端结构、分子量及活性，因此其药理作用和临床适应证也会有所不同，目前常见的低分子量肝素制剂有达肝素钠（dalteparin）、依诺肝素钠（enoxaparin sodium）、亭扎肝素（tinzaparin）、帕肝素钠（parnaparin sodium）、那曲肝素钙（nadroparin calcium）等。另一个经典例子，1880 年，鬼臼毒素首次从植物中提取，在经过长期的药物设计、结构修饰及药理实验后，美国食品药品监督管理局最终于 1983 年批准依托泊苷上市，这是一种半合成鬼臼脂素衍生物，为细胞周期特异性的抗肿瘤药，抗癌谱较广。而针对一些抗生素的结构修饰，如红霉素，先后有罗红霉素、阿奇霉素等上市，这些衍生物相比母体，药物疗效增加，副作用降低。目前，随着计算机辅助药物设计的进步，药物新靶标的发现及多向药理学的提出，相信会有越来越多的新糖类药物被发现。

糖类疫苗也会随着科学技术的发展，从纯化和提取有效抗原、基因重组抗原发展到人工合成抗原。针对各种恶性肿瘤、人类免疫缺陷性病毒等表面碳水化合物抗原决定簇，可以进行合适的疫苗设计，使用化学合成的手段获取这些常规手段难得到的抗原，再进行生物学评估。目前，化学合成疫苗的研制已取得了一定的进展，展现了广阔的应用前景。

生物分子库在药物筛选中显现了非常重要的作用，因此要建立糖库来开辟糖类药物来源，乳汁有可能成为有开发前途的糖库。建立不同类型的糖库，可采用酶解、化学降解和部分水解法。另外，糖类药物副作用比其他药物小，可以通过改造现有药物，延长药物在体内的半衰期，或使药物靶向定位到机体特定部位，从而提高药物的疗效。

第二节 糖类药物的分类

含糖结构的药物类型繁多，可以根据药效、作用机制、来源及组成等方法进行分类，如根据适应证可以分为抗菌、抗病毒、抗肿瘤、抗高血糖、抗凝血、免疫调节药物等，这种方法有较好的直观性，但一种药物往往具有多种药理作用及机制。因而，我们按照糖类药物的组成进行分类。

一、简单糖类药物

简单糖类药物属于典型的糖类药物，主要包括单糖、低聚糖、多聚糖等组成的糖类药物。这类化合物最早从动、植物中提取、分离和纯化，被人类用作食物和药物，数量巨大且分布最为广泛。人类是在被动获取食物后，经过长期的经验总结，慢慢地探索出这些典型糖类药物。特别是近代医学、化学的开拓，现代分子生物学、药理学、糖类化学、糖基化工程学的不断发展和进步，更加系统地阐述简单糖类药物的结构、理化性质和药理作用，并予以制备方法的改进。目前，简单糖类药物已广泛地应用于各种疾病治疗，服务于人类社会。

1. 单糖 单糖是组成糖类药物的基本单元，是多羟基醛或多羟基酮类化合物。目前发现的单糖有 200 多种，如葡萄糖（10-5）、果糖（10-6）、甘露糖（10-7）、木糖（10-8）、半乳糖（10-9）、山梨醇（10-10）等。常见的结构形式可分为五（六）碳醛糖、六碳酮糖、支碳链糖、氨基糖、去氧糖、糖醛酸、糖醇及环醇等。

葡萄糖（10-5）　　　　果糖（10-6）

甘露糖（10-7）　　　　木糖（10-8）

半乳糖（10-9）　　　　山梨醇（10-10）

2. 低聚糖 低聚糖也称为寡糖，是一类由 2-9 个单糖经脱水缩合形成糖苷键连接成的直链或支链聚合糖，其构成单元一般为五碳或六碳糖，包括蔗糖（10-11）、海藻糖（10-12）、樱草糖（10-13）等。根据单糖组分的不同，寡糖可以分为两类，即由一种单糖结合而成的均一寡糖和由 2 种或 2 种以上单糖结合而成的杂寡糖。根据寡糖的生物学功能又将其分为功能性寡糖和普通寡糖两大类。普通寡糖中有人们熟悉的蔗糖、麦芽糖、乳寡糖、寡葡萄糖、半乳寡糖、寡乳糖等。

蔗糖（10-11）

海藻糖（10-12）

樱草糖（10-13）

3. 多聚糖 多聚糖又称为多糖，是由 10 个以上单糖通过糖苷键连接而成，其分子式可以表示为 $C_x(H_2O)_y$，其单糖数目为数百甚至数千个。由一种单糖组成的多糖称作均多糖，有两种以上单糖组成的多糖称作杂多糖。多糖在自然界分布极广，高等植物、藻类、菌类及动物体内均有存在，是自然界含量最丰富的生物聚合物。天然产物中糖类往往具有生物活性，植物多糖有枸杞子多糖、桔梗多糖、茶叶多糖、当归多糖、黄芪多糖、人参多糖、刺五加多糖等；微生物多糖有香菇多糖（10-14）、灵芝多糖、银耳多糖、猪苓多糖、酵母多糖、裂褶多糖等；动物多糖有壳聚糖等。这些从天然药物中提取得到的多糖通常具有生物活性，其活性通常与立体结构等有关。

香菇多糖（10-14）

二、糖苷类药物

简单糖类只含有糖类，不含有其他成分。然而，在广义的糖类药物中，非糖部分能和糖或糖的衍生物通过羟基与苷元脱水反应形成糖苷类，并且生物效应由糖基与苷元协同作用。如甘草酸（10-15）、苦杏仁苷（10-16）、天麻素（10-17）、芒果苷（10-18）、地高辛（10-19）、链霉素（10-20）、红霉素（10-21）等。此外，我们根据苷键原子可以将苷类分为氧苷、硫苷、氮苷和碳苷等，种类繁多。

甘草酸（10-15）

苦杏仁苷（10-16）

天麻素（10-17）

芒果苷（10-18）

地高辛（10-19）

链霉素（10-20）

红霉素（10-21）

三、糖蛋白和蛋白聚糖

在生物体内，很多寡糖和多糖是与蛋白或脂肪等物质结合存在的，即糖蛋白、蛋白聚糖或糖脂，如肝素、硫酸软骨素、透明质酸等糖胺聚糖通常以蛋白聚糖状态存在。

糖蛋白是以蛋白质为主，在蛋白质多肽链骨架上共价连接寡糖链形成的生物大分子。主要分布在细胞外液、血浆、细胞膜等处。糖蛋白发挥生物学作用主要是蛋白质部分，但寡糖链影响了蛋白质部分的构象稳定性；同时保护糖蛋白不受蛋白酶的水解，延长其半衰期；并参与分子的识别作用。

蛋白聚糖指的是一条或多条糖胺聚糖以共价键与核心蛋白形成的化合物。与糖蛋白存在差别，蛋白聚糖中糖的比例大，约为95%以上，且在寡糖链结构上与糖蛋白存在根本差别，具有多糖性质。蛋白聚糖主要分布在软骨、结缔组织、角膜基质、关节滑液等组织，由糖胺聚糖和核心蛋白组成。常见的糖胺聚糖有硫酸软骨素类、透明质酸、肝素等。

另外，以糖链或含糖片断修饰蛋白、糖脂等大分子，形成新结构、新功能的糖复合物，在糖生物学研究中有着广泛的应用。

第三节　糖类药物的作用与用途

糖类药物在体内的药物靶标较多，起到不同的药理作用，而且很多糖类药物在体内可以分解为单糖，补充机体的糖分，具有一定的保健作用。治疗糖尿病的糖类药物主要作用于胃肠内酶类，起到控制血糖作用；部分糖类药物作用于血清内糖结合蛋白，起到免疫、凝血作用，如肝素；部分糖类药物作用于细胞表面，参与细胞和细胞、细胞和活性分子的相互作用，干扰细胞的整体活动，起到抗炎、抗感染作用等；部分糖类药物作用于细胞内受体或细胞外间质，起到抗肿瘤、抗菌和抗病毒作用，如氨基糖苷类抗生素、高分子量多糖。总之，糖类药物相比其他药物，药理作用较广泛，副作用较低。

一、简单糖类药物

目前临床常用的单糖及其衍生物主要有葡萄糖、甘露糖、山梨醇、葡萄糖醛酸内酯、葡萄糖酸钙、植酸钙、肌醇和1,6-二磷酸果糖等。

（一）单糖

单糖的主要生理作用及药理活性包括：提供人体所需的能量；调节渗透压；作用于肝脏，减轻肝脏负担，具有解毒作用；作用于心肌，改善心肌缺血症状等。

1. 葡萄糖　葡萄糖（10-5）是人体主要的热量来源之一，每1g葡萄糖可产生16.7kJ热能，故被用来补充热量，治疗低糖血症。当葡萄糖和胰岛素一起静脉滴注，糖原的合成需钾离子参与，从而钾离子进入细胞内，血钾浓度下降，故被用来治疗高钾血症。高渗葡萄糖注射液快速静脉推注有组织脱水作用，可用作组织脱水剂。另外，葡萄糖是维持和调节腹膜透析液渗透压的主要物质。

临床上葡萄糖主要用于补充热能、全静脉营养疗法、低糖血症、饥饿性酮症、失水、高钾血症、组织脱水等。该药的主要不良反应包括静脉炎、局部肿痛、反应性低血糖、高血糖非酮症昏迷及电解质紊乱等。糖尿病酮症酸中毒未控制者及高血糖非酮症性高渗状态禁用。

2. 甘露醇　甘露醇（10-22）在体内不被代谢，经肾小球滤过后在肾小管内甚少被重吸收，减少肾小管对水及 Na^+、Cl^-、K^+、Ca^{2+}、Mg^{2+} 和其他溶质的重吸收；并促进前列腺素分泌，从而扩张肾血管，增加肾血流量，起到渗透利尿作用。由于输注甘露醇后肾小管血流量增加，当某些药物和毒物中毒时，这些物质在肾小管内浓度下降，对

甘露醇（10-22）

肾脏毒性减小，而且经肾脏排泄加快；此外，甘露醇还具有组织脱水作用，可以提高血浆渗透压，导致组织内（包括眼、脑、脑脊液等）水分进入血管内，从而减轻组织水肿，降低眼内压、

颅内压和脑脊液容量及其压力。

在临床应用上，甘露醇主要用作组织脱水药，治疗各种原因引起的脑水肿，降低颅内压，防止脑疝；降低眼内压；可作为渗透性利尿药；用于某些药物过量或毒物中毒（如巴比妥类药物、锂、水杨酸盐和溴化物等）；作为冲洗剂，应用于经尿道内作前列腺切除术；术前肠道准备。该药的不良反应有水和电解质紊乱、血容量减少、加重少尿、可致组织脱水，并可引起中枢神经系统症状。

3. 山梨醇　山梨醇（10-10）为甘露醇的异构体，作用与甘露醇相似但较弱。静脉注入本品浓溶液（25%）后，除小部分转化为糖外，在体内不被代谢，经肾小球滤过后在肾小管内甚少被重吸收，形成血液高渗，大部分以原型经肾排出，起到渗透利尿作用，可使周围组织及脑实质脱水，从而降低颅内压，消除水肿。

山梨醇作用峰值出现在注射后 2 小时，明显地使脑水肿逐渐平复，紧张状态消失，脑脊液压下降。该药适用于治疗脑水肿及青光眼，也可用于心肾功能正常的水肿少尿。该药的主要不良反应有水和电解质紊乱、寒战、发热、排尿困难、血栓性静脉炎、皮疹、荨麻疹、呼吸困难、过敏性休克及口渴。

4. 1,6-二磷酸果糖　1,6-二磷酸果糖（10-23）为葡萄糖代谢过程中的中间产物。外源性的二磷酸果糖可作用于细胞膜，通过激活细胞膜上的磷酸果糖激酶，增加细胞内高能磷酸键和三磷酸腺苷的浓度，从而促进钾离子内流，恢复细胞静息状态，增加红细胞内二磷酸甘油酸的含量，抑制氧自由基和组织胺释放，有益于休克、缺血、缺氧、组织损伤、体外循环、输血等状态下的细胞能量代谢和对葡萄糖的利用，起到促进修复、改善细胞功能的作用。

1,6-二磷酸果糖（10-23）

临床常用于心肌缺血、休克、缺氧、组织损伤的辅助治疗。该药耐受性良好，但可有滴注部位疼痛、皮疹、口唇麻木，偶见头晕、胸闷及过敏反应。

（二）寡糖

寡糖是由 2～9 个单糖经糖苷键缩聚而成的低分子糖类聚合物，具有低热、稳定、安全无毒等性质。寡糖药物主要有壳寡糖、木寡糖和甘露寡糖等，在疾病诊断与预防、营养与保健、畜牧养殖、植物生长调节及抗病等方面具有一定的作用。

1. 改善消化道菌群和肠道内环境　由于人体肠道内没有水解这些低聚糖的酶，因此寡糖药物经过肠道时不能被消化而直接进入大肠，可以优先被肠道内的双歧杆菌利用，能够促进消化道有益细菌的生长，提高机体抵抗力；同时，发酵产生的酸性物质使整个肠道的 pH 值下降，抑制了有害菌的生长；功能性寡糖也能够吸附肠道病原菌，对机体起到保健作用。最终，寡糖药物调节胃肠功能，防治便秘和腹泻。

2. 提高体免疫　寡糖药物可以作为一种免疫原刺激体产生免疫应答，增强体免疫功能、延缓衰老和抗肿瘤。如壳聚寡糖具有刺激提高动物细胞免疫和防御功能的功能，从而抗病毒。另外，具有免疫决定作用的糖的结构确定，以及糖合成方法的改进，也使以糖为基础的疫苗发展成为可能。

3. 降低血清胆固醇　寡糖药物能促进机体内有益菌的增殖，而双歧杆菌、嗜酸杆菌等有益菌可使胆固醇转化为机体不吸收的类固醇，降低血清胆固醇，降低血脂。

4. 其他　寡糖能促进钙、镁、锌、铁等矿物元素的吸收；预防龋齿。

另外，寡糖在生命体主要是以糖蛋白、糖脂和糖肽的形式存在，而这些糖缀合物在发挥生物学功能起决定作用的是那些寡糖残基。

（三）多糖

多糖数量巨大且广泛存在于动物、植物和微生物中，具有复杂且作用机制不完全明确的生物活性和功能，是糖类药物的主要研究方向，其代表药物有香菇多糖、肝素、阿卡波糖等。多糖结构受到多种因素影响，如单糖的组成与连接方式等，因此，多糖的生物活性也受到了生物来源等诸多因素影响。尽管现代分析测试技术的进步，如色谱、光谱、质谱和核磁共振等，但完全阐明多糖的结构仍然是个难题。多糖主要作用机制之一是其非特异性的免疫调节作用，从而导致细胞因子的产生。

1. 抗肿瘤活性　目前，许多文献已报道多种多糖显现了明显的体内和体外抗肿瘤活性。多糖的抗肿瘤活性一般是通过增强免疫细胞的活性来实现。多糖不仅能激活 T 细胞、B 细胞、巨噬细胞等免疫细胞，还能促进白细胞介素、肿瘤坏死因子和干扰素等细胞因子的生成，调节抗体和补体，从多个方面抑制肿瘤。多糖的抗肿瘤作用并非通过细胞毒作用完成的，所以对人体正常细胞的损害较小，毒副作用较低。近年来，氧化与炎症被证明卷入了癌细胞的形成和生长，植物多糖对抗氧化应激被认为是预防与治疗癌症的机制之一。

2. 抗病毒活性　研究表明，某些多糖对各种病毒有抑制作用，如艾滋病毒、单纯疱疹病毒、巨细胞病毒、流感病毒、囊状胃炎病毒、劳斯肉瘤病毒和鸟肉瘤病毒。多糖的抗病毒作用现已引起医药界的高度重视，尤其是硫酸多糖的强抗病毒活性，显示了多糖广阔的药用前景。目前，对细菌中引起特异性保护作用的细菌多糖进行提取纯化或制备抗癌、抗艾滋病疫苗。

3. 调节免疫功能　多糖主要影响免疫系统中的网状内皮系统、巨噬细胞、淋巴细胞及白细胞，促进 RNA、DNA 及蛋白质的合成，对补体、抗体及干扰素具有一定的诱生作用，从而增强人体免疫功能，增强机体的抗炎、抗氧化和抗衰老功能。

4. 降血脂、抗动脉粥样硬化作用　类肝素结构与肝素类似，能促进脂蛋白脂肪酶释放，使血液中大分子的脂质分解成小分子，因而对血脂过多引起的血清浑浊有澄清作用，也能明显降低血胆固醇。硫酸软骨素 A 也能使血清澄清，临床能较好降低高血脂患者血清胆固醇、三酰甘油，减少冠心病患者发病率和死亡率。肝素主要通过增强抗凝血酶的作用来抗凝血，用于凝血性疾病的治疗和预防。

5. 疫苗　糖基化是人体生理生化过程中普遍存在的现象，而糖缀合物中的糖链在病理过程中的异常和高表达，再加上异种生物糖链的特殊性，使糖类化合物作为抗原决定簇而引起特异性免疫反应，已被证实。基于此理论，在 20 世纪 50 年代起，伤寒 Vi 多糖疫苗、肺炎球菌多糖疫苗等被分离纯化，用于人群免疫接种，紧接着，合成糖类疫苗也用于临床前与临床研究。特别是近十年来，已有针对新生儿肺炎、脑膜炎、疟疾、肿瘤、艾滋病和多种真菌、细菌感染的糖类疫苗取得了突破性的结果，显示出了糖类疫苗广阔发展的前景。

二、糖苷类药物

糖苷是糖或糖醛酸与非糖部分组成以糖苷键连接的化合物，糖苷键是指特定类型的化学键，可分为氧苷键、氮苷键、硫苷键和碳苷键等。分子中非糖部分称作苷元，常见有黄酮、蒽醌、三萜类化合物，具有多种药理作用，在心血管系统、消化系统、呼吸系统、神经系统、机体免疫及抗炎抗肿瘤方面都有显著的活性。糖苷类药物在糖类药物中数量最多，很多中药的有效成分是糖苷，例如柴胡、桔梗、人参、甘草、远志等。另外很多的抗生素都属于糖苷类药物，代表药物有氨基糖苷类抗生素、大环内酯类抗生素、万古霉素类等。在这些糖苷类药物中，糖部分所起的作用目前不是很清楚，普遍的观点认为它影响到苷元的药物动力学特性，如吸收、转运等，最终形成整个分子结构的生物活性。

(一)微生物来源的氨基糖苷类抗生素

氨基糖苷类抗生素是由2个或多个氨基糖与氨基环醇通过氧桥连接而成的苷类抗生素。代表药物有来自链霉菌的链霉素、来自小单孢菌的庆大霉素等，还有阿米卡星、奈替米星等半合成氨基糖苷类药物。其抗菌机制是药物进入胞质，与细菌核糖体结合，干扰细菌蛋白质合成。

1. 直接对抗需氧革兰阴性杆菌 如大肠杆菌、痢疾杆菌、流感杆菌、肺炎杆菌、变形杆菌、鼠疫杆菌等，对结核杆菌也有效。对少数革兰阳性球菌也有效，单用无活性。对厌氧菌、真菌、立克次体、病毒无效。

2. 氨基糖苷类抗生素低浓度抑菌 高浓度杀菌；对繁殖期和静止期细菌均有较强作用；与青霉素合用对某些细菌有协同作用。

3. 临床主要用于治疗结核病 鼠疫、各种革兰阴性菌感染及败血症、肠球菌和草绿色链球菌所致的心内膜炎。

(二)植物来源的糖苷类药物

糖苷类化合物又称为配糖体，它是糖或糖醛酸等与另一非糖物质通过其端基的碳原子连接而成，其结构往往根据各类波谱进行测定。在植物中，原存于植物体内的苷称为原生苷，水解后失去一部分糖就称为次生苷，如苦杏仁苷与野樱苷。一些糖苷类化合物往往具有多种药理活性，如强心苷等。因此，植物来源的糖苷类化合物很多发展为临床药物单独使用。

1. 葛根素 葛根素（10-2）用于辅助治疗冠心病、心绞痛、心肌梗塞、视网膜动、静脉阻塞、突发性耳聋，具有提高免疫、改善微循环、扩张血管、增加冠脉流量、降低血压、减慢心律和降低心肌耗氧量而无明显负性肌力作用；还具有抗血栓、提高高密度脂蛋白、抗血管痉挛和降低血小板集聚等作用。

2. 天麻素 天麻素（10-17）别名4-羟甲基苯基-β-D-吡喃葡萄糖苷，用于神衰、神衰综合征及脑外伤性综合征，以及眩晕症、神经痛、头痛等。健脑补脑滋肾补脑，提气益神，可调节心脑血管功能，增强人体免疫能力。天麻素对脑力劳动者保持清醒的头脑和充沛的精力，以及延缓老年人衰老等具有良好的作用。

3. 地高辛 地高辛（10-19）是一种中速强心药，适应证为用于高血压、瓣膜性心脏病、先天性心脏病等急性和慢性心功能不全，以及控制伴有快速心室率的心房颤动、心房扑动患者的心室率及室上性心动过速，也可以用于用于急性心衰已得到控制，但还需要口服维持量药物的患者。使用过程中注意药物过量和药物相互作用。

红花黄色素（10-24）　　　　　　　　　　豆腐果苷（10-25）

4. 红花黄色素　红花黄色素（10-24）用于冠心病、血管栓塞性疾病、高血压、糖尿病并发症等。其具有扩张微细动脉、增加组织血液灌流量、改善微循环的作用；同时能抗血小板聚集、降低血液黏度、抗凝血、抑制血栓形成，并能调节血脂、清除有害氧自由基、防止细胞过度氧化。

5. 豆腐果苷　豆腐果苷（10-25）化学名为对苯甲醛-O-β-D-阿洛吡喃糖苷，用于缓解神经官能症引起的头疼、头昏及睡眠障碍，辅助治疗原发性头疼。临床应用证明，毒副作用较小，是一种安全有效的药物。

第四节　糖类药物的制备方法

糖类药物原料的天然来源有动植物和微生物，部分糖类药物采用化学合成的方法进行生产。对于动植物来源的糖类药物，多采用直接提取的方法，而对于微生物来源的多用发酵或酶催化法生产。

一、单糖、寡糖及相关衍生物的制备

一些动植物体内存在高含量的单糖、寡糖，采用直接提取的方法可使这些糖类药物从天然来源中获取。游离单糖和小分子寡糖易溶于冷水和温乙醇，可以采用直接水提或在中性条件下用50%乙醇方法提取，也可以在70~78℃回流状态下使用80%乙醇提取。一般来说，固液比为1：20左右，且进行多次提取。流程如下：将药材粉碎，置于提取器中，加适量乙醚或石油醚浸泡一定时间进行脱脂，将有机溶剂倾泻；药材再拌加碳酸钙，并使用50%乙醇温浸一定时间，将浸液合并后，于40~45℃下减压浓缩至适当体积；用中性醋酸铅去除杂蛋白及其他杂质，再通硫化氢气体去除铅离子，浓缩至黏稠状；用甲醇或乙醇温浸，去除一些无机盐或残留蛋白质等不溶物；醇液经活性炭脱色、浓缩和冷却，滴加乙醚或置入硫酸干燥器中旋转，析出晶体；使用吸附层析法或离子交换法进行粗制晶体的纯化。

二、多糖药物的制备

目前，由于多糖具有广泛且有效的药理作用，因而成为国内外研究的热点，大量的文献报道了多糖的提取、分离、纯化技术等。多糖的来源比较广泛，主要有高等植物多糖、动物多糖、微生物多糖等。而随着糖化学、分离新技术及糖生物学等科技的建立与发展，目前，可以通过传统提取分离与纯化、基因工程、微生物发酵、全合成、多糖结构修饰的方法来制备所需要的多糖。以下就工业生产中常见的制备方法简单叙述。

（一）动植物来源的多糖分离和纯化

多糖的提取方法与单糖有很大的不同，这是因为随着聚合度的增加，性质与单糖相差越来越大。多糖一般难溶于冷水，溶于热水而不溶于乙醇。酸性多糖、半纤维素可溶于稀碱，碱性多糖可溶于稀酸，而纤维素在以上溶剂均不溶。因为植物体内含有可水解多糖及其衍生物的酶，在提取之前必须抑制或破坏酶的活性，否则多糖会受到内源性水解酶的作用而分解。动植物及微生物细胞内多糖的组织细胞大多数有脂质包围，一般处理方法为粉碎材料后，加入甲醇或乙醇-乙醚（体积比1：1）混合溶液或石油醚进行脱脂。针对含色素较多的根、茎、叶、果实类等材料，还需要进行脱色处理。除此之外，动物中的多糖大多数与蛋白质结合，故常采用碱液提取法、中性盐溶液提取法和蛋白酶水解法。其中，酶法具有产物降解少、产量高、产物抗氧化活性高等优点。另外，为了防止苷键断裂，一般不在酸性条件下提取多糖。

1. 多糖的提取 药材经粉碎、脱脂和水溶液浸泡后合并，浓缩，加入乙醇醇沉，醇沉的醇浓度根据多糖的结构和性质而不同，一般在70%～85%的范围内。加入乙醇静置24小时后，分取沉淀，然后进行小分子杂质、蛋白质、色素等的去除处理。水层再进行醇沉，沉淀分别用95%乙醇、无水乙醇、丙酮洗涤，60℃减压干燥。

（1）稀碱液提取 对于不溶于冷水和热水，但可溶于稀碱的多糖，可采用此方法进行粗提。这类多糖一般是一些胶类，如木聚糖、半乳聚糖等。提取时先用冷水浸润药材，使其溶胀后，再用0.5mol/L的NaOH溶液提取。提取液使用盐酸中和至中性后，减压浓缩至一定体积，加乙醇醇沉，得多糖。对于在稀碱中不易溶出的多糖，可以加入硼砂，使其与多糖形成配位化合物后溶解。

（2）热水提取法 适用于那些不溶于冷水和乙醇，易溶于热水的多糖。方法是经冷水浸润的药材用80～90℃热水搅拌提取。

（3）酶水解法 相比碱提取法，酶水解法可以避免苷键的断裂。因此，蛋白酶水解法已经成为多糖的常用提取方法。理想的工具酶是专一性低、具有广谱水解作用的蛋白水解酶，如木瓜蛋白酶，被广泛用于蛋白质水解。酶消化后，提取液经处理除去小分子杂质及蛋白质（Sevag法、三氟三氯乙烷法、三氯醋酸法等），加入乙醇静置，分取沉淀即得多糖，如灵芝多糖、槐耳多糖等。

此外，多糖还可以采用稀盐酸法、超声波和微波辅助提取法。值得注意的是，同一种原料，用不同提取方法提取所得多糖往往是不相同的。

2. 多糖的纯化 多糖的纯化方法包括乙醇沉淀法、分级沉淀法、季铵盐络合法和离子交换层析法等。但由于多糖种类较多，性质各异，所以要选择合适的纯化方法。有时候一种方法很难达到理想的结果，需要多种方法联合应用。

（1）乙醇沉淀法 乙醇可以改变溶液的极性，致使多糖溶解度下降，是制备黏多糖最常用的方法。通常来说，采用乙醇沉淀法的多糖溶液，糖浓度以1%～2%为佳。如果乙醇充分过量，黏多糖浓度少于0.1%时也可以完全沉淀。同时，向溶液中加入一定量的盐，如醋酸钠、醋酸钾、醋酸铵或氯化钠等，有助于黏多糖的析出，盐的最终浓度为5%即可。醋酸盐在乙醇中的溶解度较大，即使乙醇过量时，也不会发生这类盐的共沉淀，所以常常采用醋酸盐沉析。对于大多数的黏多糖，只要浓度不太低，并有足够的盐存在，加入4～5倍体积的乙醇后，搅拌数小时，黏多糖就可完全沉淀。为避免盐同时析出，可采用多次乙醇沉淀法使糖脱盐，也可以采用超滤法或分子筛法进行糖脱盐。沉淀后的多糖可使用乙醇、丙酮、乙醚等脱水，真空干燥后即可得到疏松粉末状产品。

（2）分级沉淀法 这种方法采用不同浓度的有机溶剂，分级沉淀分子大小不同的黏多糖。因为各种多糖在不同浓度的甲醇、乙醇或丙酮中的溶解度不同，所以采用分级沉淀法可以获得较好的分离沉淀效果。若同时有二价的金属离子的存在，如Ca^{2+}、Zn^{2+}，纯化效果会更好。

（3）季铵盐络合法 应用季铵盐沉淀法沉淀多糖是分级分离复杂黏多糖、从稀溶液中回收黏多糖的最常用方法之一。黏多糖可以和一些阳离子表面活性剂形成季铵盐络合物，常用的表面活性剂包括十六烷基三甲基溴化铵和十六烷基氯化吡啶等。这些络合物最开始在低离子浓度溶液中不溶解，而随着离子浓度的增加，络合物却可逐渐解离、溶解和释放。这种使络合物发生明显溶解度改变的离子浓度称为临界盐浓度。根据临界盐浓度的差异可以将黏多糖分为若干组（表12-1）。

表 12-1 用季铵盐络合法分级分离黏多糖

组别		每个单糖残基具有的阴离子化基团	硫酸基与羧基的比值
组 I	透明质酸软骨素	0.5	0
组 II	硫酸软骨素硫酸乙酰肝素	1.0	1.0
组 III	肝素	1.5~2.0	2.0~3.0

临界盐浓度取决于多种因素，包括黏多糖中聚阴离子的电荷密度，而其电荷密度被黏多糖的硫酸化程度影响。降低体系的 pH 值，可以抑制羧基的解离，有利于增强硫酸黏多糖的选择性沉淀。

季铵盐的沉淀能力又与其烷基链中的亚甲基单位数量有关，故可以选择不同链长的季铵盐的混合物作为酸性黏多糖的分离沉淀剂。

（4）离子交换层析法 黏多糖分子中具有酸性基团，如糖醛酸和各种硫酸基，因此在溶液中以聚阴离子形式存在。因此，可用阴离子交换剂进行交换吸附，达到黏多糖纯化目的。目前，多种阴离子交换剂已经被开发，如 D254、Dowex-X_2、DEAE-C、DEAE、ECTEOA$_1$A-纤维素等。具体操作方案：将黏多糖配成低盐溶液，使其吸附在阴离子交换剂上，然后使用梯度洗脱的方法进行纯化分离。

（5）凝胶层析法 凝胶层析也称凝胶过滤，是指混合物随流动相流经装有凝胶作为固定相的层析柱时，混合物因分子大小不同而被分离的技术。根据多糖分子大小的不同，可选用合适的具有分子筛性质的凝胶，如葡聚糖凝胶、琼脂糖凝胶、聚丙烯酰胺凝胶等进行分级分离。其中，最常用的是葡聚糖凝胶，如用 Sephadex G-75 分级分离低分子肝素。

此外，区带电泳法、超滤法、金属络合法等都会在多糖的分离纯化中使用。

（二）微生物来源的多糖类药物的生产

对于微生物来源的多糖类药物，可采用发酵法或酶转化法进行生产。微生物发酵法是近几十年才发展的方法，细菌在生长代谢中会合成多糖，有些多糖成为细菌的组成部分，而一部分多糖则存在于发酵液中，如乳酸菌发酵可以获得乳酸菌胞外多糖，用肠膜样明串珠菌发酵蔗糖，可以获取右旋糖酐。这时，利用现代发酵技术与设备，可以大规模生产多糖类药物，这种方法与传统方法比较，生产周期减短、得率增加。真菌多糖也可以采用发酵法制备，如香菇多糖，采用液体深层培养发酵法生产，获得香菇菌丝体和香菇多糖。

液体发酵技术是指在生化反应器中，模拟自然界，将食用菌在培育过程中所必需的糖类、有机和无机含有氮素的化合物、无机盐等以及其他营养物质溶解在水中作为培养基，灭菌后接入菌种，并通入无菌空气，加以搅拌，提供食用菌菌体呼吸代谢所需的氧气，并控制适宜的外界条件，进行菌丝大量培养繁殖的过程。工业化大规模的发酵培养即为发酵生产，亦称深层培养。该法在市场竞争中占据很大优势，如原料来源广泛、价格低廉、无季节性、生产周期短、活性物质多等，符合现代工业生产方式。但是，整个工艺流程中的无菌控制是液体深层培养发酵法的关键。

三、糖苷类药物的制备

糖苷类药物大部分为固体，其溶解度与糖基数目成正比，糖基越多，在水中的溶解度越大。因此，大部分的糖苷类药物通常采用水或醇作为溶剂从植物中提取，在现代工艺中，超声波和微波也常被用于糖苷类药物的强化提取。回收溶剂后，用氯仿、乙醚等萃取可获取苷元，用乙酸乙酯可获单糖苷，用水饱和的正丁醇提取低聚糖苷，如桔梗总皂苷。此外，针对提取对象为原生苷、次生苷或苷元，应采用不同的方案抑制或利用酶的活性。一般常用的方法是在天然药物中加入一定量的碳酸钙，或采用甲醇、乙醇或沸水提取。

提取后，植物中糖苷类化合物常用的分离纯化方法有：溶剂处理法、铅盐处理法、大孔树脂纯化法、色谱分离法等。其中，溶剂处理法是一种传统且有效的方法，在大量的综述和专著中能查阅到经典方案，这种方法是根据研究对象的理化性质差异来制定方案，如溶解度、酸碱性等。另外，大孔树脂是对有机物具有浓缩、分离作用的高分子聚合物，起源于20世纪60年代末，树脂的内部在干燥状态下具有较高的孔隙率，且孔径较大。因此，大孔树脂依靠它和被吸附的分子之间的范德华引力，通过它巨大的比表面进行物理吸附，使植物中有效成分根据吸附力及其分子量大小，经一定溶剂洗脱分开，从而达到分离、纯化、除杂、浓缩等不同目的。这种方法具有吸附容量大、分离速度快、容易解析的特点，且填料可以重复使用，因而被广泛应用于糖苷类药物的工业分离和纯化。目前，国产的大孔吸附树脂根据极性大小和所适用的单体分子结构不同，可分为非极性、中极性和极性三类。其中，D-101型大孔吸附树脂是苯乙烯型非极性共聚体，对非极性或弱极性化合物吸附力强，适用于皂苷类和黄酮类化合物的分离纯化，如桔梗总皂苷、人参总皂苷等。这种大孔吸附树脂物理化学性质稳定，耐高温，不溶于任何酸、碱及有机溶剂，再生容易，且吸附剂、解吸剂容易选择。另外，离子交换树脂也可以用于糖苷类药物的分离和纯化。

随着科技的进步，近代化工出现的一些新技术，如超临界流体萃取，它是目前国际上较为先进的一种物理萃取技术。它将传统的蒸馏和有机溶剂萃取结合一体，以高压的超临界流体为溶剂，将基质与萃取物有效分离、提取和纯化。这种技术采用超临界CO_2对物料进行萃取，具有高效安全、无毒、提取物不易氧化的特点。目前，我国已实现了超临界萃取技术的产业化工作，在苷元等中药有效成分提取分离过程中得到了广泛应用。高速逆流色谱技术是一种可以在短时间内实现高效分离和制备的新型液-液分配色谱技术，这种技术具有操作简单易行、应用范围广、无需固体载体、产品纯度高、适用于制备型分离等特点，特别适合于天然活性成分的分离。这些新的分离技术将大大促进糖苷类药物的分离和纯化。

此外，微生物来源的糖苷类抗生素，代表药物有氨基糖苷类抗生素、万古霉素类、大环内酯类抗生素，这是些具有高分子量或复杂结构的，且无法使用化学方法全合成，大部分由放线菌产生或再经化学改造的抗菌药。这些抗菌药工业化生产原理包括发酵工程、提取两部分。发酵所用设备和培养基都应灭菌，管路应无泄露，通入空气应为无菌空气。

首先，具备工业化生产要求，性能良好的菌种是抗生素的质量保证。好的菌种体现在以下几个方面：生长繁殖快、发酵单位高；遗传性能稳定，能保持持久的、高质量、高产量的抗生素生产能力；发酵过程易于工业化控制。获得足够数量的质量合格孢子后，使孢子发芽、繁殖来获得足够的菌丝，再接种到发酵罐中，在种子罐中逐级扩大培养。发酵是抗生素生产的重要环节，接种量为5%～20%，发酵周期为4～5天，并不断通入无菌空气和搅拌，维持罐温、罐压，使微生物分泌大量的抗生素，在这个阶段，任何一个工艺参数都会影响抗生素质量和产量。最后，发酵液过滤、结晶、洗涤、干燥和成品检验。

第五节　糖类药物的制备工艺

由于糖类药物的生产发展迅速，已经有多个药物在临床上使用。现根据其来源、性质和工艺特点，主要介绍一些具有代表性的品种的制备工艺。

一、D-甘露醇

甘露醇（10-22）又称 D-甘露糖醇、木蜜醇，为白色针状结晶，无臭，有甜味，熔点 166℃，相对密度 1.489（20℃），沸点 290～295℃（467kPa）。1g 该品可溶于约 5.5mL 水、83mL 醇，溶于热水，溶于吡啶和苯胺，不溶于醚。水溶液呈碱性。该品是山梨糖醇的异构化体，山梨糖醇的吸湿性很强，而甘露醇完全没有吸湿性。

海带、海藻富含甘露醇，是提取甘露醇的重要来源。此外，甘露醇也可以采用发酵法、高温高压催化加氢法和葡萄糖电解转化法生产。

1. 提取法

（1）工艺流程（图 10-1）

海带 —[浸泡提取]自来水→ 浸泡液 —[凝集黏性物]pH10~11,8小时→ 上清液 —[中和]pH6~7→ 中性提取液 —[浓缩]110~115℃→

浓缩液 —[乙醇沉淀]2倍95%乙醇→ 沉淀物 —[除杂质]乙醇回流→ 粗品甘露醇 —[精制]H₂O、活性炭→ 结晶甘露醇

—[干燥]105~110℃→ 药用甘露醇

图 10-1　甘露醇提取法工艺流程

（2）工艺过程

[浸泡提取、凝结黏性物、中和] 海带加 10～20 倍自来水，室温下浸泡 2～3 小时，同时用手擦洗，将表面的甘露醇洗入水中，3～4 次，洗液中的甘露醇含量可达 1.5% 以上。浸泡液使用第二批原料的提取溶剂进行二次提取。将上述洗液用 30% 的氢氧化钠溶液调节 pH 值为 10～11，并静置 8 小时，使胶状多糖类黏性物充分沉淀。虹吸上清液，用硫酸酸化 pH 值至 6～7，进一步除去胶状物，得中性提取液。

[浓缩、乙醇沉淀] 将中性提取液沸腾浓缩，同时防止烧焦，除去胶状物，直到浓缩液含甘露醇 30% 以上，冷却至 60～70℃，趁热加入 2 倍量 95% 乙醇，搅拌均匀，冷至室温，离心后收集沉淀物。

[精制、干燥] 沉淀物用 8 倍的 95% 乙醇回流 30 分钟，出料，冷却过夜，离心，得粗品甘露醇，含量达 70%～80%。重复操作一次，经乙醇重结晶后，含量可提高至 90% 以上，氯化物含量低于 0.5%。将此样品溶于适量蒸馏水后，加十分之一左右的活性炭脱色，80℃下保温半小时，滤过。滤液再冷却至室温，结晶，抽滤，洗涤，105～110℃干燥，得精品甘露醇。

2. 发酵法

（1）工艺流程　甘露醇发酵法工艺流程如下（图 10-2）。

来曲霉菌种 —[斜面培养]30～32℃，4～5天→ 斜面菌种 —[种子培养]31℃，20～24小时→ 种子培养液 —[发酵]pH3~6，30～32℃，4～5天→

发酵液 —[除杂质]加热凝固蛋白、活性炭→ 清液 —[浓缩结晶]55～60℃，减压浓缩→ 粗品结晶 —[脱色]活性炭→ 脱色液

—[离子交换除盐]717与732树脂→ 纯化液 —[浓缩结晶]55～60℃→ 精品结晶 —[干燥]105～110℃→ 药用甘露醇

图 10-2　甘露醇发酵法工艺流程

（2）工艺过程

[斜面培养] 取麦芽 1kg，加水 4.5L，于 55℃保温 1 小时，升温至 62℃，再保温 5～6 小时，加温煮沸后，用碘液检测糖度应在 12Bé 以上，pH 值 5.1 以上，即可存于冷室备用。取此麦芽汁加 2%琼脂，灭菌后制成斜面，于 4℃冰箱保存备用。将来曲霉菌种接种于斜面培养基中，在 30～32℃培养 4 天。斜面可在 4℃冰箱中储存，2～3 个月需传代一次，使用前重新活化培养。

[种子培养] 取经活化培养 4 天的斜面菌种 2 个，转接于 17.5L 种子培养基中，在 30～32℃搅拌下通气培养 20～24 小时。通风比为 1：5（m³/min），搅拌速度为 350r/min，罐压为 0.1MPa。

种子培养基：$NaNO_3$ 0.3%，KH_2PO_4 0.1%，$MgSO_4$ 0.05%，KCl 0.05%，$FeSO_4$ 0.001%，玉米浆 0.5%，淀粉糖化液 2%，玉米粉 2%，pH 值 6～7。

[发酵] 在 500L 发酵罐中，加入 350L 发酵培养基，于 0.15MPa 下蒸汽灭菌 30 分钟，移入种子培养液，接种量 5%，30～32℃发酵 4～5 天，通风比为 1：0.3（m³/min），发酵 24 小时后改为 1：0.4（m³/min），罐压 101MPa，搅拌速度 230r/min，配料时添加适量豆油，防止产生泡沫。发酵培养基与种子培养基相同。

[提取、分离] 发酵液加热至 100℃，5 分钟凝固蛋白，加入 1%活性炭后，在 80～85℃下加热 30 分钟，离心，澄清滤液于 55～60℃真空浓缩至糖度 31Bé，于室温结晶 24 小时，甩干得甘露醇结晶。将结晶溶于 0.7 倍体积水中，加 2%活性炭，70℃加热 30 分钟，过滤。清液通过 717 强碱阴离子型树脂与 732 强酸阳离子型树脂进行洗脱，至洗脱液无氯离子存在为止。

[浓缩、结晶、干燥] 精制液在 55～60℃下真空浓缩至糖度 25Bé，浓缩液于室温结晶 24 小时，甩干晶体，置于 105～110℃烘干，获精制甘露醇。

3. 高温高压催化加氢法 以蔗糖为原料生产甘露醇，先将蔗糖水解得果糖和葡萄糖，然后再催化加氢得甘露醇和山梨醇的混合物，然后结晶分离得甘露醇的混合物。

（1）工艺流程 甘露醇高温高压催化加氢法工艺流程如下（图 10-3）。

图 10-3 甘露醇高温高压催化加氢法工艺流程

（2）工艺过程

[水解与提纯] 食用蔗糖与水以质量比为 1：1 的比例投入溶解锅中，加热搅拌溶解，用 HCl 调 pH 值 2.5～3.0，85～90℃恒温水解 2.5～3 小时，冷却备用。水解液经阴离子树脂或阳离子树脂提纯。

[催化氢化] 提纯液倾入氢化釜催化氢化。以雷尼镍为催化剂，氢化压力为 70～100MPa，温度为 100～105℃，pH 值在 9～10 之间，时间为 1 小时。加氢后物料置沉降釜内静置沉降，催化剂返回加氢釜重复使用。上清液经过滤离子交换除杂，以除去残余的催化剂和反应生成的色素，然后进入真空浓缩器，将物料浓缩到质量分数为 65%～70%，送至第一结晶锅结晶，结晶温度控制在 10～30℃，然后离心分离，结晶为粗甘露醇。

[精制] 将上述第一次结晶的粗甘露醇投入二次结晶锅，加入蒸馏水配成 50%～60%浓度进

行第二次重结晶，离心分离，晶体在 90～100℃下烘干，再经粉碎，过筛，即得工业级甘露醇。如需制备药用级甘露醇，通过再次重结晶即可达到要求。

4. 电化学法

（1）工艺流程　甘露醇电化学法工艺流程如下（图 10-4）。

图 10-4　甘露醇电化学法工艺流程

（2）工艺过程

[电解液配制] 取葡萄糖 70kg，加蒸馏水 75L，加热溶解后，再加入硫酸钠 25kg，搅拌溶解，冷却至 20～25℃，并稀释到 150kg 待用。

[电解] 调节溶液 pH 值为 7.0，在隔膜电解槽中以表面涂汞的铅板作为阴极，以铅板作为阳极，阳极室中放入硫酸，电压调为 5～6V，电流密度为 1.0～1.2A/dm² ，进行电解。

[中和] 将电解液用盐酸中和至 pH 值 4.8～5.1，得中和液 210L。

[蒸发] 先将中和液用活性炭脱色，即可蒸发。

[脱盐] 趁热搅拌，并将 85% 乙醇 80kg 吸入锅内，在常压下加热到 75℃，保温搅拌下抽提，在 40～53kPa 压力下减压过滤，滤去硫酸钠，得滤液 160L 左右。

[精制] 滤液经冷却结晶，得甘露醇粗品晶体 15kg 左右。粗品用蒸馏水溶解后，加活性炭煮沸过滤，调节相对密度和 pH 值，使产品析晶，得甘露醇精品。

二、1,6-二磷酸果糖

1,6-二磷酸果糖（10-23）是糖代谢的重要中间产物，外源性药物能恢复、改善休克、缺氧、缺血、损伤、体外循环和输血等状态下的细胞能量代谢及对葡萄糖的利用，以促进修复、改善功能。主要用于冠心病、心绞痛、急性心肌梗死、心力衰竭和心律失常等疾病的辅助治疗。

1. 酶转化工艺

（1）工艺流程　1,6-二磷酸果糖酶转化工艺流程如下（图 10-5）。

酶液 $\xrightarrow[\text{蔗糖，NaH}_2\text{PO}_4]{[\text{转化}]}$ 转化液 $\xrightarrow{[\text{除蛋白}]}$ 清液 $\xrightarrow[\text{离子交换，转钙盐}]{[\text{柱层析}]}$ FDP-Ca$_2$ $\xrightarrow[\text{732树脂}]{[\text{转酸}]}$

FDP-H$_4$ $\xrightarrow{[\text{成盐}]}$ FDP-Na$_3$H粗品 $\xrightarrow[\text{除菌、冻干等现代制剂技术}]{[\text{精制}]}$ 成品

图 10-5　1,6-二磷酸果糖酶转化工艺流程

（2）工艺过程

[转化] 将多代发酵过的酵母渣，悬浮于蒸馏水中，反复冻融或加入细胞渗透剂，加入底物（8% 蔗糖、4% NaH$_2$PO$_4$、30mmol/L MgCl$_2$，pH 值 =6.5）后，在 30℃条件下充分反应 6 小时。

[除蛋白] 转化液煮沸 5 分钟，离心去除杂蛋白，收集上清液。

[柱层析] 转化液通过阴离子交换柱（如 DEAE-C 交换柱），再用蒸馏水洗至酸碱中性，然

后分步洗脱，转成钙盐，过滤，收集沉淀。

[转酸与成盐] 将钙盐悬浮于水中，用 732 树脂将钙盐转换为 FDP-H$_4$，再用 2mol/L NaOH 调 pH 值至 5.3～5.8，得到粗品。再进一步精制，通过现代制剂技术获得成品。

2. 固定化细胞制备工艺

（1）工艺流程　1,6-二磷酸果糖固定化细胞制备工艺流程如下（图 10-6）。

菌种 $\xrightarrow[\text{卡拉胶}]{[培养]}$ 菌体 $\xrightarrow{[固定化]}$ 细胞固定化 $\xrightarrow{[活化]}$ 活化 $\xrightarrow[\text{底物，30℃}]{[酶促转化]}$ 蔗糖转化液

$\xrightarrow[\text{除蛋白、洗脱、成钙盐}]{[离子交换]}$ FDP-Ca$_2$ $\xrightarrow[\text{732树脂}]{[转酸]}$ FDP-H$_4$ $\xrightarrow{[成盐]}$ FDP-Na$_3$H粗品 $\xrightarrow{除菌、冻干}$ 成品

图 10-6　1,6-二磷酸果糖固定化细胞制备工艺流程

（2）工艺过程

[培养] 将啤酒酵母菌接种于麦芽汁斜面培养基上，26℃培养 24 小时，转入种子培养基，当进入对数生长期时，转入发酵培养基中，28℃培养 24 小时，静置，离心，收集菌体。

[固定化] 悬浮菌体的生理盐水预热至 40℃，另外，加热卡拉胶（3.2g/100mL 生理盐水）。两者于 45℃混合并搅拌 10 分钟，4～10℃使之在成形器中冷却 30 分钟，加入等量 0.3mol/L KCl 浸泡硬化 24 小时，最终切成小块。

[活化] 用含底物的表面活性剂，在 35℃浸泡活化固定化细胞约 12 小时，再用 0.3mol/L KCl 洗涤后，放于生理盐水中备用。

[酶促转化] 加入底物（8% 蔗糖、4% NaH$_2$PO$_4$、30mmol/L MgCl$_2$、5mmol ATP）后，在 30℃条件下充分反应 6 小时，并收集反应液。

[离子交换] 转化液煮沸 5 分钟，离心去除杂蛋白，收集上清液。上清液通过阴离子交换柱（如 DEAE-C 交换柱），再用蒸馏水洗至酸碱中性，然后分步洗脱，转成钙盐，过滤，收集沉淀。

[转酸与成盐] 将 FDP-Ca$_2$ 悬浮于水中，用 732 树脂将钙盐转换为 FDP-H$_4$，再用 2mol/L NaOH 调至 pH 值 5.3～5.8，得到粗品。再通过现代制剂技术获得成品。

三、阿卡波糖

阿卡波糖（10-3）为白色粉末，易溶于水，最早是从放线菌的培养液中分离得到的，后经制药公司研发于 1990 年率先在德国上市，后获得 FDA 批准在美国上市，我国也已生产上市并收于《中国药典》（2020 年版）。阿卡波糖是一种复合的具有类寡糖结构的 α-葡萄糖苷酶抑制剂，结构中包括 acarviose 和麦芽糖两部分，其中 acarviose 由具不饱和 C7-环多醇的井冈霉烯胺和 4-氨基-4,6-双脱氧葡萄糖连接组成。阿卡波糖的生物合成被认为可分为 C7-环多醇井冈霉烯胺部分的合成、4-氨基-4,6-双脱氧葡萄糖部分的合成、acarviose 核心部分的合成、阿卡波糖的合成等步骤。其中 acarviose 核心部分的合成需在环化酶 AcbSI 的催化下进行，C7-环多醇井冈霉烯胺和 4-氨基-4,6-双脱氧葡萄糖通过类似于 N-糖苷键的氨基桥相连接。

阿卡波糖通常通过微生物发酵的方法制备。选用游动放线菌（*Actinoplanes utahensis*）生产菌，在最佳发酵条件下培养，经离心等步骤获得发酵液，再经过滤、离子交换树脂吸附、脱色、浓缩等精制步骤制备阿卡波糖成品。

（1）工艺流程　阿卡波糖制备工艺流程如下（图10-7）。

图10-7　阿卡波糖制备工艺流程

（2）生产过程

［发酵］在适宜的温度培养菌种，接种于发酵罐中进行培养。培养过程中的发酵培养基配方：葡萄糖、麦芽糖糖化液、黄豆粉、谷氨酸钠、$CaCl_2$、K_2HPO_4等。

［除阳离子杂质］发酵液先经过离心，取上清液，以2BV/h过强酸性阳离子树脂001×10，再以1.5BV/h通过强碱性阴离子树脂A847，使溶液pH值中和至5～6。此步可以出去溶液中的Ca^{2+}、Mg^{2+}等阳离子杂质而几乎不吸附阿卡波糖。

［色谱纯化］强酸性阳离子树脂001×7的最大交换容量为13.1mg/g，以树脂001×7的60%饱和度上样。中和液体（pH值=5.5）以倍柱体积蒸馏水，0.06mol/L的HCl的洗脱条件进行洗脱，洗脱流速为1BV/h进行洗脱，此步可以很好的吸附阿卡波糖。酸性洗脱液以1.5BV/h经过强碱性树脂A847进行中和得到高纯度的阿卡波糖提取液。

［浓缩与干燥］取中和后阿卡波糖提取液80ml（pH值=7.0）以1.0BV/h的流速上样，后用5倍柱体积的蒸馏水洗脱，然后用100ml 0.1mol/LHCl以0.8BV/h的流速进行解吸，收集45mL浓缩液。将浓缩液（浓度为14.48mL/mg）放入真空冷冻干燥机内进行冻干24小时，干燥后样品成棉絮状。

四、肝素

肝素是一种含有硫酸基的酸性黏多糖，其分子中具有由6～8个糖重复单位组成的线形链状结构。肝素相对分子量不均一，由高、中、低三类不同相对分子质量组成，平均相对分子量为12000±6000。肝素及肝素钠为白色至灰白色粉末，无臭无味，具有吸湿性，易溶于水，不溶于乙醇、丙酮、二氧六环等有机溶剂，其游离酸在乙醚中具有一定溶解性。

肝素为天然的抗凝血药，可以阻止血液的凝固过程，临床用于各种外科手术前、后防治血栓形成和栓塞，输血时预防血液凝固和作为保存血液的抗凝剂。小剂量肝素用于防治高血脂和动脉粥样硬化。

肝素广泛分布于哺乳动物的肝、肾、肺、心、脾、肠黏膜、肌肉和血液中，制备来源非常广泛。

1. 盐解离子交换制备工艺

（1）工艺流程　肝素盐解离子交换制备工艺流程如下（图10-8）。

猪肠黏膜 ——［提取］——→ 提取液 ——［吸附］——→ 树脂吸附物 ——［洗涤］——→ 树脂吸附物
pH9.0，53～55℃，2小时　　　　714树脂　　　　　　　　1.4mol/L NaCl

$$\xrightarrow[\text{3mol/L NaCl}]{[\text{洗脱}]} \text{洗脱液} \xrightarrow[\text{乙醇}]{[\text{沉淀}]} \text{肝素粗品} \xrightarrow[\text{1\% NaCl，pH1.5}]{[\text{溶解}]} \text{滤液} \xrightarrow[\text{H}_2\text{O}_2\text{，pH11.0}]{[\text{脱色}]} \text{滤液}$$

$$\xrightarrow[\text{乙醇}]{[\text{沉淀}]} \text{肝素钠精品}$$

图 10-8　肝素盐解离子交换制备工艺流程

(2) 工艺过程

[提取] 取新鲜猪肠黏膜投入反应锅内，按 3% 用量加入 NaCl，用 40% NaOH 调节 pH 值至 9.0，等锅内温度升至 50℃，停止加热，保温提取 3～4 小时。继续升温至 90℃，维持 15 分钟。趁热筛除大的杂质，然后冷却至 50℃ 以下后过滤，收集滤液。

[吸附] 向上步滤液中加入 714 强碱性氯型树脂，树脂用量为提取液的 2%。搅拌吸附 8 小时，搅拌速度不可过快，以免弄碎树脂，静置过夜。

[洗涤] 收集树脂，用水冲洗至洗液澄清，滤干，用 1.4mol/L NaCl 搅拌 2 小时，滤干。

[洗脱] 用 2 倍量 3mol/L NaCl 搅拌洗脱 8 小时，滤干，再用 1 倍量 3mol/L NaCl 搅拌洗脱 2 小时，滤干，除去蛋白质。

[沉淀] 合并滤液，加入等量的 95% 乙醇，沉淀过夜。收集沉淀，丙酮脱水，真空干燥得粗品肝素。

[精制] 粗品肝素溶于 15 倍量的 1% NaCl，用 6mol/L 盐酸调节 pH 值至 1.5 左右，过滤至澄清，再用 5mol/L NaOH 调节 pH 值至 11.0，按 3% 用量加入浓度为 30% 的 H_2O_2，25℃ 放置。维持 pH 值 11.0，第二天再按 1% 用量加入 30% 的 H_2O_2，调节 pH 值至 11.0，继续放置，48 小时，用 6mol/L 盐酸调节 pH 值至 6.5，加入等量的 95% 乙醇，沉淀过夜。收集沉淀，经丙酮脱水真空干燥，得肝素钠精品。

2. 酶解-离子交换制备工艺

(1) 工艺流程　肝素酶解-离子交换制备工艺流程如下（图 10-9）。

$$\text{猪肠黏膜} \xrightarrow[\text{pH8.5，40～45℃；pH6.5，90℃}]{[\text{酶解}]} \text{滤液} \xrightarrow[\text{254树脂，pH7.0，5小时}]{[\text{吸附}]} \text{树脂吸附物}$$

$$\xrightarrow[\text{2mol/L NaCl；1.2mol/L NaCl}]{[\text{洗涤}]} \text{树脂吸附物} \xrightarrow[\text{5mol/L NaCl；3mol/L NaCl}]{[\text{洗脱}]} \text{洗脱液} \xrightarrow[\text{乙醇}]{[\text{沉淀}]}$$

$$\text{沉淀物} \xrightarrow[\text{无水乙醇，丙酮}]{[\text{脱水、干燥}]} \text{粗品肝素} \xrightarrow[\text{2\%NaCl}]{[\text{盐解}]} \text{溶解液} \xrightarrow[\text{pH8.0，H}_2\text{O}_2]{[\text{脱色}]} \text{滤液} \xrightarrow[\text{pH6.5，HCl}]{} \text{滤液}$$

$$\xrightarrow[\text{乙醇}]{[\text{沉淀}]} \text{沉淀物} \xrightarrow[\text{无水乙醇,丙酮,乙醚}]{[\text{脱水、干燥}]} \text{精品肝素}$$

图 10-9　肝素酶解-离子交换制备工艺流程

(2) 工艺过程

[酶解] 取 100kg 新鲜猪肠黏膜（总固体 5%～7%），加苯酚 200mL（0.2%），在搅拌状态下，加入绞碎的胰脏 0.5～1kg（0.5%～1%），用 40%NaOH 调节 pH 值至 8.5。然后升温至 40～45℃，保温 2～3 小时。维持 pH 值在 8.0，加入 NaCl 5kg，升温至 90℃，用 6mol/L HCl 调

节 pH 值至 6.5，停止搅拌，保温 20 分钟，过滤，得酶解液。

［吸附］将酶解液冷却至 50℃ 以下，用 6mol/L NaOH 调节 pH 值至 7.0，加入 254 强碱性阴离子交换树脂 5kg，搅拌吸附 5 小时。收集树脂，用水冲洗，至洗液澄清，滤干。树脂用等体积 2mol/L NaCl 洗涤 15 分钟，滤干，再用 2 倍量 1.2mol/L NaCl 洗涤 2 次。

［洗脱］树脂吸附物用 0.5 倍量 5mol/L NaCl 搅拌洗脱 1 小时，收集洗脱液，再用 1/3 量 3mol/L NaCl 洗脱 2 次，合并洗脱液。

［沉淀］过滤洗脱液，滤液用活性炭处理过的 95% 乙醇冷却沉淀 8～12 小时，收集沉淀。向沉淀中加入蒸馏水，再加 4 倍量的 95% 乙醇，冷却，沉淀 6 小时。收集沉淀，分别用乙醇洗涤、丙酮脱水、真空干燥，得肝素粗品。

［精制］将粗品肝素加 2% NaCl 溶液进行盐解，过滤后，将滤液加热至 50℃，用 NaOH 溶液调节 pH 值至 8.0，加双氧水进行氧化脱色。过滤，滤液用 HCl 调 pH 值至 6.5，加 95% 乙醇适量冷却沉淀。沉淀物经无水乙醇洗涤、丙酮脱水后，真空干燥，得精品肝素。

五、低分子量肝素

低分子量肝素由普通肝素酶解或化学降解的方法而得，其相对分子质量为 2000～10000 Da，平均为 5000 Da 左右的混合物。

低分子量肝素与普通肝素相比，具有皮下注射吸收好、半衰期长、生物利用度高、同质性较好、抗凝作用大致相同或更优、抗血栓作用强、副反应少、不需实验室监测等优点。将普通肝素粗品经降解后，进行分离纯化，就可获得一定分子量范围的低分子量肝素。

1. 工艺流程　低分子量肝素制备工艺流程如下（图 10-10）。

图 10-10　低分子量肝素制备工艺流程

2. 工艺过程

［降解］将肝素钠原料溶于 1% 乙酸溶液中，加入一定量的亚硝酸钠溶液，控制 pH 值 2.5，室温下搅拌反应 1～4 小时，得降解液。

［中和、沉淀］将降解液用 5mol/L NaOH 溶液调 pH 值至 7.0，并加入反应液 2.5 倍体积的 95% 乙醇，于 4℃ 放置 24 小时，过滤，沉淀用丙酮脱水，真空干燥，得低分子量肝素粗品。

［精制］粗品经 Sephadex G-75 凝胶色谱柱分离，分步收集洗脱液，合并浓度较高的组分，超滤浓缩，乙醇沉淀。沉淀物用丙酮脱水，真空干燥，得精品低分子量肝素。

六、硫酸软骨素

硫酸软骨素（10-26）是一种酸性黏多糖，广泛存在于哺乳动物的软骨、喉骨、鼻骨和气管中。它是由 D-葡萄糖醛酸和氨基己糖交替连接而成的双糖聚合物，通常与蛋白质结合成糖蛋白

硫酸软骨素（10-26）

的形式存在。其分子量 25000～30000 Da，因此是一种高分子化合物。硫酸软骨素为白色或微黄色粉末，具有吸湿性，易溶于水而成黏度较大的溶液，难溶于甲醇、乙醇、乙醚、丙酮和冰醋酸等有机溶剂。

硫酸软骨素具有降血脂、抗凝血、抗炎症及抗肿瘤等生理活性，临床上可用于预防动脉粥状硬化、提高机体免疫力、治疗风湿病和肾炎及由链霉素引起的听觉障碍。硫酸软骨素与铜等金属离子结合可用于治疗皮肤病，与硝酸铋或氢氧化铝反应得到的络合物可用于治疗消化性溃疡。

1. 稀碱-浓盐法

（1）工艺流程　硫酸软骨素稀碱-浓盐法制备工艺流程如下（图10-11）。

猪喉（鼻）软骨 $\xrightarrow[\text{NaOH，pH12~13，NaCl，10～15小时}]{\text{［提取］}}$ 提取液 $\xrightarrow[\text{HCl，pH7~8，80～90℃}]{\text{［盐解］}}$ 盐解液

$\xrightarrow[\text{pH6.5，pH2~3}]{\text{［除酸性蛋白］}}$ 滤液 $\xrightarrow[\text{乙醇}]{\text{［沉淀］}}$ 沉淀物 $\xrightarrow{\text{［干燥］}}$ 硫酸软骨素成品

图10-11　硫酸软骨素稀碱-浓盐法制备工艺流程

（2）工艺过程

［提取］将洗净的猪喉或鼻软骨粉碎，置于提取罐中，加入 3～3.5mol/L NaCl 浸泡，用 50% NaOH 调节 pH 值至 12～13，室温搅拌提取 10～15 小时。过滤，滤渣可重复提取一次，合并提取液。

［盐解］提取液用 2mol/L HCl 调节 pH 值至 7～8，在 80～90℃保温反应 20 分钟，冷却室温后过滤，得澄清液。

［除酸性蛋白］将盐解液调 pH 值至 2～3，搅拌 10 分钟，静置后过滤，得澄清液，液体使用 NaOH 调 pH 值至 6.5，加去离子水调节盐浓度至 1mol/L 左右。

［沉淀］向溶液中加入 95% 乙醇，至乙醇浓度为 60% 左右，沉淀过夜。

［干燥］过滤，收集沉淀，沉淀用乙醇脱水，在 60～65℃真空干燥，得硫酸软骨素成品。

2. 稀碱-酶解法

（1）工艺流程　硫酸软骨素稀碱-酶解法制备工艺流程如下（图10-12）。

猪喉（鼻）软骨 $\xrightarrow[\text{NaOH}]{\text{［提取］}}$ 提取液 $\xrightarrow[\text{胰酶，pH8.8～8.9，53～54℃}]{\text{［酶解］}}$ 酶解液 $\xrightarrow[\substack{\text{活性白陶土，活性炭}\\\text{pH6~7}}]{\text{［吸附］}}$

滤液 $\xrightarrow[\text{乙醇}]{\text{［沉淀］}}$ 沉淀物 $\xrightarrow[\text{60~65℃}]{\text{［干燥］}}$ 硫酸软骨素成品

图10-12　硫酸软骨素稀碱-酶解法制备工艺流程

（2）工艺过程

［提取］取干净切碎的猪喉或鼻软骨 40kg，加 6 倍重量的 2% NaOH 溶液于室温下搅拌反应 4 小时，待提取液密度达到 5 Bé（20℃）时，过滤。滤渣再用 2 倍量的 2% NaOH 提取 24 小时以

上，过滤，合并滤液。

［酶解］提取液用 HCl 调 pH 值至 8.8～8.9，然后在 50% 下加入 1/25 用量的胰酶，并于 53～54℃ 保温水解 6～7 小时，至水解液遇三氯乙酸反应呈微浑状态。

［吸附］用 HCl 调节提取液 pH 值至 6.8～7.0，加入适量活性白陶土、活性炭保持酸碱度不变，搅拌吸附 1 小时，再用 HCl 调 pH 值至 6.4，停止加热，静置过滤，得澄清液。

［沉淀、干燥］用 10%NaOH 溶液调节 pH 值至 6.0，加入 1% 左右液体量的 NaCl，溶解后过滤至澄清。向澄清液中加入 95% 乙醇，至乙醇浓度为 75%，静置沉淀。收集沉淀，无水乙醇脱水，在 60～65℃ 真空干燥，得硫酸软骨素成品。

七、透明质酸

透明质酸（10-27），又名玻璃酸，是一种大分子酸性黏多糖，广泛地存在于生物体的结缔组织中。透明质酸广泛存在于动物的各种组织间质中，如皮肤、脐带、关节滑液、软骨、眼玻璃体、鸡冠、鸡胚、卵细胞、血管壁等，其中以人脐带、公鸡冠、关节滑液、眼玻璃体含量较高。早期 HA 主要从人脐带和鸡冠中制备。而发酵液法生产 HA 的微生物学基础在于 HA 是链球菌和铜绿假单胞菌等菌株荚膜的主要成分。虽然由不同来源、不同精制方法获得的 HA 虽分子量不同，却无种属差异，对人及动物无抗原性。

透明质酸（10-27）

透明质酸是由（1→3）-2-乙酰氨基-2-脱氧-β-葡萄糖（1→4）-O-β-D-葡萄糖醛酸双糖重复单位所组成的直链多聚糖，分子链的长度及分子量是不均一的，分子量范围一般为 50 万～200 万，双糖单位数为 300～1100 对，属于生物大分子。商品透明质酸钠（sodium hyaluronic，SH）为白色纤维状或粉末状固体，有较强的吸湿性，溶于水，不溶于醇、酮、乙醚等有机溶剂。

透明质酸具有保湿、营养、润肤等作用，同传统的保湿剂相比保湿效果更好。它可吸收超过自身重量 1000 倍的水分，当外部环境湿度变化时，它的保湿效果还可调至适度。透明质酸在眼科、鼻科、喉科、骨科和普外科等方面的应用已取得可喜成绩，透明质酸凝胶作为必备的填充剂被广泛应用于白内障囊外摘除术、人工晶体植入术、视网膜剥离术和角膜移植术等多种眼科手术中，1% 透明质酸稀溶液还可用于治疗干性角膜炎综合征；透明质酸与吡咯酮酸、山梨醇一起有防治鼻黏膜干燥的作用，可有效防治鼻鼽；透明质酸的润滑与缓冲作用可用于骨关节炎、肩周炎、类风湿关节炎的治疗。透明质酸作为一种载体，可将各种药物输送到各病理部位。

1. 工艺流程　透明质酸制备工艺流程如下（图 10-13）。

鸡冠 $\xrightarrow[\text{丙酮}]{[\text{脱水}]}$ 粉碎鸡冠 $\xrightarrow[\text{蒸馏水}]{[\text{提取}]}$ 提取液 $\xrightarrow[\text{氯仿}]{[\text{除蛋白}]}$ 澄清液 $\xrightarrow[\text{95%乙醇}]{[\text{沉淀}]}$ 粗品透明质酸

$\xrightarrow[\text{0.1mol/L NaCl，pH4.5~5.0}]{[\text{溶解}]}$ 溶解液 $\xrightarrow[\text{链霉蛋白酶，37℃，24小时}]{[\text{酶解}]}$ 酶解液 $\xrightarrow[\text{氯仿}]{[\text{除蛋白}]}$ 澄清液

$\xrightarrow[\text{1%CPC}]{[\text{络合}]}$ 沉淀 $\xrightarrow[\text{0.4mol/L NaCl}]{[\text{解离}]}$ 解离液 $\xrightarrow[\text{95%乙醇}]{[\text{沉淀}]}$ 沉淀 $\xrightarrow{[\text{干燥}]}$ 精品透明质酸

图 10-13　透明质酸制备工艺流程

2. 工艺过程

［脱水、提取］取新鲜鸡冠经丙酮脱水后粉碎，加蒸馏水浸泡 24 小时，重复 3 次，合并滤液。

［除蛋白、沉淀］提取液加等体积氯仿，混合搅拌反应 3 小时，有机相加入 2 倍 95%乙醇沉淀。收集沉淀，丙酮脱水后于真空干燥箱中干燥，得粗品透明质酸。

［酶解］将粗品溶于 0.1mol/L NaCl 溶液中，用 1mol/L HCl 调节 pH 值至 4.5～5.0，加入等体积氯仿萃取。水相用稀 NaOH 溶液调节 pH 值至 7.5，加链霉蛋白酶，于 37℃酶解 24 小时。

［络合、解离、沉淀］酶解液用氯仿除蛋白后，加入等体积 1% CPC（氯化十六烷基吡啶）沉淀。收集沉淀，沉淀用 0.4mol/L NaCl 解离、离心。澄清液用 3 倍量 95%乙醇沉淀，收集沉淀，经丙酮脱水后真空干燥，得精品透明质酸。

第十一章

脂类药物

脂类是由脂肪酸与醇作用生成的酯类及其衍生物，广泛存在于动植物体内，主要包括油脂和类脂。由于脂类分子中碳氢比例较高，其共同的特性为不溶或微溶于水，易溶于乙醚、三氯甲烷、苯、二硫化碳、石油醚、热乙醇等非极性有机溶剂，可采用这些有机溶剂将脂类化合物从细胞或组织中提取出来。脂类具有重要的生物学功能，它是构成生物膜的重要物质，几乎细胞所含的全部磷脂类都集中在生物膜中。生物膜的许多特性，如柔软性、对极性分子的不可通透性和高电阻性等都与脂类有关。脂类同时也是机体代谢所需燃料的贮存形式和运输形式。在机体表面的脂类，有防止机械损伤、防止热量散发等保护作用。此外，脂类作为细胞表面物质与细胞识别、种属特异性和组织免疫等生理过程有密切关系。

脂类以游离或结合形式存在于生物体的组织细胞中，其中具有特定生理药理效应者称为脂类药物。脂类药物在生物化学上分为单纯脂类如甘油三酯、蜡等，复合脂类如磷脂、糖苷脂等，以及异戊二烯系脂如多萜类、固醇和类固醇等。脂类药物根据化学结构分类见表11-1。

表11-1　脂类药物根据化学结构分类

结构类型	主要代表药物
脂肪酸类	亚油酸、亚麻酸、花生四烯酸、二十二碳六烯酸等
磷脂类	卵磷脂、脑磷脂、豆磷脂等
糖苷脂类	神经节苷脂等
萜式脂类	鲨烯等
固醇及类固醇类	胆固醇、胆酸、胆汁酸、蟾毒配基等
其他	胆红素、辅酶 Q_{10}、人工牛黄、人工牛胆等

第一节　脂类药物的分离纯化及用途

从动植物体内提取分离脂类药物需要依据脂类化合物的种类、理化性质及在细胞中存在的状态来选择适合的分离纯化方法。各种脂类化合物的结构组成相差较大，性质上除微溶或不溶于水，易溶于三氯甲烷、乙醚、苯及石油醚等有机溶剂外，其他性质相同之处甚少，无规律可循。因此其来源和生产方法也多种多样，有的可从动植物细胞或微生物细胞中直接提取，有的可通过化学全合成或半合成法制备，有的可由微生物发酵或酶转化法生产制得。脂类药物药理效应及临床应用也各不相同，如前列腺素 E_2（prostaglandin，PGE_2）有催产及引产作用，牛磺熊去氧胆酸有解痉、抗惊厥、抗炎及溶胆石等作用，而血卟啉则为癌症激光疗法辅助剂等。

一、脂类药物的粗制

脂类药物以游离或结合形式广泛存在于生物体的组织细胞中，可通过生物组织抽提、微生物发酵、动植物细胞培养、酶转化及化学合成等途径制得，工业生产中常依其存在形式及各组成成分性质采取不同的提取、分离及纯化方法。

1. 抽提法　在生物体或生物转化反应体系中，有些脂类药物是以游离形式存在的，如卵磷脂、脑磷脂、亚油酸、花生四烯酸及前列腺素等。通常根据各种成分在溶剂中溶解性的不同，采用相应溶剂系统从生物组织或反应体系中直接抽提出粗品，再经相应技术分离纯化获得纯品。

2. 水解法　自然界中脂类多是以与其他成分构成复合物的结合形式存在，含这些成分的组织需经水解或适当处理后再水解，然后采用适当方法分离纯化制得脂类药物。中性和非极性脂类以分子间力与其他脂类、蛋白质结合，极性脂类一般是靠氢键、静电力与蛋白质结合，脂肪酸类以酯、酰胺、糖苷键等方式与糖分子共价结合。选择提取溶剂时，疏水结合的脂类一般采用非极性溶剂提取，与生物膜结合的脂类则用极性强的溶剂通过断开氢键或静电力达到提取分离效果，以共价结合的脂类多采用酸或碱水解。如脑干中胆固醇酯经丙酮抽提，浓缩后残留物用乙醇结晶，再用稀硫酸水解和结晶才能获得胆固醇。原卟啉以血红素形式与珠蛋白通过共价结合成血红蛋白，后者在氯化钠饱和的冰醋酸中加热水解得血红素，血红素于甲酸中加铁粉回流还原后除铁，经分离纯化得到原卟啉。辅酶 Q_{10}（CoQ_{10}）与动物细胞内线粒体膜蛋白结合成复合物，因此从猪心提取辅酶 Q_{10} 时，需将猪心绞碎后用氢氧化钠水解，然后用石油醚抽提再纯化制得。在胆汁中，胆红素大多与葡萄糖醛酸结合成共价化合物，故提取胆红素需先用碱水解胆汁，之后用有机溶剂抽提。胆汁中胆酸大都与牛磺酸或甘氨酸形成结合型胆汁酸，要获得游离胆酸，需将胆汁用 10% 氢氧化钠加热水解后再分离纯化获得纯品。

3. 化学全合成或半合成法　某些脂类药物可以以有机化合物或来源于生物体的某些成分为原料，采用化学全合成或半合成法制备。如用香兰素及茄尼醇为原料合成 CoQ_{10}，其过程是先将茄尼醇延长一个异戊烯单位，使成 10 个异戊烯重复单位的长链脂肪醇；另将香兰素经乙酰化、硝化、甲基化、还原和氧化合成 2,3-二甲氧基-5-甲基-1,4-苯醌。上述二化合物在 $ZnCl_2$ 或 BF_3 催化下缩合成氢醌衍生物，经 Ag_2O 氧化得 CoQ_{10}。另外以胆酸为原料经氧化或还原反应可分别合成去氢胆酸、鹅去氧胆酸及熊去氧胆酸，称为半合成法。上述三种胆酸分别与牛磺酸缩合，制得具有特定药理作用的牛磺去氢胆酸、牛磺鹅去氧胆酸及牛磺熊去氧胆酸。血卟啉衍生物是以原卟啉为原料，经氢溴酸加成反应的再经水解后制得。

4. 生物转化法　微生物发酵、动植物细胞培养及酶工程技术可统称为生物转化法，可用来生产多种脂类药物。如用微生物发酵法或烟草细胞培养法生产 CoQ_{10}。另外，以花生四烯酸为原料，用绵羊精囊、Achlya americana ATCC 10977 及 Achtya bisexualis ATCC 111397 等微生物以及大豆（Amsoy 种）的类脂氧化酶-2 为前列腺素合成酶的酶源，通过酶转化合成前列腺素。其次以牛磺石胆酸为原料，利用 Mottie-rella ramanniana 菌的羟化酶为酶源，使原料转化成具有解痉、抗炎及溶胆石作用的牛磺熊去氧胆酸。

二、脂类药物的分离精制

脂类药物种类较多，结构多样化，性质差异较大，通常采用溶解度法及吸附分离法分离。

1. 溶解度法　溶解度法是依据脂类药物在不同溶剂中溶解度差异进行分离的方法。如游离胆红素在酸性条件溶于二氯甲烷及三氯甲烷，故胆汁经碱水解及酸化后用三氯甲烷抽提，其他物质难溶于三氯甲烷而沉淀，而胆红素则溶解，因此得以分离。又如卵磷脂溶于乙醇，不溶于丙酮，脑磷脂溶于乙醚而不溶于丙酮和乙醇，故脑干丙酮抽提液用于制备胆固醇，不溶物用乙醇抽提得卵磷脂，用乙醚抽提得脑磷脂，从而使三种成分得以分离。

2. 色谱分离法　吸附分离法是脂类药物最常用的分离纯化方法，其是利用脂类各成分与固体吸附剂之间吸附力的不同进行分离的。常用的固体吸附剂有硅酸、氧化铝、大孔树脂和硅酸镁等。通常是利用极性、离子力及分子间引力等把各种化合物结合到固体吸附剂上，再采用适当的洗脱剂将各组分分开。脂类混合物的分离条件是依据单个脂类组分的相对极性而确定的，也受分子中极性基团和非极性基团的数量、类型的影响。一般先用极性低的溶剂洗脱，以后逐渐增加洗脱溶剂的极性，可以从脂类混合物中分离出极性增大的各类物质，部分脂类的极性顺序为：蜡、固醇酯、脂肪、长链醇、脂肪酸、固醇、二甘油酯及卵磷脂。如从家禽胆汁中提取的鹅去氧胆酸粗品经硅胶柱色谱法（乙醇-三氯甲烷溶液梯度洗脱）即可与其他杂质分离。前列腺素 E_2 粗品经硅胶柱色谱、硝酸银硅胶柱色谱分离得精品。CoQ_{10} 粗制品也可用硅胶柱色谱（石油醚和乙醚梯度洗脱）将其中杂质分开。胆红素粗品则可通过硅胶柱色谱（三氯甲烷-乙醇梯度洗脱）进行分离。

离子交换色谱也是常用的纯化方法。脂类的离解分为三种情况，即非离解、两性离子和酸式离解，因此可以根据混合物中脂质荷电性质的差异用离子交换层析进行分离纯化。在应用离子交换色谱分离纯化脂质时，应特别注意 pH 值的影响与作用。二乙氨乙基纤维素可对各种脂类进行一般分离，如二乙氨乙基纤维素用于分离脂肪酸和胆汁酸。

近年来超临界流体萃取法也广泛用于脂类药物的分离纯化。超临界流体（supercritical fluid，SF）是处于临界温度（T_c）和临界压力（P_c）以上，介于气体和液体之间的流体。SF 具有气体和液体的双重特性，对许多物质有很强的溶解能力。如用 SF-CO_2 提取番茄素及从蛋黄中分离卵磷脂。

3. 结晶及重结晶法　经分离后的脂类药物中常有微量杂质，需用适当方法精制，常用的精制方法有结晶法、重结晶法及有机溶剂沉淀法。如用柱色谱分离的 PGE_2 经乙酸乙酯-己烷结晶，及用柱色谱分离后的 CoQ_{10} 经无水乙醇结晶均可得相应纯品。柱色谱分离得到的鹅去氧胆酸及自牛羊胆汁中分离的胆酸，需分别用乙酸乙酯及乙醇进行结晶和重结晶精制。而半合成的牛磺熊去氧胆酸经分离后可用乙醇-乙醚结晶再重结晶精制。

三、脂类药物在临床上的应用

天然脂类是广泛存在于生物体内的脂肪、类脂及衍生物的总称。作为药物应用的脂类种类繁多，化学结构和组成上有很大差异，生物活性各不相同，临床用途亦不同。按照化学结构可将常用脂类药物大致分为不饱和脂肪酸类、磷脂类及胆酸类等。临床常用脂类药物的来源及主要用途见表 11-2。

表 11-2　脂类药物的来源及主要用途

品名	来源	临床用途
胆固醇	脑或脊髓提取	人工牛黄原料
麦角固醇	酵母提取	维生素 D_2 原料，防治儿童佝偻病
β-谷固醇	蔗渣及米糠提取	降低血浆胆固醇
脑磷脂	酵母及脑中提取	止血，防动脉粥样硬化及神经衰弱
卵磷脂	脑、大豆及卵黄中提取	防治动脉粥样硬化、肝疾患及神经衰弱
卵黄油	卵黄提取	抗铜绿假单胞菌及治疗烧伤

续表

品名	来源	临床用途
亚油酸	玉米胚及豆油中分离	降血脂，治疗与预防动脉粥样硬化
α-亚麻酸	亚麻油中分离	降血脂，降血压
花生四烯酸	动物肾上腺中分离	降血脂，合成前列腺素 E_2 原料
鱼肝油脂肪酸钠	鱼肝油中分离	治疗静脉曲张及内痔
前列腺素 E_1	羊精囊提取或酶转化	勃起功能障碍
前列腺素 E_2	羊精囊提取或酶转化	中期妊娠引产
辅酶 Q_{10}	心肌提取、发酵、合成	充血性心力衰竭
胆红素	胆汁提取或酶转化	抗氧剂、消炎，人工牛黄原料
原卟啉钠	动物血红蛋白中分离	治疗急性及慢性肝炎
血卟啉及其衍生物	由原卟啉合成	肿瘤激光疗法辅助剂及诊断试剂
胆酸钠片	由牛羊胆汁提取	治疗胆汁缺乏，胆囊炎及消化不良
胆酸	由牛羊胆汁提取	人工牛黄原料
猪去氧胆酸	由猪胆汁提取	降胆固醇，治疗支气管炎，人工牛黄原料
去氢胆酸	胆酸脱氢制备	治疗慢性胆囊炎、胆结石
鹅去氧胆酸	禽胆汁提取或半合成	治疗胆结石
熊去氧胆酸	由胆酸合成	治疗胆结石
牛磺熊去氧胆酸	化学半合成	治疗胆结石，胆管炎
牛磺鹅去氧胆酸	化学半合成	抗艾滋病、流感及副流感病毒感染
牛磺去氢胆酸	化学半合成	抗艾滋病、流感及副流感病毒感染
人工牛黄	由胆红素、胆酸等配制	清热解毒、化痰定惊

1. 磷脂类药物临床应用　磷脂类药物主要有卵磷脂及脑磷脂，两者皆有增强神经组织及调节高级神经活动作用，又是血浆脂肪良好乳化剂，有促进胆固醇及脂肪运输作用。卵磷脂具有抗动脉硬化、降低血液中胆固醇和中性脂肪、保护肝脏等作用，临床上用于防治动脉粥样硬化、脂肪肝、神经衰弱及营养不良等。卵磷脂还能维持胆汁中胆固醇的溶解度，其在防治胆固醇结石方面的应用值得进一步研究。脑磷脂能防止动脉粥样硬化、肝硬化、肝脂肪性病变及神经衰弱，此外脑磷脂还有止血作用。不同来源的磷脂，疗效有所差异，豆磷脂更适用于抗动脉硬化，还是制备静注脂肪乳的乳化剂。

2. 固醇类药物临床应用　固醇类药物包括胆固醇、麦角固醇及 β-谷固醇。胆固醇为人工牛黄原料，是机体细胞膜不可缺少成分，也是机体多种甾体激素及胆酸原料。麦角固醇是机体维生素 D_2 合成的原料，而 β-谷固醇可降低血浆胆固醇。

3. 胆酸类药物临床应用　胆酸类化合物是人及动物肝脏产生的甾体类化合物，从胆囊中排入肠道，对肠道脂肪起乳化作用，促进脂肪消化吸收，同时促进肠道正常菌丛繁殖，抑制致病菌生长，保持肠道正常功能，但不同胆酸又有不同药理效应及临床应用。如胆酸钠是天然的利胆药，口服给药后，可增加胆汁的分泌量，促进脂类的利用。胆酸钠乳化脂肪有利于胰脂酶对脂肪的水解，促进脂肪消化产物和脂溶性维生素的吸收，临床上用于治疗胆囊炎、胆汁缺乏症及消化不良等。鹅去氧胆酸及熊去氧胆酸均有溶胆石作用，用于治疗胆石症，后者也能用于治疗胆囊炎、胆管炎、肝硬化及肝肿大等。去氢胆酸有较强利胆作用，能够促进肝脏分泌大量黏度较低的胆汁，增加胆汁中的水分而不影响其固形成分，有助于脂肪和脂溶性维生素的消化吸收，作用迅速，但维持时间短，毒性比甘氨胆酸、牛黄胆酸小，且无溶血作用，临床用于治疗胆道炎、胆囊炎及胆结石，并可加速胆囊造影剂的排泄。猪去氧胆酸可降低血浆胆固醇，用于治疗高脂血症，也是人工牛黄的原料。牛磺熊去氧胆酸有解痉、抗炎及溶胆石作用，用于溶胆石、胆管炎和肿炎。而牛磺鹅去氧胆酸、牛磺去氢胆酸及牛磺去氧胆酸有抗病毒作用，用于防治艾滋病、流感及副流感病毒引起的传染性疾病。

4. 色素类药物临床应用　色素类药物有胆红素、胆绿素、血红素、原卟啉、血卟啉及其衍生物。胆红素是由四个吡咯环构成的线性化合物，为抗氧剂，有清除氧自由基功能，用于消炎，也是人工牛黄重要成分之一，含量达到 72.0%～76.5%。胆绿素药理效应尚不清楚，但胆南星、胆黄素及胆荚片等消炎类中成药均含该成分。原卟啉可促进细胞呼吸，改善肝脏代谢功能，临床上用于治疗肝炎。血卟啉及其衍生物为光敏化剂，可在癌细胞中潴留，为激光治疗癌症的辅助剂，临床上用于治疗多种癌症。

5. 不饱和脂肪酸类药物临床应用　不饱和脂肪酸类药物包括前列腺素、亚油酸、亚麻酸、花生四烯酸及二十碳五烯酸等。前列腺素是多种同类化合物之总称，生理作用极为广泛，其中前列腺素 E_1、前列腺素 E_2 等应用较为广泛。各种前列腺素的结构不同，功能也不同。前列腺素在临床上可用于催产、妊娠早中期引产、抗早孕及催经等，有报道称前列腺素可能成为第三代避孕药。也有用于治疗哮喘、胃肠溃疡、鼻塞、男性不育的可能性，尤其在治疗心血管疾病、高血压、控制肾内水和钠离子的排泄，以及与肿瘤的关系方面，更广泛地引起人们的注意。亚油酸、亚麻酸、花生四烯酸及二十碳五烯酸均有降血脂作用，用于治疗高脂血症，预防动脉粥样硬化。

6. 人工牛黄临床应用　人工牛黄是根据天然牛黄（牛胆结石）的组成而人工配制的脂类药物，其主要成分为胆红素、胆酸、猪去氧胆酸、胆固醇及无机盐等，是多种中成药的重要原料药，具有清热解毒、化痰定惊的作用，临床上用于治疗热病谵狂、神昏不语、小儿惊风及咽喉肿胀等，外用治疗疔疮及口疮等。

7. 辅酶 Q 类药物临床应用　辅酶 Q 是一类生物体中广泛存在的脂溶性醌类化合物，来源不同其侧链异戊烯单位的数目不同。人类和哺乳动物是 10 个异戊烯单位，故称辅酶 Q_{10}。可用于轻度和中度充血性心力衰竭所致的浮肿、肺淤血、肝肿大和心绞痛等，能够增加心血排量，促使心肌氧化磷酸化恢复正常，改善心力衰竭及淤等症状。与强心苷、利尿药合用，改善心力衰竭的效果更佳。临床用于治疗亚急性肝坏死、急慢性病毒肝炎、充血性心力衰竭，还用于降低高血压、癌症、胃及十二指肠溃疡、牙周炎等疾病的辅助治疗。

第二节　脂类药物制备工艺

脂类药物的制备方法有抽提法、水解法、化学合成或半合成法及生物转化法。天然脂类是一类非常复杂的混合物，要获得较纯的脂质较为困难。目前主要方法是从天然资源中提取、分离制备，即抽提法和水解法。如磷脂及胆固醇从脑干中提取，胆红素及胆酸从胆汁中提取得到。也可利用化学原料或天然原料通过化学全合成或半合成制得，如化学半合成制备血卟啉和去氢胆酸。牛磺去氧胆酸及前列腺素 E_2 用酶转化法生产，CoQ_{10} 则由烟草细胞培养法生产，这些属于生物转化法。

一、磷脂类药物

磷脂类药物中除神经磷脂等少数成分外，其结构中大多含甘油基团，如磷脂酸、磷脂酰胆碱、磷脂酰乙醇胺、磷脂酰甘油、磷脂酰丝氨酸、溶血磷脂及缩醛磷脂等，故统称为甘油磷脂。其中磷脂酰胆碱即卵磷脂应用较广。本节重点介绍卵磷脂结构、性质及其生产工艺。

（一）卵磷脂的结构与用途

卵磷脂（lecithin）化学名为磷脂酰胆碱（phosphatidylcholine），是由甘油、胆碱、磷酸、饱和及不饱和脂肪酸组成的一种磷脂类物质，其中磷酸的两个羟基分别与甘油的一个羟基及胆碱的 β-羟基之间形成磷酸二酯键，且因甘油羟基有 α 位及 β 位之分，固有 α-卵磷脂（11-1）及 β-卵磷脂（11-2）之分，自然界的卵磷脂是 α 型的。它是构成细胞膜、核膜、质体膜等生物膜的基本成分。具有延缓衰老、促进神经传导、提高大脑活动、增强记忆力，促进脂肪代谢、防止出现脂肪肝、降低胆固醇等药理作用，被誉为与蛋白质、维生素并列的"第三营养素"。

$$
\begin{array}{l}
H_2C-OOCR \\
HC-OOCR' \\
H_2C-OPO_3^--CH_2CH_2-\overset{+}{N}(CH_3)_3
\end{array}
\qquad
\begin{array}{l}
H_2C-OOCR \\
HC-OPO_3^--CH_2CH_2-\overset{+}{N}(CH_3)_3 \\
H_2C-OOCR'
\end{array}
$$

α-卵磷脂（11-1）　　　　　　　　β-卵磷脂（11-2）

（二）卵磷脂性质

卵磷脂存在于各组织及器官中，脑、肝脏、肾上腺及红细胞中含量较多，卵黄中含量高达 8%～10%，故得名；其在植物组织中含量甚少，唯大豆中含量甚高。卵磷脂为白色蜡状物质，无熔点，有旋光性，在空气中因不饱和脂肪酸烃链氧化而变色。有吸湿性，极易溶于乙醚及乙醇，不溶于丙酮，难溶于水。等电点 pH 值 6.7，有两性离子存在，分子中的亲水基团主要是磷酸、胆碱，不解离的甘油部分也有一定的亲水性，故乳化于水，与蛋白质、糖结合后降低表面张力的能力更强，因此是较好的乳化剂。而脂肪酸的烃基为疏水基团，故又可溶于有机溶剂。

（三）卵磷脂制备工艺

卵磷脂是最早从蛋黄中提取得到的磷脂，故称为卵磷脂。在动物的心、脑、肾、肝、脊髓以及禽蛋的卵黄中含有很丰富的卵磷脂，大豆、菜子中也含有。常用于制备卵磷脂的原料有动物脑、大豆、酵母等。

1. 以脑干为原料的提取工艺

（1）工艺路线　以脑干为原料的提取工艺路线如下（图 11-1）。

图 11-1　以脑干为原料的提取工艺路线

（2）工艺过程　取动物脑干加 3 倍体积（V/W）丙酮循环浸渍 20～24 小时，过滤，滤液备他用（待分离胆固醇）。滤饼蒸去丙酮，加 2～3 倍体积（V/W）乙醇浸渍提 4～5 次，每次过滤的滤饼用于制备脑磷脂。合并滤液，减压浓缩，趁热放出浓缩液。

上述浓缩液冷却至室温，加入 0.5 倍体积（V/V）乙醚，不断搅拌，放置 2 小时，令白色不溶物完全沉淀，过滤，取滤液于剧烈搅拌下加入粗卵磷脂重量 1.5 倍体积（V/W）的丙酮，析出沉淀，滤除溶剂，得膏状物，以丙酮洗涤两次，真空干燥后得卵磷脂成品。

2. 以羊脑为原料的提取工艺

（1）工艺路线　以羊脑为原料的提取工艺路线如下（图 11-2）。

图 11-2　以羊脑为原料的提取工艺路线

（2）工艺过程　绞碎地新鲜羊大脑，分别用 3 倍、2.5 倍、1.5 倍体积（V/W）丙酮浸渍 3 次，每次 24 小时，经常搅拌，过滤，滤液供作胆固醇用。滤饼真空干燥，除去残留丙酮，依次用 3 倍、2.5 倍、1.5 倍体积（V/W）乙醚提取 3 次，每次 24 小时，经常搅拌，过滤后，滤渣压榨，弃去废渣，合并滤液，浓缩，得浓缩物。在冷室中用 95% 乙醇浸渍浓缩物 3～4 次，每次 3 倍量，加热溶解，冷却，沉淀 24 小时，底部沉淀为脑磷脂，卵磷脂溶于乙醇中。倾出上清液，真空浓缩，浓缩物加半倍量乙醚，不断搅拌，放置 24 小时，过滤，将乙醚澄清液急速搅拌下倒入丙酮中，析出沉淀，滤去丙酮、乙醚混合液，用丙酮洗涤两次，真空干燥，即得成品卵磷脂。

3. 以脑及脊髓为原料的氯化镉沉淀工艺

（1）工艺路线　以脑、脊髓为原料的氯化镉沉淀工艺路线如下（图 11-3）。

图 11-3　以脑、脊髓为原料的氯化镉沉淀工艺路线

（2）工艺过程　取新鲜或冷冻大脑、骨髓 50kg，去膜及血丝等杂质，绞碎。原料用冷丙酮浸渍 5 次，每次用 60L，时间 4.5 小时。滤液供作胆固醇用。滤饼真空干燥，除去残留丙酮。将干燥滤饼用 90L 的 95% 乙醇浸渍 12 小时，30～40℃ 不断搅拌，过滤，重复提取一次，合并滤液，滤渣供制备脑磷脂。将滤液真空浓缩至原来体积的 1/3，浓缩液置冷室过夜，过滤，得滤液。于滤液中加入足够的氯化镉饱和溶液，使卵磷脂沉淀完全。过滤，沉淀加 2 倍量乙醚，振摇，如此重复 8～10 次，合并乙醚层并浓缩。将浓缩物溶于最少量的乙醚中，然后倒入丙酮中，静置，过滤。沉淀物真空干燥，成品卵磷脂装于棕色瓶中。

4. 以酵母为原料的提取工艺

（1）工艺路线　以酵母为原料提取卵磷脂工艺路线如下（图11-4）。

图 11-4　以酵母为原料提取卵磷脂工艺路线

（2）工艺过程　将过60～80目筛的干酵母粉200kg，用600kg 82%～84%乙醇中浸提18～24小时，在68～70℃保温3小时，过滤，反复浸提3次，合并滤液，真空浓缩至结粒膏状物，温度不超过70℃，时间不超过24小时，滤渣可用来提取核糖核酸及酵母多糖。

膏状物加5%～10%的水及3～5倍量（V/V）乙醚，剧烈搅拌2～3小时后静置16～20小时澄清，弃去中下层液体，上层醚液放入-5℃冰箱内20～24小时，麦角固醇结晶析出，过滤，滤液回收，浓缩除去1/2乙醚，再放入冰箱18～22小时，加1～2kg无水硫酸钠，过滤，除去麦角固醇，滤液浓缩除去约2/3乙醚，得浓缩物。

浓缩物加3～5倍量（V/V）丙酮，边加边搅拌，放置片刻，倾出醚酮混合液，反复用无水丙酮洗涤3～4次，得沉淀物，加2倍量（V/V）无水乙醇在70℃保温，搅拌1～2小时至全部溶解，静置过夜。倾取上层乙醇液，沉淀用乙醇洗涤，上清液与洗涤液合并，蒸馏回收乙醇，得沉淀物，加无水乙醇搅拌至溶解，静置沉淀7天。除去沉淀，吸取上清液，加粗制卵磷脂重量1.5倍的丙酮析出沉淀，除去丙酮，反复洗涤沉淀3～4次，加乙醇保温70℃左右，溶解去掉丙酮气味，烘干，得卵磷脂成品。

（四）检查

卵磷脂含磷酸为2.5%，水分小于5%，乙醚不溶物为0.1%，丙酮不溶物大于90%。

（五）应用

卵磷脂可做乳化剂、抗氧剂、润湿剂等，临床上用于治疗婴儿湿疹、营养不良、神经衰弱、脂肪肝、肝炎、肝硬化及动脉粥样硬化等。

二、胆酸类药物

胆酸类药物大多为24个碳原子构成的胆烷酸。人及动物体内存在的胆酸类物质是有胆固醇经肝脏代谢产生，其中胆酸及鹅去氧胆酸为初级胆酸，在肠道微生物作用下生成去氧胆酸、猪去氧胆酸及石胆酸等次级胆酸。体内胆酸类化合物在肝脏大都与甘氨酸或牛磺酸形成结合型胆酸，总称胆汁酸（bile acid），经胆囊排至肠道在微生物作用下大都分解为游离胆酸和甘氨酸或牛磺酸，一部分经粪便排出体外，大部分为肠道吸收进行肠肝循环。

胆酸类化合物分子结构中，由于甾环上羟基的数量、位置及构型的差异，形成多种化合物，如胆酸、去氢胆酸、鹅去氧胆酸、熊去氧胆酸、猪胆酸及石胆酸等。其中胆酸、去氢胆酸、鹅去氧胆酸及熊去氧胆酸均已用于临床。另外，有些胆酸类化合物与牛磺酸形成的结合型胆汁酸具有特殊疗效，如牛磺熊去氧胆酸有解痉、抗惊厥、抗炎及溶胆石等作用，牛磺鹅去氧胆酸及牛磺去氢胆酸具有抗艾滋病毒、流感及副流感病毒作用，是具有良好发展前途的治疗药物。现仅介绍猪去氧胆酸、胆酸及熊去氧胆酸的结构、性质及生产工艺。

（一）猪去氧胆酸

猪去氧胆酸（hyodeoxycholic acid，HDCA）化学名称为 $3\alpha,6\alpha$-二羟基-5β-胆烷酸，是猪胆酸（3α，6α，7α-三羟基-5β-胆烷酸）经肠道微生物催化脱氧而成，存在于猪胆中，分子量为392.6，分子式为 $C_{24}H_{40}O_4$，其结构见（11-3）。本品为白色或类白色粉末，熔点197℃，$[\alpha]_D^{20} +8°$，无臭或微腥，味苦，易溶于乙醇和冰醋酸，在丙酮、乙酸乙酯、乙醚、三氯乙酸或苯中微溶，几乎不溶于水。

猪去氧胆酸（11-3）

1. 猪去氧胆酸的制备工艺

（1）工艺路线 猪去氧胆酸的制备工艺路线如下（图11-5）。

猪胆汁酸 $\xrightarrow[118℃]{[水解] 氢氧化钠}$ 水解液 $\xrightarrow{[酸化] HCl}$ 粗品 $\xrightarrow[回流、过滤]{[脱色] 乙酸乙酯、活性炭}$ 滤液 $\xrightarrow[过滤]{[脱水] 无水硫酸钠}$ 滤液

$\xrightarrow{[浓缩] 蒸馏}$ 结晶 $\xrightarrow{[干燥] 真空减压}$ 成品

图 11-5 猪去氧胆酸的制备工艺路线

（2）工艺过程 取猪胆汁制取胆红素后滤液（见本节胆红素项下）加盐酸酸化至 pH 值 1～2，倾去上层液体得黄色膏状粗胆汁酸。将粗胆汁酸加 1.5 倍（W/W）氢氧化钠和 9 倍体积（V/W）水，加热水解 16～18 小时，冷却后静置分层，虹吸上层淡黄色液体，沉淀物加少量水溶解后合并，用 6mol/L 盐酸酸化至 pH 值 1～2，过滤，滤饼用水洗至中性，真空干燥得猪去氧胆酸粗品。

将粗品用 5 倍体积（V/W）乙酸乙酯溶解，15%～20%活性炭脱色，冷却，过滤，滤渣再用 3 倍体积（V/W）乙酸乙酯回流，过滤。合并滤液，加 20%（W/V）无水硫酸钠脱水，过滤后，滤液浓缩至原体积 1/5～1/3，冷却结晶，过滤，结晶并用少量乙酸乙酯洗涤，真空干燥得成品。熔点 160～170℃。若以乙酸乙酯重结晶，可得精品，熔点 195～197℃。

2. 检验 本品熔点 190～201℃（熔距不超过 3℃）；$[\alpha]_D^{20}$ 为 +6.5～+9.0°；干燥失重不超过 1.0%；灼烧残渣不超过 0.2%；含量测定法为取本品 0.5g，精密称定，加乙醇 30mL 溶解后，加酚酞指示剂 2 滴，用 0.1mol/L 氢氧化钠滴定即得，每毫升 0.1mol/L 氢氧化钠液相当于 39.26mg 的 $C_{24}H_{40}O_4$，按干品计算出总胆酸含量，按分子式 $C_{24}H_{40}O_4$ 计算，不得少于 98%。

3. 作用与用途 本品有降低血浆胆固醇作用，为降血脂药。同时也是配置人工牛黄的重要成分。

（二）鹅去氧胆酸

鹅去氧胆酸（chenodeoxycholic acid，CDCA）是一种天然胆酸，化学名称为 $3\alpha,7\alpha$-二羟基

鹅去氧胆酸（11-4）

-5β-胆烷酸，其分子式 $C_{24}H_{40}O_4$，分子量为 392.6，其结构式见（11-4）。为白色或淡黄色粉末；味苦，有异臭。熔点 141～142℃。在乙醇、氯仿和冰醋酸中易溶，几乎不溶于水。存在于动物胆汁中。鹅去氧胆酸能使胆固醇合成及分泌减少，使胆汁内总胆固醇的排出量减少，从而提高胆汁对胆固醇的溶解能力，促进已结石的胆固醇解离而达到溶石效应，口服后在胆囊中的浓度很高，且可多次肝肠循环。在肠道中易被细菌分解，产生具有肝毒性的代谢产物。

1. 鹅去氧胆酸的制备工艺

（1）氯化钡盐法制备鹅去氧胆酸

1）工艺路线（图 11-6）：

图 11-6 氯化钡法制备鹅去氧胆酸工艺路线

2）工艺过程：将新鲜或冷冻的鹅胆汁倾入不锈钢锅中，然后在搅拌的条件下加入 1/10 量（W/V）的工业氢氧化钠，加热 16 小时以上，不断补充蒸发耗去的水量，冷却后以 1:1（V/V）盐酸调 pH 值 2～3，取出膏状物，水洗至中性，得总胆汁酸。

将以上总胆汁酸倾入回流罐中，然后加入 2 倍量 95% 乙醇，加热回流 2 小时，加入 5%～10% 活性炭脱色，趁热过滤。取滤液浓缩回收乙醇，或向滤液加适量的水，使乙醇浓度达到 65% 左右，加等体积 120 号汽油萃取脱脂 2～3 次，取下层溶液减压浓缩，回收乙醇，得膏状物。水洗至洗涤液无色，加 2 倍量 95% 乙醇及 5% 氢氧化钠溶液，加热回流 1～2 小时，调至 pH 值 8～8.5，加膏状物 2 倍量的 15% 氯化钡水溶液，加热回流 2 分钟，趁热过滤。滤液回收乙醇，放冷析出针状结晶。过滤，水洗，减压干燥。

将干燥的钡盐研细移入回流罐中，悬浮于 15 倍量水中，加钡盐量 12% 的碳酸钠，加热回流使其溶解，趁热过滤，冷后再滤 1 次。滤液用 10% 盐酸缓缓调至 pH 值 2～3，析出沉淀过滤，水洗至中性，沉淀干燥得粗品。

将以上粗品移入不锈钢锅中，然后加入 10 倍量（W/V）乙酸乙酯，搅拌使粗品溶解，静置分层，取乙酸乙酯层浓缩，放置析出结晶，过滤，干燥得成品。

（2）氯化钙盐法制备鹅去氧胆酸

1）工艺路线（图 11-7）：

图 11-7 氯化钙盐法制备鹅去氧胆酸工艺路线

2）工艺过程：将新鲜家禽胆汁 100kg，置于不锈钢锅中，按胆汁量 100g/L 加入固体氢氧化钠，搅拌溶解，加热煮沸 24 小时，搅拌加入氯化钙 12kg，析出沉淀，离心弃去滤液，得总胆酸钙盐湿重 45kg。将总胆酸钙盐用水反复溶解，弃去水不溶物，水溶液用 6mol/L 盐酸调 pH 值至 3.0，析出鹅脱氧胆酸沉淀，过滤，浓缩，结晶，80℃ 真空干燥，即得鹅去氧胆酸 3.2kg 精品。

2. 鉴别　取本品 20mg，加 3mL 15∶1 的乙酸乙酯与硫酸混合液，使其溶解，加 2mL 醋酐，溶液先呈红色，在转蓝绿色。

3. 检查　熔点为 140～146℃，干燥失重不超过 2%，炽灼残渣不得超过 0.2%。取本品 1g，加等量无水硫酸钠，熔融，灼烧碳化后加 5～10mL 盐酸溶解，中和过滤，滤液加水至 25mL，加稀硫酸 1mL，溶液不得发生浑浊。

4. 含量测定

（1）硫酸-醋酐法　先精确称取鹅去氧胆酸标准品配成 12mg/mL 的无水乙醇溶液，取 6 支试管分别加入 0、0.2、0.4、0.6、0.8、1.0mL，于沸水浴上蒸发尽溶剂，冷至室温，加 3mL 乙酸乙酯-硫酸试液，充分振摇使全溶，置 21℃ 恒温水浴中，向各试管加入 2mL 醋酐，充分混合，15 分钟后，用 1cm 带塞比色杯在 615nm 处测定吸收度，并以空白试剂做对照，读取吸收度，绘制标准曲线。再称取待测样品约 10mL，加 3mL 乙酸乙酯-硫酸试液充分振摇使全溶，同上操作读取吸收度，在标准曲线上查出其含量。

（2）滴定法　精密称取 0.5g 样品，加中性乙醇 25mL，样品溶解后，加酚酞指示剂 2 滴，用 0.1mol/L 的氢氧化钠滴定至终点。每毫升 0.1mol/L 的氢氧化钠液相当于 39.26mg 的鹅去氧胆酸。

5. 用途　本品可用于治疗胆固醇型胆石症。

（三）胆酸

除猪属胆汁外，胆酸（cholic acid，CA）存在于许多脊椎动物胆汁中，牛、羊及狗胆汁中含量最为丰富，并以结合型胆汁酸形式存在。其分子式为 $C_{24}H_{40}O_5$，分子量为 408.6，结构式见（11-5）。

胆酸化学名称为 $3\alpha, 7\alpha, 12\alpha$-三羟基-5β-胆烷酸，从稀醋酸中得白色片状结晶，味先甜而后苦。熔点 198℃；$[\alpha]_D^{20}$ 为+37℃；pK_a 为 6.4；在 15℃ 时，水中溶解度（g/L）为 0.28，乙醇中为 30.56，乙醚中为 1.22，氯仿中为 5.08，苯中为 0.36，丙酮中为 28.24，冰醋酸中为 152.15，其钠盐在水中为 568.9g/L。

胆酸（11-5）

1. 胆酸的制备工艺

（1）乙醇结晶法制备胆酸

1）工艺路线（图 11-8）：

$$\text{牛羊胆汁} \xrightarrow[\text{氢氧化钠}]{[水解]} \text{水解液} \xrightarrow[\text{硫酸}]{[酸化]} \text{粗胆酸} \xrightarrow[\text{乙醇}]{[溶解、结晶]} \text{粗胆酸结晶} \xrightarrow[\text{乙醇}]{[重结晶]} \text{精品胆酸}$$

图 11-8　乙醇结晶法制备胆酸工艺路线

2）工艺过程：将牛、羊胆汁（或胆膏）加入 1/10 量（V/W）氢氧化钠（胆膏为 1∶1，另加 9 倍水），加热回流水解 18 小时，静置冷却，倾出上层液，下层过滤，合并上层液与滤液，用

30%硫酸调至 pH 值 2～3，形成膏状粗胆酸沉淀，取出沉淀，加等量水煮沸 10～20 分钟，成颗粒状沉淀，反复水洗至中性，50～60℃；干燥得粗牛、羊胆酸。

取上述粗胆酸加 0.75 倍体积（W/V）75%乙醇，加热回流，搅拌溶解，过滤，滤液置 0～5℃结晶过夜，离心甩干并用少量 80%乙醇洗涤，干燥得粗品牛、羊胆酸结晶。

取上述粗品加 4 倍体积（W/V）95%乙醇和 4%～5%活性炭，加热回流搅拌溶解，趁热过滤，滤液浓缩至原体积 1/4，置 0～5℃结晶，滤取结晶，用少量 90%的乙醇洗涤，干燥得精制牛、羊胆酸。

（2）乙酸乙酯分离法制备胆酸

1）工艺路线（图 11-9）：

图 11-9 乙酸乙酯分离法制备胆酸工艺路线

2）工艺过程：取制备胆钙盐时的猪胆汁滤液，加盐酸调至 pH 值 3.5 后，产生绿色胶体状的粗胆汁沉淀，静置 12 小时以上，得粗胆汁酸。取出用水冲洗，加入 1.5 倍氢氧化钠，加 9 倍体积（V/W）的水，加热煮沸，皂化 12～18 小时，不断补足蒸发水分，放冷，静置过夜，分成两层，底部成膏状，上部呈淡黄色液状。吸去上清夜，取膏状物补充少量水，用硫酸酸化至 pH 值 1，猪胆酸悬于水面，呈金黄色，放冷，取出，置冷水中打碎，漂洗至无酸性，滤干得粗制猪胆酸。

将上述粗制品加入 4 倍体积（V/W）的乙酸乙酯，150～200g/L（15%～20%）的活性炭，溶解，加热回流半小时，放冷，过滤，滤饼再用 1.5～2.5 倍体积（V/W）的乙酸乙酯处理 1 次，冷却后过滤。合并两次滤液，加入 200g/L（20%，V/W）无水硫酸钠（按粗胆汁计）进行脱水，静置过夜，提取液浓缩回收乙酸乙酯至原体积的三分之一，放出，冷却结晶，过滤，结晶用乙酸乙酯洗涤，75℃干燥，即得猪胆酸。

2. 含量测定 胆酸与其他甾醇一样，在酸性条件下与糠醛产生 Gergary-Pascoe 反应，生成紫色物质。此反应无专一性，并需严格控制糠醛与硫酸浓度以及加热温度和时间，才能获得较稳定结果。目前常用该法测定胆酸含量。

（1）标准曲线制备 精密称取胆酸标准品 12.5mg，用 60%醋酸溶解并定容至 25mL 制成标准溶液。分别吸取 0.4、0.6、0.8、1.0mL，置具塞试管中，以 60%醋酸溶液补充至各管总体积为 1.0mL。各管分别加新配制 1%糠醛溶液 1.0mL，冰浴 5 分钟，各管加硫酸溶液（$H_2SO_4 : H_2O = 50 : 65$）13.0mL，于 70℃水浴中加热 10 分钟，取出立即冰浴 2 分钟，测定 620nm 处吸收度。以吸收度为纵坐标，胆酸浓度为横坐标绘制标准曲线。

（2）胆酸含量测定 精密称定供试品胆酸样品 10～15mg，用 60%醋酸溶解并定容至 25.0mL。取供试品溶液 1.0mL，加新配制糠醛溶液 1.0mL，冰浴 5 分钟，加硫酸溶液 13.0mL，70℃水浴保温 10 分钟，取出立即冰浴 2 分钟，测定 620nm 处吸收度，从标准曲线上查出相应胆酸含量，并依式（13-1）计算之：

$$供试品胆酸含量（\%）= \frac{标准曲线查得的毫克数}{供试品毫克数} \times 25 \times 100\% \qquad 式（13-1）$$

3. 用途 本品为配制人工牛黄原料，能乳化脂肪并促进其消化。

（四）熊去氧胆酸

熊去氧胆酸（ursodeoxycholic acid，UDCA）存在于人及多种脊椎动物胆汁中，熊胆中含量最为丰富，并以结合型胆汁酸形式存在。化学名称为 $3\alpha,7\beta$-二羟基-5β-胆烷酸。其分子式为 $C_{24}H_{40}O_4$，分子量为 392.6，结构式见（11-6）。70%乙醇中形成白色粉末状结晶，味苦，熔点 203℃，$[\alpha]_D^{20}$ 为+57°。易溶于醇、三氯甲烷、冰醋酸、丙酮及稀碱液；微溶于乙醚及乙酸乙酯；难溶于水及稀矿酸。

熊去氧胆酸(11-6)

中药熊胆为割取熊的胆囊而制成，来源有限，而且有违于动物保护。我国现在采取人工养殖，活体提取 UDCA，但步骤多、周期长、收得率低，不能满足医疗要求，因而人工合成 UDCA 具有重要意义，医药工业上采用胆酸为原料，经酯化、酰化、氧化、还原、再氧化及再还原六步反应制备。

1. 熊去氧胆酸制备工艺

（1）工艺路线　熊去氧胆酸制备工艺路线如下（图 11-10）。

图 11-10　熊去氧胆酸制备工艺路线

（2）工艺过程　向无水甲醇中通入 1/30 重量（W/V）的干燥氯化氢气体，投入 1/3 甲醇量（W/V）的胆酸，加热搅拌回流 20～30 分钟，室温放置结晶 6 小时以上，0℃放置过夜，过滤，结晶用乙醚洗涤滤干，烘干得胆酸甲酯。

将胆酸甲酯加 7 倍体积（V/W）的苯-吡啶-乙酐（4∶1∶1）溶液振摇 15 分钟，20～25℃放置 20 小时，倾入 7 倍体积（V/V）的水中，分出苯层，用蒸馏水洗涤，蒸去苯，固体物用石油醚洗涤一次，滤干，滤饼用甲醇-水溶液结晶得 3,7-二乙酰胆酸甲酯。

3,7-二乙酰胆酸甲酯加 16 倍体积（V/W）的乙酸和 1/10 体积（V/V）的 30%铬酸钾溶液，于 40℃反应 8 小时，加 6 倍体积（V/V）的水搅拌均匀，放置过夜，过滤收集沉淀，水洗至中性，烘干得 3,7-二酰-12-酮-胆酸甲酯。

上述 3,7-二酰-12-酮-胆酸甲酯加等量固体氢氧化钾和 10 倍体积（V/V）的乙醚及 1 倍体积（V/V）80%水合肼溶液，130℃回流 15 小时，蒸除水分同时升温至 195～200℃，并回流 2.5 小时，继续蒸除水分同时升温至 217℃反应 20 分钟，降温至 190℃再补加 0.5 倍体积（V/V）的 80%水合肼，再蒸除未反应物，同时升温，在 3 小时内使反应液从 215℃升至 220℃，冷却后加 4 倍体积（V/V）的冷蒸馏水，用 10%硫酸酸化至 pH 值 2～3 析出结晶，滤取结晶，水洗至中性，溶于乙酸乙酯中，分去水层。有机相用水洗 1～2 次，分出上层有机相，回收乙酸乙酯得鹅去氧胆酸。

鹅去氧胆酸加 50 倍体积的（V/W）乙酸及 10 倍重量的（W/W）乙酸钾，搅拌溶解，加入 5 倍体积（V/W）的 15%铬酸钾溶液，搅拌均匀，静置过夜，加总反应物 4 倍体积（V/V）的水析出沉淀，滤取沉淀，水洗至中性，抽干，烘干得 3α-羟基 7-酮-胆烷酸。

上述 3α-羟基 7-酮-胆烷酸加 25 倍体积（V/W）的正丁醇，搅拌升温至溶解，于 115℃左右分次加入 2 倍重量（W/W）的金属钠块，当金属钠块完全消失后析出白色浆状物，再反应 30 分钟，加等体积水，加热搅拌溶解，减压蒸馏除去有机溶剂。浓缩物加 5 倍体积（V/V）的水，过滤，滤液用 10%硫酸调 pH 值 2～3，形成块状物，粉碎水洗至中性，烘干，用乙酸乙酯洗涤，70%乙醇结晶和重结晶，得精品 UDCA。

2. 检查　熔点为 200～204℃；$[\alpha]_D^{20}$ 为 +59°～+62°；氯化物小于 0.02%；硫酸盐小于 0.05%；干燥失重小于 1%；灼烧残渣小于 0.2%；重金属小于 20ppm；砷含量小于 20ppm。

3. 熊去氧胆酸含量测定　精密称定本品 0.5g，加中性乙醇 40mL 与新煮沸过的冷蒸馏水 20mL，溶解后，加苯酚酞指示剂 2 滴，用 0.1mol/L 氢氧化钠液相当于 39.2mg 的 $C_{24}H_{40}O_4$，含量应大于 98.5%。

4. 用途　熊去氧胆酸具有利胆、溶胆石及改善肝功能作用。用于治疗高血压症、急性及慢性肝炎、肝硬化、肝中毒及治疗胆固醇结石症。

三、胆色素类药物

胆色素（bile pigments）是由四个吡咯环通过亚甲基及次甲基相连的线性分子。通常分为胆色烷、次甲胆色素、二次甲胆色素及三次甲胆色素。其中除胆色烷外皆有颜色。在体内皆由血红蛋白分子中原卟啉 α-氧化断裂而成三次甲胆色素（即胆绿素），再经还原而成其他胆色素成员。

1. 胆红素结构与性质　胆红素（bilirubin）存在于人及多种动物胆汁中，亦为胆结石主要成分。乳牛及狗胆汁中含量最高，猪及人胆汁次之，牛胆汁更次之，羊、兔及禽胆汁多含胆绿素。胆红素为二次甲胆色素，其分子式为 $C_{33}H_{36}N_4O_6$，分子量为 584.65，结构式见（11-7）。

胆红素（11-7）

胆红素在动物肝脏中存在形式较复杂，大都与葡萄糖醛酸结合成酯，也有与葡萄糖或木糖成酯者，游离者甚少。结合胆红素为弱酸性，溶于水，带电荷，难透过细胞膜，游离者溶于脂肪，不溶于水而易透过细胞膜。哺乳动物不能排泄游离胆红素，在肠道中可被吸收进入肝脏再结合，形成肠肝循环，结合胆红素经胆汁排入肠道后变为尿胆原排出体外。

药用胆红素为游离型，其为淡橙色或深红棕色单斜晶体或粉末，加热逐渐变黑而不溶。干品较稳定，其三氯甲烷溶液放暗处亦较稳定。在碱液中或遇 Fe^{3+} 极易被氧化成胆绿素；含水物易被过氧化脂质破坏。血清蛋白、维生素 C 及 EDTA 可提高其稳定性。游离胆红素溶于二氯甲烷、氯仿、氯苯及苯等有机溶剂和稀碱溶液。微溶于乙醇，不溶于乙醚及水。其钠盐溶于水，不溶于二氯甲烷及三氯甲烷，其钙、镁及钡盐不溶于水。

2. 胆红素的制备

（1）工艺路线　胆红素的制备工艺路线如下（图 11-11）。

$$\text{猪胆汁} \xrightarrow[\text{过滤}]{\text{[制钙盐] 氢氧化钙}} \text{胆红素钙盐} \xrightarrow[\text{盐酸}]{\text{[酸化]}} \text{酸化物} \xrightarrow[\text{分液}]{\text{[抽提] 水，二氯甲烷}} \text{二氯甲烷溶液} \xrightarrow[\text{蒸馏}]{\text{浓缩}}$$

$$\text{粗品胆红素} \xrightarrow[\text{乙醇、乙醚}]{\text{[洗涤、干燥]}} \text{精品胆红素}$$

图 11-11　胆红素的制备工艺路线

（2）工艺过程　取新鲜猪胆汁加等体积 2.5% 氢氧化钙乳液，搅拌均匀，煮沸 30 分钟。捞取上层漂浮之胆色素钙盐沥干，其余溶液趁热过滤，滤液用于制备猪胆酸，收集沉淀之钙盐，合并两次胆色素钙盐，用 90℃ 去离子水充分沥洗，滤干得胆色素钙盐。

将胆色素钙盐投入 5 倍量（V/W）的去离子水中，搅拌均匀，加钙盐量 0.5%（W/W）的亚硫酸氢钠，搅拌下缓缓滴加 10% 盐酸调 pH 值 1～2，静置 20 分钟，用尼龙布过滤至干，再用去离子水洗至中性，得胶泥状酸化物。将其投入 5 倍量（V/W）的去离子水中同时加 5 倍量（V/W）的二氯甲烷和 0.1% 亚硫酸氢钠，剧烈搅拌并用 10% 盐酸调 pH 值 1～2 静置分层，放出下层二氯甲烷溶液，去离子水洗 3 次。分出下层有机相。浓缩回收二氯甲烷，残留物加胆汁量 1% 的乙醇，搅拌均匀，5℃ 放置 1 小时，倾去上层液，下层悬浮液过滤，收集胆红素粗品，用少量无水乙醇洗 2～3 次，乙醚洗 2 次，抽干，真空干燥得胆红素精品。

3. 胆红素含量测定　胆红素含量测定采用紫外可见分光光度法，具体操作如下：精密称取供试品 10.0mg，用少许分析纯氯仿研磨溶解，移入 100mL 棕色量瓶中定容。再精密量取该溶液 5.0mL，于 50mL 量瓶中定容，摇匀，在 450nm 处测定吸收度 A，依式（11-2）计算供试品中胆红素含量：

$$\text{胆红素（%）} = A \times 104.3 \qquad\qquad 式（11-2）$$

式中 104.3 为胆红素分子量（584.65）与其在三氯甲烷中摩尔吸收系数（56200）之比值与 100 的乘积。目前国际上一般认为胆红素在三氯甲烷中摩尔吸收系数为 $\varepsilon_M = 60700$。

4. 作用与用途 胆红素有解热、降压、促进红细胞新生等作用。本品为配制人工牛黄原料。

四、固醇类药物

固醇类药物包括胆固醇、麦角固醇及β-谷固醇等，均为甾体化合物。其他如可的松及皮质酮等肾上腺皮质激素，睾丸酮及脱氢异雄性激素以及雌二醇与炔诺酮等雌性激素亦属固醇类药物。现重点介绍胆固醇结构、性质与生产工艺。

1. 胆固醇的结构与性质 胆固醇（cholesterol）是最重要的动物甾醇，为动物细胞膜重要成分，亦为体内固醇类激素、维生素 D 及胆酸的前体，存在于所有组织中，脑及神经含量最高，每 100g 组织约含 2g，其次肝脏、肾上腺、卵黄及羊毛脂中含量亦甚丰富，同时亦为胆结石之主要成分。胆固醇化学名称为胆甾-5-烯-3β-醇，其分子式为 $C_{27}H_{46}O$，分子量 386.64，其分子结构中含一条 8 个碳原子之饱和侧链；C_5 位为一个双键；C_3 位为一个羟基。其化学性质及生理功能均与上述特征有关。结构式如（11-8）。

胆固醇（11-8）

胆固醇在稀醇中可形成白色闪光片状一水合物晶体，于 70～80℃成为无水物，其熔点为 148～150℃，$[\alpha]_D^{20}$ 为-31.5°（$C=2$，乙醚中）；$[\alpha]_D^{20}$ 为-39.5°（$C=2$，三氯甲烷中）。难溶于水，易溶于乙醇、三氯甲烷、丙酮、吡啶、苯、石油醚、油脂及乙醚。

2. 胆固醇的制备

（1）工艺路线 胆固醇的制备工艺路线如下（图11-12）。

$$\text{猪脑或脊髓} \xrightarrow[\text{丙酮过滤}]{[\text{提取}]} \text{滤液} \xrightarrow[\text{蒸馏}]{[\text{浓缩}]} \text{固体物} \xrightarrow[\text{乙醇，回流，过滤}]{[\text{溶解}]} \text{滤液} \xrightarrow[\text{乙醇，0～5℃}]{[\text{结晶}]} \text{粗胆固醇酯}$$

$$\xrightarrow[\text{乙醇，浓硫酸，回流，结晶}]{[\text{水解}]} \text{粗胆固醇结晶} \xrightarrow[\text{乙醇过滤，干燥}]{[\text{重结晶}]} \text{胆固醇成品}$$

图 11-12 胆固醇的制备工艺路线

（2）工艺过程 取新鲜动物脑及脊髓（除去脂肪和脊髓膜），绞碎，于 40～50℃烘箱烘干，制成脑粉。

浓缩与溶解：上述脑干丙酮提取液蒸馏浓缩至出现大量黄色固体物为止，向固体物中加 10 倍体积（V/W）的工业乙醇，加热回流溶解，过滤，弃去滤渣。

上述滤液于 0～5℃冷却结晶，滤取结晶得粗胆固醇酯。结晶加 5 倍量（V/W）的工业乙醇和 5%～6%硫酸加热回流 8 小时，置 0～5℃结晶。滤取结晶并用 95%乙醇洗至中性。

上述结晶用 10 倍量（V/W）的工业乙醇和 3%活性炭加热溶解并回流 1 小时，保温过滤，滤液置 0～50℃冷却结晶，如此反复三次。滤取结晶，压干，挥发除去乙醇后，70～80℃真空干燥得精制胆固醇。

3. 检验 熔点为 148～150℃；$[\alpha]_D^{20}$ 为-34°～-38°（$C=2$，在二噁烷中）；60℃真空干燥 6 小时其减失重量不大于 0.3%；炽灼残渣不大于 0.1%；其次酸度与溶解度均需合格。

4. 鉴别

（1）于1%胆固醇的三氯甲烷溶液中加硫酸1mL，三氯甲烷层显血红色，硫酸层显绿色荧光；

（2）取胆固醇5mg溶于2mL三氯甲烷中，加1mL醋酐及硫酸1滴即显紫色，再变红，继而变蓝，最后呈亮绿色，此为不饱和甾醇特有显色反应，亦为比色法测定胆固醇含量的基础。

5. 用途　胆固醇为人工牛黄重要成分之一，也是合成维生素 D_2 及 D_3 起始材料和化妆品原料，是制造激素的重要原料，亦可做乳化剂，并且是药物剂良好的表面活性剂。

五、人工牛黄

牛黄为病牛胆囊、胆管及肝管中结石，称为天然牛黄。上古即为名贵中药材之一，《神农本草经集注》中即已收载，其主要成分为胆红素、胆酸及胆固醇等，其次为脂肪酸、卵磷脂、钙、镁、铁、钾及钠等，此外尚有微量黏蛋白、肽类、氨基酸、胡萝卜素、锰、硫、磷、氯及维生素 D 等。不过其组成成分及其含量随产地、季节及动物个体不同而已，相差甚大。但因天然牛黄来源甚少而需求甚大，为满足需求，我国自20世纪50年代以来按照天然牛黄之化学组成，采用人工方法配制牛黄，称为人工牛黄，并进行了药理研究和临床验证工作。故本文介绍人工牛黄组成、处方、生产工艺及用途。

1. 人工牛黄组成　人工牛黄的成分是参照天然牛黄的主要成分配制的，并对其中各成分质量作出了严格规定。其组成成分为胆红素、胆酸、猪去氧胆酸、胆固醇、磷酸氢钙、硫酸镁及硫酸亚铁等。

2. 人工牛黄处方　人工牛黄处方中各原料质量及比例，见表11-3。

表 11-3　人工牛黄处方中各原料质量及比例

原料名称	标准规格	比例（%）
胆红素	含量≥60%	0.70
胆酸	含量≥80%	12.50
猪去氧胆酸	mp.（熔点）>150℃	15.00
胆固醇	mp. >140℃	2.00
磷酸氢钙	药用	3.00
硫酸镁	药用	1.50
硫酸亚铁	药用	0.50
淀粉	含水量<4%	加至全量

3. 人工牛黄制备工艺

（1）工艺路线　人工牛黄制备工艺路线如下（图11-13）。

按处方比例 $\xrightarrow[\text{乙醇-氯仿}]{[\text{配料}]}$ 湿固体 $\xrightarrow[\text{真空减压}]{[\text{干燥}]}$ 颗粒 $\xrightarrow[\text{球磨}]{[\text{粉碎，过筛}]}$ 细粉 $\xrightarrow{[\text{检验}]}$ 包装得成品
称取各成分

图 11-13　人工牛黄制备工艺路线

（2）工艺过程　按处方称取各原料，先将胆红素用三氯甲烷∶乙醇（1∶3，V/V）溶液充分搅拌混匀，再依次加入各无机盐成分、淀粉、胆酸及胆固醇，充分搅拌成糊状，50℃真空干燥除去三氯甲烷和乙醇，再于75℃干燥至含水量小于4%为止。

上述干燥物加入全量猪去氧胆酸进行球磨，过80~100目筛，检验包装即得成品。

4. 检验　人工牛黄质量标准为干燥重不超过4%；胆酸含量应为标示量的90%~110%；胆红素含量应为标示量的90%~110%；其他各项指标应符合1972年部颁标准。

5. 作用与用途　人工牛黄是一种重要中药材，亦为生化药。有清热解毒、化痰定惊作用。临

床上用于治疗痰热谵狂、神昏不语、小儿惊风、咽喉肿胀、口舌生疮、痈肿疔疮等。

六、前列腺素

前列腺素（prostaglandin，PG）是一类有生理活性的二十碳不饱和脂肪酸，基本结构是前列腺烷碳。在体内 PG 皆由花生三烯酸、花生四烯酸及花生五烯酸等经前列腺素合成酶转化而成，如 8,11,14 全顺式花生三烯酸，5,8,11,14 全顺式花生四烯酸及 5,8,11,14,17 全顺式花生五烯酸经前列腺素合成酶可分别转化为 PGE_1、PGE_2、PGE_3、PGF_α。前列腺素合成酶存在于动物组织中，如羊精囊、羊睾丸、兔肾髓质及大鼠肾髓质等，以羊精囊含量为最高。另外大豆类脂氧化酶-2 及 achlya americana ATCC 10977 和 achlya bisexualis ATCC 11397 等微生物也可将花生四烯酸转化为前列腺素。目前多采用羊精囊为酶源以花生四烯酸为原料生产 PGE_2，其反应最适温度为 30～38℃，最适 pH 值为 7.5～8.5，反应辅助因子有谷胱甘肽和抗氧剂，抗氧剂有噁酸丙酯、氢醌、肾上腺素、对苯二酚、色氨酸及血红蛋白等。此外双甲基金霉素也有促进前列腺素 E 合成作用。现重点介绍前列腺素 E_2 结构、性质、生产工艺、作用及用途。

1. 前列腺素 E_2 （prostaglandin E_2，PGE_2）结构和性质 PGE_2 为含羧基及羟基的二十碳五元环不饱和脂肪酸，化学结构为 $11\alpha,15$（S）-二羟基-9-羧基-5-顺-13-反前列双烯酸，分子式为 $C_{20}H_{32}O_5$，分子量为 352，结构式见（11-9）。

$$\text{HO} \quad \text{OH} \quad \text{COOH}$$

前列腺素E_2 (11-9)

前列腺素 E_2 为白色结晶，熔点 68～69℃，溶于乙酸乙酯、丙醇、乙醚、甲醇及乙醇等有机溶剂，不溶于水。在酸性和碱性条件下可分别异构化为前列腺素 A_2 和前列腺素 B_2，后二者紫外最大吸收波长分别为 217nm 和 278nm。

2. 前列腺素 E_2 的制备

（1）工艺路线　前列腺素 E_2 的制备工艺路线如下（图 11-14）。

图 11-14　前列腺素 E_2 的制备工艺路线

（2）**工艺过程** 取-30℃冷冻羊精囊去除结缔组织及脂肪，按每千克加 1L 0.154mol/L 氯化钾溶液，加入匀浆机，然后 4000r/min 离心 25 分钟，取上层液双层纱布过滤，滤渣再用氯化钾溶液匀浆，如上法离心及过滤，合并滤液。滤液用 2mol/L 柠檬酸溶液调至 pH 值 5.0±0.2，如上法离心弃去上层液。用 100mL 0.2mol/L 磷酸缓冲液（pH 值 8.0）析出沉淀，再加 100mL 6.25μmol/L EDTA-2Na 溶液搅匀，以 2mol/L 氢氧化钾溶液调 pH 值 8.0±0.1 即得酶液备用。

取上述酶制剂混悬液，按每升悬液称取 40mg 氢醌和 500mg 谷胱甘肽计，用少量水溶解后并入酶液。再按每千克羊精囊量加 1g 花生四烯酸，搅拌通氧，升温至 37℃并于 37~38℃转化 1 小时，加 3 倍体积（V/V）的丙酮终止反应。

上述反应液经过滤，压干。滤渣再用少量丙酮反复萃取，于 45℃减压浓缩回收丙酮，浓缩液用 4mol/L 盐酸溶液调 pH 值 3.0，以 2/3 体积（V/W）的乙醚分三次萃取，取醚层再以 2/3 体积（V/V）的 0.2mol/L 磷酸缓冲液分三次萃取。水层再以 2/3 体积（V/V）的石油醚（沸程 30~60℃）分三次萃取脱脂。水层以 4mol/L HCl 调 pH 值 3.0，以 2/3 体积（V/V）的三氯甲烷分三次萃取，二氯甲烷用少量水洗涤，去水层。二氯甲烷层加无水硫酸钠密封于冰箱内脱水过夜，滤出硫酸钠，滤液于 40℃减压浓缩得黄色油状物即为 PGS 粗品。

前列腺素 E_2 分离：PGS 粗品称取 15g，100~160 目活化硅胶混悬于三氯甲烷中，装柱。PGS 粗品用少量三氯甲烷溶解上柱，依次以三氯甲烷、98：2（V/V）的三氯甲烷-甲醇、96：4（V/V）三氯甲烷-甲醇洗脱，分别收集前列腺素 A 和前列腺素 E 洗脱液（硅胶薄层鉴定追踪），35℃下减压浓缩除有机溶剂得前列腺素 E_2 粗品。

前列腺素 E_2 纯化：PGE_2 粗品称取 20g，200~250 目活化硝酸银硅胶（1：10，W/W）悬浮于乙酸乙酯：冰醋酸：石油醚（沸程 90~120℃）：水（200：22.5：125：5，V/V）展开剂中装柱。样品以少量上述展开剂溶解上柱，并用上述展开剂洗脱，分别收集前列腺素 E 和前列腺素 E_2 洗脱液（以硝酸银硅胶 G，1：10，W/W，薄层鉴定追踪），分别于 35℃下充氮减压浓缩至无醋酸味，用适量乙酸乙酯溶解，少量水洗酸，生理盐水除银。乙酸乙酯用无水硫酸钠充氮密封于冰箱中脱水过夜，过滤，滤液于 35℃下充氮减压浓缩除尽有机溶剂得 PGE_2 纯品。经乙酸乙酯-己烷结晶可得前列腺素 E_2 结晶。前列腺素 E_1 可用少量乙酸乙酯溶解后置冰箱得结晶（熔点 115~116℃）。

3. 质量标准 前列腺素为无色或微黄色无菌澄明醇溶液，每 0.5mL 内含 2mg PGE_2，其含量应不低于标示量的 85%。

4. 鉴别 ①取本品适量溶于无水甲醇中于 278nm 应无特征吸收峰，若加等体积（V/V）的 1mol/LKOH，室温异构化 15 分钟，278nm 处应有特征吸收峰。②本品经硝酸银硅胶 G（1：10，W/W）薄层鉴定，PGE_2 注射液应只有 PGE_2 点和微量 PGA。③取本品 1 滴，加 1%间二硝基苯甲醇液 1 滴，再加 10%KOH 甲醇溶液 1 滴，摇匀，即显紫红色。

5. 检查 ①含银量不得超过 0.02%。②安全试验为取 18~22g 健康小鼠 5 只，按 50μg/20g 体重，每小时肌肉注射一次，连续注射三次，观察 72 小时，应无死亡，若有一只死亡，应另取 10 只复试。热原检查为按每千克注射 60μg（以生理盐水稀释），照《中国药典》（2020 年版）四部通则 1142 热原检查法项下进行，应符合规定。无菌试验应符合《中国药典》（2020 年版）四部通则 1101 无菌检查项下有关规定。

6. 含量测定 取本品一支，用无水乙醇稀释成 20μg/mL，加等体积 1mol/L KOH 甲醇液，室温下异构化 15 分钟，以 0.5mol/L KOH 甲醇液作空白对照，于 278nm 处测定吸收值，依式（11-3）计算 PGE_2 含量：

$$PGE_2 \text{ 含量（\%）} = \frac{\dfrac{E_{278}}{\varepsilon_{278}} \times M}{\text{样品浓度（mg/mL）}} \times 100\% = \frac{\dfrac{E_{278}}{2.68} \times 352}{0.01} \times 100 \qquad \text{式（11-3）}$$

式中：E_{278} 为 PGE$_2$ 测定消光值；ε_{278} 为 PGE$_2$ 克分子消光值（2.68）；M 为 PGE$_2$ 分子量。

7. 作用与用途   前列腺素 E$_2$ 有促进平滑肌收缩、扩张血管及抑制胃液分泌作用，也有松弛支气管平滑肌作用。临床上用于治疗哮喘及高血压，亦用于催产，早期及中期引产。

七、辅酶 Q$_{10}$

辅酶 Q$_{10}$ 是辅酶 Q 类的重要成员之一，它是一种醌类化合物，是细胞呼吸链上重要的辅酶，可促进氧化磷酸化及能量载体 ATP 的生成。

1. 辅酶 Q$_{10}$ 的结构与性质   辅酶 Q$_{10}$ 广泛存在于酵母、植物的叶子和种子，以及动物的心脏、脾脏、肝脏和肾脏中，分子式为 $C_{59}H_{90}O_4$，分子量为 863.37，结构式见（11-10）。纯品为黄色或淡橙黄色的结晶性粉末，无臭无味。溶于三氯甲烷、苯、丙酮、石油醚、乙醚，在乙醇中极微溶解，不溶于水、甲醇。结构式中有异戊烯基，遇光易分解，使颜色变深（微红色物质）。在还原剂存在下，能转化成为无色的还原型辅酶 Q$_{10}$，还原型辅酶 Q$_{10}$ 又能被氧化成氧化型辅酶 Q$_{10}$，易被碱破坏。

辅酶Q$_{10}$（11-10）

2. 辅酶 Q$_{10}$ 的制备   辅酶 Q$_{10}$ 可由合成法或微生物发酵法生产，也可从猪心肌中提取。目前国内主要从生产细胞色素 C 后的猪心渣中提取辅酶 Q$_{10}$。从猪心渣中提取辅酶 Q$_{10}$ 是猪心综合利用的一条重要途径，其收率与新鲜猪心相当，具有很高的提取价值。

（1）制备方法一

1）工艺路线（图 11-15）：

图 11-15   辅酶 Q$_{10}$ 的制备方法一

2）工艺过程：把生产细胞色素 C 后的猪心残渣压干，放入回流罐中，加入 1.6 倍体积（V/W）左右的乙醇-乙醚混合液（乙醇：乙醚＝3：1），加热回流提取 30 分钟左右，然后冷却至室温，用布过滤，收集滤液，滤渣反复用乙醇-乙醚混合液提取 2～3 次，合并提取液，滤渣冲洗后作饲料用。

把提取液移入蒸馏罐中，加热蒸馏浓缩到原来体积的 1/10 时，再加入适量的水和 1/10 体积（V/V）的石油醚，搅拌均匀后静置分层，分取上层液。下层再以同量石油醚萃取 2～3 次，合并萃取液。将萃取液浓缩至黄色油状物，用 1 倍量（V/V）左右的丙酮溶解，盖好容器置于 -10℃ 处过夜，滤除析出杂物，保留滤液。

把上述滤液移入蒸馏罐中，加热蒸除丙酮，加入适量石油醚溶解，然后将溶解液经硅胶吸附柱色谱进行分离除杂。等层析完毕后先用石油醚洗脱，除去杂质，再用 10% 乙醚-石油醚（V/V）混合液洗脱，收集黄色部分的洗脱液，合并，浓缩得黄色油状物。

上述油状物移入搪瓷桶中，加入适量无水乙醇。加热溶解，然后趁热过滤，滤液静置结晶，再用无水乙醇溶解，静置析晶后可得精品。

（2）制备方法二

1）工艺路线（图 11-16）：

图 11-16　辅酶 Q_{10} 的制备方法二

2）工艺过程：提取细胞色素 C 后的猪心残渣移入搪瓷缸中，以水漂洗去除硫酸铵和脂肪，甩干备用。

将以上处理的猪心渣移入不锈钢回流罐中，加入焦没食子酸搅拌均匀，再加入 2 倍体积（V/W）的乙醇和适量的固体烧碱，搅拌溶解，配制成浓度约为 10%（W/V）的醇碱溶液，然后迅速加热至沸，回流 25～30 分钟。迅速冷却至室温。

将冷却的皂化物倾入不锈钢萃取罐中，加入 120 号汽油适量，萃取 3 次，合并萃取液，以水反复洗涤至中性，倾入减压浓缩罐中，浓缩至原体积的 1/10 左右。

浓缩液在低温条件下过滤除去析出的杂质（主要是胆固醇），收集滤液。采用硅胶柱色谱分离除杂，先用 120 号汽油洗去杂质，用乙醚-汽油混合液（1∶10，V/V）洗脱，收集黄色部分的洗脱液。合并后倾入减压浓缩罐中，减压蒸除溶剂，得黄色油状物。

黄色油状物中加适量无水乙醇，温热使溶解完全，趁热过滤。将滤液置于冰箱中使结晶完全，滤得结晶，在无水乙醇中结晶或经硅胶柱色谱再次精制，可得纯度较高的辅酶 Q_{10}。

3. 质量标准　辅酶 Q_{10} 原药的质量标准为：熔点 47～50℃，干燥失重不超过 1%，薄层层析均一性（100μg 点样，仅显一个斑点，主要检查乙氧基衍生物），用紫外分光光度法做含量测定不得低于 95%。

4. 鉴别　紫外吸收光谱和氰基乙酸乙酯显色法。

5. 含量测定 高效液相色谱法测定。避光操作。

色谱条件与系统适用性试验用十八烷基硅烷键合硅胶为填充剂；以甲醇-无水乙醇（1∶1）为流动相；柱温为35℃；检测波长为275nm。取辅酶 Q_{10} 对照品和辅酶 Q_9 对照品适量，用无水乙醇溶解并稀释制成每 1mL 中各约含 0.2mg 的混合溶液，取 20μL 注入液相色谱仪，辅酶 Q_9 峰与辅酶 Q_{10} 峰的分离度应大于4，理论板数按辅酶 Q_{10} 峰计算不低于 3000。

测定法取本品 20mg，精密称定，加无水乙醇约 40mL，在 50℃水浴中振摇溶解，放冷后，移至 100mL 量瓶中，用无水乙醇稀释至刻度，摇匀，作为供试品溶液，精密量取 20μL，注入液相色谱仪，记录色谱图；另取辅酶 Q_{10} 对照品适量，同法测定。按外标法以峰面积计算，即得。

6. 用途 辅酶 Q_{10} 是重要的抗氧剂和免疫增强剂。临床上主要用于心脏病、高血压和癌症的辅助治疗，还用于急慢性病毒性肝炎、亚急性肺坏死的综合治疗。

第十二章
制药发酵工艺

扫一扫，查阅本章数字资源，含PPT、音视频、图片等

发酵技术在我国的起源很早，北魏《齐民要术》就已经记载了比较完备的酱、醋、豆豉和酒曲的制备方法。发酵类中药在我国应用的历史也比较悠久，《左传》中就曾记载"麦曲"可以治疗"河鱼腹疾"，《本草纲目》云："古人用曲，多是造酒之曲。后医乃造神曲，专以供药，力更胜之。"可见，古人早已将微生物发酵应用于中药炮制。

世界上的发酵工艺是由食品酿造开始的，具有悠久的历史。我们熟知的啤酒、葡萄酒、酱油、醋等，都是人类巧妙地利用微生物对果实或食物进行天然发酵后获得的产品。制药发酵工艺是指利用微生物的培养而获得具有医疗价值的产物的过程。通常用产物说明，冠以某发酵，如青霉素发酵、维生素发酵等。

在发酵工艺中，除某些转化过程外，典型的发酵工艺可以划分成六个基本组成部分：①繁殖种子和发酵生产所用的培养基组分设定。②培养基、发酵罐及其附属设备的灭菌。③培养出有活性、适量的纯种，接种入生产的容器中。④微生物在最适合于产物生长的条件下，在发酵罐中生长。⑤产物萃取和精制。⑥过程中排出的废弃物的处理。发酵工艺六部分之间的关系如图12-1所示。

图 12-1　典型的发酵工艺过程示意图

第一节　发酵的含义及特点

狭义的发酵是指微生物在无氧条件下，分解各种有机物质产生能量的一种方式，或者严格地说，发酵是以有机物作为电子受体的氧化还原产能反应。如葡萄糖在无氧条件下被微生物利用产生酒精并放出二氧化碳，同时获得能量；丙酮酸被还原为乳酸而获得能量等。

广义的发酵，即工业上所称的发酵是泛指利用生物细胞制造某些产品或净化环境的过程，它包括厌氧培养的生产过程，如酒精、丙酮、丁醇、乳酸等，以及通气（有氧）培养的生产过程，如抗生素、氨基酸、酶制剂等的生产。产品既有细胞代谢产物，也包括菌体细胞、酶等。

总之，发酵（Fermentation）是指利用微生物的生命活动来制备微生物菌体或其代谢产物的过程。

发酵工程（fermentation engineering）指利用微生物的特定性状，通过现代工程技术在生物反应器中生产有用物质的一种技术系统，是应用微生物学等相关的自然科学以及工程学原理，利用微生物等生物细胞进行酶促转化，将原料转化成产品或提供社会性服务的一门科学。发酵工程是研究利用微生物的工业，即微生物参与的工艺过程。

发酵工艺是生物技术产业化的基础和关键技术，是生物技术四大支柱的核心，无论传统发酵产品，如抗生素、氨基酸等，还是现代基因工程产品，如疫苗、人体蛋白质等，都需要发酵工艺进行生产。

一、发酵的类型

根据发酵的特点和微生物对氧的不同需要，可以将发酵分成若干类型：

1. 按发酵原料来分　可分为糖类物质发酵、石油发酵及废水发酵等类型。

2. 按发酵产物来分　可分为氨基酸发酵、有机酸发酵、抗生素发酵、酒精发酵、维生素发酵等。

3. 按发酵形式来分　可分为固态发酵和深层液体发酵。

4. 按发酵工艺流程来分　可分为分批发酵、连续发酵和流加发酵。

5. 按发酵过程中对氧的不同需求来分　一般可分为厌氧发酵和通气（有氧）发酵两大类型。

二、发酵的特点

发酵和其他化学工业的最大区别在于它是生物体所进行的化学反应。其主要特点如下：

1. 发酵过程一般都是在常温常压下进行的生物化学反应，反应安全，要求条件比较简单。

2. 发酵所用的原料通常以淀粉、糖类或其他农副产品为主，只需加入少量有机和无机氮源就可进行反应。根据微生物的不同类别有选择地利用它所需要的营养。基于这一特性，还可以利用废水和废物等作为发酵的原料进行生物资源的改造和更新。

3. 发酵过程是通过生物体的自动调节方式来完成的，反应的专一性强，因而可以得到较为单一的代谢产物。

4. 由于生物体本身所具有的反应机制，能够专一地和有选择性地对一些较为复杂的化合物进行特定部位地氧化、还原等化学转化反应，可以生产较为复杂的高分子化合物。

5. 发酵过程中对杂菌污染的防治至关重要，除了必须对设备进行严格消毒处理和空气过滤外，反应必须在无菌条件下进行。如果污染了菌体，生产上就会遭受巨大的经济损失；如果感染了噬菌体，对发酵还会造成更大的危害。因而维持无菌条件是发酵工艺的关键。

6. 微生物菌种是发酵工艺的根本因素，通过变异和菌种筛选，可以获得高产的优良菌株并使生产设备得到充分利用，也因此获得按常规方法难以生产的产品。

7. 工业发酵与其他工业相比投资少、见效快，还可以取得显著的经济效益。

基于以上特点，发酵工业越来越引起人们重视。和传统的发酵工艺相比，现代发酵工程除了上述的发酵特征之外更有其优越性。除利用微生物外，还可以利用动植物细胞和酶，甚至可以利用人工构建的"工程菌"来进行反应；反应设备也不再仅限于常规的发酵罐，而是以各种各样的生物反应器而代之，自动化连续化程度高，使发酵工艺水平在原有基础上有大幅的提高和创新。

发酵制药就是利用制药微生物，通过发酵培养，在一定条件下生长繁殖，同时在代谢过程中产生药物，然后从发酵液中提取分离、纯化、精制，获得药品。菌株选育（mutation and selection breeding）、发酵（fermentation）和提取纯化（isolation and purification）是发酵制药的三个主要工艺阶段。

第二节　菌种选育技术

制药发酵生产的过程中，决定生产水平最主要的三个因素：优良菌种选育、发酵工艺和提取纯化工艺，其中最重要的是优良菌种选育。从自然界中分离得到的菌种，生产能力低，不能满足工业上的需要。同时，制药菌种的选育不是随机的，受到其遗传特性的严格控制和调节。菌种选育就是用人工的方法去破坏或改变菌种的自主控制系统，引起某些细胞物质代谢障碍，使其产生人类所需要的药品。制药工业上菌种选育的目的如图 12-2 所示。

生产上广泛应用的选育技术有：经验育种的自然选育、诱变育种；现代菌种选育的原生质体融合技术、DNA 重组技术等。

图 12-2　菌种选育的目的

一、自然选育

自然选育是一种纯种选育的方法。在生产过程中，不经过人工处理，利用菌种的自发突变的原理，通过分离，筛选排除衰退型菌株，进行优良菌种选育的过程，就是自然选育。自然选育是种简单易行的选育方法，它可以达到纯化菌种、防止菌种衰退、稳定生产、提高产量的目的。但是自然选育的最大缺点是效率低、进展慢。因此，经常把自然选育和诱变育种交替使用，这样可以收到良好的效果。

　　自然选育的常用方法是单菌落分离，需要反复筛选，确定生产能力比原菌株高的菌种。其一般程序是把菌种制备成单孢子悬浮液，经适当稀释后，在固体平板上进行分离，然后挑选单个菌落进行生产能力测定，从中选出优良菌株。或对菌种进行单细胞分离，从中获得优良细胞。

　　自然选育基本流程：生产菌种斜面→制备单孢子悬浮液→分离单菌落→移种至初筛斜面→摇瓶初筛→高产菌株→沙土管菌种→斜面种子→摇瓶复筛→高产纯化株→生产试验或进一步选育或保藏。

二、诱变育种

　　诱变育种指用人工的方法处理微生物，大大提高菌种的突变频率，扩大变异幅度，从中筛选出符合要求的突变菌株，供生产和科学实验用。诱变育种与其他育种方法相比，具有操作简便、速度快和收效大等优点，至今仍是一种重要的、广泛应用的微生物育种方法。诱变育种包括出发菌种选择、诱变处理和筛选突变株三个部分。

（一）出发菌种选择

　　出发菌种是指用于诱变的原始菌种。出发菌种可以是从自然界的土样或水样中分离出来的野生型菌种，也可以是生产中正在使用的菌种，还可以从菌种保藏机构中购买。选择的原则是菌种要对诱变剂的敏感性强、变异幅度大、产量高。

（二）诱变处理

　　凡是能引起生物体遗传物质发生突然或根本的改变，使其基因突变或染色体畸变超过自然突变水平的物质，统称为诱变剂。诱发突变的因素有物理、化学和生物三类如表12-1所示。

表 12-1　常用诱变试剂

物理诱变剂		紫外线、快中子、X 射线、β 射线、γ 射线、激光
化学诱变剂	碱基类似物	2-氨基嘌呤、5-溴尿嘧啶、8-氮鸟嘌呤
	与碱基反应的物质	硫酸二乙酯（DES）、甲基磺酸乙酯（EMS）、亚硝基胍（NTG）、亚硝基甲基脲（NMU）、亚硝基乙基脲（NEU）、亚硝酸（NA）、氮芥（NM）、4-硝基喹啉-氧化物（4-NQO）、乙烯亚胺（EI）
	在 DNA 分子中插入或缺失一个或几个碱基物质	羟胺吖啶类物质、吖啶类的氮芥衍生物
生物诱变剂		噬菌体、转座子（transposon）

　　1. 物理诱变剂　物理诱变剂应用较多的是辐射诱变，即用 α 射线、β 射线、γ 射线、X 射线、中子和其他粒子、紫外线以及微波辐射等物理因素诱发变异。当通过辐射将能量传递到生物体内时，生物体内各种分子便产生电离和激发，接着产生许多化学性质十分活跃的自由原子或自由基团。它们继续相互反应，并与其周围物质特别是大分子核酸和蛋白质反应，引起分子结构的改变。由此又影响到细胞内的一些生化过程，如 DNA 合成的终止、各种酶活性的改变等，使部分结构进一步深刻变化，其中尤其重要的是染色体损伤。由于染色体断裂和重接而产生的染色体结构和数目的变异，即染色体突变，而 DNA 分子结构中碱基的变化则造成基因突变。那些带有染色体突变或基因突变的细胞，经过细胞世代将变异了的遗传物质传至性细胞或无性繁殖器官，即可产生生物体的遗传变异。

　　2. 化学诱变剂　化学诱变除能引起基因突变外，还具有和辐射相类似的生物学效应，如引起染色体断裂等，常用于处理迟发突变，并对某特定的基因或核酸有选择性作用。

化学诱变剂主要有：①烷化剂，这类物质含有一个或多个活跃的烷基，能转移到电子密度较高的分子中去，置换其他分子中的氢原子从而使碱基改变。常用的有甲基磺酸乙酯（ethyl methyl methanesulfonate，EMS）或（methyl sulfonic acid ethylester，EMS）、乙烯亚胺（ethylene imine，EI）、亚硝基乙基脲烷（nitroso ethyl urea，NEU）、亚硝基甲基脲烷（nitro methyl urea，NMU）、硫酸二乙酯（diethyl sulfate，DES）等。②核酸碱基类似物，为一类与 DNA 碱基相类似的化合物。渗入 DNA 后，可使 DNA 复制发生配对上的错误。常用的有 5-溴尿嘧啶（5-bromouracil 或 5-bromo uracil，BU）、5-溴去氧尿核苷（5-bromodeoxyuridine，BudR）等。③抗生素，如重氮丝氨酸、丝裂毒素 C 等，具有破坏 DNA 和核酸的能力，从而可造成染色体断裂。化学诱变剂大都具有潜在致癌性，使用时必须谨慎。

3. 生物诱变剂　生物诱变剂包括噬菌体、质粒等。人们在使用某些噬菌体来筛选抗噬菌体突变菌株时，发现常伴随着出现抗生素产量明显提高的抗性变株，因此，认为这种溶源性噬菌体是一种诱变剂。在后来选育放线菌抗噬菌体菌种时，同样显示出噬菌体具有明显的诱变效应。另外，许多质粒携带有能影响宿主细胞类型的基因，可用来控制抗生素的产生。

为了使菌体和诱变剂均匀接触，通常要将出发菌种制成细胞（或孢子）悬浮液，再进行诱变处理。在生产的过程中，诱变剂的选择、剂量大小、处理时间等，都要经过预实验后，根据生产的具体情况和条件才能确定。

（三）筛选突变株

菌种经诱变处理后，会产生各种各样的突变类型。一般要经过初筛和复筛两个阶段，从中挑选出所需要的突变类型。在抗生素产生菌高产突变菌种的筛选过程中，一般采用随机筛选的初筛方法，即将经诱变处理的菌液按一定浓度稀释后，涂布在平板培养基上，经过培养后，不加选择地将单个菌落挑到斜面培养基上，再经培养后，将斜面上的菌落逐个接种到摇瓶中振荡培养，测其抗生素效价，此为初筛。初筛中所得到的超过对照效价10%以上的菌种，再进行复筛。复筛的过程与初筛基本相同，不同的是一般将斜面上的单个菌落接种到三个摇瓶中，得出平均效价，复筛可进行1～3次。由此筛选出的高产稳定菌种还要经过进一步的中试试验，才能用到发酵生产中。

三、杂交育种

微生物工程的优良菌种的选育主要采用诱变育种，但长期使用诱变剂处理，会使菌种的生活能力逐渐下降，如生长周期延长，代谢速度减慢，孢子量减少，产量增加缓慢等，因此，有必要利用杂交育种的方法，提高菌种的生产能力。微生物杂交的本质是基因重组。杂交育种的目的是将不同菌株的遗传物质进行交换、重组，使不同菌株的优良性状集中在重组体中，克服长期诱变引起的生活力下降等缺陷，通过杂交扩大变异范围、改变产品的产量和质量，甚至创造出新品种。而且可以分析杂交结果，总结出杂交物质的转移和传递规律，促进杂交育种的发展。

原始亲本是微生物杂交育种中具有不同遗传背景的优良出发菌株。根据杂交目的选择性能产量高、代谢快、产孢子能力强、无色素、泡沫少、黏度低等以及具有野生性遗传标记（如孢子颜色、可溶性色素、抗性等）的菌株。

直接亲本指具有遗传标记和能力而直接用于杂交配对的菌株，即微生物杂交育种所使用的配对菌株。直接亲本应具有适当的遗传标记，如常用遗传标有颜色、营养要求（即营养缺陷型标记）或抗药性、嗜热性等。

杂交育种是指将两个基因型不同的菌株经吻合或接合使遗传质重新组合从中分离和筛选具有

新性状的菌株育种方法。

杂交育种的一般程序：选择原始亲本→诱变筛选直接亲本→直接亲本之间亲和力鉴定→杂交→分离（基本培养基，选择培养基）→筛选重组体→重组体分析鉴定。

四、原生质体融合技术

原生质体是植物或微生物细胞去掉细胞壁以后的内含物。在传统育种技术中，进行杂交育种必须经过有性生殖过程（即精子、卵细胞结合形成合子体）。现代科技打破了这一常规，人们先把细胞外层的细胞壁去除得到原生质体，将两种生物的原生质体混合放到培养基上或培养液里，加入融合诱导剂或施加特殊的物理刺激，如高压直流电脉冲，两种生物的体细胞即可杂交，这就是原生质体融合技术，又称体细胞杂交技术。

原生质体融合育种一般包括如下步骤：①标记菌株的筛选。②原生质体的制备。③原生质体的再生。④原生质体的融合。⑤融合子的选择。

（一）标记菌株的筛选

在原生质体融合的过程中，通常所用的亲株均要有一定的遗传标记以便于筛选。当然，所需的目的基因并不一定与标记基因连锁，但它可以大大减少工作量，提高育种效率。融合亲株获得遗传标记的方法可采用常规的诱变育种方法，一般可以以营养缺陷或抗药性等遗传性状为标记。在此必须注意的是标记必须稳定。采用抗药性菌株时，抗药性除可以作为标记外，还可以排除杂菌污染的干扰。至于标记的数量，每个亲株都各带有两个隐性性状的营养缺陷标记，就可以排除实验结果中获得的原养型融合子是恢复突变的可能。因此，选择性标记也无须过多。如已知融合频率较高，为了减少标记对菌株正常代谢的干扰，也可以采用仅有一个标记的菌株作为融合亲本。当然，最好选择对菌株生产性能没有影响的标记。特别是对于工业生产菌来说，用诱变方法获得标记，往往对该菌株的生产性能影响甚大。因此，在选择标记时，尽可能采用该菌株自身已带的各种遗传标记。

（二）原生质体的制备

获得有活力和去壁较为完全的原生质体是原生质体融合育种技术的先决条件。在细菌和放线菌中制备原生质体主要采用溶菌酶；在酵母菌和霉菌中一般可用蜗牛酶和纤维素酶。影响原生质体制备的因素有许多，主要有以下几个方面：

1. 菌体的预处理　为了使酶的作用更好，可对菌体做一些前处理。例如，可在细菌中加入依地酸二钠（edetate disodium，EDTA）、甘氨酸、青霉素和 D-环丝氨酸等；在放线菌的培养液中加入 1%～4% 的甘氨酸等；在酵母菌中加入 EDTA 和巯基乙醇等；在粟酒裂殖酵母中加入 2-脱氧葡萄糖等。加入这些物质的目的，是使菌体的细胞壁对酶的敏感性增加。

2. 菌体培养时间　为了使菌体细胞易于原生质化，一般选择对数生长期的菌体进行酶处理。这时的细胞正在生长，代谢旺盛，细胞壁对酶解作用最为敏感。此时的原生质体形成率高，再生率亦很高，对于细菌采用对数生长后期为好，对于放线菌，采用对数生长期到平衡期之间的转换期最为合适。

3. 酶浓度　不同种属的微生物，对酶的种类要求不同，同时，酶的浓度也有差异。一般来说，酶浓度增加，原生质体的形成率亦增大，超过一定范围，则原生质体形成率的提高不明显。酶浓度过低，则不利于原生质体的形成；酶浓度过高，则导致原生质体再生率的降低。由于影响原生质体形成和再生的因素相互有关，若原生质体形成率很高而再生率很低，对于原生质体融合育种来说不大适合。因此，可采用使原生质体形成率和再生率之积达到最大时的酶浓度作为最佳酶浓度。

4. 酶解温度　温度对酶解作用有双重影响，一方面随着温度的提高，酶解反应速度加快；另一方面，随着温度的增加，酶蛋白逐渐变性而使酶失活。另外，酶解温度对原生质体的再生影响甚大。因此，在选择最佳酶解温度时，除了要考虑酶的最适温度外，还要以原生质体再生率加以校正。一般地说，酶解温度应控制为 20～40℃。

5. 酶解时间　随着酶解时间的延长，菌体去壁程度愈完全，表现为原生质体形成率逐渐上升。当酶解达到一定时间后，绝大多数的菌体细胞均已形成原生质体。此时，再进行酶解作用，酶便会进一步对原生质体发生作用而使细胞质膜受到损伤，造成大量原生质体破裂，而使原生质体失活，表现为原生质体再生率急剧降低，即原生质体的质量与酶解时间密切相关。酶解时间过短，原生质体形成不完全，会影响原生质体间的融合；酶解时间过长，原生质体的再生率降低，最终亦不利于原生质体融合。因此，必须选择合适的酶解时间。

6. 渗透压稳定剂　渗透压在原生质体制备中，不仅起到保护原生质体免于膨胀的作用，而且还有助于酶和底物的结合。渗透压稳定剂多采用 KCl、NaCl 等无机物和甘露醇、山梨醇、蔗糖、丁二酸钠等有机物。菌株不同，最佳稳定剂亦有差异。在细菌中多用蔗糖、丁二酸钠、NaCl 等，在酵母菌中多用山梨醇、甘露醇等，在霉菌中多用 KCl 和 NaCl 等。稳定剂的使用浓度一般为 0.3～0.8mol/L。

除此以外，破壁时的 pH 值、培养基成分、培养方式、离子强度和种类等对原生质体的形成亦有一定的影响。

（三）原生质体的再生

酶解去壁后得到的原生质体应具有再生能力，即能重建细胞壁，恢复细胞完整形态并能生长、分裂，这是原生质体融合育种的必要条件。由于原生质体已经失去了坚韧的外层细胞壁，是失去了原有细胞形态的球状体。因此，尽管具有生物活性，但它毕竟不是一种正常的细胞，在普通培养基平板上也不能正常地生长、繁殖。为此，必须想办法使其细胞壁再生出来，以恢复细胞原有的形态和功能。

由于仅有细胞膜的原生质体对渗透压很敏感，很容易破裂致使原生质外流而使细胞死亡。所以，再生培养基必须与原生质体内的渗透压相等，这就要在再生培养基中加入一定渗透压的基质即渗透压稳定剂，这与原生质体制备一样。对于不同的微生物来说，其原生质体的高渗再生培养基的主要成分是不同的。

原生质体的再生是一个十分复杂的过程，至今了解不多。据一些学者研究认为，若原生质体的细胞壁剥离不彻底，则有助于细胞壁的再生。大量实验亦证明，破壁太彻底会引起原生质体再生率的降低。影响原生质体再生的因素主要有菌种本身的再生特性、原生质体制备条件、再生培养基成分及再生培养条件等。

（四）原生质体的融合

仅仅将原生质体等量地混合在一起，融合率很低，当加入表面活性剂聚乙二醇（polyethylene glycol，PEG），融合频率就会出现较大提高。融合促进剂 PEG 具有强制性地促进原生质体融合的作用，其分子量有多种，在微生物原生质体融合时多用分子量为 4000～6000 的 PEG。在原生质体融合过程中，除了要加入 PEG 外，还要加入 Ca^{2+}、Mg^{2+} 等阳离子，它们对融合亦有促进作用。

（五）融合子的选择

在选择性培养基上，通过两个亲本的遗传标记互补确定融合子。原生质体融合后产生两种情况，一种是真正的融合，即产生杂合二倍体或单倍重组体；另一种是暂时的融合，形成异核体。两者均可在选择性培养基上生长，一般前者较稳定，后者不稳定，会分离成亲本类型，有的甚至以异核状态移接几代。因此，要获得真正的融合子，必须在融合原生质体再生后，进行几代自然分离和选择才能确定。

五、基因工程技术

基因工程技术又称基因拼接技术和 DNA 重组技术，是在分子水平上对基因进行操作的复杂技术，是将外源基因通过体外重组后导入受体细胞内，使这个基因能在受体细胞内复制、转录、翻译表达的操作。这种操作可把特定的基因组合到载体上，并使之在受体细胞中增殖和表达。因此它不受亲缘关系限制，为遗传育种和分子遗传学研究开辟了崭新的途径。目前，基因工程技术在药品领域的成果越来越多，人造血液、白细胞介素、乙肝疫苗等通过基因工程实现工业化生产，对于提高人类的健康水平发挥了重大作用。

DNA 重组技术的整个操作过程包括以下几个方面的内容：①目的基因 DNA 片段的获取；②载体的选择。③目的基因的 DNA 片段与载体 DNA 分子相连接。④重组 DNA 分子导入宿主细胞。⑤筛选含重组 DNA 分子的宿主细胞。⑥鉴定外源基因的表达产物。

基因工程菌产生的主要程序包括：目的基因的克隆，DNA 重组体的体外构建，重组 DNA 导入宿主细胞以及基因工程菌的选择。对工业生产有重要意义的是基因的表达产物、表达产物的稳定性、产物的生物活性和产物的分离纯化。因此进行基因表达设计时，必须考虑各种影响因素，选择最佳的基因表达系统。理想的微生物基因工程育种的方案：分离目的基因，选用合适的载体克隆目的基因片段并将其转化到受体菌中。为了提高受体菌产物的水平，可通过基因操作来提高计量水平或强化启动子功能，达到提高菌株生产能力的目的。

理想的微生物基因工程育种的方案：分离目的基因，选用合适的载体克隆目的基因片段并将其转化到受体菌中。为了提高受体菌产物的水平，可通过基因操作来提高计量水平或强化启动子功能，达到提高菌株生产能力的目的。

基因工程技术在微生物遗传学和分子生物学基础理论上发展起来的新兴技术，是生命科学研究发展的里程碑，也使现代生物技术产业发生了革命性的变化。自 1973 年第一个目的基因重组成功以来，利用微生物细胞表达产生了许多重组基因产物，仅用工程菌表达并已获得批准的新型药物就有 60 多种仅在 2021 年全球获得审批的基因治疗药物达到了 9 种。例如许多在疾病诊断、预防和治疗中有重要价值的内源生理活性物质作为药物已应用了多年，像治疗糖尿病的胰岛素，治疗侏儒症的人生长激素，还有激素、细胞因子、神经多肽、调节蛋白、酶类、凝血因子及某些疫苗等，由于此类药物或是材料来源困难，或是制造技术问题，或是造价过于昂贵，而无法大量生产并在临床上广泛付诸应用。利用微生物生长繁殖迅速、人工培养方便等特点，将重组基因导入微生物细胞来生产这些生理活性物质，从根本上解决了上述问题。1982 年第一个基因工程产品——人胰岛素在美国问世，吸引和激励了大批科学家投身这一领域的研究和开发，获得了大批的成果，也产生了巨大的经济效益和社会效益。目前，基因工程技术是制药行业中增长最快的，随着相关理论研究的深入，基因组学、分子生物学等多学科的发展，基因工程技术将在制药行业中占有的比重越来越大，也是研究最活跃的领域之一。

图 12-3　基因工程的流程模式图

第三节　发酵的基本工艺

现有的发酵培养方法，基本分为两类：表面（浅层）培养法和深层培养法。表面培养法是将微生物接种于基质的表面层上进行培养，可分为固体表面发酵培养和液体表面发酵培养。深层培养法是微生物细胞在液体培养基深层（需氧或厌氧）中进行培养的方法。目前，制药发酵工业领域运用较多的是深层发酵培养法。

深层发酵的基本过程是：菌种→种子制备→发酵→发酵液预处理→提取精制→成品检验→成品包装。

一、菌种

菌种的生长情况、繁殖能力以及代谢特性是决定发酵工艺水平高低的重要内在因素，优良的菌种自身生长繁殖快，能大量生物合成目的产物，性能稳定，发酵过程易于控制。目前，国内外发酵工业中所采用的菌种大多是经过人工选育的优良菌种。一般来说，生产菌种经过多次移植易发生变异而衰退，因此在生产过程中必须经常进行菌种的选育工作。一个优良的菌种被选育出来以后，要保持其生产能力和质量，必须重视菌种的保藏。保藏时，一般利用菌种的繁殖体和休眠体（孢子、芽孢等），在低温、干燥、隔绝空气或氧气、缺乏营养物质的情况下，使菌种遗传特性稳定。

二、种子制备

在制药工业化生产中，种子制备的过程实际上就是种子扩大培养的过程。种子的扩大培养是发酵生产成功的关键。不同的菌种，扩大培养的要求和生产工艺是不一样的。生产成本低、质量高的产品，需要根据药品工业化生产需求制订科学的扩大培养工艺，采用科学的手段对扩大培养整个过程进行监测和控制。

种子制备包含两个阶段：实验室种子制备阶段和生产车间种子制备阶段。

(一)实验室种子制备阶段

实验室种子制备一般采取孢子制备和液体种子制备两种方式，分别是在固体培养基上生产大量孢子的制备过程和在液体培养基中生产大量菌丝或营养体的种子制备过程。

1. 孢子制备　孢子制备是发酵工程开始的一个重要环节，是种子制备的开始。孢子的质量、数量对以后菌丝的生长、繁殖和发酵产量都有明显的影响。制备孢子时，先将处于休眠状态的冷藏孢子通过严格的无菌操作接种于灭菌固体斜面培养基上，然后按生产工艺要求进行培养。

2. 液体种子制备　种子制备是将固体培养基上培养出的孢子或菌体转入液体培养基中培养，使其繁殖成大量菌丝或菌体的过程。这一培养过程的目的是使孢子发芽、生长繁殖以获得足够数量的菌体供发酵罐接种。种子制备有两种形式：①从摇瓶培养开始，再接入种子罐中进行逐级扩大培养。②孢子直接接入种子罐开始种子培养，再进行逐级扩大培养。种子制备一般在小型发酵罐中进行，扩大培养级数一般为两级。种子制备过程中要定时取样做无菌检查，菌浓度测定，菌丝形态观察和生化指标分析，以确保种子质量。

(二)生产车间种子制备阶段

生产车间种子制备阶段：实验室制备的孢子斜面或摇瓶种子移接到种子罐中进行扩大培养，一般在生产现场操作。种子罐培养一方面使菌种获得足够的数量，另一方面种子罐中的培养基更接近发酵罐培养的培养液成分和培养条件，使菌体更适应发酵环境。从实验室的培养瓶中转移至种子罐内的接种方法一般根据菌种种类不同有所不同。孢子悬浮液一般采用微孔接种法接种，摇瓶悬浮液种子可在火焰保护下接入种子罐，也可采用差压法接入。种子罐之间或种子罐与发酵罐之间的移种，主要采用差压法，通过种子接种管道进行移种，移种过程中为防止染菌，要防止接收罐压力降为零。

三、发酵过程

发酵的主要目的是使微生物积累大量的目的产物，是整个发酵过程的关键环节。这里要有严格的无菌生长环境，包括发酵开始之前采用高温高压对培养基和发酵罐以及各种连接管道进行灭菌处理，采用无菌接种技术；在发酵过程中通入的空气必须要过滤除菌，补加的各种料液和消泡剂要高温灭菌。总之，整个发酵过程始终处于纯种培养状态。发酵过程中用于过程控制的参数主要有培养温度、罐压、通气量、搅拌转速、菌丝形态和浓度、发酵液黏度和 pH 值、溶解氧浓度、排气中二氧化碳含量、培养基中的糖含量以及发酵产物浓度等。影响发酵效果的因素错综复杂，各种因素相互影响，相互制约，要获得预期的发酵效果，需要各方面密切配合和严格操作。

四、产物提取和纯化

在发酵生产中，由于产物的特殊性、复杂性和对产品的严格要求，分离和纯化是最终获得药品的重要环节，其所需费用也占了很大一部分。

产物提取和纯化包括发酵液预处理与过滤、提取和精制三个方面，是化学分离过程。

1. 发酵液的预处理与过滤　发酵完成后得到的发酵液中除含有产物外，还有过量的培养基、微生物菌体和微生物代谢产生的杂质，在提取前需对发酵液进行过滤，使产物从发酵液中分离出来。如果产物存在于菌体中，要用有机溶媒从菌体中萃取出，再采用相应的方法进行精制。如果存在于滤液中，澄清滤液，除去部分杂质，进一步提取。

2. 提取和精制　提取是指采用吸附、沉淀、溶媒萃取、离子交换等方法把药物从滤液中分离出来。精制是浓缩或进一步提纯粗制品并制成产品。

五、成品检验

发酵产品为药品时，要按照《中国药典》的质量标准对成品进行各项检验分析，包括产品的性状、定性鉴别、有关物质检查、含量测定、安全试验、降压试验、热原试验、无菌试验、酸碱度试验、效价测定等。

六、成品包装

合格的发酵产品进行包装。依产品的稳定性不同采用不同的包装材料和包装方法，如产品遇光易分解，要采用避光包装材料。

第四节　发酵方式

发酵过程是非常复杂的生物化学反应过程，有着许多不确定性，也受着许多环境条件的影响，其控制过程也比较复杂。因此，我们必须了解发酵过程的相关方式，进而更好地对发酵过程加以调节和控制。工业微生物发酵类型按不同的分类方式可以有多种：依据发酵与氧的关系可以分为需氧发酵和厌氧发酵；依据产品类别可以分为抗生素发酵、氨基酸发酵、维生素发酵和有机酸发酵等。为了从理论上更好的指导发酵生产，这里重点介绍依据投料方式的不同进行分类，可分为分批发酵和连续发酵两种。

一、分批发酵

分配发酵是相对于连续发酵而言，它包括简单分批发酵、补料分批发酵和反复补料分批发酵三种类型。

(一)简单分批发酵

简单分批发酵（batch fermentation）又称不连续发酵（discontinuous fermentation），是将菌体和培养液全部物料一次性投入发酵罐，在最佳条件下进行发酵培养。经过一段时间，完成菌体的生长和产物的合成与积累后，将全部培养物取出，结束发酵培养。然后清洗发酵罐，装料、灭菌后再进行下一轮发酵操作。

在分批发酵过程中，除了通氧气（好氧发酵）、消泡剂和为调节发酵液的 pH 值而加入酸或碱溶液外，与外界没有其他物料交换，发酵体系的组成如基质浓度、产物浓度及细胞浓度都随发酵时间而变化。分批发酵是分批装料和卸料，其操作时间由两部分组成，一部分是进行发酵所需要的时间，即从接种后开始发酵到发酵结束为止所需时间，另一部分为辅助操作时间，包括装料、灭菌、卸料、清洗等所需时间之总和。

分批发酵的优点是：①对温度的要求低，工艺操作简单。②操作引起染菌的概率低。③不会产生菌种老化和变异等问题。

分批发酵的缺点是：①发酵体系中开始时基质浓度很高，到中后期，产物浓度很高，这对很多发酵反应的顺利进行是不利的。②分批发酵生产时间较长、设备利用率低。

（二）补料分批发酵

补料分批发酵（fed-batch fermentation）是指在开始时投入一定量的基础培养基，到发酵过程的适当时期，开始连续补加能源、碳源、氮源或其他必需物质，直至发酵液体积达到发酵罐最大操作容积后，将发酵液一次全部放出的操作方式。由于不断补充新培养基，整个发酵体积与分批发酵相比是在不断增加。控制补料操作的形式有两种，即无反馈控制和反馈控制。无反馈控制包括定流量和定时间补料，而反馈控制根据反应系中限制性物质的浓度来调节补料速率。最常见的补料物质是葡萄糖等能源和碳源物质及氨水等控制发酵液的 pH 值。

补料分批发酵的优点是：①可以解除底物抑制、产物的反馈抑制和分解代谢物阻遏作用，当代谢产物收率或其生产速率明显地受某种底物组分浓度影响（如用醋酸、甲醇、苯酚等作为发酵基组分而存在底物浓度的抑制）时，采用补料分批发酵比分批发酵有利。②可以减少菌体生长量，提高有用产物的转化率。③菌种的变异及杂菌污染问题易控制。④便于自动化控制。

补料分批发酵的缺点是：①存在一定的非生产时间。②和分批发酵比，中途要添加新鲜培养基，增加了染菌的危险。

（三）反复补料分批发酵

补料分批发酵由于发酵液体积不断增加，受发酵罐操作容积的限制，发酵周期只能控制在较短的范围内。如果通过降低初始发酵液的体积来延长周期，发酵罐的平均容积利用率较低。反复补料分批发酵是在补料分批发酵的基础上，每隔一定时间按一定比例放出一部分发酵液，使得发酵液体积不超过罐体最大操作容积，从而延长发酵周期，直至发酵产率明显下降，才将发酵液一次全部放出。这种操作方式既有补料分批发酵的优点，又避免了它的缺点，因而在工业发酵中应用越来越普遍。

二、连续发酵

连续发酵是指以一定的速度向发酵罐内添加新鲜培养基，同时以相同速度流出，包括培养液和菌体在内的发酵液，使发酵罐内的液量维持恒定，微生物在近似恒定状态（恒定的基质浓度、恒定的产物浓度、恒定的 pH 值、恒定的菌体浓度和恒定的比生长速率）下生长的发酵方式。连续发酵的主要特征是，培养基连续稳定地加入到发酵罐内，同时产物也连续稳定地离开发酵罐，并保持反应体积不变。发酵罐内物系的组成将不随时间而变。由于高速的搅拌混合装置，使得物料在空间上达到充分混合，物系组成亦不随空间位置而改变，因此称为衡态操作。

连续发酵的优点是：①适合于菌体代谢生理的研究。②减少了分批式培养的每次清洗、装料、消毒、接种、放罐等操作时间，提高了设备利用率和单位时间的产量。③设备体积减小，投资较少，便于自动化控制。④产物稳定，人力物力节省，生产费用低。

连续发酵的缺点是：①对设备的合理性和加料设备的精确性要求甚高。②营养成分的利用较分批发酵差，产物浓度比分批发酵低。③杂菌污染的机会较多，菌种易因变异而发生退化。连续发酵目前在实际生产中应用的较少。

第五节　发酵工艺控制

在微生物发酵过程中，生物细胞按照自身的调控机制，在一定的营养因素和培养条件下，进行着各种复杂的生物化学反应。为了使发酵过程沿着人们预想的方向进行，即取得高产并保证产品的质量，可采用不同方法测定与菌体发酵条件和内在代谢规律有关的各种参数，以了解产生菌对环境条件的要求和菌体的代谢规律，并根据各种参数的变化情况，结合代谢调控的基本规律，对发酵工艺过程进行有效地控制。发酵控制是否得当，对发酵是否能取得预期的效果至关重要。

一、培养基的影响及其控制

微生物同其他生物一样，生长繁殖需要从外界吸收营养物质，通过新陈代谢来获取能量和中间产物以合成新的物质。培养基就是供微生物生长繁殖和生物合成各种代谢产物所必需的按一定比例配制的多种营养物质的混合物。对于发酵过程首先要选择合适的培养基。培养基的组成和配比是否恰当对菌体的生长、产物的生成、提取工艺的选择、产品的质量和产量等都有显著的影响。培养基都是由水、碳源、氮源、无机盐等组成，具有一定 pH 值和渗透压。对于不同的菌种和产品而言，培养基的组成和配比通常是不同的，需经过实验的摸索才能确定。一种良好的培养基配方还应随生产菌种的改良、发酵工艺条件的改进和发酵设备的变化而不断地完善。

微生物在生长和繁殖过程中需要碳水化合物、蛋白质、盐类等一系列外源物质提供能量和构成特定产物需要的成分。配制培养基的原材料包括碳源、氮源、水、无机盐和微量元素等物质。

(一)碳源

构成微生物细胞和代谢产物中碳素来源的营养物质称为碳源。微生物细胞含碳量约占细胞干重的 50%，碳源的作用是提供细胞骨架和代谢物质中碳素的来源以及生命活动所需的能量，是组成培养基最基本的营养要素之一。

工业发酵中常用的碳源有糖类、醇类、脂肪、有机酸、碳氢化合物等。①糖类有单糖（葡萄糖、果糖）、双糖（蔗糖、乳糖）、多糖（淀粉、糊精）、淀粉质类和糖蜜等。葡萄糖是碳源中最易利用的糖，常作为培养基的一种主要成分，它是由淀粉加工制备而成，被广泛用于抗生素、多糖、甾类转化等发酵生产中。②脂肪有豆油、棉籽油、玉米油和猪油等。培养基中糖类缺乏或发酵至某一阶段时，菌体可以利用油脂，起补充碳源和消泡的双重作用。③醇类有甘油、乙醇、甘露醇、山梨醇、肌醇等。甘油是很好的碳源，常用于抗生素和甾类转化的发酵，乙醇和山梨醇分别是青霉素发酵和维生素 C 发酵生产中的重要原材料。④有机酸有乳酸、柠檬酸、乙酸和丙二酸等。它们氧化产生的能量能被菌体用于生长繁殖和代谢产物的合成，并对发酵液的 pH 值起调节作用。⑤长链碳氢化合物以石油产品的正烷烃。一般采用从石油裂解中得到的 $C_{14} \sim C_{18}$ 直链烷烃的混合物。

根据菌体利用的速度不同，碳源可分为速效碳源（迅速利用的碳源）和迟效碳源（缓慢利用的碳源)。速效碳源能较迅速地产生能量、参与菌体代谢和合成,并产生分解产物,有利于菌体生长,但速效碳源对许多产物的合成产生抑制作用。迟效碳源大多为聚合物,能被菌体缓慢利用,有利于代谢产物的合成。在工业发酵过程中,通常将速效碳源和迟效碳源按一定比例制成混合碳源加入发酵培养基中,以控制菌体的生长和产物的合成,提高代谢产物的产量。

(二)氮源

构成微生物细胞或其代谢产物中氮素来源的营养物质称为氮源。微生物细胞含氮量占细胞干重的 12%～15%,氮源的作用是为微生物的菌体蛋白和核酸等结构的形成提供所需的氮素合成材料,一般不用作能源。

氮源可分为有机氮源和无机氮源两类。有机氮源有牛肉膏、蛋白胨、酵母膏、鱼粉、蚕蛹粉、黄豆饼粉、花生饼粉、玉米浆等。它们在微生物分泌的蛋白酶的作用下生成氨基酸,被菌体吸收后进一步分解代谢,合成菌体细胞物质和含氮的目的产物。天然原料中的有机氮源成分复杂,因产地和加工方法的不同导致质量有差异,常引起发酵水平波动。无机氮源有碳酸铵、硝酸盐、硫酸铵、尿素、氨等。其特点是成分单一,质量稳定,易被菌体吸收利用。无机氮源被菌体代谢后能产生酸性或碱性的营养成分,可以在培养基中加入适量的生理碱性或生理酸性物质,以调节发酵液的 pH 值。对于许多微生物来说,通常可以利用无机含氮化合物作为氮源,也可以利用有机含氮化合物作为氮源。

氮源也可被分为速效氮源和迟效氮源。速效氮源中的氮主要以较易吸收的蛋白质降解产物形式存在,被微生物细胞吸收后可直接利用,有利于菌体的生长。迟效氮源中的氮主要以大分子蛋白质形式存在,需进一步降解为小分子肽或氨基酸后才能被微生物细胞吸收利用,其利用速度缓慢,有利于代谢产物的形成。在工业发酵过程中,通常将速效氮源和迟效氮源按一定比例混合加到培养基中,以控制菌体生长期与代谢产物形成期的协调,达到提高产量的目的。

(三)无机盐和微量元素

无机盐是微生物生长必不可少的营养物质,可分为主要元素和微量元素两大类,主要元素有 P、S、Mg、K、Ca、Na 和 Fe 等,微量元素有 Cu、Zn、Mn 等。无机盐的主要功能:①构成细胞原生质的组成成分。②参与酶的组成或作为酶的激活剂。③调节细胞渗透压和 pH 值,控制细胞的氧化还原电位。④作为某些微生物生长的能源。

(四)水

水是微生物生长中不可缺少的物质,是构成培养基的主要组成成分,对微生物的生存起着重要作用。水在细胞中的生理作用主要有:①起到溶剂与运输介质的作用,营养物质的吸收与代谢产物的分泌必须以水为介质才能完成。②是细胞内一系列生化反应得以进行的介质,并参与许多生化反应。③有利于蛋白质、核酸等生物大分子结构的稳定。④由于水的比热高,又是良好的热导体,能有效地吸收代谢过程中释放的热量,并将热量迅速地散发出去,从而有效地控制细胞内的温度。⑤水是维持细胞正常形态的重要因素。

二、温度的影响及其控制

微生物的生长繁殖和代谢产物的合成需要在适宜的温度下才能进行。发酵所用菌种大多为中温菌,它们的最适生长温度一般为 20～40℃。温度偏离一定范围,菌体生长和代谢产物合成会受到抑制。

温度对发酵过程的影响体现在两个方面：一方面影响菌体本身的各种酶反应速率和蛋白质性质。温度对菌体生长的酶反应和代谢产物合成的酶反应的影响往往是不同的，偏离最适温度会引起产物产量的明显降低。此外，温度还能改变菌体合成代谢产物的反应方向，影响多组分次级代谢产物的组成比例和微生物的代谢调控机制。另一方面可影响发酵液的物理性质，如发酵液的黏度、基质和氧在发酵液中的溶解度和传递速率、某些基质的分解和吸收速率等，进而影响发酵产物的生物合成。

（一）影响发酵温度变化的因素

在发酵过程中，随着菌体对培养基的利用，以及通气、机械搅拌的作用，将产生一定的热能（生物热和搅拌热）使罐体温度逐渐上升。同时，发酵罐罐壁散热、水分蒸发和废气排放也带走部分热能（辐射热、蒸发热和显热）。产生的热能减去散失的热能就是整个发酵过程中释放的净热量，即发酵热，它是发酵温度变化的主要因素。

1. 生物热　生物热是菌体在生长繁殖过程中直接释放到体外的热能。培养基中的碳水化合物、脂肪和蛋白质被菌体分解代谢产生二氧化碳、氨、水和其他物质时释放出大量的热能，部分用于合成高能化合物三磷酸腺苷（adenosine triphosphate，ATP），供菌体生长和合成其他代谢产物，多余的热量则以热能的形式散发出来，形成了生物热。

生物热的大小随微生物菌种、培养基成分和发酵阶段的不同而变化。一般对某一特定菌株而言，在相同的培养条件下，培养基成分越丰富，营养被利用得越快，分解代谢越快，产生的生物热越多。在菌体生长的不同阶段，生物热也不同，当菌体处于孢子发芽期和延滞期，产生的生物热是有限的；进入对数生长期后，生物热就大量产生，并与细胞的生长量成正比，成为发酵热平衡的主要因素；对数生长期之后又开始减少，并随菌体逐步衰老而越趋低落。此外，生物热的大小与菌体的呼吸强度也有对应关系，呼吸强度越大，产生的生物热也越大。

2. 搅拌热　搅拌热是搅拌器引起的液体之间和液体与设备之间的摩擦所产生的热量。它受搅拌设备、搅拌方式、发酵液黏度等因素的影响。

3. 蒸发热　蒸发热是空气进入发酵罐后与发酵液广泛接触，进行热交换，引起水分蒸发所需的热能。废气排出时带走的热能为显热。蒸发热和显热受发酵温度、通气的温度、湿度和流量等因素的影响。

4. 辐射热　由于发酵罐壁与大气之间存在温度差异，因此发酵液中的部分热量能通过罐体向大气辐射，这部分热量称为辐射热。罐内外温差越大，散热越多，辐射热越大。

（二）温度的控制

在发酵过程中，菌体的生长和产物的合成处于不同阶段，生长阶段应选择最适宜的菌体生长温度，产物合成阶段应选择最适宜的产物合成温度，进行变温控制。

1. 最适温度的选择　最适发酵温度是指既适合菌体生长，又适合代谢产物合成的温度。

然而最适菌体生长温度与最适产物合成温度往往不一致，理论上，应该根据发酵不同阶段对温度的不同要求，选择最适温度。

最适发酵温度还与菌种、培养基成分和发酵条件有关。例如在通气较差的条件下，降低温度对发酵是有利的，因为低温可以提高氧的溶解度、降低菌体的生长和代谢、减少菌体对氧的消耗，弥补通气不足对微生物发酵的不利影响。再如，在使用较稀薄或较易利用的培养基时，应适当降低发酵温度，以免营养物质代谢加快，过早耗尽，导致菌体过早自溶，影响代谢产物的合成。

然而在工业发酵中，由于发酵液体积很大，升温和降温控制起来比较困难，因此在整个发酵过程中，往往采用一个比较适宜的温度，使代谢产物的产量最高。因此最适发酵温度的选择很重要，要考虑各种相关因素的综合平衡。

2. 温度的控制　工业生产中，所用的大型发酵罐一般不需要加热，因为发酵过程中产生大量的发酵热，往往还需要降温冷却，控制发酵温度。利用自动控制或手动调整的阀门，给发酵罐夹层或蛇形管中通入冷却水，通过热交换降温，保持发酵温度的恒定。夏季时，外界气温较高，冷却水效果较差，可采用冷冻盐水进行循环式降温，以迅速降到发酵温度。

三、pH 值的影响及其控制

发酵培养基的 pH 值对微生物菌体的生长和产物的合成具有很明显的影响，也是影响发酵过程中各种酶活力的重要因素。pH 值不当将严重影响菌体生长和产物合成。不同微生物的最适生长 pH 值和最适产物合成 pH 值往往不同。大多数微生物适宜生长的 pH 值范围为 3～6，最大生长速率的 pH 值变化范围为 0.5～1.0。多数微生物生长都有最适 pH 值范围及其变化的上下限，上限为 pH 值 8.5 左右，超过此上限，微生物将无法忍受而自溶，下限以酵母菌为最低，pH 值 2.5 左右。菌体细胞内的 pH 值一般认为是在中性附近。pH 值对代谢产物的合成也有明显影响，因为微生物代谢途径中的各种酶都有其最适 pH 值范围，pH 值能影响酶促反应和代谢途径的变化。因此，菌体生长阶段的 pH 值范围和代谢产物合成阶段的 pH 值范围对发酵过程控制来说都是很重要的参数。

（一）pH 值对发酵的影响

培养基的 pH 值对菌体生长和代谢产物合成的影响在于：①培养基中的 H^+ 或 OH^- 作用于菌体细胞外的弱酸或弱碱，使之成为易于透过细胞膜的分子状态的弱酸或弱碱，它们进入细胞后解离产生 H^+ 或 OH^-，改变胞内的中性状态，从而改变酶的结构和功能，引起酶活性的改变。②影响菌体细胞膜的带电荷状况，使膜的通透性发生改变，从而影响菌体对营养物质的吸收和代谢产物的分泌。③对发酵液或代谢产物产生物理或化学方面的影响，进而影响产物的稳定性。

pH 值的变化会引起各种酶活力的改变，影响菌体对基质的利用速度和细胞结构，以致影响菌体的生长和代谢产物的合成，因此，在发酵工业中确定发酵过程中培养基的最适 pH 值并采取有效控制措施已成为生产成败的关键因素之一。

（二）pH 值的变化

发酵液 pH 值变化是菌体产酸或产碱等代谢反应的综合结果，它与菌种遗传特性、培养基的成分和发酵条件有关。菌种本身对培养体系的 pH 值有一定的自我调节能力，建立最适 pH 值环境，但这种自主调节能力是有一定限度的。培养过程中菌体对碳源、氮源等营养物质的分解代谢也是引起培养体系 pH 值变化的重要原因。糖类和脂肪代谢产酸，蛋白质代谢产碱。碳氮比例高的培养基，经培养后其 pH 值常会明显下降，而碳氮比例低的培养基，经培养后，其 pH 值常会明显上升。此外，在发酵后期，菌体自溶也会造成培养体系 pH 值的上升。

（三）发酵 pH 值的控制

微生物发酵的最适 pH 值范围一般为 5～8，随菌种和产物不同而有所变化。由于发酵是多酶复合反应体系，各酶的最适 pH 值也不相同，因此，同一菌种，生长最适 pH 值与产物合成最适 pH 值是不相同的。最适 pH 值应根据实验结果来确定。具体操作：将发酵培养基调节成不同的出发 pH 值进行发酵，定时测定和调节体系的 pH 值，或者利用缓冲溶液配制培养基以维持出发 pH 值，实时观察菌体生长和代谢产物合成情况，以菌体生长和代谢产物合成达到最大值的 pH 值分别作为菌体生长和产物合成的最适 pH 值。但是同一产品的最适 pH 值还与所用菌、培养基组成和培养条件有关。在确定最适 pH 值时，还要充分考虑培养温度的影响，若温度改变，最适 pH 值也可能发生变动。在确定了发酵不同阶段的最适 pH 值后，需采用各种方法控制，以使发酵过程在预定的 pH 值范围进行。

1. 培养基的基础配方　首先需要考虑和试验发酵培养基的基础配方，使发酵过程中的 pH 值变化在合适范围。培养基中含有经过代谢能产酸（如葡萄糖和硫酸铵）和产碱（如尿素和硝酸铵）的物质以及缓冲剂（如碳酸钙和磷酸盐缓冲液等），它们在发酵过程中会影响体系的 pH 值，特别是碳酸钙与酮酸反应，起到了缓冲作用，因此碳酸钙的用量很重要。在分批发酵中，常用碳酸钙控制体系 pH 值的变化。但是这种调节能力是有限的，有时达不到要求。

2. 酸碱调节　过去常用加酸（硫酸）和碱（氢氧化钠）来控制发酵体系的 pH 值，效果虽然好，但对菌体的伤害很大，因此现在常用生理酸性物质（如硫酸铵）和生理碱性物质氨水来控制。它们不仅可以调节 pH 值，还可以补充氮源。当发酵液的 pH 值和氨氮含量都低时，补加氨水就可以达到调节 pH 值和补充氨氮的目的，pH 值较高，而氨氮含量低时，补充硫酸铵。一般是使用压缩氨气或工业氨水（浓度 20% 左右）通氨，采用少量间歇添加或少量自动流加，避免一次加入过量造成局部偏碱。

3. 补料流加控制　目前采用补料方法调节 pH 值是比较成功的，一种是直接补加酸碱物质，如在氨基酸和抗生素发酵中，补加尿素。这种方法既可以达到控制 pH 值的目的，又可以补充营养物质。另一种方法是通过控制代谢途径的方法实现 pH 值控制。在青霉素的发酵中，通过控制葡萄糖补加速率来控制 pH 值，青霉素产量比用衡速率加糖或酸碱控制 pH 值提高了 25%。

四、溶氧的影响及其控制

多数工业发酵所用的微生物为需氧菌，培养这类微生物需要采取通气发酵，使培养液中保持适量的溶解氧，以维持微生物菌体的生长和代谢产物的合成。对大多数发酵来说，供氧不足会造成微生物代谢异常，影响产物的合成。因此，保证发酵液中的溶氧、保持发酵罐中气相、液相和微生物间的物质传递是提高发酵效率的关键。

（一）溶氧对发酵的影响

发酵液中的溶氧浓度是需氧发酵的重要控制参数之一。氧在水中的溶解度很小，在发酵过程中，需要不断通气和搅拌，才能满足溶氧的要求。发酵液中溶解氧浓度的高低对菌体生长、代谢产物合成以及产物的性质和产量都会产生不同的影响。不同菌种对溶解氧量的需求是不同的，有一个适宜的范围，并不是溶氧量越高越好，适当高的溶氧水平有利于菌体生长和代谢产物合成，但溶氧太高有时反而会抑制菌体生长和代谢产物合成。因此，为了正确控制溶解氧的浓度，需要考察每种发酵产物的临界溶氧浓度和最适溶氧浓度，并在发酵过程中维持最适溶氧浓度。最适溶氧浓度的高低与菌种和产物合成的特性有关，具体由实验确定。

（二）发酵过程的溶氧变化

发酵过程中，在已有设备和一定发酵条件下，每种产物发酵的溶氧浓度变化都有自身的规律。在发酵前期，产生菌生长繁殖旺盛，呼吸强度大、需氧量不断增加，超过供氧量，使溶氧浓度迅速下降，出现一个溶解氧低峰；产生菌的摄氧率同时出现一个高峰；发酵液中的菌体浓度也不断上升，菌浓度出现一个高峰；黏度在这一时期也会有一个高峰阶段，这些都说明产生菌正处于对数生长期。过了菌体生长阶段，进入代谢产物合成期，需氧量减少，溶氧浓度相对稳定，但会受发酵过程中补料、消沫油的影响，使浓度发生改变，变化的大小和持续时间的长短随补料时的菌龄、补入物质的种类、剂量不同而异。如补入糖后，发酵液的摄氧率增加，导致溶氧浓度下降，经过一段时间后又逐步回升；如继续补糖，溶氧浓度又会继续下降，甚至降至临界浓度以下，成为生产的限制因素。发酵后期，由于菌体衰老，呼吸强度减弱，溶氧浓度逐步上升，一旦菌体自溶，溶氧浓度上升更明显。

在发酵过程中，有时会出现溶氧浓度明显升高或明显降低的异常变化，其原因都是由于供氧或耗氧出现异常引起氧的供需不平衡所致。

引起溶氧异常下降的可能原因有：①污染好气性杂菌，大量的溶氧被消耗，可能使溶氧在短时间内下降到零附近，如果杂菌本身耗氧能力不强，溶氧变化可能就不明显。②菌体代谢发生异常，需氧要求增加，使溶氧下降。③某些设备或工艺控制发生故障或变化，也可能引起溶氧降低。

引起溶氧异常升高的原因：供氧条件没有发生改变的情况下，耗氧量的显著减少会引起溶氧异常升高。如菌体代谢出现异常，耗氧能力下降，使溶氧上升。特别是污染了烈性噬菌体，产生菌尚未裂解，呼吸就受到抑制，导致溶氧明显上升，菌体破裂后会完全失去呼吸能力，溶氧直线上升。

由上可知，从发酵液的溶解氧浓度变化可以了解微生物生长代谢是否正常，工艺控制是否合理，设备供氧能力是否充足等问题，为查找发酵不正常的原因和控制发酵生产提供依据。

（三）溶氧浓度的控制

发酵液中的溶氧浓度是由供氧和需氧两方面所决定的。在发酵过程中，当供氧量大于需氧量时，溶氧浓度就上升；反之就下降。因此，要控制发酵液中的溶氧浓度，需从供氧和需氧两方面入手。

在供氧方面，主要是设法提高氧传递的推动力和增大液相体积氧传递系数。在可能的条件下，采取适当措施提高供氧能力，如加快搅拌转速或通气流速，降低发酵液的黏度。但供氧量的大小必须与需氧量相协调，即要有适当的工艺条件来控制需氧量，使产生菌的生长和代谢产物的形成对氧的需求量不超过设备的供氧能力，从而使溶解氧浓度始终控制在临界溶氧浓度之上，使其不会成为产生菌生长和产物合成的限制因素。

发酵液的需氧量受菌体浓度、营养物质的种类和浓度以及培养条件等因素的影响。其中菌体浓度的影响最为明显。发酵液的摄氧率随菌体浓度的增加而按一定比例增加，但氧的传递速率是随菌体浓度的对数关系减少。因此可以控制菌体浓度的比生长速率在比临界值高一点的水平，达到最适浓度，从而控制需氧量。最适菌体浓度既能保证产物的比生产速率维持在最大值，又不会使需氧大于供氧。在工业生产中，菌体浓度是通过控制培养基浓度来实现的。

五、二氧化碳的影响及其控制

发酵过程中，微生物在吸入大量溶解氧的同时，还不断的排出二氧化碳。CO_2浓度对微生物菌体的生长和产物的合成具有很明显的影响，也是影响发酵过程中各种酶活力的重要因素。因此，菌体生长阶段的CO_2浓度范围和代谢产物合成阶段的CO_2浓度范围对发酵过程控制来说都是很重要的参数。

（一）二氧化碳对发酵的影响

二氧化碳是微生物在生长繁殖过程中产生的代谢产物，同时也是合成某些产物的基质。发酵液中 CO_2 浓度对菌体生长和合成代谢产物具有刺激或抑制作用，如大肠杆菌和链孢霉变株的生长因子，有时需含 30% 的 CO_2 气体，菌体才能生长。精氨酸发酵也需要一定的 CO_2，才能得到最大产量。CO_2 除了对菌体生长、形态及产物合成有影响外，还对培养液的 pH 值产生影响，过多 CO_2 的累积导致发酵液 pH 值的明显降低。

（二）二氧化碳浓度的控制

CO_2 在发酵液中的浓度受到多种因素影响，如菌体的呼吸强度，通气搅拌程度，发酵液流变特性，外界压力大小，设备规模等。控制 CO_2 浓度要根据它对发酵影响的情况而定，如 CO_2 对产物合成有抑制作用，则应设法降低其浓度；如是促进作用，则应提高其浓度。通气和搅拌速率的大小可调节 CO_2 的溶解度，从而控制 CO_2 浓度。

第六节　发酵产物的提取

微生物经过适当发酵培养后，菌体大量繁殖，合成并积累了相当浓度的代谢产物。由于所需的微生物代谢产品不同，有的需要菌体，有的需要初级代谢产物或次级代谢产物，而且对目标产品的质量要求也不同，所以需要进行提取分离和纯化来得到初级产品。提取过程是将目的产物分离纯化的过程，包括发酵液的预处理和过滤、提取、精制三个方面。提取方法主要有吸附法、沉淀法、溶媒萃取法、离子交换法四种。

一、吸附法

吸附法是利用合适的吸附剂（如硅胶、氧化铝、活性炭、硅藻土等），在一定 pH 值条件下，使发酵液中的产物吸附在固体吸附剂上，然后改变 pH 值，再以适当的洗脱剂将产物从吸附剂上解吸下来，从而达到分离提纯的目的。

早期人们就应用吸附法分离各种产品如核酸、蛋白质、酶、氨基酸等。目前提取丝裂霉菌、放线酮等采用活性炭吸附法。此外，在抗生素的精制过程中也常用活性炭吸附法进行脱色和除热原。

吸附法主要有两种操作方式，一种为搅拌罐内的吸附操作，即在搅拌罐内，使吸附剂与发酵液均匀混合，充分接触，促使吸附的进行。另一种是吸附剂在容器中形成床层，发酵液从床层流过时被吸附，床层可以是固定床或移动床，操作方式多采用间歇式，也有采用多级串联式。

吸附法的优点是不用或少用有机溶剂，操作简便、安全，设备简单，成本较低，且吸附过程中 pH 值变化不大，适用于稳定性较差的产物的分离。但吸附法选择性差，收率低，特别是无机吸附剂性能不稳定，不能连续操作，劳动强度大。因此，在工业生产中，吸附法逐渐被其他方法取代，随着大孔吸附树脂的合成和成功应用，吸附法又展现出了新的前景。

二、沉淀法

沉淀法是通过改变条件或加入某种沉淀剂，使发酵液中的目的产物生成不溶性颗粒而沉降析出的过程。由于沉淀法浓缩的作用大于纯化的作用，所以常被用作初步分离的一种手段，从经过预处理并过滤除去了菌体碎片等的发酵液中，沉淀获得生物物质，然后再做进一步的纯化。沉淀法具有成本低、收率高、设备简单、浓缩倍数高和操作简单等优点，不足之处在于过滤困难、产品质量较低，需要重新精制。根据加入沉淀剂的不同，沉淀法可分为有机溶剂沉淀法、等电点沉淀法、盐析法、聚电解质沉淀法、非离子型聚合物沉淀法等。

1. 盐析法　一般来说，所有的固体溶质都可因在溶液中加入中性盐而被沉淀析出，这一过程称为"盐析"。中性盐能破坏蛋白质、酶等的胶体性质，中和微粒上的电荷，促使其沉淀。

2. 有机溶剂沉淀法　许多有机溶剂如丙酮、乙醇、甲醇等能使溶于水的小分子生物物质以及核酸、多糖、蛋白质等生物大分子沉淀。这种沉淀作用是多种效应的结果，但其主要作用是降低水溶液的介电常数，使带电离子基团之间的作用力增大，导致带电溶质互相吸引凝集。此法在酶制剂、氨基酸、抗生素等发酵产物提取中被广泛采用。

3. 聚电解质沉淀法　一些聚电解质物质（如离子型的多糖化合物、阳离子聚合物和阴离子聚合物）可以用来沉淀蛋白质，其作用方式与絮凝剂类似，同时还兼有一定的盐析和简单水化的作用。

4. 等电点沉淀法　等电点沉淀法是利用两性电解质在电中性时溶解度最低的原理进行分离纯化。在低离子强度下，调节溶液的 pH 值至等电点，可以使各种两性电解质所带净电荷为零，大大降低其溶解度，不同的两性电解质具有不同的等电点，因而可以将其分离。蛋白质、酶、核酸等生物大分子物质都是两性电解质，可用此法进行分离。

5. 非离子型多聚物沉淀法　非离子多聚物包括各种不同分子量的聚乙二醇（poly ethylene glycol，PEG）、壬基酚聚氧乙烯醚（nonyl phenoxypoly ethanal，NPEO）、葡聚糖右旋糖酐硫酸钠等。应用最多的是聚乙二醇，其操作条件温和，不易引起生物大分子的变性，沉淀效能高，很少量的沉淀剂就可以使相当多的生物大分子沉淀，沉淀后的多聚物也容易除去，且无毒、不可燃，对大多数蛋白质有保护作用，因此广泛用于蛋白质、核酸、细菌和病毒等的分离纯化。

三、溶媒萃取法

将某种溶剂加入到发酵液中，根据发酵液中不同组分在溶剂中溶解度的不同，将所需要的代谢产物分离出来，称为萃取法。它作为产物提取和精制的一种重要的单元操作，已得到相当普遍的应用。萃取法分溶剂萃取和双水相萃取。

（一）溶剂萃取

溶剂萃取法是用一种溶剂将产物自另一种溶剂（如水）中提取出来，达到浓缩和提纯的目的。

1. 溶剂萃取技术原理及特点　溶剂萃取法是以分配定律为基础，利用欲分离代谢产物在溶剂中与发酵液中溶解度的差异来实现分离的。溶剂萃取法具有如下优点：①可以分离挥发度相近的物质。②两种流动相便于实现多级连续逆流操作。③两相可变的物理和化学因子多，可以实现多种组分的分离。④操作条件比较温和，可以避免对药物活性和生物大分子活性的破坏。⑤能量消耗低。

2. 溶剂萃取常用设备　溶剂萃取常用设备是混合-澄清器，混合器和澄清器可以单独使用，也可以复合使用。当两种溶液密度差较大时，逆向流动容易，可以采用柱式萃取器，操作时密度大的溶液从上向下流动，密度小的溶液逆流向上流动。

（二）双水相萃取

双水相萃取是向水相中加入溶于水的高分子化合物，如聚乙二醇（PEG）、葡聚糖（dextran，Dex），形成密度不同的两相，有时甚至是多相。因为两相均含有较多的水（一般含 70%～80%），故称之为双水相。物质在两相中的选择性分配是疏水键、氢键、离子键等作用力的综合结果。

双水相萃取的优点为：①体系含水量高，不会引起生物活性物质活性的丧失。②可以从含有菌体细胞的发酵液或培养液中直接提取产物，如乳蛋白质或酶等，省略了细胞破碎和过滤等操作。③容易实现工业放大和连续化操作。

双水相萃取所需设备简单，一般用带搅拌的混合罐作为萃取器、通用的离心机分离两相即可。

四、离子交换法

离子交换法是根据发酵产物的酸碱度、极性和分子大小的差异而进行的分离纯化的技术。常用的离子交换剂是离子交换树脂，它表面有许多孔隙。离子交换树脂可分为两个组成部分：一部分是不能移动的高分子基团，构成了树脂的骨架；另一部分是可移动的离子，构成了树脂的活性基团，离子能够在骨架中进出。大多数发酵产物都具有酸性或碱性的功能团，并且在培养液中以离子状态存在。

用离子交换树脂进行分离纯化的大致过程是：当离子交换树脂浸泡在培养液中时，其中的代谢产物首先被吸附或扩散到离子交换树脂表面，然后，从离子交换树脂的表面扩散到内部，并与内部的离子互相交换，被交换出来的离子逐步从离子交换树脂的内部扩散到培养液中去。酸性的代谢产物，则用碱性的离子交换树脂；碱性的代谢产物，通常用酸性的离子交换树脂。交换完毕，再用少量的洗脱剂将代谢产物洗下来。

在发酵工业中，蛋白质、氨基酸、核酸、酶及抗生素常用离子交换树脂法进行分离提纯。这种方法具有成本低、操作方便、提取率高、设备简单等优点。

第七节　应用实例

我国是世界上最早利用微生物对天然药物进行生物转化的国家之一。发酵技术利用环境中的野生微生物（霉菌、酵母、细菌等），采用一组特殊中药组方，进行多菌种固体发酵而成，其制备工艺的独特性是我国古代的生物工程技术在药物生产中应用的典型范例。发酵技术的应用也是中药炮制工艺的一大特色。

随着现代科技的发展，发酵工程技术在抗生素、维生素、核酸、氨基酸、有机酸、免疫调节剂、酶抑制剂、激素，以及其他具有生理活性药物的生产中也得到更广泛应用。

一、在中药红曲发酵中的应用

红曲是我国的一味历史悠久的中药，为曲霉科真菌红曲霉寄生在粳米上而成的红曲米。红曲无毒，味甘，性温，入肝、脾与大肠经，有健脾消食、活血化瘀的功效。《本草经疏》称："红曲，消食健脾胃与神曲相同，而活血和伤，惟红曲为能，故治血痢尤为要药。"现代研究表明，红曲有降血脂、降血压、降糖、抗骨质疏松、减肥、抗炎、抗肿瘤、防止老年痴呆等作用。

红曲发酵方法：选择土壤为红色的地方，挖一深坑，在坑之上下周围铺以篾席，将粳米倒入其中，上压以重石，使其发酵，而变为红色。经 3～4 年后米粒皮呈紫红色，内心亦为红色，若内心有白点表示尚未熟透，品质较差。

现代红曲发酵多为纯种发酵，如 2020 年版《中国药典》四部中描述：红曲为曲霉科真菌紫色红曲霉 *Monascus purpureus* Went 的菌丝体及孢子，经人工培养，使菌丝在梗米内部生长，使整个米粒变为红色。

（一）红曲发酵的工艺流程

1. 红曲原料及标准　中药饮片红曲对原料的要求是必须使用大米。在红曲发酵工艺优化中，对各品种大米进行筛选，表明早籼米为最佳发酵基质。

2. 菌种筛选　现在企业红曲发酵生产一般为纯种发酵，混合菌的传统发酵方式已不多见。研究表明，从江南大学微生物菌种库获得红曲霉菌株 7 种：红曲菌 9901、红曲菌 9908、红曲菌 9909、红曲菌 W1、红曲菌 ZH2、红曲菌 ZH6、红曲菌 SJS-6，对菌体进行形态学和基因鉴定，并筛选高产莫纳可林 K、高产色素、高产多糖和糖化力及液化力最高的菌株，最终确定红曲菌 9901 纯种发酵。

3. 规范饮片红曲发酵　固态发酵法，菌株为 *Monascus purpureus* 9901，发酵总周期为 20 天。前期 2～3 天用于菌种生产，后期 18 天用于发酵，总的发酵工艺流程图见图 12-4。

图 12-4　红曲米生产工艺流程图

（二）发酵过程

1. 发酵基本工艺条件　发酵时间 18 天左右，根据发酵物料中莫纳可林 K 的含量要求而定。

发酵温度：采用变温发酵方法。

发酵时，培养瓶横放。使瓶口朝外，有利于瓶内二氧化碳气体的排出，并使培养瓶内的物料与空气的接触面积最大。

发酵室内每 24 小时开动风扇一次，每次 30 分钟，使室内空气保持流通。

2. 发酵过程的管理　红曲发酵分为两个阶段，前期发酵和后期发酵，分别为菌体生长阶段和产物合成阶段。在发酵过程中发酵温度、湿度、发酵产物含量、以及培养室的通风换气都影响整个发酵产物的产生，因此对上述条件均有严格管理。

发酵温度：前期发酵阶段：0～48 小时为菌体生长阶段，不必翻动物料。待物料开始转红，菌丝布满整个物料，才可转化后期发酵阶段。后期发酵阶段：一般是接种 48 小时后，将培养瓶转移到另一培养室（26℃），轻轻叩瓶，使物料翻身。物料最好呈自然的疏松状态，不可剧烈翻动物料。转移后再静止培养 16 天左右。

培养室湿度控制：前期培养 80% 相对饱和度，后期培养 75% 左右。培养室内设湿度计。

培养瓶位置的转移：为保证各发酵瓶发酵产物含量保持稳定，可根据情况进行培养瓶位置的调换操作。具体方法是自上向下调换，即上层瓶转移到下一层，最下层的转移到最上层。如果发酵 2～3 天后，发现物料板结，底部与上部物料的颜色如果不同（底部仍呈黄色），则说明接种时种子液与物料接触不佳。种子未渗透到物料中。这时，要尽量翻动物料，使下面的翻到上面来。

培养室换气与通风：培养室应有排气装置，以便让发酵过程所产生的二氧化碳排出。通风换气，每 8 小时一次，每次 60 分钟，电风扇应有足够的速度，使室内空气流通正常，不致造成室内不同的层高发酵物料的温度有明显的差别。必要时可在培养室放置二氧化碳吸附剂。

3. 染菌检查　发酵过程中，应由专人检查发酵瓶内是否染菌。如有染菌，应及时取出染菌的发酵瓶，绝对不能在培养室开盖检查。应取出到车间外，并采用高压灭菌锅灭过菌（121℃，30 分钟）后，才能将物料倒出在一个专门的容器内进行外置。

（三）发酵后处理

1. 检查　先要检查培养瓶内的红曲米是否染菌，如果发现较为严重的染菌，应单独拿走。染菌的红曲米应放在专门的容器内，灭菌后才可弃之。

2. 出料　取下扎绳，将包扎纱布集中存放。用出料叉将红曲米从瓶内扒出，放到盘内。盘内物料厚度要掌握好，不要太厚。

3. 物料的灭菌　物料盘一齐放入灭菌器，开蒸汽，当有蒸汽从灭菌锅排出时，100℃ 灭菌 30 分钟。冷却后才能打开门。灭过菌的红曲米，应及时放到烘干器中。

4. 干燥　70℃ 真空烘干 6 小时以上。水分含量要求在 8% 以下。干燥后对每批物料进行称重。

5. 粉碎　粉碎后物料细度应达到 100 目。

6. 调配　不同的批次所生产的功能性红曲米，莫纳可林 K 的含量不完全相同，故应根据最终产品的规格，根据现有不同批次产品的重量及莫纳可林 K 含量的数据进行计算，决定不同批次产品的使用量。

7. 包装　将最终产品装入塑料包装袋（双层）中，称重。每袋 25kg。装入木桶内。

8. 辐射灭菌　包装后的产品应进行辐射灭菌，辐射剂量应根据样品的含菌数而定。一般不低于 50 万伦琴。

二、在抗生素生产中的应用

抗生素在目前的制药工业中依然占有举足轻重的地位，其工业生产包括发酵和提取两部分。工艺流程大致如下：菌种的保藏→孢子制备→种子制备→发酵→提取和精制。种子和发酵培养基的常用碳源是葡萄糖、淀粉、蔗糖、油脂、有机酸等，为菌体生长代谢提供能源，为合成菌体细胞和目的产物提供碳元素；有机氮源多用玉米浆、黄豆饼粉、麸质粉、蛋白胨、酵母粉、鱼粉等，硫酸铵、尿素、氨水、硝酸钠、硝酸铵则是常用的无机氮源。另外，培养基中还得添加无机盐、微量元素以及消沫剂，部分抗生素还得加入特殊前体，如青霉素的前体是苯乙酸，大环内酯类抗生素的前体是丙酸盐。发酵过程普遍补加一种碳源、氮源物质，如葡萄糖和硫酸铵。pH 值通过添加氨水进行调节，很多抗生素在发酵中后期添加前体，对提高产量非常有益。抗生素发酵绝大多数为耗氧培养，必须连续通入大量无菌空气，全过程大功率搅拌。发酵液的预处理，一般加絮凝剂沉淀蛋白，过滤去除菌丝体，发酵滤液的提取常用溶媒萃取法、离子交换树脂法、沉淀法、吸附法等提纯浓缩，然后结晶干燥得纯品。下面以青霉素为例对抗生素发酵生产的工艺流程进行具体说明。

(一)青霉素生产流程

青霉素发酵生产的一般工艺流程如图 12-5 所示。

图 12-5　青霉素发酵生产的一般工艺流程

(二)发酵工艺过程

1. 生产孢子的制备　丝状菌的生产菌种保藏在沙土管内。将沙土孢子接入用甘油、葡萄糖、蛋白胨组成的培养基斜面上,经 25～26℃ 培养 6～8 天,得单菌落,再接入培养基斜面培养 7 天,长成绿色孢子,制成孢子混悬液,移植到大米固体培养基上,经 25℃,相对湿度 45%～50%,培养 7 天,制得大米孢子,真空干燥,保存备用。

球状菌的生产种子是由冷冻管子孢子经混有 0.5%～1.0% 玉米浆的三角瓶培养原始亲米孢子,然后再移入罗氏瓶培养生产大米孢子(又称生产米),亲米和生产米均为 25℃ 静置培养,需经常观察生长发育情况,在培养到 3～4 天,大米表面长出明显小集落时要振摇均匀,使菌丝在大米表面能均匀生长,待 10 天左右形成绿色孢子即可收获。亲米成熟接入生产米后也要经过激烈振荡才可放置恒温培养,生产米的孢子量要求每粒米 300 万只以上。亲米、生产米子孢子都需保存在 5℃ 冰箱内。

2. 种子罐和发酵罐培养工艺　丝状菌生产时,按一定的接种量移种到含有葡萄糖、玉米浆、尿素为主的种子罐内,26℃ 培养 56 小时左右,菌丝浓度达 6%～8%,菌丝形态正常,按 10%～15% 的接种量移入含有花生饼粉、葡萄糖为主的二级种子罐内,27℃ 培养 24 小时,菌丝体积 10%～12%,形态正常,效价在 700U/mL 左右便可作为发酵种子移种到含有花生饼粉(高温)、麸质粉、玉米浆、葡萄糖、尿素、硫酸铵、硫酸钠、硫代硫酸钠、磷酸二氢钠,苯乙酰胺及消泡剂、$CaCO_3$ 为主的发酵罐内,接种量为 12%～15%。发酵培养 200 小时左右,前 60 小时维持培养基 pH 值 6.8～7.2,以后稳定在 6.5 左右;前 60 小时培养温度为 26℃,60 小时后为 24℃。

(三)发酵过程控制

在青霉素的生产中,让培养基中的主要营养物质够维持青霉菌在前 40 小时生长,而在 40 小时后，靠低速连续补加葡萄糖和氮源等，使菌处于半饥饿状态，延长青霉素的合成期，大大提高了产量。所需营养物限量的补加常用来控制营养缺陷型突变菌种，使代谢产物积累到最大。

1. 培养基　青霉素发酵中采用补料分批操作法，对葡萄糖、氨、苯乙酸进行缓慢流加，维持一定的最适浓度。葡萄糖的添加，波动范围较窄，浓度过低使抗生素合成速度减慢或停止，过高则导致呼吸活性下降，甚至引起自溶，葡萄糖浓度调节是根据 pH 值，溶氧或 CO_2 释放率予以调节。

（1）碳源　生产菌能利用多种碳源，如乳糖、蔗糖、葡萄糖、阿拉伯糖、甘露糖、淀粉和天然油脂等。由于乳糖能被青霉素产生菌缓慢利用而维持青霉素分泌的有利条件，为青霉素发酵最佳碳源，但因价格较高，工业生产中普遍使用会大大增加生产成本。目前普遍采用淀粉的酶水解产物葡萄糖化液进行流加。

（2）氮源　玉米浆是最好的，是玉米淀粉生产时的副产品，含有多种氨基酸及其前体苯乙酸和衍生物，但是玉米浆质量不稳定，可用精制棉籽饼粉、麸皮或棉籽饼粉取代，并补加无机氮源（硫酸铵、氨水或尿素）。

（3）前体　生物合成含有苄基基团的青霉素 G 时，需在发酵液中加入前体。前体可用苯乙酸、苯乙酰胺等，一次加入量不大于 0.1%，并采用少量多次加入，以防止前体对青霉素的毒性。

（4）无机盐　加入的无机盐主要包括硫、磷、钙、镁、钾、铁等，且用量要适度。另外，由于铁离子对青霉素发酵有毒害作用，必须严格控制铁离子的浓度，一般控制在 $30\mu g/mL$。

（5）添加控制　①加糖控制，加糖量的控制是根据残糖量及发酵过程中的 pH 值确定，最好是根据排气中 CO_2 量及 O_2 量来控制，一般在残糖降至 0.6% 左右，pH 值上升时开始加糖。②补氮及加前体，补氮是指加硫酸铵、氨水或尿素，使发酵液氨氮控制在 0.01%～0.05%；补前体以使发酵液中残存苯乙酰胺浓度为 0.05%～0.08%。

2. 温度　青霉素发酵的最适温度随所用菌株的不同可能稍有差别，但一般认为应在 25℃ 左右。温度过高将明显降低发酵产率，同时增加葡萄糖的维持消耗量，降低葡萄糖至青霉素的转化率。对菌丝生长和青霉素合成来说，最适温度不是一样的，一般前者略高于后者，故有的发酵过程在菌丝生长阶段采用较高的温度，以缩短生长时间，到达生产阶段后便适当降低温度，以利于青霉素的合成。

3. pH 值　青霉素发酵的最适 pH 值一般认为在 6.5 左右，有时也可以略高或略低一些，但应尽量避免 pH 值超过 7.0，因为青霉素在碱性条件下不稳定，容易加速其水解。在缓冲能力较弱的培养基中，pH 值的变化是葡萄糖添加速度高低的反映。过高的添加速率造成酸性中间产物的积累使 pH 值降低；过低的加糖速率不足以中和蛋白质代谢产生的氨或其他生理碱性物质，代谢产生的碱性化合物而引起 pH 值上升。前期 pH 值控制在 5.7～6.3，中后期 pH 值控制在 6.3～6.6，通过补加氨水进行调节。pH 值较低时，可加入 $CaCO_3$、通氨调节或提高通气量；pH 值上升时，加糖或天然油脂。

4. 溶氧　对于好氧的青霉素发酵来说，溶氧浓度是影响发酵过程的一个重要因素。当溶氧浓度降到 30% 饱和度以下时，青霉素产率急剧下降，低于 10% 饱和度时，则造成不可逆的损害。溶氧浓度过高，说明菌丝生长不良或加糖率过低，造成呼吸强度下降，同样影响生产能力的发挥。溶氧浓度是氧传递和氧消耗的一个动态平衡点，而氧消耗与碳能源消耗成正比，故溶氧浓度也可作为葡萄糖流加控制的一个参考指标。

5. 菌丝浓度　发酵过程中必须控制菌丝浓度不超过临界菌体浓度，从而使氧传递速率与氧消耗速率在某一溶氧水平上达到平衡。青霉素发酵的临界菌体浓度随菌株的呼吸强度（取决于维持因数的大小，维持因数越大，呼吸强度越高）、发酵通气与搅拌能力及发酵的流变学性质而异。

呼吸强度低的菌株降低发酵中氧的消耗速率，而通气与搅拌能力强的发酵罐及黏度低的发酵液使发酵中的传氧速率上升，从而提高临界菌体浓度。

6. 菌丝生长速度　实验表明，在葡萄糖限制生长条件下，青霉素的比生产速率与产生菌菌丝的比生长速率之间存在一定关系。当比生长速率低于 0.015/h 时，比生产速率与比生长速率成正比，当比生长速率高于 0.015/h 时，比生产速率与比生长速率无关。因此，要在发酵过程中达到并维持最大比生产速率，必须使比生长速率不低 0.015/h。这一比生长速率称为临界比生长速率。对于分批补料发酵的生产阶段来说，维持 0.015/h 的临界比生长速率意味着每 46 小时就要使菌丝浓度或发酵液体积加倍，这在实际工业生产中是很难实现的。事实上，青霉素工业发酵生产阶段控制的比生长速率要比这一理论临界值低得多，却仍然能达到很高的比生产速率。这是由于工业上采用的补料分批发酵过程不断有部分菌丝自溶，抵消了一部分生长，故虽然表观比生长速率低，但真比生长速率却要高一些。

7. 菌丝形态　长期的菌株改良中，青霉素产生菌在培养中分化为主要呈丝状生长和结球生长两种形态。前者由于所有菌丝体都能充分和发酵液中的基质及氧接触，故一般比生产速率较高；后者则由于发酵液黏度显著降低，使气-液两相间氧的传递速率大大提高，从而允许更多的菌丝生长（即临界菌体浓度较高），发酵罐体积产率甚至高于前者。

在丝状菌发酵中，控制菌丝形态使其保持适当的分支和长度，并避免结球，是获得高产的关键要素之一。而在球状菌发酵中，使菌丝球保持适当大小和松紧，并尽量减少游离菌丝的含量，也是充分发挥其生产能力的关键要素之一。这种形态的控制与糖和氮源的添加状况及速率、搅拌的强度及比生长速率密切相关。

8. 消沫　在发酵过程中会产生大量泡沫，可以用天然油脂如豆油、玉米油等或用化学合成消泡剂来消泡，应当控制其用量，少量多次加入、尤其在发酵前期不宜多用，否则会影响菌体的呼吸。

9. 发酵液质量控制　青霉素的发酵过程控制十分精细，一般两小时取样一次，用显微镜观察菌丝形态变化来控制发酵，生产上惯称"镜检"。根据"镜检"中菌丝形态变化和发酵液的 pH 值、菌浓、残糖、残氮、苯乙酸浓度、青霉素效价等指标调节发酵温度，通过追加糖或补加前体等各种措施来延长发酵时间，以获得最多青霉素。当菌丝中空泡扩大、增多及延伸，并出现个别自溶细胞，这表示菌丝趋向衰老，青霉素分泌逐渐停止，菌丝形态上即将进入自溶期，须迅速停止发酵，立刻放罐，将发酵液迅速送往提纯工段。同时取样做无菌检查，发现染菌立即结束发酵，因为染菌后发酵液 pH 值波动大，青霉素在几个小时内就会被全部破坏。

（四）提取和精制

青霉素游离酸易溶于有机溶剂，而青霉素与碱金属生成的盐易溶于水。工业上利用这一性质，在酸性条件下将青霉素转入有机溶剂中，调节 pH 值成碱性，再转入水相，经过反复几次萃取，即可提纯浓缩。

青霉素性质不稳定，发酵液预处理、提取和精制过程应在低温下快速进行，并应使 pH 值保持在青霉素稳定的范围，防止降解。

1. 发酵液预处理　青霉素发酵液菌丝体较粗大（10μm），一般采用鼓式真空过滤机过滤，滤渣形成紧密饼状，容易从滤布上刮下。滤液 pH 值 6.2～7.2、蛋白质含量 0.05%～0.2%，这些蛋白质的存在影响后续的各步提取，必须除去。通常用硫酸调节滤液 pH 值 4.5～5.0，加入 0.07% 溴代十五烷吡啶（pentadecane pyridine bromide，PPB），同时加入 0.7% 硅藻土作为助滤剂，通过板框式过滤机，得二次滤液。二次滤液澄清透明，可直接进行萃取。青霉素易降解，发酵液及滤液温度应冷至10℃以下，过滤收率一般90%左右。

2. 萃取 选择对青霉素分配系数高的有机溶剂，工业上通常用醋酸丁酯和醋酸戊酯。发酵液多采用二次萃取，每次萃取2～3次。从发酵液萃取到醋酸丁酯时，pH值选择1.8～2.0，从醋酸丁酯反萃取到水相时，pH值选择6.8～7.4，用醋酸丁酯进行反萃取时，为了避免pH值波动，常采用硫酸盐、碳酸盐缓冲液。反萃取时，因分配系数较大，浓缩倍数可以较高，一般为3～4。几次萃取后，浓缩10倍左右，浓度几乎达到结晶要求，萃取总收率在85%左右。第一次醋酸丁酯萃取时，用10%硫酸调节pH值2.0～3.0，加入醋酸丁酯，用量为滤液体积的三分之一，反萃取时常用碳酸氢钠溶液调pH值7.0～8.0。在第一次醋酸丁酯萃取时，由于滤液含有大量蛋白，易发生乳化，需加入破乳剂，通常加0.05mol，25℃培养5～7天后，0.1%PPB。为减少青霉素降解，整个萃取过程应在低温下进行（10℃以下），萃取罐采用冷冻盐水冷却，同时，在保证萃取效率的前提下，尽量缩短操作时间。

3. 脱色 萃取液中添加活性炭，除去色素、热源，过滤，除去活性炭。

4. 结晶 萃取液一般通过结晶提纯，青霉素常见的结晶方法如下：

（1）青霉素钾盐结晶 青霉素钾盐在醋酸丁酯中溶解度很小，在二次醋酸丁酯萃取液中加入醋酸钾-乙醇溶液，青霉素钾盐就结晶析出。然后采用重结晶方法，进一步提高纯度。具体方法是将钾盐溶于KOH溶液，调pH值至中性，加无水丁醇，在真空条件下，共沸蒸馏结晶得纯品。

（2）青霉素钠盐结晶 肌注青霉素钾盐时局部疼痛较明显，其致痛原因是药品中的钾离子，而青霉素钠盐无此副作用。二次醋酸丁酯萃取液再用0.5mol/L NaOH萃取，pH值6.4～4.8下得到钠盐水浓缩液。加2.5倍体积丁醇，在16～26℃，在0.67～1.3kPa下蒸馏。水和丁醇形成共沸物蒸出，钠盐结晶析出。结晶经过洗涤、干燥后，得到青霉素钠盐。

三、在花生四烯酸生产中的应用

花生四烯酸是二十碳多价不饱和脂肪酸，它具有很多独特的生物活性，是人体必需脂肪酸，与人类的健康密不可分。其主要来源有植物、动物组织、鱼油以及微生物和微藻类等，但花生四烯酸在动物组织中含量低，一般小于0.2%，来源也有限，而微生物发酵法则为生产花生四烯酸开辟了新途径，近几年已成为国内外研究的热点。

（一）发酵工艺过程

微生物脂肪酸构成的质量和数量都受环境因素的影响，培养基的组成、温度、初始pH值和培养时间对大多数微生物的不饱和脂肪酸合成和积累起主要作用。

1. 种子制备 高山被孢霉（*Mortierella alpina*）经自然分离后，选择生长迅速，产孢子丰富的纯系菌株N7为原始出发菌株，经过反复离子注入诱变育种和不断的分离纯化，获得花生四烯酸高产菌株—高山被孢霉I49-N18保藏于沙土管内。沙土管菌种接种于试管斜面，25℃培养5～7天后，以无菌生理盐水洗下孢子，转接至茄子瓶斜面28℃培养7天，按5%接种量接入种子培养基中，种子培养基成分为葡萄糖、蛋白胨、酵母膏、花生饼粉等，pH值8.5，28℃培养48小时。挑选生长旺盛、菌丝球分散均匀的种子瓶用于接种。

2. 种子罐和发酵罐培养工艺

（1）种子罐发酵培养 即一级种子的制备，目的是扩大摇瓶种子的菌丝量。培养基成分为葡萄糖、蛋白胨、酵母粉、花生饼粉、消泡剂，用液碱调节pH值至8.5依次投入种罐后进行实罐灭菌。由空气分布管、压出管、取样管三路进气，排气口、接种口排气，将培养基加热，待罐压升至 0.08～0.1MPa，罐温升至 118～121℃后保持 30 分钟，灭菌结束后进空气，开夹层水冷却，使温度降至（28±1）℃，采用火圈法进行接种。接种后开始搅拌，送进无菌空气。为避免搅拌器将生长的菌丝打碎，影响菌体积累，搅拌 2 小时即停，而从罐底通入的空气也能起到一定的搅拌作用。发酵过程中，维持罐压在 0.03MPa，罐温在 28℃每 8 小时取样，测定 pH 值、还原糖、氨基氮等参数，观察菌丝浓度、菌丝阶段和无菌情况。培养 48 小时后，经检查无杂菌，合乎质量要求后分别压入繁殖罐。

（2）繁殖罐发酵培养　即二级种子的制备，目的在于进一步扩大种子的菌丝量，以满足发酵过程中的种子量。培养基成分为葡萄糖、蛋白胨、酵母粉、花生粉、消泡剂，搅拌均匀后用液碱调节 pH 值至 8.5。送入种罐后进行实罐灭菌、冷却。接种前用蒸汽消毒接种管道 1 小时，利用压差将小罐种子压入中罐继续发酵。每 8 小时取样，测定 pH 值、还原糖、氨基氮等参数，观察菌丝浓度、菌丝阶段和无菌情况。48 小时后，中间体合乎质量要求时，经检查无杂菌，将二级种子移入主发酵罐。

（3）主发酵罐发酵生产　主发酵罐培养是花生四烯酸产生菌合成、积累氨基酸的过程发酵过程中适时适量补入碳源和水分，兼以调节发酵过程中适宜的 pH 值。培养基成分为葡萄糖、蛋白胨、酵母粉、花生粉、消泡剂，用液碱调节 pH 值至 8.5。仍采用实罐灭菌。接种前 1 小时消毒接种管道，保持压力 0.3MPa，将繁殖罐内的二级种子压入主发酵罐继续培养，进空气，维持罐压在 0.02MPa。发酵过程中，每 8 小时取样，测定 pH 值、还原糖、氨基氮、菌丝浓度、菌丝阶段和无菌情况等参数的变化，每 24 小时取样，测定生物量、油脂量和花生四烯酸含量的变化情况。

（二）发酵过程控制

微生物生长需要的营养成分包括碳源、氮源、无机盐、生长因子和水分。其中，碳源和氮源是最主要的两种营养成分。

1. 培养基中的碳源　微生物高产油脂的一个关键因素就是培养基中碳源充足而其他营养成分缺乏，在这种状况下，微生物菌株主要将过量的碳水化合物转化为脂类。葡萄糖是高山被孢霉 I49-N18 发酵生产花生四烯酸的最佳碳源，它既能得到最高的菌体得率又能获得较高的花生四烯酸得率。麦芽糖和淀粉也能得到较高的生物量，但菌丝体中的脂类和花生四烯酸含量较低，蔗糖和甘油作为碳源，则不利于菌体的生长和油脂及花生四烯酸的积累。

2. 培养基中的氮源　氮源的作用是促进细胞的生长，在严重缺氮的条件下，可观察到细胞内脂类的积累。酵母膏（粉）、花生饼粉和蛋白胨是高山被孢霉 I49-N18 生长和产酸的有效氮源，而牛肉膏和几乎所有的无机氮源都不利于花生四烯酸的获得。

3. 温度　培养温度对真菌产油脂有着极其重要的影响。在低温环境下能增加真菌的不饱和脂肪酸的合成，但温度低于 20℃不利于菌体生长，发酵周期要相对延长，且带来了高能耗，从而提高了生产成本。高山被孢霉 I49-N18 在 28℃时生长最适宜，而 25℃则最有利花生四烯酸的合成。

4. pH 值　真菌在合成油脂过程中，对环境 pH 值有着严格的要求，不同种类的产油真菌，其最佳产油 pH 值也不相同。高山被孢霉 I49-N18 在起始 pH 值为 8.0 时，生物量和菌体油脂含量达到最大值，而花生四烯酸的含量则在 pH 值 8.5 时最高。但从 AA 在发酵液中的获得率的角度来看，pH 值 8.5 时最高。

5. 工艺优化　微生物油脂的过程分为两个阶段，即细胞增殖阶段和产油阶段。这两个阶段所用培养基的 C/N 比有所不同，细胞增殖期要求氮源营养相对偏高，以获取足够量的菌体细胞，而产油期则是在获取足量菌体细胞后，改变培养基 C/N 比，增加碳源营养物质，为产油真菌大量积累油脂创造良好条件。因此，在主发酵中必须进行碳源的分批补料。发酵初期，氮源促进菌体的生长，发酵液中氮源的量应刚好满足菌体繁殖所需，在达到一定的菌体量后，应使发酵液中的氮源处于较低的水平，同时维持适当含量的碳源（葡萄糖）作为脂肪酸合成的原料，以提高菌体含油量。发酵培养时，先加入 5% 的葡萄糖，而余下的 3% 则在发酵过程中结合残糖的测定结果，分批补入。同时研究发现，限定发酵的 pH 值，维持高的通氧量，或两者结合可以缓解生长抑制。在高营养物浓度、低 pH 值（pH 值 6～6.5）下进行的高山被孢霉发酵可促进菌体生长；同时提高油脂产量；但是，在这种条件下产出的微生物油脂，其中的花生四烯酸含量较低。相反，高 pH 值（pH 值 7～7.5）可提高油脂中的花生四烯酸含量，但生长情况较差。因此，在主发酵中，采用限定 pH 值方法，即 pH 值在发酵的早期较低而在后期较高；罐压则在发酵早期较高（0.03MPa）而后期较低（0.01MPa）。早期包括对数生长期，该阶段中营养物代谢迅速；稳定期，此时细胞分裂被抑制，通常是由于一种或多种营养物质不足，而富含花生四烯酸的油脂的产生得以加强。可以在发酵过程中分两次或多次通过加入液碱调节 pH 值水平来进行限定，即将灭菌后的初始 pH 值设定为 5.5，用液碱维持 pH 值 5.5，第 72 小时，以每小时约 0.1pH 值的速度缓慢地将 pH 值升至 6.5，在必要时添加 H_2SO_4 维持 pH 值低于 7.2。

6. 干燥　发酵菌体经检验符合质量要求后即可放罐、收获湿菌体。接下来是先将湿菌体进行干燥。但由于培养基中还含有残余糖分、花生饼粉、蛋白胨和酵母粉等有色物质，在干燥过程中易产生褐化、发黏等现象，加深菌体乃至菌油的色泽，所以发酵液中的菌体必须先经过充分水洗，然后进行板框压滤，制成菌丝饼，再将收获的湿菌体经流化床 70℃ 进行干燥。

7. 浸出法制油　油料的浸出可视为固-液萃取，它是利用溶剂对不同物质具有不同溶解度的性质，将固体物料中有关组分加以分离的过程。在浸出时，油料用溶剂处理，其中易溶解的组分（主要是油脂）就溶解于溶剂。浸出取油过程一般可分为五个基本工序：浸出前料胚的制备；溶剂浸出；从所得的萃取液（混合油）中将溶剂与油分离；从浸出后的物料（粕）中蒸发溶剂；溶剂的回收。

采用丁烷和丙烷混合溶剂对花生四烯酸油脂进行提取。经过流化床的干燥菌体（含水量约为 10%），直接进入浸出工艺，浸出时温度在 30～40℃，经过三次浸出后，湿粕含溶在 30% 左右，这时接通压缩机，将液化烃汽化，最后微量溶剂在真空条件下，加热到 45℃，脱溶 30 分钟，即可达到成品油的质量标准。

8. 油脂精炼　通过菌体浸泡浸提出来的毛油，其中的某些杂质会影响油脂的安全贮藏，降低油脂的品质和使用价值。但是，并不是所有的杂质都是有害的，如生育酚和幽醇都是营养价值很高的物质，应尽量保存。因此，精炼的目的是根据不同的用途和要求，除去油脂中的有害成分，并尽量减少中性油和有益成分的损失。

目前在生产中采用的是化学精炼工艺。一般包括去除悬浮杂质、脱胶、脱酸、脱水、脱色和脱臭等几个步骤。首先经过离心的毛油进入水化罐进行低温超级脱胶，达到要求后将水化油泵入中和罐进行中温碱炼，离心除去皂化物后再水洗中和油，脱色之前要先进行脱水，这样不仅可以提高吸附剂的吸附能力，还可使油脂澄清透亮。减压脱水、脱色后，添加 0.5% 的柠檬酸作为螯合剂，再在高真空的环境下进行高温除臭。这样处理后的产品基本可以达到企业标准。采用该工艺已获得多批花生四烯酸成品油。

（1）去除悬浮杂质　浸出制得的花生四烯酸毛油会含有一定数量的固体悬浮物，主要包括饼渣、粕屑和纤维等。它们与油中的磷脂、色素、灰分等物质形成结合状或乳化状结构，使毛油在输送、贮存和后续精炼过程中发生困难，并直接影响精炼油的质量和得率。可通过澄油箱或板框压滤机将这些杂质分离出来。

（2）脱胶　脱除毛油中胶溶杂质的工艺过程称为脱胶，毛油中的胶质主要是磷脂。磷脂等胶质在油脂的精炼过程中会产生一系列不良的影响，导致成品油质量下降，因此必须先将胶质除去。在碱炼前先除胶质，可以减少中性油的损耗，提高碱炼油质量，可以节约用碱量，并能获得有价值的副产品——磷脂。脱胶的方法很多，油脂工艺中普遍应用水化脱胶、酸炼脱胶和碱炼脱胶等。其中最常用、最温和的是水化脱胶。利用磷脂等胶溶性杂质的亲水性，把一定数量的水或电解质稀溶液在搅拌下加入毛油中，使毛油中的水溶性杂质吸水膨胀，凝聚沉淀而与油脂分离的一种精炼方法即被称为水化脱胶。在这个过程中，能被凝聚沉降的物质以磷脂为主，另外还有与磷脂结合在一起的蛋白质、黏液物和微量金属离子等。

（3）脱酸　脱除毛油中游离脂肪酸的过程称为脱酸。脱酸是整个精炼过程中最为关键的阶段，因为这个阶段可能是导致中性油损失最高的一步，而且对精炼成品的最终质量影响也很大。脱酸的方法很多，在工业生产上应用最广泛的是碱炼法。碱炼是采用碱来中和游离脂肪酸，使脂肪酸生成肥皂而从油中分离析出。不仅可以降低酸价，同时肥皂具有很好的吸附作用，它能吸附相当数量的色素、蛋白质、黏液及其他杂质，甚至悬浮的固体杂质也可被絮状肥皂夹带，一起从油中分离。

碱炼的过程比较复杂，为了获得良好的碱炼效果，必须有适当的碱量、碱液浓度、合适的温度、搅拌速度、控制油和碱接触的时间等。碱主要是与游离脂肪酸反应，与游离脂肪酸作用所需要的碱量，可通过计算求得通常称其为理论碱。此外碱还会与中性油及其他一些杂质作用，还有一些无形损耗须另外补充一些碱，这部分补充的碱称为超量碱。超量碱与毛油的品种，颜色杂质含量及成品油的品质有关，超量碱越多，油的色泽越浅，但不能无限制添加超碱量，因为肥皂在带去色素的同时，也带去大部分中性油，使碱炼炼耗增大，成本升高。总之，要对超碱量灵活掌握，一般控制在油量的 0.5%以下。在实际操作中根据毛油的酸价和色泽，采用"以酸定碱"和"以色定碱"相结合的方法。浓碱脱色能力强，但碱液过浓，油碱接触不好，增加中性油皂化。而碱液过稀，则易发生乳化。一般低酸价、颜色浅用低浓度理论碱量，高酸价、颜色深用高浓度理论碱量。

碱炼后的油一般需要经过水洗，使油呈中性。水洗时根据油皂分离的情况，第一遍最好采用稀盐水（2%W/W）进行水洗，用水量为油重15%（W/W）左右，再用软水洗 1～2 遍，进行搅拌，以使水洗完全。每次停止搅拌后静置 2 小时，待油水分离后，放出下层水溶液。水温要与油温大致相同，或略高于油温。若相差悬殊，则易产生乳化。

水洗后的油中含有少量水分，不经干燥会影响后面的脱色工艺和油的透明度，且难以长期贮存，因此要先泵入脱色罐内进行真空干燥脱水，温度一般为 85～100℃，真空残压为 4～7kPa，大约 20 分钟。检验油中水分是否除尽，可用试管取样置于冷水中冷却，油色透明即表示合格。干燥后的油冷却至 70℃以下即可进行脱色。

（4）脱臭　脱除包括溶剂在内的所有气味称为脱臭。纯净的甘油三酸酯是没有气味的，但用不同方法制取的天然油脂都具有不同程度的特殊气味，有些是天然的，有些则是在制油、加工过程中产生的。油脂由于含有大量的多不饱和脂肪酸，很容易被氧化，最终分解成醛酮等低分子化合物，而使油呈较难被接受的腥味，影响食用，因此必须进行脱臭。脱臭方法很多，有真空蒸汽脱臭法、气体吹入法、加氢法和聚合法等。目前应用最广、效果最好的是真空蒸汽脱臭法。这种方法是利用油脂内的臭味物质和甘油三酯的挥发度有很大的差异，而在高温高真空下借助水蒸气蒸馏脱除臭味物质的工艺过程。

四、在维生素生产中的应用

维生素是维持人体生命活动必需的一类有机物质，也是保持人体健康的重要活性物质。维生素在体内的含量很少，但在人体生长、代谢、发育过程中发挥着重要的作用。各种维生素的化学结构以及性质虽然不同，但它们却有着以下共同点：①维生素均以维生素原的形式存在于食物中。②维生素不是构成机体组织和细胞的组成成分，它也不会产生能量，它的作用主要是参与机体代谢的调节。③大多数的维生素，机体不能合成或合成量不足，不能满足机体的需要，必须从食物中获得。④人体对维生素的需要量很小，但一旦缺乏就会引发相应的维生素缺乏症，对人体健康造成损害。

植物一般有合成维生素的能力，微生物合成维生素的能力随其种属不同有很大差别。有些菌种能合成维生素，有些种属需要加入维生素的中间体才能合成维生素。酵母菌能合成维生素的整体，但一旦外界提供维生素，则会促进酵母菌的生长。霉菌有合成大部分维生素的能力。目前，可以用发酵方法生产的维生素有维生素 C、B_2、B_{12}、麦角甾醇等。

维生素 C 是目前世界上产销量最大，应用范围最广的维生素产品。工业上生产维生素 C 采用二步发酵法，此法是在 1975 年由中国科学院上海生物技术研究所研究出来的，属我国首创。发酵法生产维生素 C 可以分为发酵、提取和转化三大步骤。即以山梨醇、酵母膏、玉米浆、碳酸钠、甲醇、硫酸等为原辅料先从 D-山梨醇发酵，提取出维生素 C 前体 2-酮基-L-古龙酸，再用化学法转化为维生素 C。维生素 C 发酵工艺流程图如 12-6 所示。

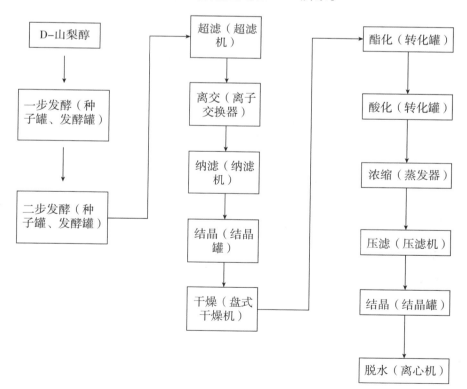

图 12-6　维生素 C 发酵工艺流程图

第一步发酵：黑醋酸菌（*Acetobacter suboxydans*）经种子扩大培养，接入发酵罐，种子和发酵培养基主要包括山梨醇、玉米浆、酵母膏、碳酸钙等成分，pH 值 5.0～5.2。醇浓度控制在 24%～27%，培养温度 29～30℃，发酵结束后，发酵液经低温灭菌，移入第二步发酵罐做原料。D-山梨醇转化为 L-山梨糖的生物转化率达 98% 以上。

第二步发酵：氧化葡萄糖酸杆菌（*Gluconobacter oxydans*，小菌）和巨大芽孢杆菌（*Bacillus megaterium*，大菌）混合培养。生产维生素 C 的发酵罐均在 100m³ 以上，瘦长型，无机械搅拌，采用气升式搅拌。种子和发酵培养基的成分类似，主要有 L-山梨糖、玉米浆、尿素、碳酸钙、磷酸二氢钾等，pH 值为 7.0。大、小菌经二级种子扩大培养，接入含有第一步发酵液的发酵罐中，29～30℃下通入大量无菌空气搅拌，培养 72 小时左右结束发酵，L-山梨糖生成 2-酮基-L-古龙酸的转化率可达 70%～85%。

2-酮基-L-古龙酸的分离提纯：经二步发酵法两次发酵以后，发酵液中仅含 8% 左右的 2-酮基-L-古龙酸，且残留菌丝体、蛋白质和悬浮的固体颗粒等杂质，常采用加热沉淀法、化学凝聚法、超滤法分离提纯。传统工艺是加热沉淀法，发酵液经静置沉降后通过 732 氢型离子交换树脂柱，调节 pH 值至蛋白质等电点，并加热使蛋白质凝固，然后用高速离心机分离出菌丝、蛋白和微粒，上清液再次通过阳离子交换柱，酸化 2-酮基-L-古龙酸的水溶液，浓缩结晶后得到 2-酮基-L-古龙酸。

2-酮基-L-古龙酸的化学转化：将维生素 C 前体 2-酮基-L-古龙酸转化为维生素 C，常采用碱转化法。2-酮基-L-古龙酸在甲醇中用浓硫酸催化酯化生成 2-酮基-L-古龙酸甲酯，加 NaHCO₃ 转化生成维生素 C 钠盐，经氢型离子交换树脂酸化得到粗品维生素 C。粗品经结晶精制得维生素 C 成品。

五、在基因工程制药生产中的应用

某些物质原本在微生物体内是不能合成的，因为微生物缺少合成这些物质的基因，没有合成这些物质的酶。随着基因工程的发展，可由人工合成某种基因，或者由动物体内取出某种基因，经过加工剪接后再通过载体移入微生物体内，得到表达后，这种微生物就能合成该物质，这类微生物称为基因工程菌株。基因工程育种主要是通过转化、转导、转染、杂交等手段有目的地增加、增强或取消、减弱某个或某些基因，从而得到需要的工程菌株。

基因工程菌生长培养基成分包括碳源、氮源、无机盐、生长因子和选择剂等 5 种营养要素。

（一）基因工程菌发酵培养基组成与控制

目前，基因工程技术在医药工业中最重要的应用是新药的研究、开发、生产和改造传统药物。通过基因工程技术已经能够获得以前由于材料来源困难或制造技术问题无法生产的药物，主要有生理活性物质（重组人生长激素、干扰素、胰岛素等）、抗体、疫苗等三大类。通过基因工程生产药品主要需要注意以下几方面的内容。

基因工程菌可利用的碳源与宿主菌相似，包括糖类、有机酸、脂类和蛋白质类。大肠杆菌能利用蛋白胨、酵母粉等蛋白质的降解物作为碳源，酵母只能利用葡萄糖、半乳糖等单糖类物质。在大肠杆菌等以蛋白胨为碳源的基因工程菌发酵中，添加低浓度的单糖（如葡萄糖、果糖、半乳糖）和双糖（如蔗糖、乳糖、麦芽糖）及其他有机物（如甘油等）对菌体生长具有一定的促进作用。低浓度葡萄糖的添加可以有效提高菌体的生长速率，但浓度稍高后就表现出底物抑制作用。另外葡萄糖的优先利用会造成培养基的酸化，在发酵控制中是一个值得注意的问题。

氮源为包括氨基酸和蛋白质、核苷和核酸及其他含氮物质。基因工程菌可直接很好地吸收利用铵盐，一般不能利用硝态氮，几乎都能利用有机氮源。不同工程菌对氮源利用能力差异很大，具有很高的选择性。有机氮源的利用程度与细胞是否产生分泌相应的降解酶有关。如果能分泌蛋白酶将蛋白胨等降解，就能吸收利用有机氮源。大肠杆菌、酵母等能利用大分子有机氮源，常用蛋白胨、酵母粉等作为培养基的成分。

无机盐包括磷、硫、钾、钙、镁、钠等大量元素和铁、铜、锌、锰、钼等微量元素的盐离子形态，为基因工程菌生长提供必需的矿物质。

基因工程菌往往是具有营养缺陷或携带选择性标记基因，这些特性保证了基因工程菌的纯正性和质粒的稳定性。选择标记有两类，营养缺陷互补标记和抗生素抗性选择标记。基因工程菌中大肠杆菌、芽孢杆菌、链霉菌、真菌含有抗生素抗性基因，常用卡那霉素、氨苄青霉素、氯霉素、博来霉素等抗生素作为选择剂（selective agents），基因工程酵母菌常用氨基酸营养缺陷型，如亮氨酸、组氨酸、赖氨酸、色氨酸等，因此在培养基必需添加相应的成分。

对于诱导表达型的基因工程菌，在细胞生长到一定阶段，必需添加诱导物（inducers），以解除目标基因的抑制状态，活化基因，进行转录和翻译，生成产物。使用 Lac 启动子的表达系统，在基因表达阶段需要异丙基-β-D-硫代半乳糖苷（isopropyl-β-D-thiogalactopyranoside，IPTG）诱导，一般使用浓度为 0.1～2.0mmol/L。对于甲基营养型酵母，需要加入甲醇进行诱导。因此诱导物成为产物表达必不可少的。

复合培养基营养较丰富，质粒稳定性一般高于合成培养基。合成培养基中基因工程菌和宿主菌的比生长速率有差异，在复合培养基中，还存在质粒丢失概率的差异。培养基中添加酵母提取物和谷氨酸等有利于提高质粒稳定性。限制性基质对基因工程菌的比生长速率有不同影响。一般而言，大肠杆菌对葡萄糖和磷酸盐限制易发生质粒不稳定，有一些质粒对氮源、钾、硫等表现不稳定。对于酵母，极限培养基比丰富培养基更有利于维持质粒稳定性。

（二）基因工程菌发酵环境条件与控制

基因工程菌的生长离不开环境条件，生长发育的进程是营养要素和环境条件的综合结果。环境作为外部因素，对生长具有重要作用，往往可以改变生长状态、代谢过程及其强度。通过稳定生长期的环境因素保证营养生长适度进行，然后调节环境条件如降低或升高温度，保证产物的最大合成和释放。

1. 温度 不同微生物对温度点和范围的需求是不同的，大肠杆菌和酿酒酵母生长的最低温度为 10℃，大肠杆菌生长的最适温度为 37℃，最高温度为 45℃。酿酒酵母生长的最适温度为 30℃，最高温度为 40℃。

基因工程菌生长的最适温度往往与发酵温度不一致，这是因为发酵过程中，不仅要考虑生长速率，还有考虑发酵速率、产物生产速率等因素。

外源蛋白表达时，在较高温度下表达包涵体的菌种，常常在较低温度下有利于表达可溶性蛋白质。对于温度以诱导的大肠杆菌表达系统，在生长期维持 37℃，在产物生产期要提高温度，一般为 42℃，启动外源基因转录、翻译等过程，实现产物的最大限度表达。对于热敏感的蛋白质，生产期可采用先高温诱导，然后降低温度，进行变温表达，避免蛋白质不稳定性降解。

对于大多数的基因工程菌，在一定温度范围内，随温度升高，质粒的稳定性在下降。对于大肠杆菌往往在 30℃左右质粒稳定性最好。对于采用温敏启动子控制的质粒，大肠杆菌由 30℃升高到 42℃诱导外源基因表达目标产物时，经常伴随质粒的丢失。为此，可以建立基于温度变化的分步连续培养，在第一个反应器中，30℃下进行生长培养，增加质粒稳定性，然后流入第二个反应器中，在 42℃下进行诱导产物表达。可见温度的控制相当重要，必须选择适当的诱导时期和适宜的诱导温度。

2. 溶解氧 基因工程菌都是好氧微生物，细胞内的其他一些反应也需要氧参与。无氧呼吸会导致大量的能量消耗，同时产生有机酸，对细胞生长极为不利，甚至有毒害。因此，发酵过程中保证充分的供氧显得十分重要。

当溶氧强度在非选择性培养基中呈周期变化时，连续培养酵母的质粒稳定性强烈依赖于生长速率，在较低生长速率下完全稳定。提高氧压力或增加氧浓度能引起细胞内氧化性胁迫，而过渡或稳定阶段缺氧条件使产物生成和质粒稳定性受到限制。通入纯氧，可增加质粒稳定性，可能是由于菌体生长速率下降所致。搅拌速率能影响细胞生长和产物合成，搅拌强度明显影响质粒丢失速率，质粒稳定性都随搅拌强度提高而下降，温和的搅拌速率有利于保持质粒的稳定性。在搅拌罐发酵时，质粒拷贝数通常低于摇瓶培养。搅拌罐中通气较好，生长速率较高，有利于质粒的复制。低溶解氧环境中，质粒稳定性差，可能是氧限制了能量的供应。

3. pH 值 pH 值对基因工程菌的生长有重要影响。环境的 pH 直接影响细胞膜和营养物质的电荷状态，也影响胞外酶的活性，从而改变细胞对营养物质的吸收和转运，进而影响细胞的生长。不同生物的最适 pH 值是不同的，细菌喜欢偏碱性环境，如大肠杆菌适宜 pH 值为 6.5～7.5。酵母的适宜 pH 值为 5.0～6.0，pH 值高于 10.0 和低于 3.0 不能生长。基因工程菌发酵培养过程常常产酸，使环境 pH 值不断下降，所以生产中要采用有效措施控制 pH 值的变化。

与常规微生物发酵相似，基因工程菌的生长和生产期的 pH 值往往不同，基因工程菌的生长和质粒稳定性的最适 pH 值也不一致。了解发酵过程中各个阶段的适宜 pH 值以后，需要进一步设法控制 pH 值在合适的范围内。

(三)发酵终点控制

在质粒载体的基础上，在多克隆位点处插入外源基因构成表达载体。外源基因表达盒由启动子、目标功能基因和终止子组成。使用在上游或下游有运载蛋白基因、信号蛋白基因、标签寡肽等的载体，与目标基因融合，构成融合载体，有利于增加溶解性、防止产物的降解、定向分泌和亲和纯化。启动子是最关键的元件，它决定着表达的类型和产量。对于大肠杆菌为宿主菌时，最常见的启动子有 Lac、tac、T7 启动子、PL、PR 启动子等。

基因工程菌生产一般是诱导性表达产物，要根据目标基因产物的表达模式而定。对于 Lac、tac、T7 等化学诱导型启动子，PL、PR 等温度诱导型启动子，掌握适宜的时间进行诱导是非常重要的。通常采用两段培养发酵，一般在菌体生长的对数期或稍后一些，进行添加诱导物或升高温度，诱导目标基因开始转录，翻译合成产物。诱导物的浓度及其发酵温度会影响产物的表达量，甚至是产物的存在形式，在生产中应严格控制。对于高表达的包涵体蛋白质，适当降低温度，对包涵体的形成可能起改善作用。对于容易被降解的蛋白质产物，表达阶段降低温度也是有益的和值得使用的。

综上所述，基因工程制药已经是本世纪增长最快的行业，随着分子生物学及基因组学等多学科的发展，相关理论研究的深入，未来基因工程制药将在制药行业中占有的比重越来越大。目前，世界各国都将基因工程及其产业化进程视为国民经济的新增长点，展开了激烈的市场竞争。经过多年的发展，我国基因工程制药已取得了可喜的成绩。然而，我国制药行业仍存在拥有自主知识产权的品种少、多为仿制药品等问题，基因工程制药的发展尚需业内各方共同努力。

第十三章
制药工艺的放大

扫一扫，查阅本章数字资源，含PPT、音视频、图片等

制药工艺的研究一般可分为实验室工艺研究（又称小试）、中试放大研究以及工业化生产三个阶段。

当药物工艺研究的实验室阶段任务完成后，一般都需要经过一个将小型试验规模放大50～100倍的中试放大（或称中间试验阶段），以便进一步研究在一定规模的装置设备中各步化学反应条件变化的规律，并解决小型实验所无法解决或未发现的问题。虽然化学反应的本质不会因小型实验、中试放大和大规模生产的不同而改变，但各步化学反应的最佳工艺条件，随试验规模和设备等外部条件的不同则有可能改变。如果把实验室玻璃仪器条件下所获得的最佳工艺条件原封不动地搬到工业生产中去，有时会影响收率和质量，或者发生溢料或爆炸等不良后果，甚至会使产品一无所得。

中试放大研究的任务是一方面验证和完善实验室工艺研究所确定的反应条件，另一方面研究确定工业化生产所需设备的结构、材质、安装以及车间布局等。同时，中试放大也为临床前的药学和药理毒理学研究以及临床试验提供一定数量的药品。通过中试放大，不仅可以得到先进、合理的生产工艺，且可获得较为确切的消耗定额，为物料衡算、能量平衡、设备设计以及生产管理提供必要的数据。因此，搞好中试放大研究是十分重要的。

在中试放大研究的基础上制定生产工艺规程，也就是把生产工艺过程的各项内容归纳形成文件。中试放大和生产工艺规程是互相衔接、不可分割的两个部分。

第一节　实验室研究与工业化生产的区别

一般来说，新药开发的成果首先是在实验室完成的，但实验室研究结果只能说明其设计方案的可行性，一般来说，不经过中试放大，则不能直接用于工业化生产。实验室研究与工业化生产有许多显著的不同之处，下面简单介绍制药工艺研究在实验室研究、中试放大研究以及工业化生产三个阶段的具体分工。

一、实验室研究阶段

实验室中主要应用小型玻璃仪器和小量原料，操作简便，热量的取得和散失比较容易，根本不存在物料输送、设备腐蚀、搅拌器型式等工艺技术问题。同时，实验室往往采用化学纯（chemically pure，CP）级、甚至分析纯级（analytically pure，AR）试剂，杂质受到较严格控制。

实验室研究进行到什么阶段才能开展中试放大，很难有一个统一标准，但至少应该具备下列条件：实验室小试收率稳定，质量可靠；操作条件已经确定，产品、中间体及原料的分析方法已经

制定；某些设备、管道材质的耐腐蚀试验已经进行，并能提出所需的一般设备；进行过物料衡算，"三废"问题已有初步的处理方法；已提出所需原料的规格和单耗数量；已提出安全生产要求等。

本阶段的任务是通过实验找出科学合理的合成路线和最佳的反应条件，为放大研究提供技术资料。

二、中试放大阶段

中试车间是大型工厂的雏形。中试时，通常采用金属或玻璃制造的小型工业器械，应用工业级原料按照实验室最佳工艺条件进行操作。经过一系列的实验研究之后，可以核对、校正和补充实验室获得的数据。

中试放大采用的装置，可以根据反应条件和操作方法等进行选择或设计，并按照工艺流程进行安装。中试放大也可以在适应性很强的多功能车间中进行。这种车间一般拥有各种规格的中小型反应罐和后处理设备。各个反应罐不仅配备搅拌器，可通蒸汽、冷却水或冷冻盐水的各种配管，而且还附有蒸馏装置，可以进行回流（部分回流）反应，边反应边分馏，以及减压分馏等。有的反应罐还配有中小型离心机等，液体过滤一般采用小型移动式压滤器。总之，能够适应一般化学反应的各种不同反应条件。此外，高压反应、氢化反应、硝化反应、烃化反应、酯化反应和格氏反应等以及有机溶剂的回收和分馏精制也都有通用性设备。这种多功能车间适合多种产品的中试放大，进行新药样品的制备或进行多品种的小批量生产。在这种多功能车间中进行中试放大或生产试制，不需要按生产流程来布置生产设备，人们根据工艺过程的需要来选用反应设备。

本阶段的目的就是要设法解决"小样放大"时遇到的各种工艺问题，为工程设计提供必要的工程数据和技术经济资料，同时培养一批符合要求的技术人员。

三、工业化生产阶段

中试放大的结果证实了工业化生产的可能性以后，根据市场的容量和经济指标的预测，进行工厂新建（或扩建）设计。在设计、建厂、设备安装完成以后，进入试车阶段，如果一切顺利的话，即可进行正式生产。正式生产以后，工艺研究还需要继续进行，这是因为：正式生产以后，生产工艺上会继续发现许多以前没有发现的问题；中间体和产品的收率和质量，要求不断提高；随着原料供应和新工艺、新技术的发展，常常迫使车间采用新原料、新工艺或新设备，于是要重新研究工艺过程和反应条件；副产品和"三废"的回收、综合利用及后处理问题在中试研究阶段是不可能全部解决的。

从以上三个阶段的具体分工可以看出，实验室研究与工业化生产有着显著区别。从实验室小型研究到工业化规模生产的过渡中，许多因素对化学反应过程和有关单元操作有从量变到质变的影响。因此，结合实际情况做好两者间的衔接工作十分重要。

例如，实验室往往采用化学纯级、分析纯级试剂，杂质受到较严格控制，但工业化生产不可能使用试剂级原料。工业级原料中混入的微量杂质，可能造成催化剂中毒，或者催化副反应，也可能影响产品的品质。如果将实验室技术直接用于工厂生产，因原料来源不同，导致失败的例子屡见不鲜。新药合成工艺开发研究的深入阶段，应该采用易获得的工业原料来重复实验。研究人员要对采购的原料进行检测，结合工艺研究制定原材料质控标准。杂质影响显著时，要提出可靠的原材料精制方法。研究人员还必须考虑经济原因。开发研究伊始，就应注重在保证反应性能的前提下，选择廉价的原材料（例如，选用铁粉加稀酸作为还原剂，要比使用四氢铝锂等实验室还原剂便宜得多），这样才能保证开发工作有市场竞争力。

又如，当大量的物料在较粗直径管道中输送时，其流动状态不同于实验室。化学反应器放大后，物料流动状态非理想化对化学反应影响非常大。仅从传热现象来说，实验室小型设备具有较大的表面积/体积比，直径小，即使是放热反应，热量仍易通过表面传导或辐射等形式导出，往往还需要靠外加热来维持反应所需的温度。而设备增大后，参加反应物料体积的增大比传热表面积的增加要大许多，故反应热不易仅靠反应器表面来导出。因此，在小试研究时还需加热的放热反应，到了中试和工业化生产时可能必须采取合适的散热手段，如果解决不当，反应热不能及时散出，会产生"飞温"现象，使反应失控，甚至有发生爆炸的危险。在防腐选材、设备选型上，工业化生产面临的问题也远比实验室复杂。

工业生产阶段应用大型设备，处理大量物料，物料输送、设备腐蚀、搅拌器效率等问题必须妥善解决，加热和冷却问题也必须根据需要有效控制，否则，将直接影响到中间体或成品的收率和纯度。

总之，实验室初步工作完成之后，要结合工业化的具体情况，针对所完成工作与工业化现实的不同点，逐步开展深入研究，进行小型工业模拟实验和中试放大试验，取得工业生产所需的资料和数据，为工程设计和工业化生产奠定基础。实验室研究和工业化生产的不同点如下（表13-1）。

表 13-1　实验室研究和工业化生产的不同点

比较内容	实验室研究	工业化生产
目的	迅速打通合成路线，确定可行方案	生产大量合格产品，获得经济效益
规模	尽量小，通常按克计	尽可能大，由市场决定，按千克或吨计
总体行为	方便、省事、不算经济账	实用，强调经济指标
原料	多用试剂级，含量在95%以上，且对杂质含量有严格要求	工业级原料，含量相对较低，杂质指标不明确，不严格
基本状态	物料少，设备小，流速低，趋于理想状态	物料量大，设备大，流速高，非理想化
反应温度及热效应	热效应小，体系热容小，易控制。往往在较恒定的温度下进行反应	热效应大，体系热容大，不易控制，很难达到恒温，有温度波动、温度梯度
操作方式	多为间歇式反应	倾向采用连续化，提高生产能力
设备条件	玻璃仪器多为常压，可采用无水、无氧等特殊操作	多在金属和非金属设备中进行，要考虑选材和选型，希望在正常条件下进行
物料	很少考虑回收，利用率低，很少研究副反应、副产物	因经济和连续化以及单程转化率等原因，必须考虑物料回收、循环使用以及副产品联产等问题
三废	往往只要求减少量，很少处理	因三废排量大，必须考虑处理方法，三废经处理后达标排放
能源	很少考虑	要考虑能源的综合利用

第二节　放大实验的基本概念与方法

常用的中试放大方法主要有经验放大法、相似放大法和数学模拟放大法。经验放大法主要凭借经验逐级放大（实验装置、中间装置、中型装置、大型装置），摸索反应器的特征。此种方法是制药工艺研究和药物合成科研中采用的主要方法；相似放大法主要应用相似理论进行放大，此法有一定局限性，一般只适用于物理过程放大，而不宜用于化学反应过程放大；数学模拟放大法应用计算机技术放大，是今后中试放大的发展方向。

此外，随着化学反应工程理论的不断发展，近年来形成了化学反应工程理论指导放大法。此法主要使用停留时间分布来描述连续式反应器的传递特征，从本质上解决了反应器放大的难题。

一、经验放大法

放大过程缺乏依据时，只能依靠小规模试验成功的方法和实测数据，结合开发者的经验，不断适当加大实验的规模，修正前一次试验的参数，摸索化学反应过程和化学反应器的规律。这种放大方法，称为经验放大法（亦称逐级经验放大法）。

经验放大法根据空时得率相等的原则进行，即虽然反应规模不同，但单位时间、单位体积反应器所生产的产品量（或处理的原料量）是相同的。通过物料衡算，求出为完成规定的生产任务所需处理的原料量后，得到空时得率的经验数据，即可求得放大反应所需反应器的容积。

采用经验放大法的前提条件是放大的反应装置必须与提供经验数据的装置保持完全相同的操作条件。本法适用于反应器的搅拌形式、结构等反应条件相似的情况，而且放大系数不宜过大。如果希望通过改变反应条件或反应器的结构来改进反应器的设计或进一步寻求反应器的最优化设计与操作方案，经验法是无能为力的。

气相反应相对于液相反应和固相反应，通常可以采用较高的放大倍数。气相反应能够高倍数放大的基础是对气体的性质研究较多，对其流动、传递规律也掌握较好，而人们对液体和固体的性质、运动规律认识依旧很少，涉及它们的放大依据就模糊；对复杂的多相体系认识则更浅显，缺乏足够数据，所以放大工作更为困难，甚至只能按 10～50 倍进行放大。

经验放大法是经典的放大方法，至今仍常采用。优点是每次放大均建立在实验基础之上，至少经历了一次中试实验，可靠程度较高；其缺点是缺乏理论指导，对放大过程中存在的问题很难提出解决方法。经验放大法因放大系数不可能太高，开发周期较长，且对同一过程，每次放大都要建立装置，故而开发成本较高。

二、相似放大法

以模型设备的某些参数按比例放大，即按相似准数相等的原则进行放大的方法称为相似放大法。本法主要是应用相似理论进行放大，依据放大后体系与原体系之间的相似性进行放大，在化工单元操作方面取得了一些成绩。

对于复杂的实际化工过程，往往涉及若干个相似准数，放大中无法做到使它们都对应相等，而只能满足最主要的相似准数相等。不难想象，涉及传热和化学反应的情况十分复杂，不可能在既满足某种物理相似的同时还能满足化学相似。在化学制药反应器中，化学反应与流体流动、传热及传质过程交织在一起，要同时保持几何相似、流体力学相似、传热相似、传质相似、反应相似是不可能的，因此采用局部相似的放大法不能解决问题。相似放大法只有在某些特殊情况下才有可能应用，例如反应器中的搅拌器与传热装置等的放大。一般说来，相似模拟放大仅适用于简单的物理过程的放大，而不宜用于化学反应过程的放大。

三、数学模拟放大法

数学模拟放大法，又称为计算机控制下的工艺学研究，是通过建立数学模型来预计大设备的行为，实现工程放大的放大法，它是今后中试放大技术的发展方向。

数学模拟放大法的基础是建立数学模型。数学模型是描述工业反应器中各参数之间关系的数学表达式。由于化学制药反应过程的影响因素错综复杂，要用数学形式来完整地、定量地描述过程的全部真实情况是不现实的，因此首先要对过程进行合理的简化，提出物理模型，用来模拟实际的反应过程。再对物理模型进行数学描述，从而得到数学模型。有了数学模型，就可以在计算机上研究各参数的变化对过程的影响。数学模拟放大法以过程参数间的定量关系为基础，不仅避免了相似放大法中的盲目性与矛盾性，而且能够较有把握地进行高倍数放大，缩短放大周期（图13-1）。

图13-1 数学模拟放大法示意图

必须清醒地认识到，数学模型只是一种工作方法，其本身并不能揭示放大规律。模型的建立、检验、完善，都只有在大量严密的试验工作基础上才能完成。

数学模拟放大虽具有先进性，但建模十分艰难，故至今成功的例子并不多见。可以认为，数学模拟放大法更适于大型重化工项目的开发，对于大量精细化工品的开发放大工作，仍需要采用逐级经验放大来完成。

四、化学反应工程理论指导放大

化工过程开发的难点是化学反应器的放大。化学反应工程理论的形成，揭示了放大效应的主要原因是设备放大后物料的流动状态改变，而影响传热和传质状态。

化学反应工程学是将化学（包括热力学、动力学、催化等）、化学工艺（包括生产流程、设备和工艺条件等）、传递工程（包括流动、混合、传热、传质等）以及工程控制等方面的内容统一起来，研究化学反应过程客观规律的边缘科学。化学反应动力学因素、传递过程因素及其两者的结合既是影响化学过程的三要素，也是化学反应工程学研究的核心问题。

在化学反应器的放大工程中，化学反应动力学规律并没有改变，只是反应器的尺寸（有时还包括类型和结构）变化，从而导致物料的流动状况发生改变，反过来制约化学反应。

间歇式操作时，反应物一次性加入反应器，经过一定的时间间隔后放料。此时，反应时间就是物料在反应器中停留的时间。在工业化过程中，为了提高设备生产能力或满足许多反应的自身要求，往往采取连续式操作，连续反应器中由于固有的流速分布不均匀，如层流、沟流和死角等，以及因搅拌、对流、扩散等原因，造成若干物料团反向流动，导致物料团在反应器中停留时间不同，形成不同时刻进入反应器物料的混合。这种不同时刻进入反应器物料混合，形成物料团在实际连续反应器中停留时间不一致的特征。

化学反应工程学把具有不同停留时间（不同时刻进入反应器）物料的混合称为返混。物料连续化带来的返混现象，不同于间歇搅拌釜造成的物料在空间上的混合，是一种时间上的混合。"空间混合"可以加速传热和传质过程，减少物料团之间温度差、浓度差，从而有利于化学反应。"时间混合"则不利于化学反应。因返混现象，若干反应物料可能尚未来得及变化，就已经离开了反应器，导致转化率降低。又因若干产物不能从反应器及时移出，一方面可能进入串联副反应，降低了选择性，另一方面还对主反应起到稀释作用，减缓反应。因此，返混一般导致反应收率下降，是否存在返混以及返混程度大小，是工业反应器性能存在差异的原因，也是反应器放大要解决的关键问题。解决这个问题的一个办法是采用多个连续搅拌釜串联操作，当串联釜数增多时，返混愈得到改善。

近年来微型中间装置的发展也很迅速，即用微型中间装置取代大型中间装置，为工业化装置提供精确的设计数据。其优点是费用低，建设快，在一般情况下，不必做全工艺流程的中试放大，而只做流程中第一关键环节的中试放大。

第三节　制药工艺放大的研究内容

中试放大（中间试验）是对已确定的工艺路线的实践审查，不仅要考察收率、产品质量和经济效益，而且要考察工人的劳动强度。中试放大阶段对车间布置、车间面积、安全生产、设备投资、生产成本等也必须进行谨慎地分析比较，最后审定工艺操作方法、工序的划分和安排等。

确定工艺路线后，每步化学合成反应或生物合成反应不会因小试、中试放大和大型生产条件不同而有明显变化，但各步最佳工艺条件，则可能随试验规模和设备等外部条件的不同而需要调整。中试放大是药品研发到生产的必由之路，也是降低产业化实施风险的有效措施，是连接实验室工艺和工业化生产的桥梁，可为产业化生产积累必要的经验和试验数据，具有重要意义。

中试放大阶段的研究任务应归纳为以下几点，应根据不同情况，分清主次，有计划、有组织地进行。

一、工艺路线和单元反应方法的最后确定

在一般情况下，单元反应的方法和生产工艺路线在实验室阶段就应基本选定，中试放大阶段只是确定具体工艺操作和条件以适应工业生产。但是，当原来选定的工艺路线和单元反应方法在中试放大阶段暴露出一时难以克服的重大问题时，就不得不重新选择其他路线，再按新路线进行中试放大。例如，盐酸氮芥（chlormethine）的生产工艺曾用乙醇精制，制得产品的熔距很长，杂质较多，难以保证产品质量。研究人员推测杂质可能是未被氯化的羟基化合物，所以在中试放大时，改变氯化反应条件，并采用无水乙醇溶解，然后加入非极性溶剂二氯乙烷，使其结晶析出，从而最终解决了产品质量问题。

又如，文献报道由硝基苯（13-1）电解还原经苯胺（13-2）一步制备扑热息痛的中间体对氨苯酚（13-3），是最适宜的工业生产方法，经过实验室工艺研究证实可行。但在中试放大和工艺路线复审中发现，此工艺尚需解决一系列问题，如铅阳极的腐蚀问题，电解过程中产生的大量硝基苯蒸气的排除问题，以及电解过程中产生的黑色黏稠状物附着在铜网上，致使电解电压升高，必须定期拆洗电解槽等。因而，工业生产不得不改用催化氢化工艺路线。电解法制备对氨苯酚如下（图13-2）。

$$
\begin{array}{ccccc}
\text{NO}_2 & \xrightarrow{\text{电解还原}} & [\text{NHOH}] & \longrightarrow & \text{NH}_2 & \xrightarrow{\text{HAc}} & \text{NH}\!-\!\text{CO} \\
(13\text{-}1) & & (13\text{-}2) & & (13\text{-}3)\,\text{OH} & & (13\text{-}4)\,\text{OH}
\end{array}
$$

图13-2　电解法制备对氨苯酚

二、设备材质与型式的选择

在实验室研究阶段，大部分反应在玻璃仪器中进行。在工业生产中，反应物料要接触到各种

设备材质，有时某种材质对某一化学反应有极大的影响，甚至使整个反应失败。例如将对二甲苯、对硝基甲苯等苯环上的甲基经空气氧化成羧基（以冰醋酸为溶剂，以溴化钴为催化剂）时，必须在玻璃或钛质的容器中进行，如有不锈钢存在，可使反应遭到破坏。

因此，开始中试放大时应考虑所需各种设备的材质和型式，并考查是否合适，对于接触腐蚀性物料的设备材质的选择问题尤应注意。例如含水1%以下的二甲基亚砜（DMSO）对钢板的腐蚀作用极微，但含水达5%时则对钢板有强烈的腐蚀作用，但对铝的作用极微弱，故可用铝板制作成含水5%左右二甲基亚砜的容器。

三、搅拌器型式对搅拌速度的影响

药物制备中的反应大多为非均相反应，其反应热效应较大。在实验室中由于物料体积较小，搅拌效率好，传热、传质的问题表现不明显，但在中试放大时，由于搅拌效率的影响，传热、传质的问题就会突出地暴露出来。因此，在中试放大中必须根据物料性质和反应特点，研究搅拌器的型式和考查搅拌速度对反应的影响规律，以便选择合乎要求的搅拌器和确定适宜的搅拌转数。有时搅拌转数过快亦不一定合适。例如，由儿茶酚（13-5）与二氯甲烷在固体烧碱和含有少量水分的二甲基亚砜（DMSO）存在下制备黄连素中间体胡椒环（13-6）的中试放大时，初时采用180转/分钟的搅拌速度，因搅拌速度过快，反应过于激烈而发生溢料。后来经过考查将搅拌速度降至56转/分钟，并控制反应温度在90～100℃（实验室操作时为105℃），结果（13-6）的收率超过实验室水平，达到90%以上。胡椒环的制备如下（图13-3）。

$$HO\text{—}C_6H_4\text{—}OH \ (13\text{-}5) + CH_2Cl_2 + 2NaOH \xrightarrow{DMSO} (13\text{-}6) + 2NaCl + 2H_2O$$

图13-3 胡椒环的制备

四、反应条件的进一步研究

实验室阶段获得的最佳反应条件不一定能符合中试放大要求，应该对其中的主要的影响因素，如放热反应中的加料速度，反应罐的传热面积与传热系数，以及制冷剂等因素进行深入的试验研究，掌握它们在中试装置中的变化规律，以得到更合适的反应条件。

例如，磺胺5-甲氧嘧啶（sulfamethoxydiazine）生产中间体甲氧基乙醛缩二甲酯（13-8）是由氯乙醛缩二甲醇（13-7）与甲醇钠反应制得（图13-4）。

$$ClCH_2CH(OCH_3)_2 \xrightarrow{CH_3ONa \ , \ CH_3OH} CH_3OCH_2CH(OCH_3)_2$$
$$(13\text{-}7) \qquad\qquad\qquad\qquad\qquad (13\text{-}8)$$

图13-4 甲氧基乙醛缩二甲酯的制备

甲醇钠浓度为20%左右，反应温度为140℃，反应罐内显示10×10^5Pa的压力。这样的反应条件，对设备要求过高，必须改进。中试时在反应罐上装了分馏塔，随着甲醇馏分馏出，罐内甲醇钠浓度逐渐升高，同时反应生成物（13-8）沸点较高，反应物可在常压下顺利加热至140℃进行反应，从而把原来要求在加压条件下进行的反应改变成为常压反应。

又如，抗坏血酸生产工艺中2,3,4,6-双酮-2-L-古龙酸（13-9）加热熔解，50℃左右减压，蒸出丙酮；降温至 45℃，向 2-酮-L-古龙糖酸（13-10）内加入盐酸，再在 1 小时内升温至 50～55℃，在 52℃±1℃反应 16 小时，即析出结晶，再经内酯化和烯醇化而得 L-抗坏血酸（13-11）（图 13-5）。

图 13-5 抗坏血酸的制备

这里，盐酸是转化反应的催化剂，但同时又是副反应的催化剂，使（13-10）脱羧形成 L-木糖（13-12），并进一步生成糠醛（13-13）及其聚合体（13-14）（图 13-6）。

图 13-6 抗坏血酸制备过程中的副反应

在实践中发现盐酸用量多时，反应速度加快，但产品的质量和收率严重下降；盐酸用量较少时，产量和质量较好，但若反应温度或时间不相应改变，收率也会降低。通过中试放大研究，在选定适当的盐酸用量同时，对反应温度和反应时间也作相应调整，才能使转化率和质量都达到最佳水平。

五、工艺流程与操作方法的确定

在中试阶段由于处理物料量增加了，因而有必要考虑使反应与后处理的操作方法如何适应工业生产的要求，特别要注意缩短工序，简化操作，研究采用新技术、新工艺，以提高劳动生产率。在加料方法和物料输送方面应考虑如何减轻劳动强度，尽可能采取自动加料和管线输送，最后通过中试放大确定生产工艺流程和操作方法。

例如，由邻位香兰醛（13-15）用硫酸二甲酯甲基化制备甲基香兰醛（13-16）的反应（图13-7）。

$$+(CH_3)_2SO_4 + NaOH \longrightarrow + CH_3OSO_3Na + H_2O$$

（13-15）　　　　　　　　　　　　　　　　　　（13-16）

图13-7　甲基香兰醛的制备

开始中试放大时系用小试时的操作方法，将邻位香兰醛（13-15）及水加于反应罐中，升温至回流，然后交替加18%氢氧化钠溶液及硫酸二甲酯。反应完毕，降温冷却然后冷冻，使其充分结晶，过滤、水洗、将滤饼自然干燥，然后加入蒸馏罐内，减压蒸出邻位甲基香兰醛（13-16）。

这种操作方法非常繁杂，且在蒸馏时还需防止蒸出物凝固堵塞管道而引起爆炸。曾一度改用提取的后处理法，但易发生乳化，损失很大。小试收率83%，中试收率只有78%。

后来采用新技术——相转移催化（PTC）反应，简化了工艺，提高了收率。在反应罐内一次全部加入邻位香兰醛（13-15）、水、硫酸二甲酯，加入苯使反应物分为两相，并加入相转移催化剂。在搅拌下升温至60～75℃，逐渐滴入40%的氢氧化钠溶液。碱与邻位香兰醛首先生成钠盐，再与硫酸二甲酯反应，产物即转移至苯层，而甲基硫酸钠则留在水层。反应完毕后分出苯层，蒸去苯后便得产物（13-16），收率稳定在95%以上。

又如，对氨基苯甲醛（13-18）可由对硝基甲苯（13-17）氧化还原制得（图13-8）。实验室工艺的后处理方法是将反应液中的乙醇蒸出后，冷却使对氨基苯甲醛结晶。产物本身易生成Schiff碱而呈胶状，冰水冷却下，较长时间放置，才能使生成的Schiff碱重新分解为对氨基苯甲醛（13-18），析出结晶，与母液分离。中试放大时，冷却较慢，结晶析出困难。经研究将后处理成功地改为先回收乙醇，使Schiff碱浮在反应液上层，趁热将下层母液放出，反应罐内Schiff碱不经提纯可直接用于下一步反应。

$$O_2N- \underset{(13-17)}{\underline{\qquad\qquad}} -CH_3 \xrightarrow[C_2H_5OH]{Na_2S + S} H_2N- \underset{(13-18)}{\underline{\qquad\qquad}} -CHO$$

图13-8　对氨基苯甲醛的制备

六、原辅材料和中间体的质量监控

为解决生产工艺和安全措施中的问题，须测定原辅材料、中间体的物理性质和化工参数，如比热、黏度、爆炸极限等。如 N,N-二甲基甲酰胺（DMF）与强氧化剂以一定比例混合时易引起爆炸，必须在中试放大前和中试放大时作详细考查。

实验室条件下这些质量标准未制定或虽制定，但欠完善时，应根据中试放大阶段的实践进行修改或制定。

例如，制备磺胺异噁唑中间体 4-氨基-2,6-二甲基嘧啶（13-19）可由乙腈在钠氨存在下缩合而得，这里应用的钠氨量很少（图 13-9）。

$$3CH_3CN \xrightarrow[\substack{(7\sim8)\times10^5 Pa \\ 125\sim135℃}]{NaNH_2}$$

(13-19)

图 13-9　4-氨基-2,6-二甲基嘧啶的制备

若原料乙腈含有 0.5% 水分，缩合收率便很低。起初认为是所含的水分使钠氨分解，但即使多次精馏乙腈，仍收效甚微。最后探明，是由于乙腈系由醋酸铵热解制得，其中间产物为乙酰胺（图 13-10）。

$$CH_3COONH_4 \xrightarrow{-H_2O} CH_3CONH_2 \xrightarrow{-H_2O} CH_3CN$$

图 13-10　乙腈的制备

工业原料中乙酰胺的存在，会使少量钠氨分解。但乙腈中少量的乙酰胺用精馏方法不易除去。后来采用氯化钙溶液洗涤方法除去乙酰胺，顺利地解决了这个问题。

七、安全生产与"三废"防治措施的研究

实验室阶段由于物料量少，对安全与"三废"问题只能提出些设想，但到中试阶段，由于处理物料数量增大，安全生产与"三废"问题明显地表现出来了，因此，在这个阶段应对使用易燃、易爆和有毒物质的安全生产与劳动保护等问题进行研究，提出妥善的安全技术措施。

第四节　物料衡算

当中试放大各步反应条件和操作方法确定后，应就一些收率低、副产物多和"三废"较多的反应进行物料衡算，以便摸清生成的气体、液体和固体反应产物中物料的种类、组成和含量。反应后生成的目的物和其他产物的重量之总和等于反应前各种物料投料量的总和，这是物料衡算应达到的精确程度，最终为解决薄弱环节，挖掘潜力，提高收率，以及副产物的回收与综合利用的"三废"的防治提供数据。此项研究主要是气体、液体和固体混合物中各种化学成分的定性、定量分析工作，对无分析方法者还须进行分析方法的研究。

物料衡算是化工计算中最基本，也是最重要的内容之一。它也是能量衡算的基础，通过物料衡算，可深入分析生产过程，对生产全过程有定量了解，就可以知道原料消耗定额，揭示物料利用情况；了解产品收率是否达到最佳数值，设备生产能力还有多大潜力；各设备生产能力是否匹配等。

一、物料衡算的理论基础

物料衡算是研究某一体系内进、出物料及组成的变化情况的过程。通过物料衡算，得到进入

与离开某一过程或设备的各种物料的数量、组分以及组分的含量，即产品的质量、原辅材料消耗量、副产物量、"三废"排放量，水、电、蒸汽消耗量等。

因此，进行物料衡算时，必须首先确定衡算的体系，也就是物料平衡的范围。可以根据实际需要人为地确定衡算的体系。体系可以是一个设备或几个设备，也可以是一个单元操作或整个化工物料衡算的理论基础是质量守恒定律，根据这个定律可得到物料衡算的基本关系：

进入反应器的物料量-流出反应器的物料量-反应器中的转化量＝反应器中的积累量

在化学反应系统中，物质的转化服从化学反应规律，可以根据化学反应方程式求出物质转化的定量关系。

二、物料衡算的确定

为了进行物料衡算，必须选择一定的基准作为计算的基础。通常采用的基准方法如下，以每批操作为基准，适用于间歇操作设备、标准或定型设备的物料衡算，化学合成药物的生产以间歇操作居多；以单位时间为基准，适用于连续操作设备的物料衡算；以每千克产品为基准，以确定原材料的消耗定额。

每年设备操作时间的设定，如车间设备每年正常开工生产的天数，一般以 250 天计算。对于工艺技术尚未成熟或腐蚀性大的车间一般以 200～220 天或更少一些时间计算。

三、衡算数据与衡算步骤

为了进行物料衡算，应根据药厂操作记录和中间试验数据收集下列各项数据：反应物的配料比；原辅材料、半成品、成品及副产品等的浓度、纯度或组成；车间总产率；阶段产率；转化率。

1. 转化率　对某一组分来说，反应物所消耗的物料量与投入反应物料量之比简称该组分的转化率。一般以百分率表示，见式 13-1。

$$X_A = \frac{反应消耗 A 组分的量}{投入反应 A 组分的量} \times 100\% \qquad 式（13-1）$$

2. 收率（产率）　指某重要产物实际收的量与投入原料计算的理论产量之比值，也以百分率表示，见式 13-2、式 13-3。

$$Y = \frac{产物实际得量}{按某一主要原料计算的理论产量} \times 100\% \qquad 式（13-2）$$

或

$$Y = \frac{产物收得量折算成原料量}{原料投入量} \times 100\% \qquad 式（13-3）$$

3. 选择性

各种主、副产物中，主产物所占百分率，见式 13-4。

$$\varphi = \frac{主产物生成量折算成原料量}{反应掉原料量} \times 100\% \qquad 式（13-4）$$

例：甲氧苄氨嘧啶生产中由没食子酸经甲基化反应制备三甲氧苯甲酸工序，测得投料没食子酸 25.0kg，未反应的没食子酸 2.0kg，生成三甲氧苯甲酸 24.0kg，求转化率、选择性和收率。

解：化学反应式和分子量为：

$$X = \frac{25.0-2.0}{25.0} \times 100\% = 92.0\%$$

$$Y = \frac{24.0}{25.0 \times \frac{212}{188}} \times 100\% = 85.1\%$$

$$\varphi = \frac{24.0 \times \frac{188}{212}}{25.0-2.0} \times 100\% = 92.5\%$$

实际测得的转化率、收率和选择性等数据就作为设计工业反应器的依据。这些数据是作为评价这套生产装置效果优劣的重要指标。

四、车间总收率

通常，生产一个药物都是由各种物理及化学反应工序组成。各种工序都有一定的收率。车间总收率与各个工序收率的关系为

$$Y = Y_1 \times Y_2 \times Y_3 \cdots\cdots$$

在计算收率时，必须注意质量的监控，即对各工序中间体和药品纯度要有质量分析数据。

例如，在甲氧苄氨嘧啶生产中，有甲基化反应工序（制备三甲氧基苯甲酸）$Y_1 = 83.1\%$；酯化反应工序（制备三甲氧基苯甲酸甲酯）$Y_2 = 91.0\%$；肼化反应工序（制备三甲氧基苯甲酰肼）$Y_3 = 86.0\%$；氧化反应工序（应用高铁氰化钾制备三甲氧基苯甲醛）$Y_4 = 76.5\%$；缩合反应工序（与甲氧丙腈缩合制备三甲氧苯甲醚丙烯腈）$Y_5 = 78.0\%$；环合反应工序（合成三甲氧基苄氨嘧啶）$Y_6 = 78.0\%$，精制 $Y_7 = 91.0\%$，求车间总收率。

$$\begin{aligned} Y &= Y_1 \times Y_2 \times Y_3 \times Y_4 \times Y_5 \times Y_6 \times Y_7 \\ &= 83.1\% \times 91.0\% \times 86.0\% \times 76.5\% \times 78.0\% \times 78.0\% \times 91.0\% = 27.54\% \end{aligned}$$

五、物料计算的步骤

收集和计算所必需的基本数据；列出化学反应方程式，包括主反应和副反应；根据给定条件画出流程简图；选择物料计算的基准；进行物料衡算；列出物料平衡表：①输入与输出的物料平衡表，②三废排量表，③计算原辅材料消耗定额（kg）。

六、实例

（一）生产对甲苯磺酸的物料衡算

在间歇釜式反应器中用浓硫酸磺化甲苯生产对甲苯磺酸，已知每批操作的投料量为：甲苯 1000kg，纯度 99.9%（质量百分比，下同）；浓硫酸 1100kg，纯度 98%；甲苯的转化率为 98%，生成对甲苯磺酸的选择性为 82%，生成邻甲苯磺酸的选择性为 9.2%，生成间甲苯磺酸的选择性

为 8.8%；物料中的水约 90% 经连续脱水器排出。假设原料中除纯品外都是水，且磺化过程中无物料损失，试对该过程进行物料衡算。对甲苯磺酸的制备如下（图 13-11）。

图 13-11 对甲苯磺酸的制备

解：

1. 收集和计算所必需的基本数据

以间歇釜式反应器（含连续式脱水器和冷凝器）为衡算范围，绘出物料衡算示意图，如图 13-12 所示。

图 13-12 甲苯磺化过程物料衡算示意图

图中共有 4 股物料，物料衡算的目的就是确定各股物料的数量和组成，并据此编制物料平衡表。对于间歇操作过程，常以单位时间间隔（一个操作周期）内的投料量为基准进行物料衡算。

（1）进料基本数据

1）原料甲苯中的甲苯量为：1000kg

2）原料甲苯中的水量为：1000-999=1（kg）

3）浓硫酸中的硫酸量为：1100×98%=1078（kg）

4）浓硫酸中的水量为：1100-1078=22（kg）

5）进料总量为：1000+1100=2100（kg）

其中含甲苯 999kg、硫酸 1078kg、水 23kg。

（2）出料基本数据

1）反应消耗的甲苯量为：999kg×98%=979kg

2）未反应的甲苯量为：999kg−979kg＝20kg

2. 列出化学反应方程式

生成目标产物对甲苯磺酸的反应方程式为

$$\text{甲苯} + H_2SO_4 \xrightarrow{110\sim140℃} \text{对甲苯磺酸} + H_2O$$

相对分子量 　92　　　　98　　　　　　　　　　172　　　18

生成副产物邻甲苯磺酸的反应方程式为

$$\text{甲苯} + H_2SO_4 \xrightarrow{110\sim140℃} \text{邻甲苯磺酸} + H_2O$$

相对分子量 　92　　　　98　　　　　　　　　　172　　　18

生成副产物间甲苯磺酸的反应方程式为

$$\text{甲苯} + H_2SO_4 \xrightarrow{110\sim140℃} \text{间甲苯磺酸} + H_2O$$

相对分子量 　92　　　　98　　　　　　　　　　172　　　18

3. 选择物料计算的基准，进行物料衡算

反应生成的对甲苯磺酸量为

$$979 \times \frac{172}{92} \times 82\% = 1500.8 \ (\text{kg})$$

反应生成的邻甲苯磺酸量为

$$979 \times \frac{172}{92} \times 9.2\% = 168.4 \ (\text{kg})$$

反应生成的间甲苯磺酸量为

$$979 \times \frac{172}{92} \times 8.8\% = 161.1 \ (\text{kg})$$

反应生成的水量为

$$979 \times \frac{18}{92} = 191.5 \ (\text{kg})$$

经脱水器排出的水量为

$$(23 + 191.5) \times 90\% = 193.1 \ (\text{kg})$$

磺化液中剩下的水量为

$$(23 + 191.5) \times 10\% = 21.4 \ (\text{kg})$$

反应消耗的硫酸量为

$$979 \times \frac{98}{92} = 1042.8 \ (\text{kg})$$

未反应的硫酸量为

$$1078-1042.8=35.2（kg）$$

磺化液总量为

$$1500.8+168.4+161.1+20+35.2+21.4=1906.9（kg）$$

4. 列出物料平衡表 甲苯磺化过程的物料平衡表如下（表 13-2）。

表 13-2 甲苯磺化过程的物料平衡表

	物料名称	质量（kg）	质量组成（%）		纯品量（kg）
输入	原料甲苯	1000	甲苯	99.9	999
			水	0.1	1
	浓硫酸	1100	硫酸	98.0	1078
			水	2.0	22
	总计	2100			2100
输出	磺化液	1906.9	对甲苯磺酸	78.70	1500.8
			邻甲苯磺酸	8.83	168.4
			间甲苯磺酸	8.45	161.1
			甲苯	1.05	20.0
			硫酸	1.85	35.2
	脱水器排水	193.1	水	100	
	总计	2100			2100

（二）生产对硝基乙苯的物料衡算

乙苯用混酸硝化，原料（工业级）乙苯的纯度为 95%，混酸中（HNO_3 32%，H_2SO_4 56%，H_2O 12%），HNO_3 过剩率（HNO_3 过剩量与理论消耗量之比）为 0.052，乙苯的转化率 99%，转化为对、邻、间位分别为 52%、43% 和 4%，若年产 250 吨对硝基乙苯，年工作日 250 天，试以 1 天为基准作硝化反应的物料衡算。

解：

1. 收集和计算所必需的基本数据

年产 250 吨对硝基乙苯，年工作日 250 天，则每天应生产的对硝基乙苯的量为

$$250×1000÷250=1000（kg）$$

2. 列出化学反应方程式

生成目标产物对硝基乙苯的反应方程式为

C₂H₅ 苯环 + HNO₃ ⟶ C₂H₅ 苯环（对位 NO₂）+ H₂O

106.17　　　　63.02　　　　　　151.17　　　18.02

生成副产物邻位硝基乙苯的反应方程式为

$$\underset{106.17}{\text{C}_2\text{H}_5\text{—C}_6\text{H}_5} + \underset{63.02}{\text{HNO}_3} \longrightarrow \underset{151.17}{\text{C}_2\text{H}_5\text{—C}_6\text{H}_4\text{—NO}_2} + \underset{18.02}{\text{H}_2\text{O}}$$

生成副产物间位硝基乙苯的反应方程式为

$$\underset{106.17}{\text{C}_2\text{H}_5\text{—C}_6\text{H}_5} + \underset{63.02}{\text{HNO}_3} \longrightarrow \underset{151.17}{\text{C}_2\text{H}_5\text{—C}_6\text{H}_4\text{—NO}_2} + \underset{18.02}{\text{H}_2\text{O}}$$

3. 选择物料计算的基准，进行物料衡算

（1）每天需投料乙苯

1）每天所需纯乙苯

$$x_0 = \frac{106.17 \times 1000}{151.17 \times 0.52} = 1351 \ （\text{kg}）$$

2）每天所需工业乙苯

$$x = \frac{1351}{0.95} = 1422 \ （\text{kg}）$$

（2）每天副产物邻位、间位硝基乙苯的生成量

$$x_1 = \frac{1351 \times 151.17}{106.17} \times 0.43 = 827.2 \ （\text{kg}）\ （\text{邻位}）$$

$$x_2 = \frac{1351 \times 151.17}{106.17} \times 0.04 = 76.9 \ （\text{kg}）\ （\text{间位}）$$

（3）每天需投料的混酸量

$$y = \frac{63.02 \times 1351\ （1+0.052）}{106.17 \times 0.32} = 2636.4 \ （\text{kg}）$$

其中含：

$$\text{HNO}_3 \quad 2636.4 \times 0.32 = 843.7 \ （\text{kg}）$$

$$\text{H}_2\text{SO}_4 \quad 2636.4 \times 0.56 = 1476.4 \ （\text{kg}）$$

$$\text{H}_2\text{O} \quad 2636.4 \times 0.12 = 316.4 \ （\text{kg}）$$

（4）反应消耗和剩余的乙苯量

$$1351 \times 0.99 = 1337.5 \ （\text{kg}）\ （\text{消耗的乙苯}）$$

$$1351 - 1337.5 = 13.5 \ （\text{kg}）\ （\text{剩余的乙苯}）$$

（5）反应消耗和剩余的 HNO_3 量

$$\frac{1351 \times 63.02}{106.17} \times 0.99 = 793.9 \ （\text{kg}）\ （\text{消耗的 HNO}_3）$$

$$843.7 - 793.9 = 49.8 \ （\text{kg}）\ （\text{剩余的 HNO}_3）$$

（6）反应生成的 H_2O

$$\frac{1351 \times 18.02}{106.17} \times 0.99 = 227 \ （\text{kg}）$$

4. 列出物料平衡表　乙苯硝化过程的物料平衡表如下（表13-3）。

表 13-3　乙苯硝化过程的物料平衡表

	物料名称	质量（kg）	质量组成（%）		纯品量（kg）
输入	原料乙苯	1422	乙苯	95	1351
			杂质	5	71
	混酸	2636.4	硝酸	32	843.7
			硫酸	56	1476.4
			水	12	316.4
	总计	4058.4			4058.5
输出	油层	1917.6	对硝基乙苯	52.2	1000
			邻硝基乙苯	43.1	827.2
			间硝基乙苯	4	76.9
			乙苯	0.7	13.5
	废酸	2140.6	硝酸	2.3	49.8
			硫酸	69	1476.4
			水	25.4	543.4
			杂质	3	71
	总计	4058.2			4058.2

第五节　生产工艺规程

在中试放大的基础上制定生产工艺规程，也就是把生产工艺过程的各项内容归纳形成文件。中试放大和生产工艺规程是互相衔接、不可分割的两个部分。

一个药物可以采用几种不同的生产工艺过程，但其中必有一种是在特定条件下最为合理、最为经济又最能保证产品质量的。人们把这种生产工艺过程的各项内容写成文件形式即为生产工艺规程。

生产工艺规程是指导生产的重要文件，也是组织管理生产的基本依据；更是工厂企业的核心机密。先进的生产工艺规程是工程技术人员、岗位工人和企业管理人员的集体创造，属于知识产权的范畴，要积极组织申报专利，以保护发明者和企业的合法利益。

当然，生产工艺规程并不是一成不变的。随着科学进步，生产工艺规程也将不断地改进和完善，以便更好地指导生产。但这决不意味着可以随意更改生产工艺规程，更改生产工艺规程必须履行严格的审批手续。

一、生产工艺规程的主要作用

生产工艺规程是依据科学理论和必要的生产工艺试验，在生产工人及技术人员生产实践经验基础上的总结。由此总结制定的生产工艺规程，在生产企业中需经一定部门审核。经审定、批准的生产工艺规程，工厂有关人员必须严格执行。在生产车间，还应编写与生产工艺规程对应的岗位技术安全操作法。后者是生产岗位工人操作的直接依据和培训工人的基本要求。生产工艺规程的作用如下：

1. 生产工艺规程是组织工业生产的指导性文件　生产的计划、调度只有根据生产工艺规程安排，才能保持各个生产环节之间的相互协调，才能按计划完成任务。如抗坏血酸生产工艺中既有化学合成过程（高压加氢、酮化、氧化等），又有生物合成（发酵、氧化和转化），还有精制及镍催化剂制备、活化处理，菌种培育等，不同过程的操作工时和生产周期各不相同，原辅材料、中间体质量标准及各中间体和产品质量监控也各不相同，还需注意安排设备及时检修等。只有严格按照工艺规程组织生产，才能保证药品质量、保证生产安全，提高生产效率，降低生产成本。

2. 生产工艺规程是生产准备工作的依据　化学合成药物在正式投产前要做大量的生产准备工作。要根据工艺过程供应原辅材料，应建立原辅材料、中间体和产品的质量标准，还有反应器和设备的调试、专用工艺设备的设计和制作等。如制备次氯酸钠需要用液碱和氯气，加压氢气和Raney镍制备等，其中有不少有毒、易爆的原辅材料。又如，抗坏血酸生产工艺过程要求有无菌室、三级发酵种子罐、发酵罐、高压釜等特殊设备。这些原辅材料、设备的准备工作都要以生产工艺规程为依据进行。

3. 生产工艺规程是新建和扩建生产车间或工厂的基本技术条件　新建和扩建生产车间或工厂时，必须以生产工艺规程为根据。首先，确定生产所需品种的年产量，其次是确定反应器、辅助设备的大小和布置，进而确定车间或工厂的面积；还有原辅材料的储运、成品的精制、包装等具体要求，最后确定生产工人的工种、等级、数量、岗位技术人员的配备，各个辅助部门如能源、动力供给等也都要以生产工艺规程为依据逐项进行安排。

二、制定生产工艺规程的原始资料和基本内容

制定生产工艺规程是要保证生产的顺利进行，因此其中包括药品质量、生产率、"三废"治理措施、安全生产的措施，目的在于减少人力和物力的消耗、降低生产成本，使其成为最经济合理的生产工艺方案。此外，还必须尽量降低工人的劳动强度，使操作人员有良好的安全的工作条件和工作环境。

药品质量、劳动生产率、收率、经济效益和社会效益，这五者相互关联，又相互制约。提高药品质量会增加社会效益，增强药品竞争力，但有时会影响劳动生产率和经济效益。采用了先进生产设备虽可提高生产率、减轻劳动强度，但因设备投资较大，若产品产量不够大时，其经济效益就可能较差；有时收率虽有提高，但药品质量会受影响；有时可能因原辅材料涨价或"三废"问题严重，而影响生产成本或不能正常生产。

生产工艺规程的内容包括：品名，剂型，处方，生产工艺的操作要求，物料、中间产品、成品的质量标准和技术参数及储存注意事项，物料平衡的计算，成品容器、包装材料的要求等。总之，制定生产工艺规程，需要下列原始资料和基本内容：

1. 产品介绍　介绍产品名称、化学结构和理化性质，概述质量标准、临床用途和包装规格与要求等，包括：①名称（商品名、化学名、英文名）。②化学结构式，分子式、分子量。③性状（理化性质）。④质量标准及检验方法（鉴别方法、准确的定量分析方法、杂质检查方法和杂质最高限度检验方法等）。⑤药理作用、毒副作用（不良反应）、用途（适应证、用法）。⑥包装与贮存。

2. 原辅材料和中间体的质量标准　按岗位名称、原料名称、分子式、分子量、规格项目等列表。也可以逐项逐个地把原辅材料、中间体的性状、规格以及注意事项列出（除含量外，要规定可能产生和存在的杂质含量限度）。必要时应和中间体生产岗位或车间共向议定或修改规格标准。

3. 化学反应过程及生产工艺流程　按化学合成或生物合成，分工序写出主反应、副反应、辅助反应（如催化剂的制备、副产物的处理、回收套用等）及其反应原理。还要包括反应终点的

控制方法和快速化验方法，标明反应物和产物的中文名称和分子量。

以生产工艺过程中的化学反应为中心，用图解形式把冷却、加热、过滤、蒸馏、提取分离、中和、精制等物理化学处理过程加以描述，形成工艺流程图。工艺流程图的画法中一般用方框表示物料，圆框表示单元反应相物理过程，箭头表示物料的流向，并用文字说明。

4. 生产工艺过程 在制定生产工艺规程时应深入生产现场调查研究，特别要重视中试放大中的数据和现象。对异常现象的发现、处理及其产生原因要进行分析。生产工艺过程应包括：①原料配比（投料量、重量比和摩尔比）。②主要工艺条件及详细操作过程，包括反应液配制、反应、后处理、回收、精制和干燥等。③重点工艺控制点，如加料速度、反应温度、减压蒸馏时的真空度等。④异常现象的处理和有关注意事项，例如停水、停电，产品质量不好等异常现象。

若为生物合成工艺过程，则应对菌种的培育移种，保存、传代驯养，无菌操作方法，培养基的配制，异常现象的处理及产生原因等主要工艺条件加以说明。

5. 成品、中间体、原料检验方法 由中间体生产岗位和车间共同商定或修改中间体和半成品的规格标准。以中间体和半成品名称为序，将外观、性状、含量指标、检验方法以及注意事项等内容列表，同时规定可能存在的杂质含量限度。如抗坏血酸工艺规程中有发酵液中山梨酸的测定、山梨糖水分含量测定、古龙酸含量测定、转化母液中抗坏血酸含量测定等中间体化验方法，以及硫酸、氢氧化钠、冰醋酸、丙酮、活性炭、工业葡萄糖等原辅材料的化验方法等。

6. 技术安全与防火、防爆 制药工业生产过程除一般化学合成反应外，尚包括高压、高温及生物合成反应，必须注意原辅材料和中间体的理化性质，逐个列出预防原则、技术措施及注意事项。如抗坏血酸的生产工艺过程应用的 Raney 镍催化剂应随用随制备，贮存期不能超过一个月，暴露于空气中便急剧氧化而燃烧；氢气更是高度易燃易爆的气体；氯气则是有窒息性的毒气，并能助燃。因此，要明确车间和岗位的防爆级别，列出各种原料的危险性和防护措施，包括熔点、沸点、闪点、爆炸极限、危险特征和灭火剂，并建立明确而细致的防火制度。

7. 资源综合利用和"三废"处理 包括废弃物的处理和回收品的处理。废弃物的处理：将生产岗位、废弃物的名称及主要成分、排放情况和处理方法等列表。回收品的处理：将生产岗位、回收品名称、主要成分及含量、日回收量和处理方法等列表，载入生产工艺规程。如抗坏血酸工艺规程应有硫酸钠、氧化镍、丙酮、苯、乙醇等母液或残渣的回收利用，或如何进行"三废"处理等。

8. 操作工时与生产周期 记录各岗位工序名称、操作时间（包括生产周期与辅助操作时间并由此计算出产品生产周期）。

9. 劳动组织与岗位定员 根据产品的工艺过程进行分组，每组由若干岗位组成，按照岗位需要确定人员职务和数量，如组长、技术员、班长、操作人员。

10. 设备一览表及主要设备生产能力 设备一览表的内容包括编号、设备名称、材质、规格与型号（含容积、性能、电机容量）、数量和岗位名称等。

主要设备的生产能力以中间体为序，主要设备名称和数量、生产班次、每个批号的作用时间、投料量、批产量和折成品量、全年生产天数、成品生产能力（日生产能力和年生产能力）。

11. 主要设备的使用与安全注意事项 例如，离心机使用时一般必须启动加料，离心泵严禁先关闭出料门后停车、吊车起重量不准超过规定负荷，不用时必须落到地面、搪瓷玻璃罐夹层压力不得越过 $5.884 \times 10^5 Pa$、压容器的承受压力不得超过其允许限度等。

12. 生产技术经济指标 ①生产能力包括成品（年产量、月产量）和副产品（年产量、月产量）。②中间体，成品收率，分步收率和成品总收率，收率计算方法。③劳动生产率及成本，即全员和工人每月每人生产数量和原料成本、车间成本及工厂成本等。④原辅材料及中间体消耗定额。

13. 物料衡算 以岗位为序，加入物料的名称、含量、用量、折纯量；收得物料的名称、得量及组分；计算各岗位原料利用率，计算公式如下：

原料利用率＝（产品产量+回收品量+副产品量）／原料投入量×100%

14. 附录 有关物理常数、曲线、图表、计算公式、换算表等，包括所用酸、碱溶液的比重和重量百分比浓度，收率计算公式。

三、生产工艺规程的制定与修订

中试放大阶段的研究任务完成后，便可依据生产任务进行基建设计，遴选和确定定型设备以及非定型设备的设计和制作，然后按照施工图进行生产车间或工厂的厂房建设、设备安装和辅助设备安装等。经试车合格和短期试生产稳定后，即可着手制定生产工艺规程。

对于新产品的生产，一般先制定临时工艺规程，因为在试车阶段有时不免要做设备上的调整，待经过一段时间生产稳定后，再制定正式的工艺规程。

工艺规程是现阶段药物生产技术水平和生产实践经验的总结。按规定执行可保证安全生产并得到规定的技术经济指标和合乎质量标准的成品。因此，在生产过程中应遵照工艺规程的规定严格执行，不经批准，不得擅自更改。当然，生产工艺规程并非一成不变，随着科学技术进步，生产力是不断发展的，现行的工艺规程也不是尽善尽美的，随着新工艺、新技术和新材料的出现和采用，已制定的生产工艺规程在实践中常常会出现问题和遇到困难，或发现不足之处。因此，必须对现行生产工艺规程进行及时修订，编写新的工艺规程以代替原有的工艺规程。如我国抗坏血酸于 1957 年投产以来，先后进行了"液体糖氧化""高浓度发酵""单酮糖再酮化""发酵一勺烷""低温水解转化""两步发酵工艺"等一系列工艺革新，使抗坏血酸的收率由小试和中试的40%左右，提高到 1989 年的 70%以上。不仅简化了工艺，而且使生产成本降低很多。

制定和修改生产工艺规程的要点和顺序简述如下：

1. 生产工艺路线是拟定生产工艺规程的关键。具体实施时，应该在充分调查研究的基础上多提出几个方案进行分析、比较、验证。

2. 熟悉产品的性能、用途和工艺过程、反应原理，明确各步反应、工序和中间体的技术要求、技术条件和安全生产技术等，找出关键技术问题。

3. 审查各项技术要求是否合理，原辅材料、设备材质等选用是否符合生产工艺要求。

如发现问题，应会同有关技术人员共同研究，按规定手续进行修改、补充或进行专家论证。

4. 规定各工序和岗位采用的设备流程和工艺流程，同时考虑本厂现有车间平面布置和设备情况。

5. 确定或完善各工序或岗位技术要求及检验方法。

6. 审定"三废"治理和安全技术措施。

7. 编写生产工艺规程。

附：布洛芬原料药生产工艺规程

1 产品名称及概述

1.1 名称：布洛芬

1.2 英文名称：ibuprofen

1.3 化学名：a-甲基-4-（2-甲基丙基）苯乙酸

1.4 化学结构式：

$C_{13}H_{18}O_2$ （206.28）

1.5 概述

本品为白色结晶性粉末；稍有特异臭。在乙醇、丙酮、三氯甲烷或乙醚中易溶，在水中几乎不溶；在氢氧化钠或碳酸钠试液中易溶。本品的熔点 74.5～77.5℃。

本品在临床上用于缓解轻至中度头痛、关节痛、偏头痛、牙痛、肌肉痛、神经痛、痛经。也用于普通感冒或流行性感冒引起的发热。

服用本品，常见的不良反应包括恶心、头痛和全身乏力等。日常表现也可能包括全身疲劳、发烧、皮肤和眼睛发黄、腹胀等。建议不要长期服用或这大量服用。

1.6 布洛芬原料药的生产批准文号：国药准字 H15020941。

2 原辅材料、包装材料规格及质量标准

2.1 异丁基苯

分子式 $C_{10}H_{14}$；分子量 134.22。

性状：无色液体，沸点 59.5℃。

2.2 乙酰氯

分子式 C_2H_3OCl；分子量 78.05。

性状：无色发烟液体，有强烈刺激性气味，沸点为 51℃。

2.3 石油醚

性状：无色透明液体，有煤油气味，沸点 40～80℃。其主要成分是戊烷和己烷。

2.4 三氯化铝

分子式 $AlCl_3$；分子量 133.34。

性状：白色或微带浅黄色的结晶或粉末，沸点 178℃。

2.5 5%稀盐酸

分子式 HCl；分子量 36.5。

性状：无色澄清液体，熔点-114.2℃。

2.6 4-异丁基苯乙酮

分子式 $C_{12}H_{16}O$；分子量 176.26。

性状：液体，沸点 124～130℃。

2.7 氯乙酸异丙酯

分子式 $C_5H_9O_2Cl$；分子量 136.58。

性状：无色透明液体，沸点为 149.5℃。

2.8 异丙醇钠

分子式 C_3H_7ONa；分子量 82.08。

2.9 包装材料

材质为牛皮纸和铁箍的纸板桶，强度大，抗压性高，具有极好的防潮性；铝罐具有密封性强，具有良好的能耐酸碱耐腐蚀性，无毒、无吸附性，避光耐震；复合膜具有极好。

3 化学反应过程（包括副反应）及工艺流程方框图

3.1 化学反应方程式

布洛芬

3.2 生产工艺流程图（图 13-13）

异丁苯　AlCl₃　乙酰氯 → 酰化 → 缩合 → 水解 → 脱羧

（石油醚、氯乙酸异丙酯、氢氧化钠）

脱羧 → 消除 → 水解 → 干燥 → 粉碎 → 混合 → 检验 → 分装 → 入库 → 出厂

图 13-13　布洛芬原料药生产工艺流程图

4　工艺过程

4.1　投料配比（表 13-4）

表 13-4　布洛芬生产工艺过程投料配比表

原料名称	重量比	投料量（kg）
异丁苯	1	30
乙酰氯	0.615	18.45
石油醚	2	60
三氯化铝	1	30
5%稀盐酸	2.25	67.5

4.2　操作过程

4.2.1　羰基化合物的亲核加成-酰化反应

将计量好的石油醚、三氯化铝加入反应釜内，搅拌降温至5℃以下，加入计量的异丁苯，期间控制釜内温度小于5℃，再加入计量的乙酰氯，搅拌反应4小时，将反应液在10℃以下压入水解釜中，滴加稀盐酸，保持釜内温度不超过10℃，搅拌0.5小时后，静置分层，有机层为粗酮，水洗至pH值6，减压蒸馏回收石油醚后，再收集130℃/2kpa馏分，即为4-异丁基苯乙酮，收率80%。

4.2.2　缩合

将异丙醇钠压入缩合釜中，搅拌下控温至15℃左右，将计量的4-异丁基苯乙酮与氯乙酸异丙酯的混合物慢慢滴入，于20~25℃反应6小时，升温至75℃，回流反应1小时。

4.2.3　水解

冷水降温，压入水解釜，将计量的氢氧化钠溶液慢慢加入，控制釜内温度不超过25℃，搅拌水解4小时后，先常压在减压蒸醇，加入热水，于70℃搅拌溶解1h。

4.2.4　酸化脱羧

将3-（4-异丁苯基）-2，3-环氧丁酸钠压入脱羧釜中，慢慢滴加计量的盐酸，控制釜内的温度60℃，加毕，物料温度升至100℃以上，回流脱羧3h后降温，静置2h分层，有机层吸入蒸馏釜，减压蒸馏，收集120～128℃每2kpa馏分，即得2-（4-异丁苯基）丙醛，收率77%～80%。

4.2.5　氧化

将重铬酸钾溶于定量的水中，开真空吸入氧化剂配制釜，搅拌使之全溶，压入氧化反应釜。搅拌下降温，将计量的浓硫酸慢慢滴入反应釜，滴毕继续降温，备用。待氧化反应液温度降至5℃以下时，将计量的丙酮和2-（4-异丁基苯基）丙醛的混合液于搅拌下慢慢滴至反应釜中，保温25℃，加完继续反应1小时，直到呈棕红色为终点。加入焦亚硫酸钠水溶液，是反应液呈蓝绿色。

4.2.6　分离纯化

将上述反应液吸入丙酮回收釜中，蒸馏，直到蒸不出丙酮为止，残留物中加入定量的水和石油醚，搅拌0.5h后静置分层，水层用石油醚提取两次，油层水洗至无Cr^{3+}为止。

向石油醚中加入配置好的稀碱液，搅拌15分钟后静置0.5小时，碱层分入钠盐贮罐，再将计量的水加入石油醚层，搅拌15分钟后静置0.5小时，水层并入钠盐贮罐，有机层吸入石油醚回收罐。

水层物料加到酸化釜，保持温度35～45℃，滴加盐酸，调节pH值为1～2（此时析出布洛芬油层），降温至5℃，复测pH值仍为2～3，继续降温、固化、结晶、离心，即得粗制布洛芬，收率>90%。

粗品再经溶解、脱色、结晶、离心和干燥，即得精品布洛芬。

4.3　重点工艺控制点（表13-5）

表13-5　布洛芬生产工艺过程重点工艺控制点一览

工序名称	控制要点
生产准备	检查设备完好、清洁干燥情况； 检查材料数量，核对批号、质量检验情况。
酰化	投料比，釜内温度控制，pH值。
缩合	投料比，缩合温度，中和温度，水分含量。
水解	搅拌时间，温度控制，压力控制。
脱羧	投料比，温度控制，反应时间，回流时间。
氧化、分离	温度控制，pH值调节。
过滤、洗涤	溶剂用量，洗涤次数，甩干程度。
包装	检查标签、合格证、批次、品名、数量、复核。

4.4　重点操作的复核、防止混药、差错的注意事项

4.4.1　按投料比备料时，应由两人查对品名、规格、质量情况、然后进行称量（或计量），复核无误后再投料，班组长或操作人员须及时将操作过程（包括后续操作）记在操作记录上、签名，以备查。

4.4.2　脱羧过程中常常产生大量气泡，应该注意慢慢加酸，防止冲料。如果水分≥0.5%，会导致产物分解。

4.4.3　检查各种状态标志是否齐全，检查反应锅及容器是否有上批产品遗留物。

4.4.4　收料时，应检查包装袋或包装桶清洁状况，结束后应在包装袋外和外包装桶外分别贴上产品名称、生产批号、生产日期、数量、操作者。

5　中间体、半成品和成品质量标准及检验方法

5.1　布洛芬粗品

分子式：$C_{13}H_{18}O_2$；分子量：206.28。

外观：白色结晶性粉末。

干燥失重≤0.5%；含量≥98.5%。

鉴别：取本品，加0.4%氢氧化钠溶液制成每1ml约含0.25mg的溶液，照紫外-分光光度法测定，在265nm、273nm的波长处有最大吸收，在245nm、271nm波长处有最小吸收，在259的波长处有一肩峰。

5.2 布洛芬质量标准

布洛芬

Buluofen

Ibuprofen

$C_{13}H_{18}O_2$ （206.28）

本品为a-甲基-4-（2-甲基丙基）苯乙酸。按干燥品计算，含$C_{13}H_{18}O_2$不得少于98.5%。

［性状］ 本品为白色结晶性粉末；稍有特异臭。

本品在乙醇、丙酮、三氯甲烷或乙醚中易溶，在水中几乎不溶；在氢氧化钠或碳酸钠试液中易溶。

熔点 本品的熔点为74.5～77.5℃（《中国药典》2020年版通则0612第一法）。

［鉴别］

（1）取本品，加0.4%氢氧化钠溶液制成每1mL中约含0.25mg的溶液，照紫外-可见分光光度法（2020年版《中国药典》通则0401）测定，在265nm、273nm的波长处有最大吸收，在245nm、271nm的波长处有最小吸收，在259nm的波长处有一肩峰。

（2）本品的红外光吸收图谱应与对照的图谱（光谱集943图）一致。

［检查］

氯化物 取本品1.0g，加水50mL，振摇5分钟，滤过，取续滤液25mL，依法检查（2020年版《中国药典》通则0801），与标准氯化钠溶液5.0mL制成的对照液比较，不得更浓（0.010%）。

有关物质 照薄层色谱法（《中国药典》2020年版通则0502）试验。

供试品溶液 取本品，加三氯甲烷溶解并稀释制成每1mL中含100mg的溶液。

对照溶液 精密量取供试品溶液适量，用三氯甲烷定量稀释制成每1mL中含1mg的溶液。

色谱条件 采用硅胶G薄层板，以正己烷-乙酸乙酯-冰醋酸（15：5：1）为展开剂。

测定法 吸取供试品溶液与对照溶液各5μL，分别点于同一薄层板上，展开，晾干，喷以1%高锰酸钾的稀硫酸溶液，在120℃加热20分钟，置紫外光灯（365nm）下检视。

限度 供试品溶液如显杂质斑点，与对照溶液的主斑点比较，不得更深。

干燥失重 取本品，以五氧化二磷为干燥剂，在60℃减压干燥至恒重，减失重量不得过0.5%（2020年版《中国药典》通则0831）。

炽灼残渣 不得过0.1%。（2020年版《中国药典》通则0841）。

重金属 取本品1.0g，加乙醇22mL溶解后，加醋酸盐缓冲液（pH值3.5）2mL与水适量使成25mL，依法检查（通则0821第一法），含重金属不得过百万分之十。

含量测定 取本品约0.5g，精密称定，加中性乙醇（对酚酞指示液显中性）50mL溶解后，加酚酞指示液3滴，用氢氧化钠滴定液（0.1mol/L）滴定。每1mL氢氧化钠滴定液（0.1mol/L）相当于20.63mg的$C_{13}H_{18}O_2$。

类别 解热镇痛、非甾体抗炎药。

贮藏 密封保存。

制剂 布洛芬口服溶液、布洛芬片、布洛芬胶囊、布洛芬混悬滴剂、布洛芬缓释胶囊、布洛芬糖浆。

标准来源 《中国药典》2020年版第二部。

6　安全、防火和劳动保护

6.1　一般规定

6.1.1　操作人员必须严格按"各工序操作规程"进行操作，不得擅自改动。如遇意外，必须记录在案，并及时报告有关领导。

6.1.2　操作人员必须坚守岗位，不得擅自离岗、串岗、脱岗。

6.1.3　操作人员接触有毒有害物料时，必须按规定穿戴厂内发给的劳保用品。

6.1.4　操作人员应认真学习并熟练掌握本岗位易燃易爆、有毒有害物品的性能及使用注意事项，掌握发生事故后的基本救护方法。

6.1.5　操作人员应认真学习并熟练消防常识及消防器材的使用方法。

6.1.6　任何外来人员未经许可不得进入生产区域。

6.1.7　消防器材定位安放，不得随意搬迁，无故不得施放，并由安全员定期检查更换。

6.1.8　停产下班前，必须检查关闭水、电、汽、冷冻有关开关及阀门，检查原材料堆放贮存安全情况，检查门窗关闭情况，经检查无误后方可离开车间。

6.2　防火、防爆

鉴于本产品精制过程中使用大量易燃易爆乙醇，故本车间定为三级防爆车间，必须严格执行防火、防爆规定。

6.2.1　车间内及四周 10m 内严禁明火（包括吸烟）。

6.2.2　车间内各种原料存量不得超过一天用量，尽可能做到随用随领，并保存于密闭容器中。

6.2.3　禁止穿有铁掌钉的鞋的人进入车间，严禁铁器互相敲击。

6.2.4　明火操作（包括拉临时电线，使用塑料焊枪等）必须经厂安全部门批准同意，办理手续后进行。

6.2.5　设备检修动火，必须经厂部批准，安全部门办好动火证。车间操作人员应配合检修工作，认真彻底清洗设备，灌满水，密封反应锅口及料管，清理现象，移去易燃易爆原料，做好应急消防措施，并有安全人员在现场监护，方可动火。

6.2.6　蒸汽管道、烘箱内严禁烘烤食物，棉制品、纸制品等易燃物品

6.2.7　一旦发生火警。立即按以下程序采取措施：

6.2.7.1　报警，电话 119。

6.2.7.2　按正常程序停止邻近岗位的操作，停止通风，切断电源。

6.2.7.3　转移尚未着火的易燃物品至安全地区，切勿随便移动正在燃烧的物品。

6.2.7.4　如易燃品是在容器中燃烧，应立即密闭容器，隔绝空气以阻燃烧。

6.2.7.5　选用合适的消防器材灭火。

6.2.7.5.1　凡比重小于水，而不溶于水的物料起火，切不可用水冲，而应采用二氧化碳或 1211 灭火机。

6.2.7.5.2　凡溶于水的易燃品可用水冲，也可采用泡沫灭火机、二氧化碳或 1211 灭火机。

6.2.7.5.3　凡遇水分解、发热甚至爆炸的易燃品，不可用水冲，只能使用 1211 灭火机。

6.2.7.5.4　电器起火，先切断电源，后用四氯化碳或 1211 灭火机。

6.2.8　非防爆电器、电机、电动工具（包括手枪钻、电动扳手等）严禁在车间内使用。

6.2.9　车间配备必要消防器材（防火砂箱、泡沫灭火机、1211 灭火机等）。

7　综合利用（包括副产品、回收品处理）

不合格品，回收利用。

石油醚和异丙醇可通过减压蒸馏回收，并循环利用。

酰化所得废水用碳酸氢钠进行中和，水层取样分析，测定化学需氧量，达标后排放。

水解废水和精制废水先进行沉淀，再合理排放。

8　操作工时与生产周期（表13-6）

8.1　操作工时一览表，时间以小时为单位

表 13-6　布洛芬生产操作工时与生产周期一览表

工序名称	辅助时间/小时	工艺时间/小时	小计/小时
酰化	0.5	4.5	5
缩合	0.5	7	12.5
水解	0.5	5	18
脱羧	0.5	2	20.5
分离纯化	0.5	0.5	21.5
粉碎、混合、包装		2.5	24
质检		3 天	

8.2　生产周期

单批生产周期 6 天，其中生产时间 3 天，质检 3 天，实际上连续生产后，生产周期可以缩短到 6 天左右。

9　劳动组织与岗位定员

9.1　劳动组织

图 13-14　布洛芬生产劳动组织简图

9.2　岗位定员（表 13-7）

表 13-7　布洛芬生产岗位定员一览表

岗位	定员	职责
主任	1	全面负责车间生产、技术质量安全等工作
工艺员	1	主管生产技术、工艺过程与产品质量工作
核算	1	主管车间生产过程中经济核算工作
QA	1	主管车间生产过程中产品质量监督工作
保全工	1	负责车间生产设备维护、保养和检修工作
QC	1	负责车间生产过程中中间体半成品检测工作
合成	2×3	负责投料、反应、后处理等工作
精制	2	负责精制工序的正常生产
烘包	2	负责半成品的抽滤干燥、包装
合计	16	

10　设备一览表（表 13-8）

表 13-8　布洛芬生产设备一览表

代号	名称	材质	备注
F101	酸溶反应锅	不锈钢	
F102	酰化反应锅	不锈钢	
V103	醛肟反应器	不锈钢	
V104	酸化脱羧反应器	不锈钢	

续表

代号	名称	材质	备注
V105	搅拌器	不锈钢	
F107	离心机	不锈钢	
L113	储存机	不锈钢	
F108	钢管反应器	不锈钢	
V111	过滤器	不锈钢	
Q211-2	干燥器	不锈钢	

所有反应锅夹套配备 0-0.6Mpa 压力表；主要设备的生产能力，单批投料量 30kg，日产成品 25kg，月产 625kg（按 25 日计），年产 7.5T（按 300 日计）。

11　物料平衡（包括原料利用率计算）

批总投料量=成品（83%左右）+母液回收品（5%左右）+其他损失（12%）

石油醚批投量=石油醚回收（70%）+离心甩滤损失（20%）+其他损失（10%）

异丙醇批投量=异丙醇回收（70%）+离心甩滤损失（20%）+其他损失（10%）

12　附录（有关理化常数、曲线、图表、计算公式及换算表）

12.1　本产品有关的原子量（表 13-9）

表 13-9　布洛芬生产有关的原子量一览表

元素名称	元素符号	原子量	元素名称	元素符号	原子量
氢	H	1.008	钠	Na	22.99
氧	O	16.00	氯	Cl	35.45
氮	N	14.01			
碳	C	12.01			

12.2　原辅料成品分子量表（表 13-10）

表 13-10　布洛芬生产原辅料和成品分子量一览表

物料	分子式	分子量
异丁苯	$C_{10}H_{14}$	134.22
乙酰氯	C_2H_3OCl	78.05
稀盐酸	HCl	36.5
三氯化铝	$AlCl_3$	133.34
氯乙酸异丙酯	$C_5H_9O_2Cl$	136.58
布洛芬	$C_{13}H_{18}O_2$	206.28

12.3　收率计算公式

$$收率\%（M）=\frac{原料分子量×产品得量×产品含量}{产品分子量×原料投量×原料含量}×100\%$$

$$收率\%（W）=\frac{产品得量×产品含量}{原料投量×原料含量}×100\%$$

本产品实用公式（由于原料含量未知，故不计含量）。

$$收率\%（W）=\frac{产品得量（布洛芬）}{粗品投料量}×100\%$$

12.4　有关度量衡换算

12.4.1　重量 1T = 1000kg，1kg = 1000g

　　　　1g = 1000mg

12.4.2　1atm = 1.03323kg/cm^2 = 760mmHg

　　　　= 1.01325×10^{5}N/m^2

12.4.3　1M^3 = 1000L

　　　　1L = 1000mL

13　附页

质量标准由《中国药典》（2015 年版）变更为《中国药典》（2020 年版）。

第十四章
制药工艺条件参数的优化

扫一扫，查阅本章数字资源，含PPT、音视频、图片等

制药工艺研究是建立在实验基础上的应用研究。在实验室工艺研究中，中试放大研究和规模生产中都涉及化学反应各种条件之间的相互影响等诸多因素；要在诸多因素之间分清主次，这就需要正确地选择试验设计方案（experimental design），利用试验设计寻找影响生产工艺中的内在规律和各因素之间的关系，以最有效的方法找出生产工艺设计所要求的参数和生产工艺条件。

工艺优化的意义，就是运用数理统计的方法，合理地安排试验设计方案，首先要求试验中获得的数据准确、重复性好，其次正确地分析数据，以最少的试验次数，最少的人力、物力、财力以及最短时间达到优化生产工艺方案的目的。

本章主要介绍制药工艺优化的基础知识与常见的试验设计方法。

第一节　试验设计基础

制药工艺研究按指标的多少可分为单因素研究与多因素研究。单因素影响通常研究得比较少，常常是多个因素之间互相影响，所以常常需要进行多因素的试验设计。考虑多因素设计实验，更加符合实际工艺要求。单纯了解试验设计的意义还不够，通常还需要掌握试验设计方面的基础知识，具体包括试验设计的三要素和三个原则。

一、试验设计的三要素

试验设计的三要素即受试对象、处理因素和试验效应。受试对象（subject）是处理因素作用的客体。受试对象的种类有活体动物、标本或样品、患者或正常人。受试对象的基本条件包括代表性、敏感性、特异性、稳定性。

在试验研究中，对试验指标产生影响的各种原因，都称为因素（factor），因素变化的各种状态称为水平（level）。被试因素（study factor）又称处理因素（treatment factor）。被试因素是试验中的主因素，根据研究目的决定要施加或要观察，能作用于受试对象，能引起直接或间接效应的因素。被试因素在整个试验中应保持一致和稳定。

被试因素的数目与水平组合的基本类型有：①单因素单水平：如夏枯草提出物对原发性高血压患者降压作用的观察等。②单因素多水平：比较不同剂量的某药对某病的疗效。③多因素单水平：如同一复方中不同单味中药，或同一单味中药中不同有效成分的疗效观察。④多因素多水平：如研究六味地黄丸诸成分和不同剂量对降低胰腺切除后血糖水平的影响。

与"被试因素"同时出现，也能使受试对象产生效应的因素属于"非处理因素"或称"区组因素"。非处理因素虽然不是研究因素，但由于其中有些会影响试验结果，产生混杂效应，所

以非处理因素又称混杂因素（confounding factor），因为它会干扰试验结果，又称干扰因素。在确定被试因素的同时，还要根据专业知识和试验条件，找出重要的非处理因素，有效控制或消除其干扰作用。

试验效应（experimental effect）是指处理因素作用于受试对象后所表现出来的效果。这种结果常以观察指标为载体客观地表现出来，有定量指标和定性指标。

选择效应指标要求：①客观性。因为观察指标有主、客观之分，中医药临床科研总结出的资料，基本以临床医生经验为主判断，常受主观意识影响。宜在望、闻、问、切等基础上，增加客观指标，如血压、血细胞计数、心电图等。现代医学愈加重视主观指标的应用，通常采取经过严格测试的量表去考核处理因素的效应。②准确度与精密度。准确度（accuracy）是指一个测量值或计算值相对于它的真值的接近度，主要受系统误差影响。而精密度（precision）是指对彼此相同的数值重复测量的接近度，其差值属于随机误差。准确度是最根本的。理想的指标是既准确又精密。③特异度与敏感度。某指标的特异度指鉴别其真伪（阳）性的能力。而敏感度指鉴别其真阳性的能力。高的特异度不易受混杂因素影响，灵敏度高的因素能更好地显示处理因素的效应。④指标的观察。在试验观察中若带偏性，则会影响结果的分析和比较，为最大限度地减少或消除这种偏性，需要使用盲法设计，对指标观察、数据搜集、结论判断，常在不知道分组的情况下进行，患者与研究者都了解分组情况称为不盲，只有患者不知道分到哪一组称为单盲，患者与研究者都不知道分到哪一组称为双盲，患者、研究者与资料分析人员都不知道分到哪一组称为三盲。

二、试验设计的三原则

试验设计的三原则即对照的原则、随机的原则、重复的原则。

对照（control）的作用在于用对比鉴别的方法来研究处理因素的效应，充分显示被试因素的效应。为此设立与试验组具有同质可比性的对照组，试验组与对照组除被试因素不同外，其他非被试因素尽量相同或相近，主要非处理因素均衡可比。对照组与试验组应始终处于同时同地，即进行同期对照（concurrent control）。对照的方式有多种，可根据研究目的及内容选择，常用对照方法有：①安慰剂对照（placebo control）：用双盲法，采用剂型、外观、重量、气味和口味等都与试验药尽可能保持一致，对人体无害又不含有研究药物的有效成分的伪药物（如乳糖片、生理盐水注射液）作对照，目的是克服研究者、受试者和参与评价人员等由于心理因素等影响而形成的偏倚。同时安慰剂（placebo）对照也可分离出由于研究药物所引起的真正的不良反应。安慰剂对照常常是双盲研究，可以是平行对照，或者是交叉对照。②空白对照（black control）：对照组不施加任何试验措施，在动物试验和试验室试验中常用。临床试验中，患者利益第一，一般不设空白对照，只对某些病情较轻或长期稳定无任何危险的疾病，如 HBsAg 携带者、近视、感冒、慢性气管炎等可设空白对照。③试验对照（experimental control）：对照组施加部分处理因素，但不是所研究的因素。例如，研究心舒丹中丹参治疗心绞痛的作用，试验组用心舒丹方，包括丹参、川芎、红花、降香等几种药物，而对照组不加丹参，其余成分相同。但须注意药物间的交互作用。④自身对照（self control）：对照与试验针对同一受试对象进行，例如，测量 30 名成年高血压患者服药前后的收缩压、对同一名学生的前后测验，严格说它们不属于同期对照，因此在试验中最好设立另外一个对照组，使用处理前后效应的差值来比较其真实的效果。⑤标准对照（standard control）：不设对照组，而是用标准值或正常值对照。例如，试验指标血红蛋白的对比，在临床试验中多用此法，在试验室研究中也常常使用于某种新法是否能够代替老方法。

随机化（randomization）是指每个受试对象都有同等机会被抽取，避免主观因素，对试验结果有影响的未知与无法控制的因素，都能够均衡地分配到试验组与对照组中去，保证比较组间均衡齐同。随机化是排除非试验因素干扰，防止选择性偏倚（bias）的重要手段，是统计分析的基础。随机化的方法，可以采用随机数字表或随机排列表进行随机分组，由于统计软件的流行，也可采用统计软件随机分组。

重复的原则主要有重复数和重现性两方面的含义：①试验需要有重复数（即适当的样本含量），才能估计和降低试验误差。②可靠的试验结果应能在相同的条件下重复出来，这对于推广试验结果至关重要

三、常用试验设计方法

常用试验设计方法，有完全随机设计、析因设计、正交设计、均匀设计和星点设计。完全随机设计最简单，但需用的试验对象较多。析因设计（factorial design），是一种多因素多水平交叉分组，进行全面试验的设计方法，试验精度比较高。正交设计、均匀设计是用正交表、均匀表来安排试验，试验次数较少，使用方便，容易实现。星点设计对试验指标的测量比较较之上述设计严格，特点是通过软件产生效应面直接判断效应范围，能够优选最佳方案，常常和析因设计联合使用。

1. 完全随机设计（completely random design） 是一种单因素 k（$k \geqslant 2$）水平单效应变量的设计方法。有两种分组方式：①将受试对象随机分配到各处理组中。②分别从不同总体中进行随机抽样，获取代表各不同总体的随机样本。要求组间均衡可比，即在可能条件下，先按非被试影响因素分层，而后在分层基础上随机分配样本；尽量使每组间样本数相等或接近，完全随机设计各组样本含量可以不等，但在样本总量不变的条件下，$n_1 = n_2$ 时检验效率较高。

2. 随机同期对照设计（randomized concurrent controlled trial，RCT） 临床试验中，将 n 个同质的合格的愿意加入试验的受试对象随机分配到对照组与试验组，使具有可比性。然后，试验组给予新措施，对照组给予标准对照或安慰剂，同步前瞻性观察两组结局的差别，称为随机同期对照试验。基本要求是分层随机、同步试验、盲法观察。

3. 配对设计（paired design） 是将某些性质或条件相似的研究对象、部位配成相应的对子，然后采取随机分组的方法，将其中之一分配到试验组，另一个分到对照组，连续试验若干对，观察比较干预与对照的差异。配对设计可控制一些主要的影响因素，使两组非处理因素更具可比性，且此方法简便、经济、高效。根据受试对象的来源不同，配对设计可分为同体配对和异体配对。

4. 随机区组设计（randomized block design） 随机区组设计又称配伍组设计，是配对设计的扩大（配对设计可视为配伍组设计的简单形式）。设置配伍组的条件和配对条件相同，先将条件相近的受试对象配伍，然后将每个配伍组中的受试对象随机分配到各对比组。例如把 12 只小白鼠按体重相近分为 3 个配伍组，每个区组有 4 只小白鼠，分别接受 3 种不同的处理。随机区组设计的优点是每个区组的受试对象具有好的同质性，组间均衡性好，与完全随机设计比较，减少了误差。

5. 析因设计（factorial design） 是一种把多因素多水平交叉分组，进行全面试验的设计方法。析因设计常用于试验重复方便，试验费用低、周期短、因素间交互作用复杂，而且在专业上很有意义的情况。在临床研究中，评价联合用药效应时，可以考虑用析因设计。

例如某中医院用中药复方治疗高胆固醇症，将 12 例高胆固醇患者随机分为 4 组治疗：第一组用一般疗法；第二组在一般疗法外加用 A 药；第三组用一般疗法外加 B 药；第四组在一般疗法外加 A 药和 B 药。一个月后观察胆固醇降低量（%），检验 A、B 药是否有降胆固醇作用？两药

有无交互作用？在这里 A、B 两药各有用和不用两个水平，称为 2×2 析因设计，统计学上常用 2×2 析因设计的方差分析检验 A 药与 B 药是否有作用，以及两者之间是否有交互作用。

第二节 正交设计

进行制药工艺条件优化时，需要安排多个因素多个水平的试验，因此，常用的方法是利用正交表安排试验，正交试验的特点是均匀分散、整齐可比。均匀分散使试验点均衡分布于试验范围内，试验点有充分的代表性；整齐可比使试验结果具有可比性，既可减少试验次数，又可进行全面比较，以获取较好试验方案。

在试验过程中，影响试验结果的条件叫做因素或因子。一项试验涉及的因素可能很多，不可能把所有的因素全部考虑，只能抓住主要的因素进行研究。这就需要在试验之前，根据研究目的和条件，结合专业知识和实践经验认真分析，精选试验因素。

因素的不同数量等级或状态，会导致不同的试验结果，这些数量等级或状态称为因素的水平。重要因素的水平数可多取一些，各水平间的距离要定得恰当。

衡量试验结果好坏的标准，称为试验指标。在制定试验方案的同时，应根据试验目的，确定出最能客观反映试验结果好坏的一个或几个考察指标。

例 14-1 某药厂为改革"潘生丁"环合反应旧工艺，其主要目的是想利用尿素与双乙烯酮来代替旧工艺中的硫脲及乙酰乙酸乙酯，其指标是 6-甲基脲嘧啶的收率，列出因素水平表，见表 14-1。

表 14-1 因素水平表

因素水平	反应温度 A（℃）	反应时间 B（h）	摩尔比（C）
1	100	6	1 : 1.2
2	100	81	1 : 1.6
3	120	10	1 : 2.0

若对这 3 个因素 3 个水平的所有搭配都试验，则需要作 $3^3 = 27$ 次搭配，称为全面试验法。这 27 个试验的具体情况是：

1. $A_1B_1C_1$	10. $A_2B_1C_1$	19. $A_3B_1C_1$
2. $A_1B_1C_2$	11. $A_2B_1C_2$	20. $A_3B_1C_2$
3. $A_1B_1C_3$	12. $A_2B_1C_3$	21. $A_3B_1C_3$
4. $A_1B_2C_1$	13. $A_2B_2C_1$	22. $A_3B_2C_1$
5. $A_1B_2C_2$	14. $A_2B_2C_2$	23. $A_3B_2C_2$
6. $A_1B_2C_3$	15. $A_2B_2C_3$	24. $A_3B_2C_3$
7. $A_1B_3C_1$	16. $A_2B_3C_1$	25. $A_3B_3C_1$
8. $A_1B_3C_2$	17. $A_2B_3C_2$	26. $A_3B_3C_2$
9. $A_1B_3C_3$	18. $A_2B_3C_3$	27. $A_3B_3C_3$

若孤立地考虑各个因素，则可以先固定一些因素进行搭配，称为简单比较法。如，每次固定 2 个因素，比较一个因素，先固定 A 于 A_1，B 于 B_1，让 C 变化，即：

$$A_1B_1\begin{cases}C_1\\C_2 \quad \text{假定取 } C_2 \text{ 最好}\\C_3\end{cases}$$

然后固定 A 于 A_1，C 于 C_2，让 B 变化，即：

$$A_1C_2\begin{cases}B_1\\B_2\quad\text{假定取 }B_3\text{ 最好}\\B_3\end{cases}$$

最后固定 B 于 B_3，C 于 C_2，让 A 变化，即：

$$B_1C_2\begin{cases}A_1\\A_2\quad\text{假定取 }A_3\text{ 最好}\\A_3\end{cases}$$

简单比较法由三次试验可以选出较好搭配 $A_3B_3C_2$，试验次数不多，但水平搭配不均匀（可能漏掉好的搭配）、费时（后一批试验要等前一批结果），通常可用正交表的方法来进行试验。

一、正交表

正交表是一种特殊表格，例如表 14-2，有 7 个列，2 个水平，8 次试验，称为 7 因素 2 水平 8 次试验的正交表，常记作 L_n（K^m），L 称作正交表；下标 n 表示正交表的行数，也即试验次数；m 表示正交表的列数，K 表示各因素的水平数，读作"m 因素 K 水平 n 次试验的正交表"。下面以两个常用正交表为例说明其构造特点，见表 14-2、表 14-3。

表 14-2　L_8（2^7）正交表

试验号	列号						
	1	2	3	4	5	6	7
1	1	1	1	1	1	1	1
2	1	2	1	2	2	2	2
3	1	1	2	1	1	2	2
4	1	2	2	2	2	1	1
5	2	1	2	1	2	1	2
6	2	2	2	2	1	2	1
7	2	1	1	1	2	2	1
8	2	2	1	2	1	1	2

表 14-3　L_9（3^4）正交表

试验号	列号			
	1	2	3	4
1	1	1	1	1
2	1	2	2	2
3	1	3	3	3
4	2	1	2	3
5	2	2	3	1
6	2	3	1	2
7	3	1	3	2
8	3	2	1	3
9	3	3	2	1

正交表具有：①表中任意一列不同水平出现的次数都相同，这就是正交表的"均衡性"；②表中任意两列都包含了可能出现的同行数对，并且出现次数相同，这就是正交表的"正交性"。

由于正交表具有上述两条性质，所以用正交表安排试验具有"均匀分散、整齐可比"的特点。

二、正交设计的步骤

明确试验目的，选定试验指标，再凭借专业知识和经验，选择对指标有一定影响的因素和各因素比较合适的水平，最后选择正交表，作表头设计。

1. 选表 根据水平数选择正交表，并使其列数略多于因素个数。如果要考虑因素之间的交互作用，则交互作用也应单独作为一个独立因素看待。

2. 表头设计 对选好的正交表作表头设计。如果不考虑交互作用，可随意安排各个因素在表头的各列上，下面的数字就是该列因素所对应的试验水平；如果要考虑交互作用，必须把因素安排在适当的列，并借助某些正交表所搭配的两列间交互作用表，确定因素的交互作用列。

例 14-2 某药物提取试验以 3 因素 3 水平安排正交试验，不考虑交互作用，采用 4 因素 3 水平 9 次试验的正交表 $L_9(3^4)$（表 14-4）。

表 14-4 因素水平表

水平	因素		
	加水量 A（倍）	提取时间 B（小时）	提取次数 C（次）
1	8	1	1
2	10	2	2
3	12	3	3

例 14-3 某药物配伍试验以 6 因素 3 水平安排正交试验，用 7 因素 3 水平 18 次试验的正交表 $L_{18}(3^7)$（表 14-5、表 14-6）。

表 14-5 因素水平表

水平	因素					
	A 山茱萸	B 生龙骨	C 生牡蛎	D 生杭菊	E 野党参	F 炙甘草
1	2	1	1	0.6	0.4	0.2
2	1.5	1.5	1.5	1.5	1.5	1.5
3	0	0	0	0	0	0

表 14-6 $L_{18}(3^7)$ 正交试验表

试验号	因素							
	A	B	C	D	E	F	G（空白列）	评价指标
1	1	1	1	1	1	1	1	
2	1	2	2	2	2	2	2	
3	1	3	3	3	3	3	3	
4	2	1	1	2	2	3	3	
5	2	2	2	3	3	1	1	

续表

试验号	因素							
	A	B	C	D	E	F	G（空白列）	评价指标
6	2	3	3	1	1	2	2	
7	3	1	2	1	3	2	3	
8	3	2	3	2	1	3	1	
9	3	3	1	3	2	1	2	
10	1	1	3	3	2	2	1	
11	1	2	1	1	3	3	2	
12	1	3	2	2	1	1	3	
13	2	1	2	3	1	3	2	
14	2	2	3	1	2	1	3	
15	2	3	1	2	3	2	1	
16	3	1	3	2	3	1	2	
17	3	2	1	3	1	2	3	
18	3	3	2	1	2	3	1	

例 14-4　安排 4 因素 2 水平试验。

（1）若不考虑交互作用，可选 $L_8(2^7)$ 表，将 A、B、C、D 四因素安排在 1、2、4、5 列上。

（2）若考虑 $A \times B$、$A \times C$，则应把 A、B、C、D 安排在 1、2、4、7 列，并由与 $L_8(2^7)$ 相配的交互作因为 A 安排在第 1 列，B 安排在第 2 列，由表 14-7 可知，第 1 列和第 2 列的交互作用 $A \times B$ 应安排在第 3 列，$A \times C$ 安排在第 5 列。正交表中，不安排因素的列称为空白列，在方差分析中，空白列作为误差列，做表头设计一般都要留一列作为空白列（表 14-7）。

表 14-7　与 $L_8(2^7)$ 配合的任意两列之间的交互作用表

列号		列号						
		1A	2B	3A×B	4C	5A×C	6	7D
1	A	(1)	3	2	5	4	7	6
2	B		(2)	1	6	7	4	5
3				(3)	7	6	5	4
4	C				(4)	1	2	3
5						(5)	3	2
6							(6)	1
7	D							(7)

若要考虑更多的交互作用，则需要选择更大的正交表安排试验。

3. 安排试验　按照正交表的方案安排试验，并记录试验结果。正交表中的数字表示因素所取水平。如：因素 A、B、C、D 分别安排在 $L_8(2^7)$ 中的第 1、2、4、7 列，第 2 行相应数字为"1、1、2、2"表示第 2 号试验是在各因素组合为 $A_1B_1C_2D_2$ 的条件下进行试验。这样分别作完表中各号试验，并记录每次试验结果。注意试验次序可随机选择而不必按照试验号次序进行试验。

三、进行正交试验需要注意的问题

在正交试验中选择因素要具有可比性，由于"整齐可比"是正交试验最突出的优点。因此在一次正交试验时不可能容纳全部因素，由于工序不同，应该把可比因素放在一次试验中，而不能把不可比且属于下一道工序的因素放进来，换句话说，不可比因素不能安排在同一个正交表中。

交互作用是指一个因素不同水平间的效应受到另一因素的影响。如果一个因素的不同水平间的效应差因为另外一个因素水平的影响而呈现较大幅度的增加，其差别在统计学上有显著意义，可认为两因素有协同交互作用；若一个因素的不同水平间的效应差因为另外一个因素水平影响而呈现较大幅度的下降，其差别在统计学上有显著意义，可认为两因素有拮抗交互作用；如果一个因素在另一因素不同水平的影响下，其不同水平效应差呈现等幅增加或降低，称为该效应不受另外因素的影响，即两因素没有交互作用。在正交试验中可分析多种交互作用，如一级交互作用 $A \times B$、二级交互作用 $A \times B \times C$。药物研究和开发一般是选择没有交互作用的因素。

四、正交设计分析举例

正交试验按照每个水平是否进行重复试验，分为无重复试验和重复试验两种。

1. 无重复三水平试验

例 14-5　对某种中药中某一有效成分的提取工艺研究，采用 3 因素 3 水平，因素水平表如表 14-8。

表 14-8　因素水平表

水平	因素		
	加水量 A（倍）	煎煮时间 B（小时）	提取次数 C（次）
1	8	1	1
2	10	2	2
3	12	3	3

（1）选表　可以根据水平数确定正交试验表的类型。2 水平就选 2 水平表，3 水平就选 3 水平表。也可以根据自由度原则确定表的大小。关于自由度有如下两条规定：

1）正交表的自由度 $f_表$=试验次数-1；表中每列自由度 $f_列$=该列水平数-1。

2）某因素的自由度 f=该因素自由度-1；试验总自由度 $f_试$=要考察的自由度之总和。选表时首先计算 $f_试$，然后在相应水平正交表中选取满足 $f_试 \leqslant f_表$ 的最小正交表。

对于本例，$f_A = f_B = f_C = 3-1 = 2$，因此有 $f_试 = f_A + f_B + f_C = 6$，在 3 水平的正交表中满足 $f_试 \leqslant f_表$ 的最小正交表是 $f_表 = 8$ 的 4 因素 3 水平 9 次试验的正交表 $L_9(3^4)$。

（2）表头设计　表头是正交表第 1 行的列号，表头设计要把所考虑的因素安排到各列上，如不考虑交互作用可随意安排，本例不考虑交互作用，可把因素 A、B、C 顺次安排到第 1、2、3 列上，第 4 列作为空白列。

（3）安排试验　见下面的试验草表（表 14-9）。

表 14-9 正交试验草表

| 列号 | 因素 | | | | 试验方案 | 试验结果 |
	加水量 A	煎煮时间 B	提取次数 C	空白列 D		药物含量 y_i (mg/g)
1	1 (8倍)	1 (1小时)	1 (1次)	1	$A_1B_1C_1$	12.22
2	1	2 (2小时)	2 (2次)	2	$A_1B_2C_2$	20.06
3	1	3 (3小时)	3 (3次)	3	$A_1B_3C_3$	20.58
4	2 (10倍)	1	2	3	$A_2B_1C_2$	21.90
5	2	2	3	1	$A_2B_2C_3$	22.26
6	2	3	1	2	$A_2B_3C_1$	12.85
7	3 (12倍)	1	3	2	$A_3B_1C_3$	23.12
8	3	2	1	3	$A_3B_2C_1$	14.89
9	3	3	2	1	$A_3B_3C_2$	22.22

（4）试验结果的直观分析 试验结果分析主要解决 3 个问题：①确定每个因素各水平的优劣。②分析因素主次。③确定最佳试验方案。

（5）确定最佳试验方案 根据前面得到的结果选择最佳试验方案。

例 14-6 根据例 14-5 提供的表 14-9，对试验结果进行直观分析。

（1）从上面试验结果可看出 A 因素取 1 水平最好；B 因素取 1 水平最好；C 因素取 3 水平最好。

（2）确定各因素各水平的优劣 由表 16-9 计算各因素不同水平下提取物含量的合计值。

$II_A = y_4 + y_5 + y_6 = 21.9 + 22.26 + 12.85 = 57.01$

$II_B = y_2 + y_5 + y_8 = 20.06 + 22.26 + 14.89 = 57.21$

$II_C = y_2 + y_4 + y_9 = 20.06 + 21.90 + 22.22 = 64.18$

表 14-10 正交试验表

| 列号 | 因素 | | | | 试验结果 |
	加水量 A	煎煮时间 B	提取次数 C	空白列 D	药物含量 y_i (mg/g)
1	1 (8倍)	1 (1小时)	1 (1次)	1	12.22
2	1	2 (2小时)	2 (2次)	2	20.06
3	1	3 (3小时)	3 (3次)	3	20.58
4	2 (10倍)	1	2	3	21.90
5	2	2	3	1	22.26
6	2	3	1	2	12.85
7	3 (12倍)	1	3	2	23.12
8	3	2	1	3	14.89
9	3	3	2	1	22.22
I	52.86	57.24	39.96	56.50	$\sum y_i = 170.10$
II	57.01	57.21	64.18	56.03	$CT = 170.1^2/9$
III	41.86	55.65	65.94	57.37	$= 3214.89$
R	3.67	0.53	8.66	1.34	
SS	9.100	0.551	140.64	0.299	

因此最佳试验方案是 $A_1B_1C_3$。

（3）分析因素主次　一个因素对试验结果影响大，通常称它是主要因素，指它的不同水平对应的药物平均含量的差异大。一个因素不同水平对试验结果影响小，就是次要因素。因此，对该例，因素的主次依次为 $C \rightarrow A \rightarrow B$。

（4）试验结果的方差分析　对正交试验结果可进行直观分析，其优点是简单、直观，但不能估计误差，不知道分析的精度。若用统计学中的方差分析法，就可以把因素之间由于水平变化引起试验结果的差异与试验的随机误差分开，如果某因素水平变化引起试验结果的变动与试验误差相差不大，可认为该因素对试验结果影响不显著；反之可判断该因素对试验结果有显著影响。

例 14-7　对例 14-6 进行方差分析。

从表 14-9 可看出，9 次试验结果参差不齐，其程度可用离差平方和 SS 来衡量，其原因有两点：一是由各因素水平变化引起的试验结果参差不齐；二是试验本身的误差。即：

$SS_总 = SS_因 + SS_e$，其中 SS_e 是误差的离差平方和，根据方差分析的思想，首先要计算离差平方和，再作显著性检验。步骤如下：

1）计算离差平方和：所谓离差平方和 $SS_总$，就是计算各次试验结果 y_i 与其平均值 $\bar{y}$ 的离差平方之和，称为全部试验的总变异，即 $SS_总 = (y_1 - \bar{y})^2 + (y_2 - \bar{y})^2 + \cdots (y_9 - \bar{y})^2$，其中 $\bar{y} = (y_1 + y_2 + \cdots y_9)/9 = \sum y_i / 9$。一般为节省篇幅，缩写公式和常用计算见式 14-1：

$$SS_总 = \sum_{i=1}^{9} (y_i - \bar{y})^2 = \sum_{i=1}^{9} y_i^2 - CT \qquad 式（14-1）$$

其中 $CT = \dfrac{1}{9} \left(\sum_{i=1}^{9} y_i\right)^2$ 表示全部数据总和的平方的平均值，自由度 $f_总 = 9 - 1 = 8$。

本例：$SS_总 = (12.22^2 + 20.06^2 + \cdots + 22.22^2) - 3214.89 = 150.5934$。

2）计算各因素的离差平方和：$SS_j = (I_j^2 + II_j^2 + III_j^2)/3 - CT$，自由度 $f_j = 3 - 1 = 2$。具体计算结果见表 16-10 最后 1 行。

3）计算误差的离差平方和：$SS_e = SS_D = 0.299$，自由度 $f_e = 3 - 1 = 2$。

4）计算各因素的方差：$S_A = SS_A/f_A$，$S_B = SS_B/f_B$，$S_C = SS_C/f_C$，一般表示为 $S_因 = SS_因/f_因$。

5）计算随机误差的方差：$S_e = SS_e/f_e$。

6）进行显著性检验，就是方差分析的 F 检验，一般公式见式 14-2：

$$F = \frac{SS_因/f_因}{SS_e/f_e} \qquad 式（14-2）$$

把上述计算结果列成如下的表格，就称为方差分析表，具体见表 14-11。

表 14-11　方差分析表

来源	自由度	离差平方和 SS	方差	F 值	P	结论
总和	8	150.5934000				
A	2	9.1008667	4.5504333	30.41	<0.05	重要因素
B	2	0.5514000	0.2757000	1.84	>0.05	次要因素
C	2	140.6418667	70.3209333	469.96	<0.01	主要因素
误差	2	0.2992667	0.1496333			

从上面的方差分析表可见，C 因素对试验结果有非常显著的影响，其次是 A 因素，而 B 因素对试验结果影响不显著。综合上述分析，得最佳方案为：$A_1B_1C_3$。第 7 号试验是优化条件，在此基础上再重复几次，考察其重现性和稳定性。

试验结果的回归分析：除以上常用的直观分析与方差分析之外，正交试验（包括后面的均匀设计试验）也可以利用多元线性回归方程或逐步回归方程进行分析，所谓回归多元线性回归方程，是指各因素 A、B、C 等能够表示成关于效应指标 y 的回归方程，如果回归方程有显著性，就可利用回归方程进行试验结果的解释。根据回归方程中各项系数的符号与大小，明确各因素对指标的影响关系，进行工艺条件优化，选择因素的适当取值，代入回归方程计算指标的优化预测值，根据预测条件再进行试验，得到指标的优化预测结果。现在对例 16-6 进行回归分析，将各因素的水平组合及其试验结果输入到计算机中，利用统计软件进行回归分析。得到回归方程：

$$\hat{y} = 4.622 + 0.614A - 0.625B + 4.333C, \quad n = 9, \quad F = 7.15 > F_{0.05(3,5)} = 5.41 \text{ 所以 } P < 0.05。$$

方程具有显著性，因素的主次是 $C \to A \to B$，与正交试验的直观分析一致，主要因素是提取次数，其系数值较其他两项大得多，煎煮时间的系数为负且绝对值很小，煎煮 1 小时即可。第 7 号试验是优化条件（表 14-12）。

表 14-12 回归分析用正交试验表

试验号	因素			指标		相对百分误差（%）
	加水量 A	煎煮时间 B	提取次数 C	实测值 y	估计值 $\hat{y}$	
1	8	1	1	12.22	13.60	-11.32
2	8	2	2	20.06	17.67	11.91
3	8	3	3	20.58	21.74	-5.64
4	10	1	2	21.90	19.16	12.49
5	10	2	3	22.26	23.23	-4.37
6	10	3	1	12.85	14.30	-11.30
7	12	1	3	23.12	24.73	-6.95
8	12	2	1	14.89	15.80	-6.08
9	12	3	2	22.22	19.86	10.61

2. 有重复三水平试验 正确地估计试验误差，是正交试验方差分析的关键。前面是用空白列的离差平方和作为误差估计。如果试验中正交表各列被因素或交互作用占满而没有空白列的情况，为正确估计试验误差，进行方差分析，必须作重复试验，所谓重复试验，就是将每号试验重复作若干次。

例 14-8 在某中药浸膏制备工艺的研究中，确定 4 因素 3 水平，不考虑交互作用，试作方差分析（表 14-13）。

表 14-13 因素水平表

水平	因素			
	酸浓度（A）	温浸时间（B）	温浸温度（C）	醇浓度（D）
1	0.01mol	1.5 小时	40℃	30%
2	0.6mol	2 小时	50℃	50%
3	1.2mol	2.5 小时	60℃	70%

（1）选用正交表 $L_9(3^4)$，试验方案及结果如表 14-14 所示，每号试验做 4 次，以氨基酸含量为指标，越大越好。

表 14-14　某中药浸膏制备工艺的正交设计方案和 4 次重复试验结果

表头	A	B	C	D	试验方案	试验结果 y				Σy	Σy^2
列号	1	2	3	4		1	2	3	4		
1	1	1	1	1	$A_1B_1C_1D_1$	5.24	5.5	5.49	5.73	21.96	120.6806
2	1	2	2	2	$A_1B_2C_2D_2$	6.48	6.12	5.76	5.84	24.20	146.7280
3	1	3	3	3	$A_1B_3C_3D_3$	5.99	6.13	5.67	6.45	24.24	147.2084
4	2	1	2	3	$A_2B_1C_2D_3$	6.08	6.53	6.35	6.56	25.52	162.9634
5	2	2	3	1	$A_2B_2C_3D_1$	5.81	5.94	5.62	6.13	23.50	138.2010
6	2	3	1	2	$A_2B_3C_1D_2$	5.93	6.08	5.67	6.34	24.02	144.4758
7	3	1	3	2	$A_3B_1C_3D_2$	6.17	6.29	5.96	6.50	24.92	155.4046
8	3	2	1	3	$A_3B_2C_1D_3$	6.32	6.63	6.35	6.10	25.40	161.4318
9	3	3	2	1	$A_3B_3C_2D_1$	6.11	6.59	6.31	6.39	25.40	161.4084
I	70.40	72.40	71.38	70.86						219.16	1338.5020
II	73.04	73.10	75.12	73.14						5347.2664	
III	75.72	73.66	72.66	75.16							
SS	1.1793	0.0664	0.6022	0.7714							

（2）确定因素各水平的优劣。

（3）由于计算复杂，所以利用软件进行方差分析，见表 14-15。

表 14-15　某中药浸膏制备工艺的方差分析表

来源	离差平方和	自由度	方差	F	P	结论
A	1.177	2	0.589	9.50	<0.01	主要因素
B	0.064	2	0.032	0.52	>0.05	
C	0.599	2	0.300	4.84	<0.05	重要因素
D	0.769	2	0.385	6.21	<0.01	主要因素

（4）预测最佳试验方案　A 因素取 A_3，D 因素取 D_3，C 因素取 C_2，根据实际 B 因素取 B_1，以缩短生产周期，故最佳试验方案为 $A_3B_1C_2D_3$，即以 1.2mol 的酸、70% 的醇、温度 50℃ 温浸 1.5 小时。

3. 多指标试验　除了上述单指标试验之外，实际中常常需要考虑两个或两个以上的指标问题，即多指标试验。多指标试验需要综合照顾，全面衡量，对试验结果作出客观分析。常用综合加权评分法，其基本思想是：兼顾各项指标，进行综合评分，以各号试验得分多少评价试验结果的好坏。化多指标为单一指标，其方法是先把各号试验的每个指标转换为分数，然后按各项指标的重要程度，综合加权评分。

例 14-9　某药物提取试验以 3 因素 3 水平安排正交试验，采用 $L_9(3^4)$ 正交表进行实验，考察提取时间（A）、加水倍量（B）及提取次数（C）的影响，优选最佳的提取工艺。

分别称取 1 倍处方量的全方饮片，按照 $L_9(3^4)$ 正交试验表中各因素水平提取，滤液，浓缩，60℃ 减压干燥，将干浸膏粉碎成浸膏粉，过四号筛，备用。每组平行操作两份。按照 "2.1.3" "2.2.3" 项下方法制备盐酸伪麻黄碱、黄芩苷含量测定的供试品溶液，HPLC 法进样测定，计算盐酸伪麻黄碱、黄芩苷的转移率。将转移率结果进行多指标评分，设盐酸伪麻黄碱和黄芩苷的权重均为 0.5，以各指标最大值为对照，将数据归一化。

正交试验见表 14-16，综合评分结果见表 14-17，差分析结果见表 14-18，合评分方法如下：

$$W = (0.5X / X\mathrm{max} + 0.5Y / Y\mathrm{max}) \times 100\%$$

表 14-16 正交试验因素水平表

水平/因素	A 因素	B 因素	C 因素	D 因素
	加水倍量（倍）	提取时间（h）	提取次数（次）	空白列
1	8（5，5）	1.0	1	1
2	10（7，7）	1.5	2	2
3	12（9，9）	2.0	3	3

表 14-17 试验综合评分结果表

实验号	因素 A	因素 B	因素 C	因素 D	盐酸伪麻黄碱转移率		黄芩苷转移率		综合评分	
					X_1	X_2	Y_1	Y_2	W_1	W_2
1	1	1	1	1	22.29	25.19	53.70	56.25	53.94	59.19
2	1	2	2	2	40.43	39.92	67.87	68.55	80.30	81.10
3	1	3	3	3	50.54	51.46	78.52	80.23	96.61	99.52
4	2	1	2	3	38.79	41.21	72.17	74.31	81.22	85.91
5	2	2	3	1	48.65	46.89	78.52	79.75	94.75	94.79
6	2	3	1	2	32.44	33.79	56.04	57.30	65.37	68.20
7	3	1	3	2	46.28	47.11	84.22	81.00	95.79	95.78
8	3	2	1	3	30.41	29.79	61.46	61.10	66.57	66.66
9	3	3	2	1	39.99	43.15	74.57	74.14	83.84	87.69
K1	470.66	471.82	379.93	474.20						
K2	490.24	484.17	500.06	486.53						
K3	496.33	501.23	577.23	496.49						
R	25.67	29.41	197.31	22.29						

表 14-18 试验方差分析表

方差来源	自由度	方差	离均差平方和	F 值	P 值
加水倍量	2	59.9674	29.9837	6.62	0.0170
提取时间	2	72.6488	36.3244	8.02	0.0100
提取次数	2	3295.5114	1647.7557	363.89	<0.0001
误差	2	41.5623	20.7811		

方差分析结果表明，因素 A、B、C 均有显著性影响，各影响因素大小为 C>B>A。多重比较结果显示，A_1 和 A_2、A_3 间有显著性差异，但 A_2、A_3 间无显著性差异，$A_3>A_2>A_1$，考虑到节约成本，选 A_2 即加 10 倍量水提取；B_1、B_2 和 B_3 间有显著性差异，但 B_1、B_2 间无显著性差异，B_3 >B_2>B_1，选 B_3 即提取 2 小时；C_1、C_2、C_3 间均有显著性差异，$C_3>C_2>C_1$，选 C_3 即提取 3 次。综上，优选工艺为 $A_2B_3C_3$（加 10 倍量水提取 3 次，每次 2 小时）。直观分析正交表中的数据发

现，第三组实验，即 $A_1B_3C_3$ 最好。因此，对上述两种工艺（$A_2B_3C_3$、$A_1B_3C_3$）进行验证实验。

[实验验证]

称取一倍处方量的全方饮片，根据 $A_1B_3C_3$ 和 $A_2B_3C_3$ 各因素水平进行验证试验，平行操作两份，分别收集第一次、第二次、第三次提取液，测定盐酸伪麻黄碱和黄芩苷的转移率，考察是否有必要提取三次，结果见表 14-19。

表 14-19　验证实验结果

工艺		盐酸伪麻黄碱转移率		黄芩苷转移率	
		X_1	X_2	Y_1	Y_2
$A_1B_3C_3$	第一次提取液	31.27	30.55	46.75	51.60
	第二次提取液	13.86	13.27	16.20	15.82
	第三次提取液	6.81	6.53	7.38	6.56
	总计	51.94	50.35	70.33	73.98
$A_2B_3C_3$	第一次提取液	36.05	35.99	60.57	60.58
	第二次提取液	14.16	13.94	15.39	15.84
	第三次提取液	5.81	5.88	4.12	4.50
	总计	56.02	55.81	80.08	80.93

统计学分析结果表明，两种工艺中的盐酸伪麻黄碱转移率、黄芩苷转移率均有显著性差异（$P<0.05$），选择指标性成分转移率较高的工艺 $A_2B_3C_3$。

工艺 $A_2B_3C_3$ 中，与前两次提取液中盐酸伪麻黄碱和黄芩苷转移率相比，第三次提取液中，盐酸伪麻黄碱转移率仅占总转移率的 10.47%，黄芩苷转移率仅占总转移率的 5.35%，考虑到大工业生产节约成本，选择提取两次。对出膏率进行测定，结果表明，工艺 A2B3C2 的出膏率为 28.66%，日服用量较大，拟通过精制工艺除杂，降低出膏率。

综上所述，最终确定的回流提取工艺为 $A_2B_3C_2$，即共提取两次，第一次向处方量药物加入 10 倍量水（按饮片重量计），第二次加入 7 倍量水（按饮片重量计），回流提取两次，每次 2h。

第三节　均匀设计

从本章第二节已经知道，正交试验的特点是均匀分散、整齐可比。均匀分散使试验点均衡分布于试验范围内，试验点有充分的代表性；整齐可比使试验结果具有可比性，可作直观分析和方差分析。但是，正交设计试验点数较多，如果水平数为 6，其试验次数至少为 $6^2=36$ 次。为减少试验次数，我国学者方开泰于 1980 年首次提出均匀设计的方法。其基本思想是重点照顾均匀分散性，放弃整齐可比性，但试验数据必须用统计软件进行处理，得出指标与各因素之间的多元回归方程，再根据方程中各项回归系数值与符号进行试验结果的分析与解释，明确各因素与指标的关系，优化工艺条件达到高效节能的目的。由于试验点少，如果水平数为 6，试验次数仅为 6 次。

一、均匀设计表

均匀设计表也是一种特殊表格，如表 14-18，因为有 3 个列、5 个行，表示最多可安排 3 个因素，有 5 个水平，做 5 次试验，常记为 $U_5(5^3)$，读作 3 因素 5 水平 5 次试验的均匀设计表。

表 14-18　U_5 (5^3)

水平	1	2	3
1	5	3	3
2	4	4	5
3	3	1	1
4	2	5	2
5	1	2	4

　　方开泰先期公布的均匀表要配合使用表选用，使用表给出不同列组合的偏差，见表 14-19，方便用户在均匀表不同情形下选择合适的表，后期的均匀设计表不再给出使用表。

表 14-19　U_5 (5^3) 使用表

S	列　号			D
2	1	2		0.3100
3	1	2	3	0.4570

　　下面列出三个常用的均匀设计表：表 14-20、表 14-21、表 14-22。

表 14-20　U_5 (5^4) 表

试验	列号			
	1	2	3	4
1	3	3	1	5
2	4	5	3	1
3	1	4	4	4
4	5	2	5	3
5	2	1	2	2

表 14-21　U_6 (6^4) 表

试验	列号			
	1	2	3	4
1	5	4	6	2
2	4	6	4	6
3	3	1	3	1
4	6	3	1	4
5	1	5	2	3
6	2	2	5	5

表 14-22　U_7 (7^4) 表

试验	列号			
	1	2	3	4
1	7	3	5	4
2	5	1	2	2
3	4	7	7	3
4	3	4	1	5
5	1	5	4	1
6	2	2	6	6
7	6	6	3	7

二、均匀设计的思路

设 x_1，$x_2 \cdots x_n$ 是所考察的 n 个因素（自变量），所考察的指标或效应（response）称为因变量 y。则可建立多元线性回归方程：

$$\hat{y} = b_0 + b_1 x_1 + b_2 x_2 + \cdots + b_n x_n \qquad \text{式（14-3）}$$

这里要求 x_1，$x_2 \cdots x_n$ 是可准确控制的连续可测变量，但在试验设计中，建立的方程不一定有统计学意义，可以利用统计软件对偏回归系数 b_i 进行检验，剔除对效应因变量影响不大的因素，以此建立的方程，称为多元逐步回归方程。再检验逐步回归方程是否有统计学意义，如果具备统计学意义，则可用来对工艺条件进行优选和控制。

三、应用举例

理想的中药制剂应该具有稳定明确的成分，可重复的药理和临床疗效。在中药复方制剂研究中多以古方为重点，以复方剂量配比为基础，由于中药材质量差异较大，导致临床疗效不稳定，药理结果重复性差，为了寻找复方制剂中各种影响因素的最佳结合点，优选效果更好的处方，有利于中药制剂的开发与研究，使中药制剂的设计更为科学化，除了正交设计外，也可考虑采用均匀设计。

例 14-10　考察乙醇浓度 x_1、浸泡时间 x_2、溶媒用量 x_3，对中药白术出膏量 y 的影响，在预试验基础上得出影响因素和水平见表 14-23，确定最优试验方案。

表 14-23　影响白术出膏率的 3 因素 5 水平设计表

水平	x_1=乙醇浓度（%）	x_2=浸泡时间（h）	x_3=溶媒用量（mL）
1	10	12	400
2	30	15	450
3	50	18	500
4	70	21	550
5	90	24	600

因为是 3 因素 5 水平，所以选择均匀设计表 $U_5(5^3)$，表头设计见表 14-24，把因素 x_1 的 1、2、3、4、5 水平换为具体的水平值 10、30、50、70、90，因素 x_2、因素 x_3 类似替换，进行试验，结果见表 14-25。进行试验结果分析：

表 14-24　$U_5(5^3)$ 表头设计

试验号	表头和列号		
	x_1	x_2	x_3
	1	2	3
1	1	2	4
2	2	4	3
3	3	1	2
4	4	3	1
5	5	5	5

表 14-25　水平替换及试验结果

试验号	表头和列号			试验结果
	x_1	x_2	x_3	y
	1	2	3	
1	10	15	550	10.8
2	30	21	500	8.5
3	50	12	450	7.2
4	70	18	400	5.7
5	90	24	600	2.3

利用表 14-25 建立数据文件，以 x_1、x_2、x_3、y 为变量名，按其格式建立 4 列 5 行的数据文件，利用统计软件的回归分析，建立多元线性逐步回归方程：

$$\hat{y} = 11.850 - 0.099 x_1$$

这个回归方程表示选入了 x_1。方差分析显示 $F=93.640$，$P=0.002<0.05$，逐步回归方法有统计学意义，因回归方程 x_1 项系数为负，故 x_1 均应取试验范围内的最小值。逐步回归过程中剔除了 x_2、x_3 项，表示这两项属于次要因素。根据实际可取 $x_2=12$、$x_3=400$，达到省时省料的目的。最优点的近似估计为 $x_1=10$，$x_2=12$，$x_3=400$，故工艺优化的近似估计为配制浓度 10% 的乙醇 400mL，浸泡 12 小时，可做重复试验进行验证。

第四节　混料设计

药品中的软膏剂，是将赋形剂、软化剂及黏合剂混合在一起制成的。软膏剂的特性指标是软膏剂外观满意程度；眼药水的特性指标是溶液澄清度。这些特性指标都与各种添加成分在配方中所占的比例有关。对于每种特性指标来说，如何确定各种成分在配方中所占的比例，使得某项或几项特性指标在确定要求下达到最优，这是工艺优化中的一个重要问题。

一、无附加约束的混料设计配方配料问题

很多药品是将药物、基质及附加剂混合在一起制成的，物料配合的比例不同，效果不同。为取得最好的效果，需要进行混料试验，目的是找到一种合适的混合比例，使得混合物料有较好的特性。这在实际中称为配方配料问题。

例 14-11　某种药物的注射剂采用丙二醇与水的混合溶剂制备，药物的提取物在丙二醇中的溶解度为 8.9%，在水中的溶解度为 11.1%。为提高提取物的溶解度，用丙二醇（记为因素 A）与水（记为因素 B）按照 $A:B=1:1$ 混合，重复进行五次试验，得到溶解度（%）分别为：10.96，10.87，10.89，10.92，10.86。五次试验总平均值为 $(10.96\%+\cdots+10.86\%)\div5=10.9\%$，高于 A 与 B 的加权平均值 $(8.9\%+11.1\%)/2=10.0\%$，这里 10.9% 可解释为：10.0% 是由丙二醇 A 与水 B 的单独作用产生的，而其余的 0.9% 是由 A 与 B 协同作用产生的。

本例决定提取物溶解度的因素是 $A:B$ 的比值，而与 $A+B$ 的总量无关。也就是说，要了解的只是出现在混料中各种成分比例的函数，而与混料的总量无关。这种性质，是一般混料问题的共同特征。

用 x_i（$i=1,2\cdots q$）表示 q 种成分的混料中，第 i 种成分所占的百分比（称为分量），基本约束条件为

$$x_i\geqslant0\ (i=1,2\cdots q),\ x_1+x_2+\cdots+x_q=1 \qquad\text{式（14-4）}$$

例如，混合成分数（即分量数或变量数）$q=3$ 时，基本约束条件为：x_1，x_2，$x_3\geqslant0$，$x_1+x_2+x_3=1$。

只满足基本约束条件的配方配料问题，称为无附加约束的混料问题，每个分量 x_i 都可以取从 0 到 1 的值，各种比例的混合都是可能的。如何合理设计混料试验点，使得在整个实验区域内对任何混料的响应都能做经验预测，这是混料设计的基本问题。

单纯形-格子点设计及试验结果分析是由 Scheffe 在 1958 年提出，奠定了混料试验设计基础。为了满足基本约束条件的三种成分（$q=3$）的混料问题，其试验区域为等边三角形，称为二维正规单纯形。等边三角形的三个顶点的总体，称为三分量一阶格子点集，记为 {3，1}。等边三角形的三个顶点和三边中点的总体，称为三分量二阶格子点集，记为 {3，2}。三分量四阶格子点集共有 15 个点，记为 {3，4}，如图 14-1 所示。

图 14-1　三分量四阶格子点集

因为 q 个混料分量比例受基本约束条件的限制，x_1，$x_2 \cdots x_q$ 不是相互独立的。所以，混料设计试验点与响应值的函数关系不能用一般的回归多项式来近似，必须使用相应的混料规范多项式来表示回归方程。3 分量的几种常用的混料规范多项式如下。

一阶混料规范多项式（$m=1$）为：

$$y = b_1 x_1 + b_2 x_2 + b_3 x_3 \qquad\qquad 式（14-5）$$

二阶混料规范多项式（$m=2$）为：

$$y = b_1 x_1 + b_2 x_2 + b_3 x_3 + b_{12} x_1 x_2 + b_{13} x_1 x_3 + b_{23} x_2 x_3 \qquad\qquad 式（14-6）$$

三阶混料规范多项式（$m=3$）为：

$$y = b_1 x_1 + b_2 x_2 + b_3 x_3 + b_{12} x_1 x_2 (x_1 - x_2) + b_{13} x_1 x_3 (x_1 - x_3) + b_{23} x_2 x_3 (x_2 - x_3) + b_{123} x_1 x_2 x_3$$

$$式（14-7）$$

例 14-12　用聚乙烯醇（x_1）、海藻酸钠（x_2）及聚丙烯酸钠（x_3）三种原料混合在一起制成贴膏剂的基质，进行混料设计，考察纯混料及二分量等比例混料，试验指标是贴膏剂的成型性。

由于计算的复杂性，一般是使用统计软件计算混料规范多项式：

$$\hat{y} = 11.7 x_1 + 15.3 x_2 + 9.4 x_3 - 12.0 x_1 x_2 + 23.4 x_1 x_3 + 18.2 x_2 x_3$$

据 $b_2 > b_1 > b_3$ 可认为：三种原料中以 x_2（海藻酸钠）生产的该贴膏剂成型性最好，其次是聚乙烯醇（x_1），最低是聚丙烯酸钠（x_3）。由 $b_{13} > 0$ 可知，聚乙烯醇（x_1）与聚丙烯酸钠（x_3）等量混合生产的该贴膏剂，高于相应两种纯原料成型性的简单平均值。类似地，海藻酸钠（x_2）与聚丙烯酸钠（x_3）等量混合所产生贴膏剂的成型性低于这两种原料成型性的简单平均值。

进行单纯形-中心设计及试验结果分析，$\{q, m\}$ 单纯形-格子设计的试验点均匀地分布在整个单纯形上，而且试验点数恰够估计 m 阶混料规范多项式的参数。从混料规范多项式出发，采用特殊 q 分量多项式，也称为 q 分量中心多项式，即

$$y = b_1 x_1 + b_2 x_2 + b_3 x_3 + b_{12} x_1 x_2 + b_{13} x_1 x_3 + b_{23} x_2 x_3 + b_{123} x_1 x_2 x_3 \qquad\qquad 式（14-8）$$

由于试验点安排在单纯形所有各类中心上，故这种设计称为单纯形-中心设计。单纯形-中心设计的试验点数为 $2^q - 1$，每个设计点的各分量值或者是 0，或者相等。它们是（1，$0 \cdots 0$）的 q 个排列，（1/2，$1/2 \cdots 0$）的 C_q^2 个排列 $\cdots$（1/q，$1/q \cdots 1/q$）的 $C_q^q = 1$ 个排列。

从几何上看，这些混料点都取在（$q-1$）维单纯形总体的中心，如图 14-2 所示。

图 14-2　单纯形-中心设计

（图中标注：$x_1 = 1$；$x_1 = x_2 = 1/2$；$x_1 = x_3 = 1/2$；$x_1 = x_2 = x_3 = 1/3$；$x_2 = 1$；$x_2 = x_3 = 1/2$；$x_3 = 1$）

例 14-13　炎痛喜康口服对胃肠刺激性大，其透皮制剂可消除口服引起的副作用，避免其他给药方法产生的血药浓度峰谷现象。用体外透皮量 y_1（μg/24h），表面黏性 y_2，剥离黏性 y_3 为指标，对透皮背材中的增黏剂 x_1、软化剂 x_2、赋形剂 x_3 比例进行优化。$q=3$，单纯形-中心设计的试点数为 7，根据试验点安排处方，测定结果见表 14-26。试建立中心多项式。

表 14-26　炎痛喜康透皮吸收剂的辅料配比优化测定数据

试验号	x_1	x_2	x_3	y_1	y_2	y_3
1	0	1	0	205.7	20	0
2	0	0	1	158.5	20	0
3	1/2	1/2	0	700	0.8	0.42

试验号	x_1	x_2	x_3	y_1	y_2	y_3
4	1/2	0	1/2	509.91	1.5	0.05
5	0	1/2	1/2	154.2	14	0.05
6	1/3	1/3	1/3	224.7	8.8	0.09
7	1	0	0	737	20	0

利用统计软件，表面黏性 y_2 方差分析无数据输出，不能建立中心多项式。

透皮量 y_1 模型检验 $F=39.60$，$P=0.0008<0.01$，回归方程有统计学意义。透皮量中心多项式为：

透皮量 $y_1=879.5020x_1$。

剥离黏性 y_3 模型检验 $F=92.25$，$P=0.0001<0.01$，回归方程有统计学意义。x_1x_2、$x_1x_2x_3$ 的偏回归系数检验的概率 $P<0.05$，均应留在方程中。剥离黏性中心多项式为：

剥离黏性 $y_3=1.6800x_1x_2-2.6077x_1x_2x_3$。

根据中心多项式，对各分量配比进行预测，从中选出三项指标均为较满意的处方。

二、具有附加约束的混料设计

在某些混料问题中，由于实际的限制，除有基本约束条件限制之外，还要附加另外一些约束条件，例如，在中药材水泛丸的生产中，水泛丸的成分中要含有药粉（x_1）、冷沸水（x_2）和盖面粉末（x_3）、为了缩短干燥时间，要求 x_2 在 $[0.05，0.09]$ 之内。这种混料问题，称为有上、下界附加约束的混料问题，附加约束条件为：

$$0\leqslant a_i\leqslant x_i\leqslant b_i\leqslant 1 \quad (i=1，2\cdots q) \qquad 式（14-9）$$

式中 a_i 和 b_i 分别是分量 x_i 的下界和上界，由实际问题给出。

1. 有下界约束混料问题的设计与试验结果分析　在单纯形的一个区域上，对各个分量分别附加下界约束。用给定的常数 $a_i\geqslant 0$（$i=1，2\cdots q$）表示分量 x_i 的下界，则 q 分量有下界约束混料问题的实验区域是：

$$x_1+x_2+\cdots+x_q=1，0\leqslant a_i<x_i\leqslant 1 \quad (i=1，2\cdots q) \qquad 式（14-10）$$

当分量 x_i 受约束条件限制时，最大变程为：

$$R=1-\sum a_i \qquad 式（14-11）$$

为了从 x_i 中扣除下界约束，要将差（x_i-a_i）除以 R，即

$$z_i=（x_i-a_i）/R，(i=1，2\cdots q) \qquad 式（14-12）$$

这是一种相似变换，只移动坐标系原点的位置，称为拟分量变换，变换得到的分量称为拟分量。原分量附加下界约束的混料问题，通过拟分量变换成为无下界约束的混料问题。

在多数情况下，使用拟分量坐标来构造设计方案与拟合模型，要比使用原分量系统坐标简单。但是，拟分量是一种虚拟的分量，真正实施时必须要返回到原分量系统，各种推断也都必须返回到原分量系统表示才有现实意义。

例 14-14　试制某种喷气剂，考察黏合剂、氧化剂、燃料三种成分。按工艺要求，这三种成分有下界限制：黏合剂 $x_1\geqslant 0.2$，氧化剂 $x_2\geqslant 0.4$，燃料 $x_3\geqslant 0.2$。最大变程及拟分量分别为用单纯形-中心设计，拟分量 z、原分量 x 试验数据见表 14-27。建立拟分量的二阶混料规范多项式，以便确定弹性模数大于 3000 的燃料配比，并且黏合剂用量以少为好。

表 14-27 喷气剂拟分量、自然分量的坐标及试验数据

试验号	z_1	z_2	z_3	x_1	x_2	x_3	弹性模数
1	1	0	0	0.4	0.4	0.2	2350
2	0	1	0	0.2	0.6	0.2	2450
3	0	0	1	0.2	0.4	0.4	2650
4	1/2	1/2	0	0.3	0.5	0.2	2400
5	1/2	0	1/2	0.3	0.4	0.3	2750
6	0	1/2	1/2	0.2	0.5	0.3	2950
7	1/3	1/3	1/3	0.266	0.466	0.266	3000

$$R = 1 - (0.2+0.4+0.2) = 0.2,$$

$$z_1 = (x_1-0.2)/0.2, \quad z_2 = (x_2-0.4)/0.2, \quad z_3 = (x_3-0.2)/0.2$$

利用统计软件建立二阶混料规范多项式，模型检验 $F=234.28$，$P<0.0001$，回归方程有统计学意义。z_1z_2、z_1z_3、z_2z_3 的偏回归系数检验 $P<0.01$，均应留在方程中。喷气剂拟分量的二阶混料规范多项式为：

$$y = 2443.662z_1z_2 + 2603.662z_1z_3 + 2903.662z_2z_3$$

结合专业知识，可以进一步研究确定弹性模数大于3000且黏合剂用量少的燃料配比。

2. 有上界约束混料问题的设计与试验结果分析 在某些混料试验中，由于工艺、成本等方面的限制，要对一个或某些分量加以上界约束，形成有上界约束的混料问题。为简单起见，用一个四分量例子说明，此四分量中只有一个分量有上界约束，其余分量没有附加约束，即：

$$0<x_1<b\leq1, \quad x_i>0 \ (i=2,3,4), \quad x_1+x_2+x_3+x_4=1 \qquad 式（14-13）$$

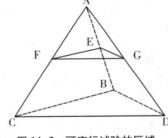

图 14-3 可实行试验的区域

可实行试验的区域如图16-3所示，是四面体 ABCD 截去一部分所得下部截头体 EFGDCB。

对于对称回归模型及对称区域来说，如果一个或者多个异于 x_1 的分量出现在某个混料中，则其余的每一个或其余某几个都要对称地出现在一些混料中。按二分量，三分量及四分量混料的标准记号，可以使用的某些混料组合为

$$x_1x_i, \quad x_1=b, \quad x_i=(1-b)/1$$
$$x_1x_ix_j, \quad x_1=b, \quad x_i=x_j=(1-b)/2$$
$$x_1x_ix_jx_k, \quad x_1=b, \quad x_i=x_j=x_k=(1-b)/3$$

这里，$i, j, k=2, 3, 4$，且 $i\neq j\neq k$。除这些设计点之外，可以考虑 $x_1=0$ 面上的标准 $\{-1, 2\}$ 格子点，共有6个点，其他的三个分量是 $x_i=1$、$x_j=x_k=0$ 及 $x_i=0$，$x_j=x_k=1/2$。预测方程可用二阶规范多项式拟合。下面看一个具体问题。

例 14-15 用西瓜 x_1，橘子 x_2，菠萝 x_3 及葡萄 x_4 的四种果汁混合在一起制成饮料。从成本上看，西瓜汁最便宜，但不能过多，最多不能超过80%，否则饮料的水果味道将不好。试验方案及结果如表 14-28 所示，建立二阶规范多项式。

表 14-28 四种果汁混合饮料的方案及结果

试验号	x_1	x_2	x_3	x_4	平均响应 y
1	0.8	0.2	0	0	6.5
2	0.8	0	0.2	0	6.96

续表

试验号	x_1	x_2	x_3	x_4	平均响应 y
3	0.8	0	0	0.2	6
4	0.4	0.2	0.2	0.2	6.82
5	0	1	0	0	5.8
6	0	0	1	0	5.65
7	0	0.5	0.5	0	5.93
8	0	0	0	1	5.05
9	0	0.5	0	0.5	5.36
10	0	0	0.5	0.5	5.72

利用统计软件建立二阶规范多项式，模型检验 $F = 543.65$，$P < 0.0001$，回归方程有统计学意义。x_1、x_2、x_3、x_4 的偏回归系数检验的概率 $P < 0.01$，均应留在方程中。四种果汁混合饮料二阶规范多项式为：

$$y = 6.8429x_1 + 5.8583x_2 + 5.9529x_3 + 5.1180x_4$$

该回归方程是用 10 个混料点的观测数据得到的，对于因子空间的其他混料点能否进行预测要经过适宜性检验，认为适宜才能使用。适宜性检验有两种办法，一种是在因子空间选择一些"控制点"，在"控制点"上进行试验。若试验值与回归方程预测值之差都在误差限之内，则认为预测方程在因子空间内是适用的；另一种办法是将"控制点"上那些试验数据与原来试验数据合在一起，重新拟合方程，若新方程拟合较好，则可用新方程在因子空间进行预测。

第五节 星点设计－效应面优化法

制药工艺的优化与处方的筛选中，经过预试验后，在获得某些重要的试验因素的基础上，人们很想通过进一步试验确定各因素分别取什么值，即使效应量取得最佳值，这种试验常常称为"优化试验"。如果采用固定其他因素，只改变某一因素的单因素考察，能够收到一定效果，但是凭借经验优选条件，不精确，也无法考虑其交互作用，如果因素水平少，比如说两因素，可以采用析因设计，因素数多于 3 个，可考虑采用正交设计或均匀设计，但这两种设计的试验精度不够。如果采用效应面优化法（response surface methodology，RSM）可提高其精度，达到更好的优化效果。

一、效应面优化法的思路与实施步骤

和均匀设计的多元线性回归一样，设 x_1，$x_2 \cdots x_n$ 是所考察的 n 个因素（自变量），所考察的指标或效应（response）称为因变量。则可建立回归方程（14-14），即：

$$\hat{y} = b_0 + b_1 x_1 + b_2 x_2 + \cdots + b_n x_n \qquad \text{式（14-14）}$$

这里要求 x_1，$x_2 \cdots x_n$ 是可准确控制的连续可测变量，但在试验设计中，建立的方程不一定有统计学意义，可以利用 SAS 软件对偏回归系数 b_i 进行检验，剔除对效应因变量影响不大的因素，以此建立的方程，称为多元逐步回归方程。在线性回归方程无统计学意义时，考虑建立逐步回归方程。在线性与逐步回归方程无统计学意义时，考虑建立非线性的二次多项式逐步回归方程：

$$\hat{y} = b_0 + (b_1 x_1 + \cdots + b_n x_n) + (b_{n+1} x_1^2 + \cdots + b_{2n} x_n^2) + (b_{2n+1} x_1 x_2 + \cdots + b_{2n+n(n-1)/2} x_{n-1} x_n) \qquad \text{式（14-15）}$$

由方程所代表的 n 维空间曲面即优化法中的效应面。一般情况下是固定其他因素，只考虑两

个因素即 x_1，x_2，即：

$$\hat{y} = b_0 + b_1 x_1 + b_2 x_2 + b_3 x_1 x_2 + b_4 x_1^2 + b_5 x_2^2 \qquad \text{式（14-16）}$$

式（14-16）表示的方程在空间中代表一个三维（效应）曲面。从这个三维曲面上可以直接寻找当自变量不同取值时的效应指标值，反之可以在确定最佳效应值范围后，可以寻找出比较好的试验条件。这就是效应面优化法。

综上所述，我们可以得出效应面优化法的四个步骤。

（1）根据工艺优化要求选择可靠的试验设计，要求能够适应线性或非线性数学模型的拟合。

（2）建立效应与因素之间的方程，通过统计学的方差分析检验模型的可信度。

（3）优选最佳工艺条件，以三维曲面为例，如果方程是线性的，则在空间中的效应面是一个平面；如果方程是非线性的，则在空间中的效应面是一个三维曲面。

（4）从效应面上直接寻找最佳工艺条件。

由于二次或更高次的非线性回归方程计算复杂，必须采用 SAS 或其他类似软件完成。

二、星点设计

星点设计（central composite design，CCD）是在两水平析因设计基础上增加极值点和中心点构成的。每个因素被设置成五个水平，设有 k（$k \geqslant 3$）个因素，其试验表以代码形式（SAS 中的 cording 状态）编排，试验时可以输入实际水平值（SAS 中的 no cording 状态）。一般代码水平的取值为 0，± 1，$\pm \alpha$，其中 0 为中心值，α 为极值，$\alpha = F^{\frac{1}{4}}$，其中 F 为析因设计部分的试验次数，$F = 2^k$（k 为因素数）或 2^{k+1}（一般五因素以上采用）。CCD 设计表由三部分组成：

1. $F = 2^k$（k 为因素数）或 2^{k+1} 析因设计。

2. 极值点，其在坐标上的位置称为轴点（axial point）或星点（star point）。使用下面一系列向量表示：（$\pm \alpha$，$0 \cdots 0$）、（0，$\pm \alpha \cdots 0$）、（$0 \cdots 0$，$\pm \alpha$），并且向量的组数与因素数相等。

3. 进行一定数量的中心点重复试验。中心点个数与 CCD 设计的正交性（orthogonal）或均一精密性（uniform precision）有关。星点设计具有可旋转（rotatable）的性质，就是说，在试验设计中，如果 x 在某一取值点，预测效应 y 的方差只是该点到中心点的距离的函数，而与向量的方向无关，因此称此设计具备可旋转性。当该设计围绕中心点旋转时，y 的方差始终保持不变，所以，均一精密性的 CCD 设计与正交试验相比，回归系数偏差更小，使得回归操作更可靠。另外有一些适用于 2 或 3 因素的特殊可旋转设计试验点分布于圆（$k=2$）或球面（$k=3$）上，称为等

图 14-4　$k=2$ 和 $k=3$ 的 CCD 试验点分布图

距设计（equiradical design）。3 因素星点设计，为了使得试验点与中心点等距，选用 $\alpha = 1.732$（$\sqrt{3}$）而不是 $\alpha = 2^{3/4} = 1.682$，这两个值在 SAS 操作中均可选用。3 因素采用球面，所以有人称为球面设计。图 14-4 是 $k=2$ 和 $k=3$ 的 CCD 试验点分布图。

利用星点设计进行效应面优化，必须严格按照设计表进行试验，控制试验误差在最小范围内，如果数据重复性差，就很难得到满意的试验结果。

三、星点设计-效应面优化法应用举例

针对某一项制药工艺要求，首先根据预试验得出几个需要的因素，划分各因素的水平范围。

例 14-16　设在某项研究中选择了 3 个因素 x_1、x_2、x_3，规定 x_1 的变化范围为 $300 \sim 400$，x_2 的变化范围为 $100 \sim 150$，x_3 的变化范围为 $1.2 \sim 1.8$。设效应变量为 y。试利用星点设计进行效应面优化。

这里介绍 SAS 软件的菜单操作步骤：

1. 在 SAS 菜单的命令窗口输入"adx"后回车，或者再击 Solutions→Analysis→Design of experiments，均可启动试验设计。

2. 在 ADX 窗口左上角点图标，在出现的 Menu 中选择 file→Create a new design→response surface…。出现效应面设计主菜单，如图 14-5 所示。

图 14-5　反应面设计主菜单

3. 用鼠标点 Define Variable 定义因素个数和效应变量。在后继对话框中选择 Add，以增加所要的因数（Factor）名和效应（Response）指标名，例如 x_1，x_2，x_3，y。效应（Response）指标名默认一个，在增加的因素名 x_1，x_2，x_3 后可以确定因素的最低水平和最高水平。如图 14-6 所示。

点 OK 确认，点 Yes 保存这个因素水平表。返回主菜单选择 Select design，出现如图 14-7 界面，根据例 14-11 选择 3 因素，20 次试验的均一精密性（uniform precision）设计。点 Axial caling 可以选择"◎Rotatable"（系统默认）；"◎Orthogonal Blocking"；"◎Face Center"；"◎Specify Alpha"，这里可以点 Specify Alpha 并输入 1.732，否则系统默认 1.682。点"⊠"，在询问是否保存时，点 Yes 确认保存这个设计方案。然后进入效应面设计窗口，见图 14-8。

图 14-6　增加因素和效应量对话框

图 14-7　选择试验设计对话框

用鼠标点 Edit Responses…，输入 20 个试验效应观测值，见图 14-9。输入完毕点"⊠"，按提示点 Yes 以确认保存设计表。返回主菜单。

4. 模型拟合，点 Fit…，出现各因素与交叉项，见图 14-10，可用鼠标选择其中或者全部进行拟合。在 SAS 的窗口会出现 Model 和 Identify 两项菜单进行模型拟合的操作。如果全选，再点 Model→Fit Detials…将显示全部拟合的细节，见图 14-11。第一行标题表示读者可以分别选择预测模型和主模型。第二行表示回归分析，第三行表示总方差分析、模型中各项的方差分析、回归方程的各项参数，共线性诊断。

图 14-8　均一精密性反应设计对话框

图 14-9　输入效应观测值

图 14-10　各因素及其交叉项

图 14-11　模型拟合结果

　　预测模型的总方差分析，进行一次回归和二次回归均有统计学意义。决定系数分别为 $R^2 = 0.676$ 和 0.888。失拟检验（Lack of Fit）的概率为 $0.2924 > 0.05$。表示模型规定是恰当的。否者模型中需要引入更高阶的项，也可能在数据中包含有异常点。

　　分析完毕点"⊠"，点 Yes 确认保存这个设计表，返回主菜单。

　　5. 星点设计主菜单中的 Optimize⋯ 显示优化后的效应面和等高线图，见图 14-12 和图 14-13。从效应面上观察，再从等高线图上拖动鼠标以及按住鼠标左键直接读出效应值的最佳范围。

　　6. 最后把当前试验设计的全部结果存为文件。

图 14-12　模型拟合的效应面

图 14-13　效应曲面的等高线

［例14-17］星点设计-效应面优化法应用举例优化散偏汤提取工艺

选取提取时间A（60min、105min、150min），加水倍量B（5倍、12.5倍、20倍），提取次数C（1次、2次、3次）三因素进行响应面实验设计。以4个指标性成分含量（Y_1：阿魏酸含量；Y_2：芥子碱硫氰酸盐含量；Y_3：甘草苷含量；Y_4：甘草酸含量）和出膏率（Y_5）为评价指标，采用Design Expert10.0软件进行响应面实验设计和数据分析，筛选出最佳提取工艺。

在前期实验中发现，在"提取-浓缩-干燥"过程中，4个指标性成分均有一定损失，阿魏酸损失率约为40%，芥子碱硫氰酸盐损失率约为25%，甘草苷损失率约为20%，甘草酸损失率约为5%。因此，选取各指标性成分含量及出膏率作为评价指标进行综合加权评分，设置权重系数均为0.2，同时将各成分损失率进行折算，进行综合评分，综合评分值越接近0则越接近基准样品要求。综合评分公式如下：

综合评分=0.2×（提取液中阿魏酸含量-1.40×基准样品中阿魏酸含量）+0.2×（提取液中芥子碱硫氰酸盐含量-1.25×基准样品中芥子碱硫氰酸盐含量）+0.2×（提取液中甘草苷含量-1.20×基准样品中甘草苷含量）+0.2×（提取液中甘草酸含量-1.05×基准样品中甘草酸含量）+0.2×（提取液出膏率-基准样品出膏率）

根据Design Expert10.0软件进行3因素3水平的17次实验，其中12个析因点、5个中心点，因素水平见表14-29，实验编号见表14-30。

表14-29　响应面实验设计因素水平表

水平	因素		
	A 提取时间（min）	B 加水倍量（倍）	C 提取次数（次）
-1	60	5	1
0	105	12.5	2
1	150	20	3

表14-30　响应面实验编号表

实验编号	因素		
	A 提取时间（min）	B 加水倍量（倍）	C 提取次数（次）
1	105	5	1
2	105	20	3
3	60	12.5	1
4	105	5	3
5	60	20	2
6	150	20	2
7	105	20	1
8	150	5	2
9	60	12.5	3
10	150	12.5	1
11	60	5	2
12	150	12.5	3
13	105	12.5	2
14	105	12.5	2
15	105	12.5	2
16	105	12.5	2
17	105	12.5	2

实验结果：17 组响应面实验提取液中各指标性成分含量和出膏率结果见表 14-31。

表 14-31　响应面实验结果

实验编号	阿魏酸含量（mg）	芥子碱硫氰酸盐含量（mg）	甘草苷含量（mg）	甘草酸含量（mg）	出膏率（%）	综合评分（分）
1	26.11	46.22	15.29	15.75	22.25	-18.4755
2	68.32	81.55	59.58	89.50	34.49	23.0885
3	42.10	74.72	23.95	36.81	25.68	-2.9475
4	52.89	82.48	46.03	68.16	28.34	11.9805
5	51.65	89.19	38.90	57.47	29.59	9.7605
6	62.59	91.54	60.18	84.03	32.38	22.5445
7	55.92	82.01	23.10	33.49	25.74	0.4525
8	43.06	75.20	26.53	34.94	27.85	-2.0835
9	66.10	97.52	36.12	72.90	31.65	17.2585
10	44.72	73.58	29.09	30.69	24.56	-3.0715
11	48.12	78.35	32.93	35.56	25.49	0.4905
12	57.62	92.95	21.19	92.91	33.90	16.1145
13	60.19	84.43	33.86	58.02	26.55	9.0105
14	61.00	84.86	35.86	60.41	29.19	10.6645
15	58.80	91.96	24.17	52.42	29.07	7.6845
16	58.16	92.11	20.58	56.29	29.51	7.7305
17	59.56	82.81	36.02	60.82	33.05	10.8525

预测最优工艺参数：采用 Design Expert10.0 软件预测的提取工艺参数为提取时间 60.000min，加水倍量 20.000 倍，提取次数 1.133 次，此时的综合评分预测值为 0.000。根据实际情况对提取工艺参数进行调整，即加水 20 倍量（1800mL）、提取 60min、提取 1 次。

验证实验：按照调整后的预测工艺参数进行响应面验证试验，结果见表 14-32。

表 14-32　响应面验证实验指标性成分含量结果（n=3）

编号	阿魏酸含量 $(\bar{x}\pm s)$ /mg	芥子碱硫氰酸盐含量 $(\bar{x}\pm s)$ /mg	甘草苷含量 $(\bar{x}\pm s)$ /mg	甘草酸含量 $(\bar{x}\pm s)$ /mg	出膏率/%
验证 1	42.31±1.71	70.74±0.79	24.18±0.51	38.54±1.84	23.26
验证 2	38.38±0.26	71.32±0.22	18.75±0.11	40.59±0.17	24.48
验证 3	40.93±4.04	70.56±0.50	23.96±0.29	42.77±0.46	23.76

　　根据前期实验结果，在 15 批基准样品中，4 个指标性成分含量已确定的范围为：每个处方含阿魏酸 19.08～35.43mg、芥子碱硫氰酸盐 38.02～70.60mg、甘草苷 14.65～27.21mg、甘草酸 21.17～39.31mg。根据 3 组实验的响应面验证结果，得到每个处方中，阿魏酸含量均值为 40.54mg、芥子碱硫氰酸盐含量均值为 70.87mg、甘草苷含量均值为 22.30mg、甘草酸含量均值为 40.63mg，出膏率均值为 23.83%，综合评分均值为 -3.9655，验证实验结果减去"提取-浓缩-干燥"过程的损失，均满足前期建立的质量标准，且与响应面法预测值接近。

四、多指标数据处理

当效应指标较多时，在每个指标优选的条件之间达成妥协，使所有指标综合为一个值，每一个指标都应该化为 0～1 之间的"归一值"，并且计算几何平均值达到总评归一值，具体依照专业问题来确定，可参考相关文献。

五、效应面优化方法与正交设计、均匀设计的优缺点比较

国内文献大多报道使用正交设计或均匀设计进行工艺优化和处方筛选。工艺优化中，正交设计试验次数较少，试验条件要求不高，容易实现。均匀设计对实验的条件要求高于正交试验，试验次数比正交试验少，但不太容易控制。正交设计不适合非线性的情况。而 CCD-RSM 方法可以很好解决非线性回归的问题，精度高于正交设计和均匀设计，缺点是低于析因设计的精度，且试验次数比较多，如 5 因素则需要 52 次试验。如果在试验中先使用 CCD 确定最优区域，然后再缩小范围使用析因设计的 RSM 方法，则可能会取得更好的效果。

实验部分

实验一　氢化可的松的制备工艺

实验图 1-1　氢化可的松

氢化可的松（实验图 1-1）为糖皮质激素类典型药物，可调节糖、脂肪、蛋白质的生物合成及代谢，具有抗炎、抗病毒、抗休克及抗过敏作用，并可作为制备多种甾体药物的起始化合物。主要用于肾上腺皮质功能不足和自体免疫性疾病，应用于某些感染的综合治疗。对消化性溃疡病、骨质疏松症、精神病、重症高血压忌用，充血性心力衰竭、糖尿病、急性感染病慎用。目前虽已有若干疗效更高、副作用较少、具有特效的一些甾体药物出现，但由于氢化可的松疗效确切，仍不失为重要的甾体激素药物之一，在国内生产的激素品种中它的产量最大。

化学名：11β,17α,21-三羟基孕甾-4-烯-3,20-二酮；分子式：$C_{22}H_{32}O_5$；相对分子量：376.22；mp. 212～222℃，熔融时分解；性状：为白色或几乎白色的结晶性粉末，无臭，初无味，随后有持续苦味，遇光渐变质。不溶于水，几不溶于乙醚，微溶于氯仿，溶于乙醇，丙酮。

【实验目的】

1. 掌握从中药材中提取有效成分的方法。

2. 掌握半合成法制备氢化可的松的方法。

【实验内容】

1. 薯蓣皂苷元的提取。

2. 双烯醇酮醋酸的制备。

3. 16α,17α-环氧黄体酮的制备。

4. 17-α-羟基黄体的制备。

5. Δ^4-娠烯-17α,21-二醇-3,20-二酮的制备。

6. 氢化可的松的制备。

【实验原理】

实验图 1-2　氢化可的松实验原理

【实验步骤】

1. 薯蓣皂苷元的提取

（1）取穿山薯蓣粗粉（50g）置圆底烧瓶中，加水 250mL，浓硫酸 20mL，室温浸泡 24 小时，文火加热回流 4～6 小时，放冷，倾出酸水液，取酸性药渣，用清水漂洗 3 次，然后将药渣倒入乳钵中，加碳酸钠粉末，反复研磨，调 pH 值至中性，水洗、抽干，得中性药渣，低温（80℃）干燥 12 小时，得干燥药渣，置乳钵中研成细粉。

（2）置索氏提取器中，以石油醚（60～90℃沸程）为溶剂，连续回流提取 4～5 小时；取石油醚提取物，回收石油醚至剩 10～15mL，迅速倾入小三角烧瓶中，放置使充分冷却，过滤；取沉淀部分，用少量冷石油醚洗二次，抽干，即得薯蓣皂苷元粗品。

（3）精制。取上述获得的薯蓣皂苷元粗品，加无水乙醇，或氯仿：甲醇（1：3）重结晶，得薯蓣皂苷元精品。

2. 双烯醇酮醋酸的制备

实验图 1-3　双烯醇酮醋酸的制备原理

（1）将薯蓣皂苷元、乙酐、冰醋酸投入反应罐中。先抽真空，然后升温使内温达到 191～200℃，压力达到 450～500kPa 以上，反应 0.5 小时。反应完毕，冷却，加冰醋酸，在冷至 5～7℃时，加入预先配好的铬酸溶解（铬酐、醋酸钠和水的混合物），使其自然升温到 60～70℃，保温反应 20 分钟。当氧化反应完毕，加热升温到 95℃，开始蒸馏回收醋酸，温度逐渐升到 110℃以上时，改用减压装置回收醋酸到一定体积，冷却，加水稀释，过滤，洗涤，得双烯醇酮粗品。

（2）精制。双烯醇酮粗品用少量水加热溶解，在冷却使粗品成球后与水分离，将水放出后，加入乙醇，加热使溶解，在冷却到 0℃分离出结晶，用乙醇洗涤，干燥得双烯醇酮醋酸酯精品，mp. 165℃以上，收率为 55%～57%。

3. 16α,17α-环氧黄体酮的制备

（1）将甲醇、双烯醇酮醋酸酯投入反应罐内，搅拌升温至 28～30℃，加入 20% 的苛性钠溶液，使温度自然上升至 40℃，保温 20 分钟，冷却至 28～30℃，慢慢滴入过氧化氢。控制氧化温度在（30±2）℃，滴完后保温反应 3 小时，室温放置，待反应中残留过氧化氢含量降至 0.5% 以下，反应结束，环氧化合物析出（mp. 184℃左右）。

实验图 1-4 16α,17α-环氧黄体酮的制备原理

（2）用冰醋酸中和反应液到 pH 值 8～9，加热到 70℃。减压浓缩至糊状。加入甲苯，加热回流提取，冷却分层，分去水层，甲苯层用热水洗涤到 pH 值 7。甲苯层用常压蒸馏除水，直至馏出液澄清为止。然后加入环己酮，再蒸馏至蒸出液澄清为止。

（3）加入异丙醇铝，在 115～120℃回流 1.5 小时，稍冷加入苛性钠溶液，水蒸气蒸馏回收甲苯，趁热过滤，滤饼用热水洗至中性，乙醇洗，干燥，得环氧黄体酮，mp.201℃以上，收率75%左右。

4. 17-α-羟基黄体酮的制备

实验图 1-5 17-α-羟基黄体酮的制备原理

（1）将环氧黄体酮加入已冷却到 15℃的 56%氢溴酸中，温度不超过 24～26℃，加毕，反应1.5 小时。将反应物倾入水中，静置，过滤，用水洗涤到中性和无氯离子（用硝酸银试液检查），分离得 16α-溴-17α-羟基黄体酮。

（2）将分离得到的 16α-溴-17α-羟基黄体酮溶于乙醇中，加入冰醋酸及雷尼镍，排除罐内空气后，以 20kPa 的压力通入氢气，于 34～36℃滴加醋酸铵-吡啶溶液，滴完后继续反应，直到溴全部脱去后（取少量反应液用铜丝作焰色反应），停止通氢气。加热至 68℃左右保温15 分钟，过滤，滤液减压浓缩回收乙醇后，冷却，加水稀释，过滤，水洗至中性，干燥，得17α-羟基黄体酮，mp.184℃，收率为 95%左右。

5. Δ⁴-娠烯-17α,21-二醇-3,20-二酮的制备

实验图 1-6 Δ⁴-娠烯-17α,21-二醇-3,20-二酮的制备原理

（1）将 17α-羟基黄体酮加入氯仿和总量 1/3 的氯化钙-甲醇溶液中，搅拌至全溶，加入氧化钙，于（0±1）℃慢慢滴加已溶于总量 2/3 的氯化钙-甲醇溶液中的碘液，维持该温度继续反应

1.5 小时再加入预先冷冻（－10℃）的氯化铵水溶液，放置分层，过滤，分取氯仿层（水层可回收碘），减压回收氯仿至结晶析出。加入甲醇，继续浓缩至干，加入二甲基甲酰胺使溶解。此即为 17α-羟基-21-碘黄体酮溶液。

（2）将碳酸钾加入二甲基甲酰胺中，于搅拌下加入醋酸和醋酐，加毕升温到 90℃ 反应 0.5 小时，冷却至 20℃；加入上述制备的 17α-羟基-21-碘黄体酮溶液中，逐步升温到 90℃，保温反应 0.5 小时反应完毕，冷却到－10℃，过滤，水洗、干燥、得 17α-羟基-21-醋酸黄体酮。mp. 226℃，收率 95% 左右。

6. 氢化可的松的制备

实验图 1-7　氢化可的松的制备原理

（1）将玉米浆，酵母膏，硫酸铵，葡萄糖粉及水投入发酵罐中，搅拌，用氢氧化钠溶液调整 pH 值 5.7～6.3，加入 0.03% 豆油，120℃ 灭菌，通入无菌空气，降温至 27～28℃，接入蓝色梨头霉（Absidia orchidis）孢子悬浮液，维持罐压 60kPa，控制排气量，通气搅拌发酵 28～32 小时，用氢氧化钠调 pH 值 5.5～6.0，投入发酵体积 0.15% 的 17α-羟基-21-醋酸黄体酮，氧化 24 小时后，取样作比色实验检查反应终点。到达终点后滤除菌丝，发酵液用醋酸丁酯多次提取，合并提取液，减压浓缩至适量，冷至 0～10℃，过滤，干燥，得粗品，mp. 195℃，收率 46% 左右。

（2）精制。粗品可用 16～18 倍的含 8% 甲醇的二氯乙烷溶液，加热回流使全溶，趁热过滤，滤液冷却至 0～5℃，冷冻，结晶、过滤、干燥，得氢化可的松，mp. 202℃ 以上。

（3）重结晶。精制品加 16 倍左右的甲醇或乙醇重结晶，mp. 212℃ 以上，精制率 94%～95%。

实验二　氟哌酸的制备工艺

氟哌酸（实验图 2-1）为第三代喹诺酮类药物，具有抗菌谱广、作用强的特点，尤其对革兰阴性菌，如铜绿假单胞菌、大肠杆菌、肺炎克雷白杆菌、奇异变形杆菌、产气杆菌、沙门菌、沙雷菌、淋球菌等有强的杀菌作用，其最低抑菌浓度（MIC）远较常用的抗革兰阴性菌药物为低。对于金黄色葡萄球菌，本品的作用也较庆大霉素为强。用于咽喉炎、扁桃体炎、肾盂肾炎、尿道炎、泌尿系统感染（患者表现为尿频、尿急、尿痛，严重者可出现畏寒、发热）和肠道的细菌感染（如解黏液血便、腹痛或解水样大便）；也可用于耳鼻喉科、妇科、皮肤科感染性疾病等的治疗。

实验图 2-1　氟哌酸

氟哌酸的化学名为：1-乙基-6-氟-1,4-二氢-4-氧-7-（1-哌嗪基）-3-喹啉羧酸。该化合物为微黄色针状晶体或结晶粉末，mp. 216～220℃，易溶于酸及碱，微溶于水。

氟哌酸的制备方法很多，按不同原料及路线划分一般有十几种，但我国工业生产以下述路线为主。将氟氯苯胺与乙氧基次甲基丙二酸二乙酯高温缩合，环合得 6-氟-7-氯-1,4-二氢-4-氧-喹啉羧酸乙酯，用溴乙烷乙基化，得 1-乙基-6-氟-7-氯-1,4-二氢-4-氧-喹啉-3-羧酸乙酯，再与由醋酐和硼酸形成的（AcO)₃B 反应生成硼螯合物，在 DMSO 中与哌嗪缩合，最后经 NaOH 水解得氟哌酸。

【实验目的】

1. 通过对氟哌酸合成路线的具体操作，使学生掌握各步中间体的质量控制方法。

2. 通过对氟哌酸合成路线的比较，使学生掌握选择实际生产工艺的几个基本要求。

3. 通过对实验各步骤的操作，使学生了解各类反应特点、机制、操作要求、反应终点的控制等。

4. 通过对氟哌酸生产工艺的学习，使学生对新药研制过程有一个基本了解。

【实验内容】

1. 3,4-二氯硝基苯的制备。

2. 4-氟-3-氯-硝基苯的合成。

3. 4,3-氟-3-氯苯的制备。

4. 乙氧基次甲基丙二酸二乙酯制备。

5. 7-氯-6-氟-1,4-二氢-4-氧喹啉-3-羧酸乙酯的制备。

6. 1-乙基-7-氯-6-氟-1,4 二氢-4-氧喹啉-3-羧酸乙酯的制备。

7. 1-乙基-7-氯-6-氟-1,4 二氢-4-氧喹啉-3-羧酸的制备。

8. 氟哌酸的制备。

【实验原理】

实验图 2-2 氟哌酸的制备原理

【实验步骤】

1. 3,4-二氯硝基苯的制备

实验图 2-3　3,4-二氯硝基苯的制备原理

于装有搅拌器，回流冷凝器，温度计，滴液漏斗的四颈瓶中，先加入硝酸 51g，水浴冷却下，滴加硫酸 79g，控制滴加速度，使温度保持在 50℃以下。滴完后换一滴液漏斗，于 40～50℃内滴加邻二氯苯 35g，40 分钟内滴完，升温至 60℃反应 2 小时，静止分层，取上层油状液体倾入 5 倍量的水中，搅拌，固化，放置 30 分钟内过滤，水洗至 pH 值 7，真空干燥，称重，计算收率。

2. 4-氟-3 氯-硝基苯的制备

实验图 2-4　4-氟-3 氯-硝基苯的制备原理

在装有搅拌、回流冷凝器、温度计、氯化钙干燥管的四颈瓶中，加入二氯硝基苯 40g、二甲基亚砜（无水）73g、无水氟化钾 23g、升温到回流温度 194～198℃。在此温度下快速搅拌 1～1.5 小时，冷却至 50℃左右，加入 75mL 水，并充分搅拌，倒入分液漏斗中，静止分层，分出下层油状物，按水蒸气蒸馏装置，进行水蒸气蒸馏，得淡黄色固体，过滤，水洗至中性，真空干燥，得 4-氟-3-氯-硝基苯。

3. 4-氟-3-氯苯胺的制备

实验图 2-5　4-氟-3-氯苯胺的制备原理

在装有搅拌、回流冷凝器、温度计三颈瓶中投入铁粉（60 目）51.5g、水 173mL、氯化钠 4.3g，搅拌下于 100℃，活化 10 分钟，降温至 85℃，快速搅拌下，加入一半 4-氟-3-氯-硝基苯（30/2）g，温度自然升至 95℃，10 分钟后再加入另一半 4-氟-3-氯-硝基苯（30/2）g，于 95℃反应 2 小时，然后将反应液进行水蒸气蒸馏，馏出液中加冰，使产品固化完全，过滤，于 30℃下干燥，得 4-氟-3-氯-苯胺，mp. 44～47℃。

4. 乙氧基次甲基丙二酸二乙酯（EMME）制备

$$HC(OC_2H_5)_3 + H_2C(COOC_2H_5)_2 \xrightarrow[ZnCl_2]{Ac_2O} C_2H_5OCH=C(COOEt)_2 + 2EtOH$$

实验图 2-6　乙氧基次甲基丙二酸二乙酯制备原理

于装有搅拌、温度计、滴液漏斗、蒸馏装置的四颈瓶中加入原甲酸三乙酯 78g，丙二酸二乙酯 30g，ZnCl₂ 0.1g，搅拌、加热、升温至 120℃，蒸出乙醇。降温至 70℃，于 70～80℃内滴加第二批原甲酸三乙酯 20g 及醋酐 6g，于 0.5 小时内滴完，然后升温到 152～156℃保温反应 2 小时。然后冷却至室温，将反应液倒入圆底烧瓶中，真空泵减压回收原甲酸三乙酯（沸点 140℃，70℃/5.3kPa）冷到室温，减压蒸馏，收集（120～140℃/666Pa）的馏分，得乙氧基次甲基丙二酸二乙酯，收率 70%。

5. 7-氯-6-氟-1,4-二氢-4-氧喹啉-3-羧酸乙酯的制备

实验图 2-7 7-氯-6-氟-1,4-二氢-4-氧喹啉-3-羧酸乙酯的制备原理

在装有搅拌、回流冷凝器、温度计装置的三颈瓶中分别投入 4-氟-3-氯-苯胺 15g、乙氧基次甲基丙二酸二乙酯（EMME）24g，快速搅拌下加热到 120℃，于 120～130℃下反应 2 小时，放冷至室温，将回流装置改成蒸馏装置，加入石蜡油 80mL，加热到 260～270℃，有大量乙醇生成，回收乙醇反应 0.5 小时，冷却到 60℃下过滤，滤饼分别用甲苯、丙酮洗至滤饼呈灰白色，烘干，测熔点，mp. 297～298℃，计算收率。

6. 1-乙基-7-氯-6-氟-1,4 二氢-4-氧喹啉-3-羧酸乙酯的制备

实验图 2-8 1-乙基-7-氯-6-氟-1,4 二氢-4-氧喹啉-3-羧酸乙酯的制备原理

在装有搅拌器、回流冷凝器、温度计、滴液漏斗的 250mL 四颈瓶中，投入自制环合物 25g、无水碳酸钾 30.8g、DMF125g，搅拌加热到 70℃，于 70～80℃下，在 40～60 分钟内滴加溴乙烷 25g，升温至 100～110℃，保温 6～8 小时，反应完后，减压回收 70%～80% 的 DMF，降温至 50℃左右，加入 200mL 水，析出固体，过滤，水洗，干燥，得粗品，用乙醇重结晶。

7. 1-乙基-7-氯-6-氟-1,4 二氢-4-氧喹啉-3-羧酸的制备

实验图 2-9 1-乙基-7-氯-6-氟-1,4 二氢-4-氧喹啉-3-羧酸的制备原理

在装有搅拌、冷凝器、温度计的三颈瓶中，加入自制乙基物 20g 以及氢氧化钠 5.5g 和蒸馏水 75g 配成碱液，加热至 95～100℃，保温 10 分钟，冷却至 50℃，加入 125mL 水稀释，用浓盐酸调 pH 值至 6，冷却至 20℃，过滤，水洗，烘干，测熔点，若熔点低于 270℃，需进行重结晶，再测熔点，计算收率。

8. 氟哌酸的制备

实验图 2-10 氟哌酸的制备原理

在装有回流冷凝器、温度计及搅拌器的 150mL 的三颈瓶，投入自制水解物 10g、无水哌嗪 13g、吡啶 65g，回流反应 6 小时，冷却到 10℃，滤出，析出的固体，烘干，称重，测熔点，mp. 215～218℃。

将上述粗品加入 100mL 水溶解，用冰醋酸调 pH 值到 7，滤得精品，烘干，测熔点，mp. 216～220℃，计算收率及总收率。

实验三　氯霉素的制备工艺

氯霉素（chloramphenicol，实验图 3-1）曾广泛用于治疗各种敏感菌感染，后因对造血系统有严重不良反应，故对其临床应用现已做出严格控制。氯霉素可用于有特效作用的伤寒、副伤寒和立克次体病等及敏感菌所致的严重感染，其在脑脊液中浓度较高，也常用于治疗其他药物疗效较差的脑膜炎患者。由于氯霉素可引起严重的毒副作用，故临床仅用于敏感伤寒菌株引起的伤寒感染、流感杆菌感染、重症脆弱拟杆菌感染、脑脓肿、肺炎链球菌或脑膜炎球菌性脑膜炎同时对青霉素过敏的患者。

$$1R,2R\ (-) \qquad 1S,2S\ (+) \qquad 1S,2R\ (-) \qquad 1R,2S\ (+)$$

实验图 3-1　氯霉素

氯霉素的化学名：1R，2-（-）-1-对硝基苯基-2-二氯乙酰胺基-1,3-丙二醇。氯霉素分子中有两个手性碳原子，有四个旋光异构体（实验图 3-1）。四个异构体中仅 1R,2R（-）〔或 D（-）苏阿糖型〕有抗菌活性，为临床使用的氯霉素。氯霉素为白色或微黄色的针状、长片状结晶或结晶性粉末，味苦。mp. 149～153℃。易溶于甲醇、乙醇、丙酮或丙二醇中，微溶于水。比旋度：$[\alpha]_D^{25}$ +25°～+25.5°（乙酸乙酯）；$[\alpha]_D^{25}$ +18.5°～+21.5°（无水乙醇）。

【实验目的】

1. 掌握利用旋光仪测定光学异构体质量的方法。
2. 掌握各步反应的基本操作和终点的控制。
3. 熟悉溴化、乙酰化、羟甲基化、水解、拆分、二氯乙酰化等反应的原理。
4. 熟悉氯霉素及其中间体的立体化学。
5. 了解结晶法拆分外消旋体的原理，熟悉操作过程。

【实验内容】

1. 对硝基 α-溴代苯乙酮的制备。
2. 对硝基 α-溴化苯乙酮六亚甲基四胺盐的制备。
3. 对硝基 α-氨基苯乙酮盐酸盐的制备。
4. 对硝基 α-乙酰胺基苯乙酮的制备。

5. 对硝基 α-乙酰胺基-β-羟基苯丙酮的制备。

6. 异丙醇铝的制备。

7. （±）-苏阿糖型-1-对硝基苯基-2-氨基-1,3-丙二醇的制备。

8. D-（-）-1-对硝基苯基-α-氨基-1,3-丙二醇的制备。

9. 氯霉素的制备。

【实验原理】

$$O_2N\text{—}C_6H_4\text{—}COCH_3 \xrightarrow{Br_2, C_6H_5Cl} O_2N\text{—}C_6H_4\text{—}COCH_2Br \xrightarrow{(CH_2)_6N_4, C_6H_5Cl} O_2N\text{—}C_6H_4\text{—}COCH_2Br(CH_2)_6N_4$$

$$\xrightarrow[HCl, H_2O]{C_2H_5OH} O_2N\text{—}C_6H_4\text{—}COCH_2NH_2 \cdot HCl \xrightarrow[CH_3COONa]{(CH_3CO)_2O} O_2N\text{—}C_6H_4\text{—}COCH_2NHCOCH_3 \xrightarrow[C_2H_5OH]{HCHO}$$

$$O_2N\text{—}C_6H_4\text{—}C(NHCOCH_3)H\text{—}CH_2OH \xrightarrow[CH_3CH(OH)CH_3]{Al[OCH(CH_3)_2]_3} O_2N\text{—}C_6H_4\text{—}CH(OH)\text{—}CH(NHCOCH_3)\text{—}CH_2OH \xrightarrow{HCl, H_2O}$$

$$O_2N\text{—}C_6H_4\text{—}CH(OH)\text{—}CH(NH_2 \cdot HCl)\text{—}CH_2OH \xrightarrow{15\%NaOH} O_2N\text{—}C_6H_4\text{—}CH(OH)\text{—}CH(NH_2)\text{—}CH_2OH \xrightarrow{拆分}$$

$$O_2N\text{—}C_6H_4\text{—}CH(OH)\text{—}CH(NH_2)\text{—}CH_2OH \xrightarrow{CHCl_2COOCH_3, CH_3OH} O_2N\text{—}C_6H_4\text{—}CH(OH)\text{—}CH(NHCOCHCl_2)\text{—}CH_2OH$$

实验图 3-2 氯霉素制备原理

【实验步骤】

1. 对硝基 α-溴代苯乙酮的制备

$$O_2N\text{—}C_6H_4\text{—}COCH_3 \xrightarrow{Br_2, C_6H_5Cl} O_2N\text{—}C_6H_4\text{—}COCH_2Br$$

实验图 3-3 对硝基 α-溴代苯乙酮制备原理

在装有搅拌器、温度计、冷凝管、滴液漏斗的 250mL 四颈瓶中，加入对硝基苯乙酮 10g，氯苯 75mL，于 25～28℃搅拌使溶解。从滴液漏斗中滴加溴 9.7g。首先滴加溴 2～3 滴，反应液即呈棕红色，10 分钟内褪成橙色表示反应开始；继续滴加剩余的溴，1～1.5 小时加完，继续搅拌 1.5 小时，反应温度保持在 25～28℃。反应完毕，真空泵减压抽去溴化氢约 30 分钟，得对硝基 α-溴代苯乙酮氯苯溶液，备用。

2. 对硝基 α-溴化苯乙酮六亚甲基四胺盐的制备

$$O_2N\text{—}C_6H_4\text{—}COCH_2Br \xrightarrow{(CH_2)_6N_4, C_6H_5Cl} O_2N\text{—}C_6H_4\text{—}COCH_2Br(CH_2)_6N_4$$

实验图 3-4 对硝基 α-溴化苯乙酮六亚甲基四胺盐制备原理

在装有搅拌器、温度计的 250mL 三颈瓶中，依次加入上步制备好的对硝基 α-溴代苯乙酮和氯苯 20mL，冷却至 15℃ 以下，在搅拌下加入六亚甲基四胺（乌洛托品）粉末 8.5g，温度控制在 28℃ 以下，加毕，加热至 35～36℃，保温反应 1 小时，测定终点。如反应已到终点，继续在 35～36℃ 反应 20 分钟，即得对硝基 α-溴代苯乙酮六亚甲基四胺盐（简称成盐物），然后冷至 16～18℃，备用。

3. 对硝基-α-氨基苯乙酮盐酸盐的制备

$$O_2N-\!\!\boxed{}\!-COCH_2Br(CH_2)_6N_4 \xrightarrow[\text{HCl, H}_2O]{C_2H_5OH} O_2N-\!\!\boxed{}\!-COCH_2NH_2 \cdot HCl$$

实验图 3-5　对硝基-α-氨基苯乙酮盐酸盐制备原理

在上步制备的成盐物氯苯溶液中加入精制氯化钠 3g，浓盐酸 17.2mL，冷至 6～12℃，搅拌 3～5 分钟，使成盐物呈颗粒状，待氯苯溶液澄清分层，分出氯苯。立即加入乙醇 37.7mL，搅拌，加热，30 分钟后升温到 32～35℃，保温反应 5 小时。冷至 5℃ 以下，过滤，滤饼转移到烧杯中加水 19mL，在 32～36℃ 搅拌 30 分钟，再冷至 -2℃，过滤，用预冷到 2～3℃ 的 6mL 乙醇洗涤，抽干，得对硝基-α-氨基苯乙酮盐酸盐（简称水解物），mp. 250℃（分解），备用。

4. 对硝基-α-乙酰胺基苯乙酮的制备

$$O_2N-\!\!\boxed{}\!-COCH_2NH_2 \cdot HCl \xrightarrow[\text{CH}_3COONa]{(CH_3CO)_2O} O_2N-\!\!\boxed{}\!-COCH_2NHCOCH_3$$

实验图 3-6　对硝基-α-乙酰胺基苯乙酮制备原理

在装有搅拌器、回流冷凝器、温度计和滴液漏斗的 250mL 四颈瓶中，放入上步制得的水解物及水 20mL，搅拌均匀后冷至 0～5℃。在搅拌下加入醋酐 9mL。另取 40% 的醋酸钠溶液 29mL，用滴液漏斗在 30 分钟内滴入反应液中，滴加时反应温度不超过 15℃。滴毕，升温到 14～15℃，搅拌 1 小时（反应液始终保持在 pH 值 3.5～4.5），再补加醋酐 1mL，搅拌 10 分钟，测定终点。如反应已完全，立即过滤，滤饼用冰水搅成糊状，过滤，用饱和碳酸氢钠溶液中和至 pH 值 7.2～7.5，抽滤，再用冰水洗至中性，抽干，得淡黄色结晶（简称乙酰化物），mp. 161～163℃。

5. 对硝基-α-乙酰胺基-β-羟基苯丙酮的制备

$$O_2N-\!\!\boxed{}\!-COCH_2NHCOCH_3 \xrightarrow[\text{C}_2H_5OH]{HCHO} O_2N-\!\!\boxed{}\!-\overset{\displaystyle NHCOCH_3}{\underset{\displaystyle |}{COCH}}-CH_2OH$$

实验图 3-7　对硝基-α-乙酰胺基-β-羟基苯丙酮制备原理

在装有搅拌器、回流冷凝管、温度计的 250mL 三颈瓶中，投入乙酰化物及乙醇 15mL，甲醛 4.3mL，搅拌均匀后用少量 NaHCO₃ 饱和溶液调 pH 值 7.2～7.5。搅拌下缓慢升温，大约 40 分钟达到 32～35℃，再继续升温至 36～37℃，直到反应完全。迅速冷却至 0℃，过滤，用 25mL 冰水分次洗涤，抽滤，干燥得对硝基-α-乙酰胺基-β-羟基苯丙酮（简称缩合物），mp. 166～167℃。

6. 异丙醇铝的制备

在装有搅拌器、回流冷凝管、温度计的三颈瓶中依次投入剪碎的铝片 2.7g，无水异丙醇 63mL 和无水三氯化铝 0.3g。在油浴上回流加热至铝片全部溶解，冷却到室温，备用。

7. (±)-苏阿糖型-1-对硝基苯基-2-氨基-1,3-丙二醇的制备

実验图 3-8　(±)-苏阿糖型-1-对硝基苯基-2-氨基-1,3-丙二醇制备原理

在上步制备异丙醇铝的三颈瓶中加入无水三氯化铝 1.35g，加热到 44～46℃，搅拌 30 分钟。降温到 30℃，加入缩合物 10g。然后缓慢加热，约 30 分钟内升温到 58～60℃，继续反应 4 小时。冷却到 10℃ 以下，滴加浓盐酸 70mL。滴毕，加热到 70～75℃，水解 2 小时（最后 0.5 小时加入活性炭脱色），趁热过滤，滤液冷至 5℃ 以下，放置 1 小时。过滤析出的固体，用少量 20% 盐酸（预冷至 5℃ 以下）8mL 洗涤。然后将固体溶于 12mL 水中，加热到 45℃，滴加 15% NaOH 溶液到 pH 值 6.5～7.6。过滤，滤液再用 15% NaOH 调节到 pH 值 8.4～9.3，冷却至 5℃ 以下，放置 1 小时。抽滤，用少量冰水洗涤，干燥，得（±）-苏阿糖型-1-对硝基苯基-2-氨基-1,3-丙二醇（DL-氨基物），mp. 143～145℃。

8. D-(-)-1-对硝基苯基-α-氨基-1,3-丙二醇的制备

実验图 3-9　D-(-)-1-对硝基苯基-α-氨基-1,3-丙二醇制备原理

（1）拆分　在装有搅拌器、温度计的 250mL 三颈瓶中投入（±）-氨基物 5.3g，（-）-氨基物 2.1g，（±）-氨基物盐酸盐 16.5g 和蒸馏水 78mL。搅拌，水浴加热，保持温度在 61～63℃ 反应约 20 分钟，使固体全部溶解。然后缓慢自然冷却至 45℃，开始析出结晶。再在 70 分钟内缓慢冷却至 29～30℃，迅速抽滤，用热蒸馏水 3mL（70℃）洗涤，抽干，干燥，得微黄色结晶［粗（-）-氨基物］，mp. 157～159℃。滤液中再加入（±）-氨基物 4.2g，按上法重复操作，得粗（+）-氨基物。

（2）精制　在 100mL 烧杯中加入（+）-或（-）-氨基物 4.5g，1mol/L 稀盐酸 25mL。加热到 30～35℃ 使溶解，加活性炭脱色，趁热过滤。滤液用 15% NaOH 溶液调至 pH 值 9.3，析出结晶。再在 30～35℃ 保温 10 分钟，抽滤，用蒸馏水洗至中性，抽干，干燥，得白色结晶，mp. 160～162℃。

（3）旋光测定　取本品 2.4g，精密称定，置 100mL 容器中加 1mol/L 盐酸（不需标定）至刻度，按照旋光度测定法测定，应为（+）／（-）1.36°～（+）／（-）1.40°。

9. 氯霉素的制备

実验图 3-10　氯霉素制备原理

在装有搅拌器、回流冷凝器、温度计的 100mL 三颈瓶中，加入（+）－氨基物 4.5g，甲醇 10mL 和二氯乙酸甲酯 3mL。在 60～65℃搅拌反应 1 小时，随后加入活性炭 0.2g，保温脱色 3 分钟，趁热过滤，向滤液中滴加蒸馏水（每分钟约 1mL 的速度滴加）至有少量结晶析出时停止加水，稍停片刻，继续加入剩余蒸馏水（共 33mL）。冷至室温，放置 30 分钟，抽滤，滤饼用 4mL 蒸馏水洗涤，抽干，105℃干燥，即得氯霉素，mp. 149.5～153℃。

实验四　甘露醇的制备工艺

甘露醇是一种多元醇或糖醇，其天然品广泛存在于植物、藻类、食用菌类和地衣类等生物体内。由于甘露醇具有特殊的物理和化学性质，因此在食品、医药和化工等行业有着广泛应用。目前甘露醇工业化生产主要采用海带提取法和化学合成法，但这两种方法都存在着不足之处。为了提高甘露醇的产率，同时避免联产物山梨醇的产生，人们一直试图通过微生物发酵的途径生产甘露醇。经过多年的试验研究，微生物发酵法生产甘露醇已经取得很大进展。

甘露醇（mannitol）为白色针状结晶，学名己六醇 $[C_6H_8(OH)_6]$，又称 D-甘露糖醇、木蜜醇，无臭，有甜味，熔点 166℃，相对密度 1.489（20℃），mp. 290～295℃（467kPa）。1g 该品可溶于约 5.5mL 水、83mL 醇，较多的溶于热水，溶于吡啶和苯胺，不溶于醚。水溶液呈碱性。该品是山梨糖醇的异构化体，山梨糖醇的吸湿性很强，而该品完全没有吸湿性。

【实验目的】

1. 掌握微生物发酵的操作过程。
2. 熟悉甘露醇的制备原理。
3. 了解甘露醇不同制备方法的工艺条件及操作方法。

【实验内容】

1. 海带提取法。
2. 微生物发酵法。
3. 甘露醇注射液。

【实验步骤】

1. 海带提取法

海带 $\xrightarrow[\text{自来水}]{[\text{浸泡提取}]}$ 浸泡液 $\xrightarrow[\text{pH10～11, 8小时}]{[\text{凝集黏性物}]}$ 上清液 $\xrightarrow[\text{pH6～7}]{[\text{中和}]}$ 中性提取液 $\xrightarrow[\text{110～115℃}]{[\text{浓缩}]}$

浓缩液 $\xrightarrow[\text{2：1 95\%乙醇}]{[\text{乙醇沉淀}]}$ 沉淀物 $\xrightarrow[\text{[除杂质]}]{\text{乙醇回流}}$ 粗品甘露醇 $\xrightarrow[\text{H}_2\text{O 活性炭}]{[\text{精制}]}$ 结晶甘露醇

$\xrightarrow[\text{105～110℃}]{[\text{干燥}]}$ 药用甘露醇

实验图 4-1　甘露醇提取法工艺流程

［提取、碱化、中和］海带加 10～20 倍自来水，室温浸泡 2～3 小时，同时用手擦洗，将表面的甘露醇洗入水中，如此洗 3～4 次，洗液含醇量达 1.5%以上。浸泡液套用第二批原料的提取溶剂进行二次提取。将上述洗液用 30%氢氧化钠溶液调节 pH 值为 10～11，静置 8 小时，使胶状多糖类黏性物充分沉淀。虹吸上面清液，用硫酸酸化 pH 值至 6～7，进一步除去胶状物，得中性提取液。

［浓缩、沉淀］沸腾浓缩中性提取液，同时防止烧焦，除去胶状物，直到浓缩液含甘露醇 30%以上，冷却至 60～70℃，趁热加入 2 倍量 95%乙醇，搅拌均匀，冷至室温，离心收集沉淀物。

［精制］沉淀物用 8 倍量 95%乙醇回流 30 分钟，出料，冷却过夜，离心得粗品甘露醇，含量 70%～80%。重复操作一次，经乙醇重结晶后，含量可提高至 90%以上，氯化物含量低于 0.5%。将此样品溶于适量蒸馏水中，加 1/10 左右的活性炭脱色，80℃保温 0.5 小时，滤清。清液冷却至室温，结晶，抽滤，洗涤、105～110℃干燥，得精品甘露醇。

2. 微生物发酵法

$$来曲霉菌种 \xrightarrow[30\sim32℃\ 4\sim5天]{[斜面培养]} 斜面菌种 \xrightarrow[31℃\ 20\sim24小时]{[种子培养]} 种子培养液 \xrightarrow[pH3\sim6,30\sim32℃\ 4\sim5天]{[发酵]}$$

$$发酵液 \xrightarrow[加热凝固蛋白,活性炭]{[除杂质]} 清液 \xrightarrow[55\sim60℃\ 减压浓缩]{[浓缩结晶]} 粗品结晶 \xrightarrow[活性炭]{[脱色]} 脱色液$$

$$\xrightarrow[717与732树脂]{[离子交换除盐]} 纯化液 \xrightarrow[55\sim60℃]{[浓缩结晶]} 精品结晶 \xrightarrow[105\sim110℃]{[干燥]} 药用甘露醇$$

实验图 4-2　甘露醇微生物发酵法工艺流程

［菌种制备］制备甘露醇的菌种为精心选育的来曲霉菌 Aspergillus oryaze 3.409。将菌种接种于斜面培养基中，于 30～32℃培养 4 天。斜面可在 4℃冰箱中储存，2～3 个月需传代一次，使用前重新活化培养。

斜面培养基制备：取麦芽 1kg，加水 4.5L，于 55℃保温 1 小时，升温至 62℃，再保温 5～6 小时，加温煮沸后，用碘液检测糖度应在 12 Bé 以上，pH 值 5.1 以上，即可存于冷藏室备用。取此麦芽汁加 2%琼脂，灭菌后制成斜面，于 4℃冰箱保存备用。

［种子培养］取经活化培养 4 天的斜面菌种 2 支，转接于 17.5L 种子培养基中，在 30～32℃搅拌下通气培养 20～24 小时。通风比为 1：5m^3／（m^3·min），搅拌速度 350r/min，罐压 101kPa。

种子培养基：NaNO$_3$ 0.3%，KH$_2$PO$_4$ 0.1%，MgSO$_4$ 0.05%，KCl 0.05%，FeSO$_4$ 0.001%，玉米浆 0.5%，淀粉糖化液 2%，玉米粉 2%，pH 值 6～7。

［发酵］于 500L 发酵罐中，加入 350L 发酵培养基，1.5kg/cm^2 蒸汽灭菌 30 分钟，移入种子培养液，接种量 5%，30～32℃发酵 4～5 天，通风比为 1：0.3m^3／（m^3·min），发酵 24 小时后改为 1：0.4m^3／（m^3·min），罐压 101kPa，搅拌速度 230r/min，配料时添加适量豆油，防止产生泡沫。发酵培养基与种子培养基相同。

［提取、分离］发酵液加热至 100℃，5 分钟凝固蛋白，加入 1%活性炭，80～85℃加热 30 分钟，离心，澄清滤液于 55～60℃真空浓缩至 31Bé，于室温结晶 24 小时，甩干得甘露醇结晶。将结晶溶于 0.7 倍体积水中，加 2%活性炭，70℃加热 30 分钟，过滤。清液通过 717 强碱阴离子型树脂与 732 强酸阳离子型树脂进行洗脱，至洗脱液无氯离子存在为止。

［浓缩、结晶］精制液于 55～60℃真空浓缩至 25 Bé，浓缩液于室温结晶 24 小时，甩干晶体，置于 105～110℃烘干，得精制甘露醇。

实验五　透明质酸的制备工艺

透明质酸（hyaluronic acid、HA，实验图 5-1），又称玻璃酸，透明质酸是一种酸性黏多糖，1934 年美国哥伦比亚大学眼科教授 Meyer 等首先从牛眼玻璃体中分离出该物质。透明质酸是构成人体细胞间质、眼玻璃体、关节滑液等结缔组织的主要成分，在体内发挥保水、维持细胞外空间、调节渗透压、润滑、促进细胞修复的重要生理功能。透明质酸分子中含有大量的羧基和羟基，在水溶液中形成分子内和分子间的氢键，这使其具有强大的保水作用，可结合自身 400 倍以上的水；在较高浓度时，由于其分子间作用形成的复杂的三级网状结构，其水溶液又具有显著的黏弹性。透明质酸作为细胞间基质的主要成分，直接参与细胞内外电解质交流的调控，发挥物理和分子信息的过滤器作用。大分子透明质酸对细胞移动、增殖、分化及吞噬功能有抑制作用，小分子透明质酸则有促进作用。

实验图 5-1 透明质酸

透明质酸是由（1→3）-2-乙酰氨基-2-脱氧-β-葡萄糖（1→4）-O-β-D-葡萄糖醛酸双糖重复单位所组成的直链多聚糖，分子链长度及分子量是不均一的，分子量范围一般为 50 万~200 万，双糖单位数为 300 万~1100 万，属于生物大分子。商品透明质酸钠（Sodium hyaluronic，SH），为白色纤维状或粉末状固体，有较强的吸湿性，溶于水，不溶于醇、酮、乙醚等有机溶剂。

【实验目的】

1. 掌握动物组织丙酮脱水的方法、动物组织除蛋白的方法。

2. 了解透明质酸的制备原理和工艺。

【实验内容】

1. 提取。

2. 除蛋白，沉淀。

3. 酶解。

4. 络合、解离、沉淀。

【实验步骤】

鸡冠 $\xrightarrow[\text{丙酮}]{[\text{脱水}]}$ 粉碎鸡冠 $\xrightarrow[\text{蒸馏水}]{[\text{提取}]}$ 提取液 $\xrightarrow[\text{氯仿}]{[\text{除蛋白}]}$ 澄清液 $\xrightarrow[\text{95\%乙醇}]{[\text{沉淀}]}$ 粗品透明质酸

$\xrightarrow[\text{0.1mol/L NaCl pH4.5-5.0}]{[\text{溶解}]}$ 溶解液 $\xrightarrow[\text{链霉蛋白酶 37℃ 24小时}]{[\text{酶解}]}$ 酶解液 $\xrightarrow[\text{氯仿}]{[\text{除蛋白}]}$ 澄清液

$\xrightarrow[\text{1\%CPC}]{[\text{络合}]}$ 沉淀 $\xrightarrow[\text{0.4mol/L NaCl}]{[\text{解离}]}$ 解离液 $\xrightarrow[\text{95\%乙醇}]{[\text{沉淀}]}$ 沉淀 $\xrightarrow[]{[\text{干燥}]}$ 精品透明质酸

实验图 5-2 透明质酸的制备工艺路线

［脱水、提取］新鲜鸡冠用丙酮脱水后粉碎，加蒸馏水浸泡提取 24 小时，重复 3 次，合并滤液。

［除蛋白，沉淀］提取液与等体积 $CHCl_3$ 混合搅拌 3 小时，分出水相，加 2 倍量 95%乙醇，收集沉淀，丙酮脱水，真空干燥，得粗品透明质酸。

［酶解］粗品透明质酸溶于 0.1mol/L NaCl，用 1mol/L HCl 调 pH 值 4.5~5.0，加入等体积 $CHCl_3$ 搅拌，分出水层，用稀 NaOH 调 pH 值 7.5，加链霉蛋白酶，于 37℃，酶解 24 小时。

［络合、解离、沉淀］酶解液用 $CHCl_3$ 除杂蛋白，然后加入等体积 1%氯化十六烷基吡啶（CPC），放置后，收集沉淀，用 0.4mol/L NaCl 解离，离心，取出清液，加入 3 倍量 95%乙醇，收集沉淀，丙酮脱水，真空干燥，得精品透明质酸。

教材目录

注：凡标☆号者为"核心示范教材"。

（一）中医学类专业

序号	书　名	主　编		主编所在单位	
1	中国医学史	郭宏伟	徐江雁	黑龙江中医药大学	河南中医药大学
2	医古文	王育林	李亚军	北京中医药大学	陕西中医药大学
3	大学语文	黄作阵		北京中医药大学	
4	中医基础理论☆	郑洪新	杨　柱	辽宁中医药大学	贵州中医药大学
5	中医诊断学☆	李灿东	方朝义	福建中医药大学	河北中医药大学
6	中药学☆	钟赣生	杨柏灿	北京中医药大学	上海中医药大学
7	方剂学☆	李　冀	左铮云	黑龙江中医药大学	江西中医药大学
8	内经选读☆	翟双庆	黎敬波	北京中医药大学	广州中医药大学
9	伤寒论选读☆	王庆国	周春祥	北京中医药大学	南京中医药大学
10	金匮要略☆	范永升	姜德友	浙江中医药大学	黑龙江中医药大学
11	温病学☆	谷晓红	马　健	北京中医药大学	南京中医药大学
12	中医内科学☆	吴勉华	石　岩	南京中医药大学	辽宁中医药大学
13	中医外科学☆	陈红风		上海中医药大学	
14	中医妇科学☆	冯晓玲	张婷婷	黑龙江中医药大学	上海中医药大学
15	中医儿科学☆	赵　霞	李新民	南京中医药大学	天津中医药大学
16	中医骨伤科学☆	黄桂成	王拥军	南京中医药大学	上海中医药大学
17	中医眼科学	彭清华		湖南中医药大学	
18	中医耳鼻咽喉科学	刘　蓬		广州中医药大学	
19	中医急诊学☆	刘清泉	方邦江	首都医科大学	上海中医药大学
20	中医各家学说☆	尚　力	戴　铭	上海中医药大学	广西中医药大学
21	针灸学☆	梁繁荣	王　华	成都中医药大学	湖北中医药大学
22	推拿学☆	房　敏	王金贵	上海中医药大学	天津中医药大学
23	中医养生学	马烈光	章德林	成都中医药大学	江西中医药大学
24	中医药膳学	谢梦洲	朱天民	湖南中医药大学	成都中医药大学
25	中医食疗学	施洪飞	方　泓	南京中医药大学	上海中医药大学
26	中医气功学	章文春	魏玉龙	江西中医药大学	北京中医药大学
27	细胞生物学	赵宗江	高碧珍	北京中医药大学	福建中医药大学

序号	书 名	主 编		主编所在单位	
28	人体解剖学	邵水金		上海中医药大学	
29	组织学与胚胎学	周忠光	汪 涛	黑龙江中医药大学	天津中医药大学
30	生物化学	唐炳华		北京中医药大学	
31	生理学	赵铁建	朱大诚	广西中医药大学	江西中医药大学
32	病理学	刘春英	高维娟	辽宁中医药大学	河北中医药大学
33	免疫学基础与病原生物学	袁嘉丽	刘永琦	云南中医药大学	甘肃中医药大学
34	预防医学	史周华		山东中医药大学	
35	药理学	张硕峰	方晓艳	北京中医药大学	河南中医药大学
36	诊断学	詹华奎		成都中医药大学	
37	医学影像学	侯 键	许茂盛	成都中医药大学	浙江中医药大学
38	内科学	潘 涛	戴爱国	南京中医药大学	湖南中医药大学
39	外科学	谢建兴		广州中医药大学	
40	中西医文献检索	林丹红	孙 玲	福建中医药大学	湖北中医药大学
41	中医疫病学	张伯礼	吕文亮	天津中医药大学	湖北中医药大学
42	中医文化学	张其成	臧守虎	北京中医药大学	山东中医药大学
43	中医文献学	陈仁寿	宋咏梅	南京中医药大学	山东中医药大学
44	医学伦理学	崔瑞兰	赵 丽	山东中医药大学	北京中医药大学
45	医学生物学	詹秀琴	许 勇	南京中医药大学	成都中医药大学
46	中医全科医学概论	郭 栋	严小军	山东中医药大学	江西中医药大学
47	卫生统计学	魏高文	徐 刚	湖南中医药大学	江西中医药大学
48	中医老年病学	王 飞	张学智	成都中医药大学	北京大学医学部
49	医学遗传学	赵丕文	卫爱武	北京中医药大学	河南中医药大学
50	针刀医学	郭长青		北京中医药大学	
51	腧穴解剖学	邵水金		上海中医药大学	
52	神经解剖学	孙红梅	申国明	北京中医药大学	安徽中医药大学
53	医学免疫学	高永翔	刘永琦	成都中医药大学	甘肃中医药大学
54	神经定位诊断学	王东岩		黑龙江中医药大学	
55	中医运气学	苏 颖		长春中医药大学	
56	实验动物学	苗明三	王春田	河南中医药大学	辽宁中医药大学
57	中医医案学	姜德友	方祝元	黑龙江中医药大学	南京中医药大学
58	分子生物学	唐炳华	郑晓珂	北京中医药大学	河南中医药大学

（二）针灸推拿学专业

序号	书 名	主 编		主编所在单位	
59	局部解剖学	姜国华	李义凯	黑龙江中医药大学	南方医科大学
60	经络腧穴学☆	沈雪勇	刘存志	上海中医药大学	北京中医药大学
61	刺法灸法学☆	王富春	岳增辉	长春中医药大学	湖南中医药大学
62	针灸治疗学☆	高树中	冀来喜	山东中医药大学	山西中医药大学
63	各家针灸学说	高希言	王 威	河南中医药大学	辽宁中医药大学
64	针灸医籍选读	常小荣	张建斌	湖南中医药大学	南京中医药大学
65	实验针灸学	郭 义		天津中医药大学	

序号	书名	主编		主编所在单位	
66	推拿手法学☆	周运峰		河南中医药大学	
67	推拿功法学☆	吕立江		浙江中医药大学	
68	推拿治疗学☆	井夫杰	杨永刚	山东中医药大学	长春中医药大学
69	小儿推拿学	刘明军	邰先桃	长春中医药大学	云南中医药大学

（三）中西医临床医学专业

序号	书名	主编		主编所在单位	
70	中外医学史	王振国	徐建云	山东中医药大学	南京中医药大学
71	中西医结合内科学	陈志强	杨文明	河北中医药大学	安徽中医药大学
72	中西医结合外科学	何清湖		湖南中医药大学	
73	中西医结合妇产科学	杜惠兰		河北中医药大学	
74	中西医结合儿科学	王雪峰	郑健	辽宁中医药大学	福建中医药大学
75	中西医结合骨伤科学	詹红生	刘军	上海中医药大学	广州中医药大学
76	中西医结合眼科学	段俊国	毕宏生	成都中医药大学	山东中医药大学
77	中西医结合耳鼻咽喉科学	张勤修	陈文勇	成都中医药大学	广州中医药大学
78	中西医结合口腔科学	谭劲		湖南中医药大学	
79	中药学	周祯祥	吴庆光	湖北中医药大学	广州中医药大学
80	中医基础理论	战丽彬	章文春	辽宁中医药大学	江西中医药大学
81	针灸推拿学	梁繁荣	刘明军	成都中医药大学	长春中医药大学
82	方剂学	李冀	季旭明	黑龙江中医药大学	浙江中医药大学
83	医学心理学	李光英	张斌	长春中医药大学	湖南中医药大学
84	中西医结合皮肤性病学	李斌	陈达灿	上海中医药大学	广州中医药大学
85	诊断学	詹华奎	刘潜	成都中医药大学	江西中医药大学
86	系统解剖学	武煜明	李新华	云南中医药大学	湖南中医药大学
87	生物化学	施红	贾连群	福建中医药大学	辽宁中医药大学
88	中西医结合急救医学	方邦江	刘清泉	上海中医药大学	首都医科大学
89	中西医结合肛肠病学	何永恒		湖南中医药大学	
90	生理学	朱大诚	徐颖	江西中医药大学	上海中医药大学
91	病理学	刘春英	姜希娟	辽宁中医药大学	天津中医药大学
92	中西医结合肿瘤学	程海波	贾立群	南京中医药大学	北京中医药大学
93	中西医结合传染病学	李素云	孙克伟	河南中医药大学	湖南中医药大学

（四）中药学类专业

序号	书名	主编		主编所在单位	
94	中医学基础	陈晶	程海波	黑龙江中医药大学	南京中医药大学
95	高等数学	李秀昌	邵建华	长春中医药大学	上海中医药大学
96	中医药统计学	何雁		江西中医药大学	
97	物理学	章新友	侯俊玲	江西中医药大学	北京中医药大学
98	无机化学	杨怀霞	吴培云	河南中医药大学	安徽中医药大学
99	有机化学	林辉		广州中医药大学	
100	分析化学（上）（化学分析）	张凌		江西中医药大学	

序号	书 名	主 编		主编所在单位	
101	分析化学（下）（仪器分析）	王淑美		广东药科大学	
102	物理化学	刘 雄	王颖莉	甘肃中医药大学	山西中医药大学
103	临床中药学☆	周祯祥	唐德才	湖北中医药大学	南京中医药大学
104	方剂学	贾 波	许二平	成都中医药大学	河南中医药大学
105	中药药剂学☆	杨 明		江西中医药大学	
106	中药鉴定学☆	康廷国	闫永红	辽宁中医药大学	北京中医药大学
107	中药药理学☆	彭 成		成都中医药大学	
108	中药拉丁语	李 峰	马 琳	山东中医药大学	天津中医药大学
109	药用植物学☆	刘春生	谷 巍	北京中医药大学	南京中医药大学
110	中药炮制学☆	钟凌云		江西中医药大学	
111	中药分析学☆	梁生旺	张 彤	广东药科大学	上海中医药大学
112	中药化学☆	匡海学	冯卫生	黑龙江中医药大学	河南中医药大学
113	中药制药工程原理与设备	周长征		山东中医药大学	
114	药事管理学☆	刘红宁		江西中医药大学	
115	本草典籍选读	彭代银	陈仁寿	安徽中医药大学	南京中医药大学
116	中药制药分离工程	朱卫丰		江西中医药大学	
117	中药制药设备与车间设计	李 正		天津中医药大学	
118	药用植物栽培学	张永清		山东中医药大学	
119	中药资源学	马云桐		成都中医药大学	
120	中药产品与开发	孟宪生		辽宁中医药大学	
121	中药加工与炮制学	王秋红		广东药科大学	
122	人体形态学	武煜明	游言文	云南中医药大学	河南中医药大学
123	生理学基础	于远望		陕西中医药大学	
124	病理学基础	王 谦		北京中医药大学	
125	解剖生理学	李新华	于远望	湖南中医药大学	陕西中医药大学
126	微生物学与免疫学	袁嘉丽	刘永琦	云南中医药大学	甘肃中医药大学
127	线性代数	李秀昌		长春中医药大学	
128	中药新药研发学	张永萍	王利胜	贵州中医药大学	广州中医药大学
129	中药安全与合理应用导论	张 冰		北京中医药大学	
130	中药商品学	闫永红	蒋桂华	北京中医药大学	成都中医药大学

（五）药学类专业

序号	书 名	主 编		主编所在单位	
131	药用高分子材料学	刘 文		贵州医科大学	
132	中成药学	张金莲	陈 军	江西中医药大学	南京中医药大学
133	制药工艺学	王 沛	赵 鹏	长春中医药大学	陕西中医药大学
134	生物药剂学与药物动力学	龚慕辛	贺福元	首都医科大学	湖南中医药大学
135	生药学	王喜军	陈随清	黑龙江中医药大学	河南中医药大学
136	药学文献检索	章新友	黄必胜	江西中医药大学	湖北中医药大学
137	天然药物化学	邱 峰	廖尚高	天津中医药大学	贵州医科大学
138	药物合成反应	李念光	方 方	南京中医药大学	安徽中医药大学

序号	书 名	主 编		主编所在单位	
139	分子生药学	刘春生	袁 媛	北京中医药大学	中国中医科学院
140	药用辅料学	王世宇	关志宇	成都中医药大学	江西中医药大学
141	物理药剂学	吴 清		北京中医药大学	
142	药剂学	李范珠	冯年平	浙江中医药大学	上海中医药大学
143	药物分析	俞 捷	姚卫峰	云南中医药大学	南京中医药大学

（六）护理学专业

序号	书 名	主 编		主编所在单位	
144	中医护理学基础	徐桂华	胡 慧	南京中医药大学	湖北中医药大学
145	护理学导论	穆 欣	马小琴	黑龙江中医药大学	浙江中医药大学
146	护理学基础	杨巧菊		河南中医药大学	
147	护理专业英语	刘红霞	刘 娅	北京中医药大学	湖北中医药大学
148	护理美学	余雨枫		成都中医药大学	
149	健康评估	阚丽君	张玉芳	黑龙江中医药大学	山东中医药大学
150	护理心理学	郝玉芳		北京中医药大学	
151	护理伦理学	崔瑞兰		山东中医药大学	
152	内科护理学	陈 燕	孙志岭	湖南中医药大学	南京中医药大学
153	外科护理学	陆静波	蔡恩丽	上海中医药大学	云南中医药大学
154	妇产科护理学	冯 进	王丽芹	湖南中医药大学	黑龙江中医药大学
155	儿科护理学	肖洪玲	陈偶英	安徽中医药大学	湖南中医药大学
156	五官科护理学	喻京生		湖南中医药大学	
157	老年护理学	王 燕	高 静	天津中医药大学	成都中医药大学
158	急救护理学	吕 静	卢根娣	长春中医药大学	上海中医药大学
159	康复护理学	陈锦秀	汤继芹	福建中医药大学	山东中医药大学
160	社区护理学	沈翠珍	王诗源	浙江中医药大学	山东中医药大学
161	中医临床护理学	裘秀月	刘建军	浙江中医药大学	江西中医药大学
162	护理管理学	全小明	柏亚妹	广州中医药大学	南京中医药大学
163	医学营养学	聂 宏	李艳玲	黑龙江中医药大学	天津中医药大学
164	安宁疗护	邸淑珍	陆静波	河北中医药大学	上海中医药大学
165	护理健康教育	王 芳		成都中医药大学	
166	护理教育学	聂 宏	杨巧菊	黑龙江中医药大学	河南中医药大学

（七）公共课

序号	书 名	主 编		主编所在单位	
167	中医学概论	储全根	胡志希	安徽中医药大学	湖南中医药大学
168	传统体育	吴志坤	邵玉萍	上海中医药大学	湖北中医药大学
169	科研思路与方法	刘 涛	商洪才	南京中医药大学	北京中医药大学
170	大学生职业发展规划	石作荣	李 玮	山东中医药大学	北京中医药大学
171	大学计算机基础教程	叶 青		江西中医药大学	
172	大学生就业指导	曹世奎	张光霁	长春中医药大学	浙江中医药大学

序号	书名	主编		主编所在单位	
173	医患沟通技能	王自润	殷越	大同大学	黑龙江中医药大学
174	基础医学概论	刘黎青	朱大诚	山东中医药大学	江西中医药大学
175	国学经典导读	胡真	王明强	湖北中医药大学	南京中医药大学
176	临床医学概论	潘涛	付滨	南京中医药大学	天津中医药大学
177	Visual Basic 程序设计教程	闫朝升	曹慧	黑龙江中医药大学	山东中医药大学
178	SPSS 统计分析教程	刘仁权		北京中医药大学	
179	医学图形图像处理	章新友	孟昭鹏	江西中医药大学	天津中医药大学
180	医药数据库系统原理与应用	杜建强	胡孔法	江西中医药大学	南京中医药大学
181	医药数据管理与可视化分析	马星光		北京中医药大学	
182	中医药统计学与软件应用	史周华	何雁	山东中医药大学	江西中医药大学

（八）中医骨伤科学专业

序号	书名	主编		主编所在单位	
183	中医骨伤科学基础	李楠	李刚	福建中医药大学	山东中医药大学
184	骨伤解剖学	侯德才	姜国华	辽宁中医药大学	黑龙江中医药大学
185	骨伤影像学	栾金红	郭会利	黑龙江中医药大学	河南中医药大学洛阳平乐正骨学院
186	中医正骨学	冷向阳	马勇	长春中医药大学	南京中医药大学
187	中医筋伤学	周红海	于栋	广西中医药大学	北京中医药大学
188	中医骨病学	徐展望	郑福增	山东中医药大学	河南中医药大学
189	创伤急救学	毕荣修	李无阴	山东中医药大学	河南中医药大学洛阳平乐正骨学院
190	骨伤手术学	童培建	曾意荣	浙江中医药大学	广州中医药大学

（九）中医养生学专业

序号	书名	主编		主编所在单位	
191	中医养生文献学	蒋力生	王平	江西中医药大学	湖北中医药大学
192	中医治未病学概论	陈涤平		南京中医药大学	
193	中医饮食养生学	方泓		上海中医药大学	
194	中医养生方法技术学	顾一煌	王金贵	南京中医药大学	天津中医药大学
195	中医养生学导论	马烈光	樊旭	成都中医药大学	辽宁中医药大学
196	中医运动养生学	章文春	邬建卫	江西中医药大学	成都中医药大学

（十）管理学类专业

序号	书名	主编		主编所在单位	
197	卫生法学	田侃	冯秀云	南京中医药大学	山东中医药大学
198	社会医学	王素珍	杨义	江西中医药大学	成都中医药大学
199	管理学基础	徐爱军		南京中医药大学	
200	卫生经济学	陈永成	欧阳静	江西中医药大学	陕西中医药大学
201	医院管理学	王志伟	翟理祥	北京中医药大学	广东药科大学
202	医药人力资源管理	曹世奎		长春中医药大学	
203	公共关系学	关晓光		黑龙江中医药大学	

序号	书　名	主　编		主编所在单位	
204	卫生管理学	乔学斌	王长青	南京中医药大学	南京医科大学
205	管理心理学	刘鲁蓉	曾　智	成都中医药大学	南京中医药大学
206	医药商品学	徐　晶		辽宁中医药大学	

（十一）康复医学类专业

序号	书　名	主　编		主编所在单位	
207	中医康复学	王瑞辉	冯晓东	陕西中医药大学	河南中医药大学
208	康复评定学	张　泓	陶　静	湖南中医药大学	福建中医药大学
209	临床康复学	朱路文	公维军	黑龙江中医药大学	首都医科大学
210	康复医学导论	唐　强	严兴科	黑龙江中医药大学	甘肃中医药大学
211	言语治疗学	汤继芹		山东中医药大学	
212	康复医学	张　宏	苏友新	上海中医药大学	福建中医药大学
213	运动医学	潘华山	王　艳	广东潮州卫生健康职业学院	黑龙江中医药大学
214	作业治疗学	胡　军	艾　坤	上海中医药大学	湖南中医药大学
215	物理治疗学	金荣疆	王　磊	成都中医药大学	南京中医药大学